U0232481

当代中医专科专病诊疗大系

肾脏病诊疗全书

主审 张大宁 林天东

主编 张琳琪 庞国明 张国胜

中国健康传媒集团

中国医药科技出版社

内 容 提 要

全书结合西医学对肾脏病的认识，系统总结梳理中医药诊治肾脏病的特点和经验。本书共分为基础篇、临床篇、附录三大部分，基础篇主要介绍了肾脏病的相关理论知识，临床篇详细介绍了常见肾脏病的中西医结合认识、诊治、预防调护等内容，附录包括临床常用检查参考值、开设肾脏病专病专科应注意的问题。全书内容丰富，言简意赅，重点突出，具有极高的学术价值和实用价值，适合中医临床工作者学习阅读参考。

图书在版编目（CIP）数据

肾脏病诊疗全书 / 张琳琪，庞国明，张国胜主编 . — 北京：中国医药科技出版社，2024.1
（当代中医专科专病诊疗大系）
ISBN 978-7-5214-4133-8

Ⅰ.①肾… Ⅱ.①张…②庞…③张… Ⅲ.①肾病（中医）—中医诊断学②肾病（中医）—中医治疗法 Ⅳ.① R256.5

中国国家版本馆 CIP 数据核字（2023）第 171712 号

美术编辑 陈君杞
版式设计 也 在

出版 **中国健康传媒集团** | 中国医药科技出版社
地址 北京市海淀区文慧园北路甲 22 号
邮编 100082
电话 发行：010-62227427 邮购：010-62236938
网址 www.cmstp.com
规格 787×1092mm $\frac{1}{16}$
印张 19 $\frac{1}{4}$
字数 478 千字
版次 2024 年 1 月第 1 版
印次 2024 年 1 月第 1 次印刷
印刷 北京盛通印刷股份有限公司
经销 全国各地新华书店
书号 ISBN 978-7-5214-4133-8
定价 **162.00 元**

获取新书信息、投稿、为图书纠错，请扫码联系我们。

版权所有 盗版必究

举报电话：010-62228771

本社图书如存在印装质量问题请与本社联系调换

《当代中医专科专病诊疗大系》
编委会

总　主　审　陈可冀　王　琦　孙光荣　张大宁　李佃贵　刘学勤

总　主　编　庞国明　林天东　王耀献　李　俊　张忠德　张　海

执行总主编　刘清泉　倪　青　韦绪性　胡世平　韩振蕴　温伟波

常务副总主编（按姓氏笔画排序）

马晓昌　王　龙　亢泽峰　方志军　刘光珍　刘金民

关雪峰　李　浩　赵　敏　徐云生　谢　刚　裴晓华

副　总　主　编（按姓氏笔画排序）

于永铎　万永杰　马睿杰　王丰斌　王志刚　王凯锋

王京宝　王建伟　王祥生　王新志　王德辉　邓光锐

卢健棋　田维毅　吕　静　吕志刚　刘建浩　许　斌

李永平　李显筑　李晓东　杨文明　杨英武　杨国强

何清湖　余超刚　张可欣　张永存　张永红　张丽霞

张琳琪　张超云　张景祖　张智民　张勤修　陆润兰

陈　杰　陈卷伟　武洪民　苟文伊　周步高　柳越冬

姜卫中　顾月星　黄伟毅　崔国静　韩颖萍　熊　磊

常　务　编　委（按姓氏笔画排序）

于　睿　于子凯　于雪峰　万富贵　马立人　马宇鹏

王小宁　王广洁　王永杰　王圣治　王志荣　王志强

王利平　王秀芝　王秀阁　王宏献　王忠良　王建伟

王彦华　王振常　王海亮　王菁婧　王清峰　王瑞霞

牛栓柱　方朝晖　邓玉霞　甘洪桥　艾为民　龙新胜

卢　正　叶乃菁　田文敬　田晨光　史亚祥　史马广寒

付　江　冯志海　吕　妍　吕志刚　吕冠华　朱文宗

1

朱恪材	朱章志	朱智德	乔树芳	任　文	刘　明
刘　洋	刘　辉	刘三权	刘仁毅	刘世恩	刘向哲
刘杏枝	刘佃温	刘建青	刘建航	刘树权	刘树林
刘洪宇	刘静生	刘静宇	闫金才	闫清海	闫惠霞
许凯霞	孙文正	孙文冰	孙永强	孙自学	孙英凯
纪春玲	严　振	苏广兴	李　军	李　扬	李　玲
李　洋	李　真	李　萍	李　超	李　婷	李　静
李　蔚	李　慧	李　鑫	李小荣	李少阶	李少源
李永平	李延萍	李华章	李全忠	李红哲	李红梅
李志强	李启荣	李昕蓉	李建平	李俊辰	李恒飞
李晓雷	李浩玮	李燕梅	杨　荣	杨　柳	杨　楠
杨克勤	连永红	肖　伟	吴　坚	吴人照	吴志德
吴启相	吴维炎	何庆勇	何春红	冷恩荣	沈　璐
宋剑涛	张　芳	张　侗	张　挺	张　健	张文富
张亚军	张国胜	张建伟	张春珍	张胜强	张闻东
张艳超	张振贤	张振鹏	张峻岭	张理涛	张琼瑶
张攀科	陆素琴	陈　白	陈　秋	陈太全	陈文一
陈世波	陈忠良	陈勇峰	邵丽黎	武　楠	范志刚
林　峰	林佳明	杭丹丹	卓　睿	卓进盛	易铁钢
罗　建	罗试计	和艳红	岳　林	周天寒	周冬梅
周海森	郑仁东	郑启仲	郑晓东	赵　琰	赵文霞
赵俊峰	赵海燕	胡天赤	胡汉楚	胡穗发	柳忠全
姜树民	姚　斐	秦蔚然	贾虎林	夏淑洁	党中勤
党毓起	徐　奎	徐　涛	徐林梧	徐雪芳	徐寅平
徐寒松	高　楠	高志卿	高言歌	高海兴	高铸烨
郭乃刚	郭子华	郭书文	郭世岳	郭光昕	郭欣璐
郭泉滢	唐红珍	谈太鹏	陶弘武	黄　菲	黄启勇
梅荣军	曹　奕	崔　云	崔　菲	梁　田	梁　超
寇绍杰	隆红艳	董昌武	韩文朝	韩建书	韩建涛
韩素萍	程　源	程艳彬	程常富	焦智民	储浩然
曾凡勇	曾庆云	温艳艳	谢卫平	谢宏赞	谢忠礼

靳胜利　雷　烨　雷　琳　鲍玉晓　蔡文绍　蔡圣朝

臧　鹏　翟玉民　翟纪功　滕明义　魏东华

编　　委（按姓氏笔画排序）

丁　蕾　丁立钧　于　秀　弓意涵　马　贞　马玉宏

马秀萍　马青侠　马茂芝　马绍恒　马晓冉　王　开

王　冰　王　宇　王　芳　王　丽　王　辰　王　明

王　凯　王　波　王　珏　王　科　王　哲　王　莹

王　桐　王　夏　王　娟　王　萍　王　康　王　琳

王　晶　王　强　王　稳　王　鑫　王上增　王卫国

王天磊　王玉芳　王立春　王兰柱　王圣治　王亚莉

王成荣　王伟莉　王红梅　王秀兰　王国定　王国桥

王国辉　王忠志　王育良　王泽峰　王建菊　王秋华

王彦伟　王洪海　王艳梅　王素利　王莉敏　王晓彤

王银姗　王清龙　王鸿燕　王琳樊　王瑞琪　王鹏飞

王慧玲　韦　溪　韦中阳　韦华春　毛书歌　孔丽丽

双振伟　甘陈菲　艾春满　石国令　石雪枫　卢　昭

卢利娟　卢桂玲　叶　钊　叶　林　田丽颖　田静峰

史文强　史跃杰　史新明　冉　靖　丘　平　付　瑜

付永祥　付保恩　付智刚　代立媛　代会容　代珍珍

代莉娜　白建乐　务孔彦　冯　俊　冯　跃　冯　超

冯丽娜　宁小琴　宁雪峰　司徒小新　皮莉芳　刑益涛

邢卫斌　邢承中　邢彦伟　毕宏生　吕　雁　吕水林

吕光霞　朱　保　朱文胜　朱盼龙　朱俊琛　任青松

华　刚　伊丽娜　刘　羽　刘　佳　刘　敏　刘　嵘

刘　颖　刘　熠　刘卫华　刘子尧　刘红灵　刘红亮

刘志平　刘志勇　刘志群　刘杏枝　刘作印　刘顶成

刘宗敏　刘春光　刘素云　刘晓彦　刘海立　刘海杰

刘继权　刘鹤岭　齐　珂　齐小玲　齐志南　闫　丽

闫慧青　关运祥　关慧玲　米宜静　江利敏　江铭倩

汤建光　汤艳丽　许　亦　许　蒙　许文迪　许静云

农小宝　农永栋　阮志华　孙　扶　孙　畅　孙成铭

3

孙会秀	孙治安	孙艳淑	孙继建	孙绪敏	孙善斌
杜 鹃	杜云波	杜欣冉	杜梦冉	杜跃亮	杜璐瑶
李 伟	李 柱	李 勇	李 铁	李 萌	李 梦
李 霄	李 馨	李丁蕾	李又耕	李义松	李云霞
李太政	李方旭	李玉晓	李正斌	李帅垒	李亚楠
李传印	李军武	李志恒	李志毅	李杨林	李丽花
李国霞	李钍华	李佳修	李佩芳	李金辉	李学军
李春禄	李茜羽	李晓辉	李晓静	李家云	李梦阁
李彩玲	李维云	李雯雯	李鹏超	李鹏辉	李满意
李增变	杨 丹	杨 兰	杨 洋	杨文学	杨旭光
杨旭凯	杨如鹏	杨红晓	杨沙丽	杨国防	杨明俊
杨荣源	杨科朋	杨俊红	杨济森	杨海燕	杨蕊冰
肖育志	肖耀军	吴 伟	吴平荣	吴进府	吴佐联
员富圆	邱 彤	何 苗	何光明	何慧敏	佘晓静
辛瑶瑶	汪 青	汪 梅	汪明强	沈 洁	宋震宇
张 丹	张 平	张 阳	张 苍	张 芳	张 征
张 挺	张 科	张 琼	张 锐	张大铮	张小朵
张小林	张义龙	张少明	张仁俊	张欠欠	张世林
张亚乐	张先茂	张向东	张军帅	张观刚	张克清
张林超	张国妮	张咏梅	张建立	张建福	张俊杰
张晓云	张雪梅	张富兵	张腾云	张新玲	张燕平
陆 萍	陈 娟	陈 密	陈子扬	陈丹丹	陈文莉
陈央娣	陈立民	陈永娜	陈成华	陈芹梅	陈宏灿
陈金红	陈海云	陈朝晖	陈强松	陈群英	邵玲玲
武 改	苗灵娟	范 宇	林 森	林子程	林佩芸
林学英	林学凯	尚东方	呼兴华	罗永华	罗贤亮
罗继红	罗瑞娟	周 双	周 全	周 丽	周 剑
周 涛	周 菲	周延良	周红霞	周克飞	周丽霞
周解放	岳彩生	庞 鑫	庞国胜	庞勇杰	郑 娟
郑 程	郑文静	郑雅方	单培鑫	孟 彦	赵 阳
赵 磊	赵子云	赵自娇	赵庆华	赵金岭	赵学军

赵晨露　胡　斌　胡永昭　胡欢欢　胡英华　胡家容
胡雪丽　胡筱娟　南凤尾　南秋爽　南晓红　侯浩强
侯静云　俞红五　闻海军　娄　静　娄英歌　宫慧萍
费爱华　姚卫锋　姚沛雨　姚爱春　秦　虹　秦立伟
秦孟甲　袁　玲　袁　峰　袁帅旗　聂振华　栗　申
贾林梦　贾爱华　夏明明　顾婉莹　钱　莹　徐艳芬
徐继国　徐鲁洲　徐道志　徐耀京　凌文津　高　云
高美军　高险峰　高嘉良　高韶晖　郭士岳　郭存霞
郭伟杰　郭红霞　郭佳裕　郭晓霞　唐桂军　桑艳红
接传红　黄　姗　黄　洋　黄亚丽　黄丽群　黄河银
黄学勇　黄俊铭　黄雪青　曹正喜　曹亚芳　曹秋平
龚长志　龚永明　崔伟峰　崔凯恒　崔建华　崔春晶
崔莉芳　康进忠　阎　亮　梁　伟　梁　勇　梁大全
梁亚林　梁增坤　彭　华　彭丽霞　彭贵军　葛立业
葛晓东　董　洁　董　赟　董世旭　董俊霞　董德保
蒋　靖　蒋小红　韩圣宾　韩红卫　韩丽华　韩柳春
覃　婕　景晓婧　嵇　朋　程　妍　程爱俊　程常福
曾永蕾　谢圣芳　靳东亮　路永坤　詹　杰　鲍陶陶
解红霞　窦连仁　蔡国锋　蔡慧卿　裴　晗　裴琛璐
廖永安　廖琼颖　樊立鹏　滕　涛　潘文斌　薛川松
魏　佳　魏　巍　魏昌林　瞿朝旭

编撰办公室主任　高　泉　王凯锋
编撰办公室副主任　王亚煌　庞　鑫　张　侗　黄　洋
编撰办公室成员　高言歌　李方旭　李丽花　许　亦　李　馨
　　　　　　　　　李亚楠

5

《肾脏病诊疗全书》
编委会

主　审　张大宁　林天东

主　编　张琳琪　庞国明　张国胜

副主编　高志卿　汪　青　张建伟　刘红亮　吕　静　彭贵军
　　　　郭伟杰　梁亚林　杜跃亮　吕　雁　解红霞　张小林

编　委（按姓氏笔画排序）

万光娜　王　珏　王　娅　王冬玲　王伟莉　王希茜

王凯锋　王润霞　王楠斐　王鹏飞　孔丽丽　龙新胜

田　丹　朱广领　刘　羽　刘　嵘　刘　熠　刘双霞

刘宗敏　刘浩飞　许　亦　孙　扶　孙芳杰　纪春玲

杜梦冉　李　慧　李　馨　李方旭　李亚楠　李军武

李红梅　李丽花　李佳修　李宗敏　李建平　李鹏程

杨留杰　佘晓静　张　芳　张　侗　陈丹丹　陈文军

陈文莉　陈宏灿　陈朝阳　武　楠　武一婷　庞　鑫

庞勇杰　单培鑫　赵子云　胡雪丽　段明亮　娄　静

贾林梦　钱　莹　高伟利　高言歌　黄　洋　黄伟毅

崔　冰　梁　勇　韩素萍　覃　婕　谢卫平　谢圣芳

坚持中医思维　彰显特色优势
提高临床疗效　服务人民健康

王　序

中医药学是中华民族的伟大创造，是中国古代科学的瑰宝，也是打开中华文明宝库的钥匙，为中华民族的繁衍生息作出了巨大贡献。党和政府历来高度重视中医药工作，特别是党的十八大以来，以习近平同志为核心的党中央把中医药工作摆在了更加突出的位置，中医药改革发展取得了显著成绩。2019年10月20日发布的《中共中央 国务院关于促进中医药传承创新发展的意见》指出，传承创新发展中医药是新时代中国特色社会主义事业的重要内容，是中华民族伟大复兴的大事，对于坚持中西医并重，打造中医药和西医药相互补充协调发展的中国特色卫生健康发展模式，发挥中医药原创优势、推动我国生命科学实现创新突破，弘扬中华优秀传统文化、增强民族自信和文化自信，促进文明互鉴和民心相通、推动构建人类命运共同体具有重要意义。

传承创新发展中医药，必须发挥中医药在维护和促进人民健康中的重要作用，彰显中医药在疾病治疗中的独特优势。中医专科专病建设是坚持中医原创思维，突出中医药特色优势，提高临床疗效的重要途径和组成部分。长期以来，国家中医药管理局高度重视和大力推动中医专科专病的建设，从制定中长期发展规划到重大项目、资金安排，都将中医专科专病建设作为重要任务和重点工作进行安排部署，并不断完善和健全管理制度与诊疗规范。经过中医药界广大专家学者和中医医务工作者长期不懈的努力，全国中医专科专病建设取得了显著的成就。

实践表明：专科专病建设是突出中医药特色优势，遵循中医药自身发展规律和前进方向的重要途径；是打造中医医院核心竞争力，实现育名医、建名科、塑名院之"三名"战略的必由之路；是提升临床疗效和诊疗水平的重要手段；是培养优秀中医临床人才，打造学科专科优秀团队的重要平台；是推动学术传承创新、提升科研能力水平、促进科技成果转化的重要途径；是各级中医医院、中西医结合医院提升社会效益和经济效益的有效举措。

事实证明：中医专科专病建设的学术发展、传承创新、经验总结和推广应用，对建设综合服务功能强、中医特色突出、专科优势明显的现代中医医院和中医专科医院，建设国家中医临床研究基地，创建国家和区域中医（专科）诊疗中心及中西医结合旗舰医院，提升基层中医药特色诊疗水平和综合服务能力等方面都发挥着不可替代的基础保障和重要支撑作用。

《中共中央 国务院关于促进中医药传承创新发展的意见》对彰显中医药在疾病治疗中的优势，加强中医优势专科专病建设作出了规划和部署，强调要做优做强骨伤、肛肠、儿科、皮科、妇科、针灸、推拿以及心脑血管病、肾病、周围血管病、糖尿病等专科专病，要求及时总结形成诊疗方案，巩固扩大优势，带动特色发展，并明确提出用 3 年左右时间，筛选 50 个中医治疗优势病种和 100 项适宜技术等任务要求。2022 年 3 月国务院办公厅发布的《"十四五"中医药发展规划》也强调指出，要开展国家优势专科建设，以满足重大疑难疾病防治临床需求为导向，做优做强骨伤、肛肠、儿科、皮肤科、妇科、针灸、推拿及脾胃病、心脑血管病、肾病、肿瘤、周围血管病、糖尿病等中医优势专科专病。要制定完善并推广实施一批中医优势病种诊疗方案和临床路径，逐步提高重大疑难疾病诊疗能力和疗效水平。可以说《当代中医专科专病诊疗大系》（以下简称《大系》）的出版，是在促进中医药传承创新发展的新形势下应运而生，恰逢其时，也是贯彻落实党中央国务院决策部署的具体举措和生动实践。

《大系》是由享受国务院政府特殊津贴专家、全国第六批老中医药学术继承指导老师、全国名中医，第十三届和十四届全国人大代表庞国明教授发起，并组织全国中医药高等院校和相关的中医医疗、教学科研机构 1000 余名临床各科专家学者共同编著。全体编著者紧紧围绕国家中医药事业发展大局，根据国家和区域中医专科医疗中心建设、国家重点中医专科建设，以及省、市、县中医重点与特色专科建设的实际需要，坚持充分"彰显中医药在疾病治疗中的优势"，坚持"突出中医思维，彰显特色主线，立足临床实用，助提专科内涵，打造品牌专科集群"的编撰宗旨。《大系》共 30 个分册，由包括国医大师和院士在内的多位专家学者分别担任自己最擅长的专科专病诊疗全书的主审，为各分册指迷导津、把关定向。由包括全国名中医、岐黄学者在内的 100 多位各专科领域的学科专科带头人分别担任各分册主编。经过千余名专家学者异域同耕，历尽艰辛，寒暑不辍，五载春秋，终于成就了《大系》。《大系》的隆重出版不仅是中医特色专科专病建设的一大成果，也是中医药传承精华，守正创新进程中的一件大事，承前启后，继往开来，难能可贵，值得庆贺！

在 2020 年"全国两会"闭幕后，庞国明同志将《大系》的编写大纲、体例及《糖尿病诊疗全书》等书稿一并送我，并邀我写序。我不是这方面的专家，也未能尽览《大系》的全稿，但作为多年来推动中医专科专病建设的参与者和见证人，仅从大纲、体例、样稿及部分分册书稿内涵质量看，《大系》坚持了持续强化中医思维和中医专科专病特色优势的宗旨，突出了坚持提高临床疗效和诊疗水平及注重实践、实际、实用的原则。尽管我深知中医专科专病建设仍然不尽完善，做优做强专科专病依然任重道远。但我相信，《大系》的出版必将为推动我国的中医专科专病建设和进一步彰显中医药在疾病治疗中的独特优势，为充分发挥中医药在维护和促进人民健康中的重要作用，产生重大而深远的影响。

故乐以此为序。

国家中医药管理局原局长
第六届中华中医药学会会长　王明渠

2023 年 3 月 18 日

陈　序

　　由我国优秀的中医学家、全国名中医庞国明教授等一批富有临床经验的中医药界专家们共同协力合作，以传承精华、守正创新为宗旨，以助力国家中医专科医学中心、专科医疗中心、专科区域诊疗中心、优势专科、重点专科、特色专科建设为目标，编撰并将出版的这套《当代中医专科专病诊疗大系》丛书（以下简称《大系》），是在 2000 年、2016 年由中国医药科技出版社出版《大系》第一版、第二版的基础上，以服务于当今中医专科专病建设、突出中医特色、强化中医思维、彰显中医专科优势为出发点和落脚点，对原书进行了修编补充、拾遗补阙、完善提升而成的，丛书名由第一版、第二版的《中国中西医专科专病临床大系》更名为《当代中医专科专病诊疗大系》。其内容涵盖了内科、外科、妇科、儿科、急诊、皮肤以及骨科、康复、针灸等 30 个学科门类，实属不易！

　　该丛书的特点，主要体现在学科门类较为齐全，紧密结合专科专病建设临床实际需求，融古贯今，承髓纳新，突出中医特色，既尊重传统，又与时俱进，吸收新进展、新理论和新经验，是一套理论联系实际、贴合临床需要，可供中医、中西医结合临床、教学、科研参考应用的一套很好的工具书，很是可贵，值得推荐。

　　今国明教授诚邀我在为《大系》第一版、第二版所写序言基础上，为新一版《大系》作序，我认为编著者诸君在中华中医药学会常务理事兼慢病分会主任委员、中国中医药研究促进会专科专病建设工作委员会会长庞国明教授的带领下，精诚团结、友好合作，艰苦努力多年，立足中医专科专病建设，服务于临床诊疗，很接地气，完成如此庞大巨著，实为不可多得，难能可贵，爱乐为之序。

中国科学院院士
国医大师　陈可冀

2023 年 9 月 1 日

王 序

  传承创新发展中医药，是新时代中国特色社会主义事业的重要内容，《中共中央 国务院关于促进中医药传承创新发展的意见》明确指出"彰显中医药在疾病治疗中的优势，加强中医优势专科建设"。因此，对中医专科专病临床研究进行系统整理、加以提高，以窥全貌，就显得十分重要。

  2000 年，以庞国明主任医师、林天东国医大师等共同担任总主编，组织全国 1000 余位临床专家编撰的《中国中西医专科专病临床大系》发行海内外，影响深远。二十年过去，国明主任医师再次牵头启动《大系》修编工程，以"传承精华，守正创新"为宗旨，以助力建设国家、省、市、县重点专科与特色专科为目标，丰富更新了大量内容和取得的成就，反映了中医专科研究与发展的进程，具有较强的时代性、实用性，并将书名易为《当代中医专科专病诊疗大系》，凡三十个分册，每册篇章结构，栏目设计令人耳目一新。

  学无新，则无以远。这套书立意明确，就其为专科专病建设而言，无疑对全国中医、中西医结合之临床、教学、科研工作，具有重要的参考意义。编书难，编大型专著尤难，编著者们在繁忙的医疗、教学、科研工作之余，倾心打造的这部巨著必将功益杏林，更希望这部经过辛勤汗水浇灌的杏林之树（书）"融会新知绿荫蓬，今年总胜去年红"。中医之学路迢迢，莫负春光常追梦，当惜佳时再登高。

中国工程院院士

国医大师 王琦

北京中医药大学终身教授

2023 年 7 月 20 日于北京

打造中医品牌专科　带动医院跨越发展

——代前言

　　"工欲善其事，必先利其器。"同样，肩负着人民生命健康和健康中国建设重任的中医、中西医结合工作者，也必当首先要有善其事之利器，即过硬的诊疗技术和解除亿万民众病痛的真本领。《当代中医专科专病诊疗大系》丛书（以下简称《大系》），就是奉献给广大中医、中西医结合专科专病建设和临床诊疗工作者"利器"的载体。期望通过她的指迷导津、方向引领，把专科建设和临床诊疗效果推向一个更加崭新的阶段；期望通过向她的问道，把自己工作的专科专病科室，打造成享誉当地乃至国内外的品牌专科，实施品牌专科带动战略、促助医院跨越式发展，助力中医药事业振兴发展。

　　专科专病科室是相对于传统模式下的大内科、大外科等科室名称而言的。应当指出的是，专科专病科室亦不是当代人的发明，早在《周礼·天官冢宰》就有"凡邦之有疾病者……则使医分而治之"。"分而治之"就是让精于专科专病研究的医生去分别诊疗。因此，设有"食医""疾医""疡医"等专科医生，只不过是没把"专科专病"诊疗分得那么细和进行广泛宣传罢了。从历代医家著述和学术贡献看，亦可以说张仲景、华佗、叶天士等都是专科专病的诊疗大家。因仲景擅伤寒、叶天士擅温病、华佗擅"开颅术"等，后世与近代的医学家们更是以擅治某病而誉满华夏，如焦树德擅痹病、任继学擅脑病等。因此，诸多名医先贤大家们多是专科专病诊疗的行家里手。

　　那么，进入 21 世纪以来，为什么说加强中医专科专病建设的呼声一浪高过一浪呢？究其原因大致有四：

　　首先是振兴中医事业发展、突出中医特色优势的需要。20 世纪 80 年代以后的中医界提出振兴中医的口号，国家也制定了相应的政策，中医事业得到了快速发展。但需要做的事还有很多很多。通过专科专病建设，可以培育、造就一大批高水平的中医、中西医结合专业人才，突出中医特色，总结实用科学的临床经验，推动中医、中西医结合专科专病的深入研究，助力中医药事业振兴发展！

第二是促进中西医协同、开拓医疗新领域的需要。中医、西医、中西医结合是健康中国建设中的三支主要力量，尽管中西医结合在某些领域和某些课题的研究方面取得了一些重大成就和进展，但仍存在着较浅层次"人为"结合的现象，而深层次的基础医学、临床医学等有机结合方面还有大量工作要做。同时，由于现在一些医院因人、财、物等条件的限制，也很难全面开展中西医结合的研究和临床实践。而通过开展专科专病建设，从某些病的基础、临床、药物等系统研究着手，或许将成为开展中西医协同、中西医结合的突破口，逐步建立起基于实践、符合实际的中西医协同、中西医结合的诊疗新体系，以开拓中医、中西医结合临床、教学、科研工作的新领域，实现真正意义上的中西医协同、中西医结合。

第三是服务于健康中国建设和人民大众对中医优质医疗日益增长新要求的需要。随着经济社会的发展和现代科学技术的进步，传统的医疗模式已满足不了人民群众医疗保健的需要，广大民众更加渴望绿色的、自然的、科学的、高效的和经济便捷的传统中医药。因此，开展中医专科专病诊疗，可以引导病人的就医趋向，便于病人得到及时、精准、有效的诊治；专科专病科室的开设，易于积累临床经验、聚焦研究方向、多出研究成果，必将大大促进中医医疗、医药、器械研发的进程，加快满足人民群众对中医药日益增长的医疗保健需求的步伐。

第四是提高两个效益的需要。目前有不少中医、中西医结合医院，尤其是市、县（区）级中医院，在当代医疗市场的激烈竞争中显得"神疲乏力"、缺少建设与发展中的"精气神"，竞争不强的原因虽然是多方面的，但没有专科特色、没有品牌专科活力是其重要的原因之一。"办好一个专科，救活一家医院，带动跨越发展"，已被许许多多中医、中西医医院的实践所证实。可以说，没有品牌专科的医院，是不可能成为快速发展的医院，更不可能成为有特色医院的。加强专科专病建设的实践表明：通过办好专科专病科室，能够快速彰显医院的专业优势与特色优势；能够快速提高医院的知名度，形成品牌影响力；能够快速带动医院经济效益和社会效益的提升；能够快速带动和促进医院的跨越式发展。

有鉴于上述四点，《大系》丛书，应运而生、神采问世，冀以成为全国中医、中西医结合专科专病建设工作者的良师益友。

《大系》篇幅宏大，内容精博，内涵深邃，覆盖面广，共30个分册。每分册分基础篇、临床篇和附录三大部分。基础篇主要对该专科专病国内外研究现状、诊疗进展以及提高临床疗效的思路方法等进行了全面阐述；临床篇是每分册的核心，以病为纲，分列条目，每个病下设病因病机、临床诊断、鉴别诊断、临床治疗、预后转归、预防调护、专方选要、研究进展等栏目，辨证论治、理法方药一线贯穿，使中医专科专病的诊疗系统化、规范化、特色化；附录介绍临床常用检查参考值和专科建设的注意事项（数字资源），对读者临床诊疗具有重要参考价值。

《大系》新全详精，实用性强。参考国内外书籍、杂志等达十万余册，涉及方药数万种，名医论点有出处，方药选择有依据，多有临床验证和研究报告，详略有序，条理清晰，充分反映了当代中医、中西医结合专科专病的临床实践和研究成果概况，其中不乏知名专家的精辟论述、新创方药和作者的独到见解。为了保持其原貌，《大系》各分册中所收集的古方、验方等凡涉及国家规定的稀有禁用中药没有做删改，特请读者在实际使用时注意调换药物，改换替代药品，执行国家有关法规。

本《大系》业已告竣，她是国内 1000 余位专家、学者、编者辛苦劳动的成果和智慧的结晶。她的出版，必将对弘扬祖国中医药学，开展中医、中西医结合专科专病建设，深入开展中医、中西医结合之医疗、教学、科研起到积极的推动作用，并为中医药事业的传承精华、守正创新和人类的医疗卫生保健事业做出积极贡献。

鉴于该《大系》编著带有较强的系统性、艰巨性、广泛性以及编者的认知差别，书中难免存在一些问题，真诚希望读者朋友不吝赐教，以便修订再版。

庞国明

2023 年 7 月 20 日于北京

编写说明

　　肾脏病已经成为全球性公共健康问题，其高发病率和高病死率，产生了巨额的医疗费用。近年来，我国肾脏病领域的临床研究已经有了进步，一些代表性的研究已经跻身于世界前列。我们应勇担使命、扬长避短，开展更多高质量的临床研究，提高我国肾脏病的临床研究水平。作为医生只有不断学习，才能掌握新技术和新理论，从而更好地诊治疾病、减轻患者痛苦，更好地为人民服务。

　　影响肾脏病的危险因素包括高血压、糖尿病、吸烟、梗阻性尿路疾病、高尿酸血症、高同型半胱氨酸血症等。本书对临床中常见的肾脏病进行了论述。临床医生掌握和了解肾脏病的相关危险因素，对早期综合防治肾脏病有重要意义。本书共分为基础篇、临床篇和附录三大部分，基础篇主要介绍了肾脏病的相关理论知识，临床篇详细介绍了常见肾脏病的中西医结合认识、诊治、预防调护等内容，附录包括临床常用检查参考值、开设肾脏病专病专科应注意的问题。

　　中西医结合治疗肾脏病是当今中医学和西医学并存发展的客观结果，是科学研究走向交叉综合、系统化、国际化和多元化的必然趋势。全文紧密围绕临床，各章节简明实用，详略得当，对于肾脏病专业的临床医生处理相关专业问题有一定的参考价值，也可以作为基层医生和医务工作者临床参考之用。为保留方剂原貌，玳瑁、穿山甲等现已禁止使用的药品，未予改动，读者在临床应用时应使用相应代用品。

　　由于本书参编者较多，受水平所限，书中难免存在疏漏之处，恳请读者提出宝贵意见，以便再版时修订。

编委会

2023 年 6 月

目　录

基础篇

临床篇

数字资源

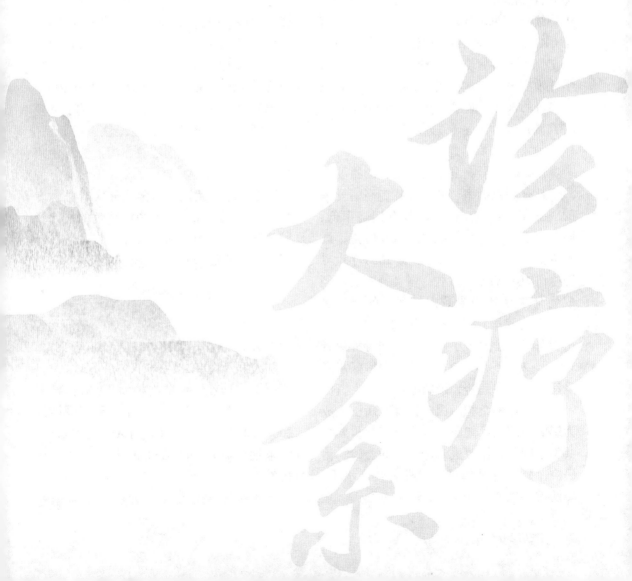

基础篇

第一章 肾脏病国内外研究现状与前景

第一节 现状与成就

肾脏病是指由各种因素引起肾脏损伤的一种疾病，这种损伤导致肾脏的生理结构出现改变，肾脏的功能出现障碍。按损伤的原因分为继发性肾脏病和原发性肾脏病；按损伤的病史可以分为急性肾损伤（AKI）和慢性肾脏病（CKD）。AKI 是指在 7 天或更短时间内肾脏功能急剧下降；CKD 是指持续超过 90 天的肾脏结构或功能异常。部分 AKI 患者肾脏受损在 7 天后仍持续且无明显好转，继发于 AKI 之后直至 CKD 之前肾脏结构功能持续受损的时期被定义为急性肾脏病（AKD）时期。中医学并没有肾脏病这一说法，中医根据肾脏病患者的水肿、血尿、蛋白尿等临床表现，将其归属于"水肿""虚劳""腰痛""血尿""关格"等病的范畴。

肾脏病是影响全球人类健康的重要疾病，具有高发病率、高并发症、高病死率的"三高"特点，另外还具有知晓率低、防治率低、治愈率低的"三低"特点，严重威胁了患者的生命安全。据 2020 年世界卫生组织（WHO）报告，慢性肾脏病已经成为全球前 10 位导致人们死亡的疾病之一。当前我国 CKD 患者约 1.2 亿人，AKI 患者每年新发 100 万~300 万，尿毒症患者 100 万~200 万。CKD 和终末期肾脏病患者呈逐年增多的趋势，给国家医疗卫生资源带来了沉重的负担。因此，肾脏病已经成为影响我国国民健康的重大疾病和重要公共卫生问题，需要进一步开展防、诊、治研究，延缓肾脏病进展，提高救治水平，降低死亡率。

1977 年北戴河肾脏病学术座谈会的召开是中国肾脏病学发展史上的一个里程碑，揭开了我国肾脏病研究事业 40 余年来蓬勃发展的序幕。1980 年中华医学会肾脏病学分会成立，中国肾脏病诊治工作开始在全国范围内快速发展。中医药是治疗慢性肾脏病的特色方法之一，已被广泛应用于临床，且疗效也已经被众多研究证实可信可靠。从 20 世纪 80 年代开始，中医肾脏专科在省、市中医院逐渐建立，同时应用中医辨证论治的经验对肾脏病进行总结，提出了一些新认识、新思路和新方法。比如说对中医病因病机的研究，从肾藏精主水、与相关脏腑的功能和外邪侵袭肾脏而引起的病理变化角度出发，先后提出了湿热、风邪、毒邪、痰浊、药毒以及肾虚等内容。在诊治肾脏病的过程中，重新总结了补益法、活血法、解毒法、利湿法、益肾法、发散法、清热法、固涩法、泻下法等治疗原则。

近年来，我国不断强化充实肾脏病专科医师队伍，探索具有中国特色的慢性肾脏病防治政策及策略。2001 年以来，在肾脏病临床研究领域的论文快速增长。

一、流行病学研究

AKI 可以发生在社区及医院。普通社区人群 AKI 的患病率 20~200 人 /100 万人口，住院人群发病率 5.4~288 人 /10 万人口，患病率 7%~18%，重症监护室（ICU）患者 AKI 患病率超过 50%。每年世界范围内约 200 万人口死于 AKI，而 AKI 与 CKD 及终末期肾脏病（ESRD）的发生进展密切相关。

世界各国的慢性肾脏病的患病率在

7%~12%之间。社区由于缺乏研究和一致的标准化评估方法，其大多数流行病学研究数据没有考虑到蛋白尿，仅仅基于肾小球滤过率判断是否患有慢性肾脏病，可能会导致流行病学数据出现偏差。

我国在慢性肾脏病领域患病率方面，已经进行了一些区域和全国性的流行病学研究。一项全国范围内的慢性肾脏病多中心横断面研究显示，我国成年人慢性肾脏病的总患病率为10.8%，据此估算我国现有成年慢性肾脏病患者约有1.2亿。其中，我国南方地区普通成年人慢性肾脏病的患病率为12.1%；我国慢性肾脏病患者的一级亲属中慢性肾脏病的患病率为29.7%。2017年上海市嘉定区调查社区内6795例60岁以上老年人群的慢性肾脏病流行病学数据发现：在调查对象中9.7%检出蛋白尿；6.1%的老年人检出血尿；肾功能下降的老年人占6.9%。全世界有超过5亿人患有不同程度的慢性肾脏病。所以说慢性肾脏病已经成为威胁人类健康的重要疾病，是全球性的重要公共卫生问题。

这些流行病学的研究探讨了中国慢性肾脏病患病率现状，发现了慢性肾脏病发病相关的危险因素，包括了高血压、糖尿病、吸烟、梗阻性尿路疾病、高尿酸血症、高同型半胱氨酸血症等，这对指导慢性肾脏病的早期综合防治有重要意义。

今后，我们在现有横断面研究的基础上，采用一致的标准化评估方法，建立稳定的队列人群，进一步规范随访，揭示我国慢性肾脏病的规律和特点，这对我国慢性肾脏病的防治工作意义深远。

二、临床试验研究

高质量的临床试验是高水平临床研究的必要条件。肾脏病学相关随机对照试验（RCT）开展不多，具有临床指导意义的RCT结果也比较缺乏。这意味着目前肾脏病领域的很多治疗手段仍然停留在缺乏循证医学证据的经验性治疗阶段。开展精心设计、严谨实施、前瞻性随机多中心RCT研究是我们面临的重要任务。中国是人口大国，患者数量多，如何充分利用病例资源，更好地为中国肾脏病患者服务，是中国肾脏病学工作者责无旁贷的使命。

临床医生不应该仅仅满足于完成日常医疗任务，还要注意保存完整的病历资料，要有前瞻性研究计划和系统追踪观察的目标，尽早建立和完善单病种多中心联网数据库和标本库系统。

高水平肾脏病临床研究的设计和实施较为困难。肾脏病患者的病程长，进展缓慢，需要大样本和长时间随访才能验证干预措施的有效性和安全性。当肾脏病患者并发心血管系统疾病时，其病死率远高于肾脏衰竭本身的病死率。

而且，慢性肾脏病患者并发症高发，需要多方面的治疗，科学设计、管理、解释这些多方面的干预因素也很重要。比如说贝那普利对晚期肾衰竭的疗效和安全性研究，揭示了贝那普利治疗晚期慢性肾衰竭患者，可以显著降低肾功能恶化的风险，使肾脏病发展至尿毒症的时间延缓1倍以上，也就延长了这些晚期肾衰竭患者的生命。我国南方地区的多中心RCT研究证实了新型免疫抑制剂他克莫司与环磷酰胺对活动性狼疮性肾炎诱导治疗疗效相当，但他克莫司起效更快，安全性更高。

影响大规模临床研究开展的因素主要有以下几个方面：科学的研究设计、严谨的组织实施和充足的资金支持。我们应从上述三方面着手，提倡全行业、多学科、多区域协作的方式，实现百花齐放。

三、临床基础研究

中国人口基数大，有广阔的病例资源及基因库。新一代测序研究揭示了肾脏病有明显的遗传性。肾脏病的遗传倾向研究近十年来取得了重大的进展。全基因组筛查和相关研究已经可以识别基因易感变异，绘制出风险位点。随着我们对健康和疾病状态下肾脏功能受遗传因素影响的认识，CKD 遗传形式的研究呈现指数级增长。目前发现了激素抵抗型肾脏病综合征可能与40 多种不同的基因有关。我们应该在肾穿刺的基础上结合更多的基因诊断，进行个体化的诊断和治疗。

IgA 肾脏病是我国最常见的肾小球疾病，我国学者在 IgA 肾脏病遗传背景、致病分子、病理分型和临床治疗方面都开展了系统的研究。中国人民解放军总医院经过 30 余年临床与基础研究，创建了 IgA 肾脏病中西医结合诊治规律与诊治关键技术，利用循证医学研究证实中药单药治疗 IgA 肾脏病的有效性，这一系列研究成果获得了国家科技进步奖一等奖。中山大学联合国内多家单位利用基因组关联分析技术，从中国汉族人群中确定了 IgA 肾脏病的多个易感位点。此外，研究还发现在 MHC 区域的多个相关位点（rs660895、rsl794275 和 rs2523946）以及证实在 22q12 区域的位点 rsl2537，并证实 MHC 区域的 rs660895 与 IgA 肾脏病临床分型、蛋白尿和 IgA 水平有相关性。这一研究发现，让科学家们更深入地了解汉族人群 IgA 肾脏病发生的分子机制，探索 IgA 肾脏病风险预测，并对未来 IgA 肾脏病的诊断、治疗及新药研发提供了非常重要的新靶点。

另一项代表性研究是对肾透明细胞癌（ccRCC）中泛素介导的蛋白降解通路（UMPP）相关基因突变的研究。研究人员对 10 例 ccRCC 患者的肿瘤组织和正常对照样本进行全外显子基因测序，并在 88 例 ccRCC 患者中进行验证，在 ccRCC 中发现 12 个未报道过的易感基因。并且检测到 UMPP 的频繁突变，其与肿瘤中 HIFla 和 HIF2a 因子的高表达相关。这提示 UMPP 通过激活缺氧调控通路在 ccRCC 的肿瘤发展过程中起了重要作用。相关易感基因的发现必将带动后续基因功能的基础研究，并为后续基因干预治疗的发展提供理论基础。

甲状旁腺素（PTH）检测研究进展也是十分迅速。PTH 检测方法已由第一代发展至第三代，第三代检测技术虽然可以检测 1-84 氨基酸全长的 PTH 分子（wPTH），但尚不能区分氧化 PTH（oxPTH）与非氧化 PTH（n-oxPTH）。主要原因是 PTH 翻译后修饰，尤其是在第 8 位和第 18 位甲硫氨酸的氧化反应，这两个位置正是 PTH 受体结合域。而 oxPTH 和 n-oxPTH 具有不同的生物学活性，只有 n-oxPTH 才是完整 PTH 受体的配体，具有生物活性；oxPTH 不能活化 PTH 受体。用区分 oxPTH 与 n-oxPTH 检测方法，发现 iPTH 与 oxPTH 存在近似线性相关关系，而 iPTH 与 n-oxPTH 相关性较弱。提示目前使用的 iPTH 检测方法主要描述了 CKD 患者的氧化应激状态而非 PTH 生物学活性。区分 oxPTH 与 n-oxPTH 的检测方法只能检测到翻译后的氧化修饰，无法检测其他形式的修饰，如磷酸化修饰。目前迫切需要适用于临床常规检测 PTH 生物活性方法，指导 CKD-MBD 患者的治疗与评估。

综上所述，我国肾脏病领域的临床研究近年来已经有了长足进步，但是我们同时也认识到了我国大量临床资源和高水平学术研究之间仍存在巨大差距。差距与不足是挑战，更是机遇，我们应勇担使命、扬长避短、厚积薄发，开展更多高质量的临床研究，将我国的肾脏病临床研究事业早日推向世界。

四、血管钙化的研究进展

血管钙化在透析患者中高发，研究显

示，血液透析患者脑部动脉钙化发病率较健康人群显著升高了34.4%，而腹部透析患者血管钙化发生率高达76.6%。血管钙化不仅能进一步导致肾功能减退，还可以减少血管顺应性，影响冠脉充盈，损害左心室舒张功能，是心血管疾病的危险因素。

根据日本透析患者治疗指南推荐，血磷、钙及PTH三大指标的控制顺序为磷＞钙＞PTH。《慢性肾脏病矿物质和骨异常诊治指导》推荐血管钙化的防治方法是控制高血压、糖尿病、高脂血症、贫血、营养不良、肥胖、吸烟、高磷血症、高钙血症。

五、重视老年肾脏病患者与质量控制

肾脏病患者中老年人占半数以上。准确评估老年人肾功能、发现老年肾损害的关键因子和干预靶点，对于延缓老年患者走向终末期肾衰竭的时间、降低心血管等其他并发症有重要意义。解放军总医院关于个体化衰老与老年肾损害的理论和创新诊疗技术研究获得了两项国家科技进步奖二等奖。目前我国肾脏病患者肾性高血压、肾性贫血、慢性肾脏病矿物质和骨代谢异常等并发症患病率较高，控制率欠佳。以肾性高血压为例，通过开展全国31个省、直辖市和自治区的61家三甲医院1万余例患者的调查研究发现我国肾性高血压的有效控制率只有33%。因此，扎实开展全国肾脏病医疗质量控制工作，推进各级医院诊疗水平同质化，可以显著提高肾脏病并发症的控制率和达标率。

2010年，在国家卫生健康委员会的领导下，中华医学会肾脏病学分会建立了全国血液净化病例信息登记系统。目前中国透析患者总数已达73.5万例，位居世界第一。由于全国血液净化病例信息登记系统提供的基本数据，2012年尿毒症被列入国家大病医保，彻底解决了广大尿毒症患者无钱治疗、因病返贫的问题。通过牵头制定《血液净化标准操作规程》等行业规范，制定中国血液净化诊疗指南，开展全国医务人员培训，加强国产透析设备和耗材的临床评价，进一步提高了我国血液净化治疗质量。

第二节　问题与对策

随着医学发展的需要、医院发展的需要、医疗市场发展的需要，在大内科的基础上建立中医肾脏病学科是必然的。作为临床专科中医肾脏病科医生首先应是一个中医知识雄厚而且掌握肾脏专科临床技能和独立科研能力的专科临床医师。

中医将肾脏病的发病机制诠释为"本虚标实"，病位在肺、脾、肾。"本虚"既涵盖了病位，又包含气、血、阴、阳，"邪实"包括水湿、湿热、瘀血、浊毒等，所以中医对肾脏病的辨证是非常复杂的。各时代的医家对肾脏病的分型都有独到的见解，辨证方法多样，包括六经辨证、阴阳辨证、病因辨证、脏腑辨证、分期辨证、本虚辨证、标实辨证等等。简而言之，肾脏病早期，可由于先天不足、后天失养导致脾肾亏虚，气虚脾运化无力导致津液代谢紊乱，水湿内停，是为内邪，久居寒湿之地或感受风、寒、湿、热之邪是为外邪。病情进展，气血津液运行受阻，脉络瘀阻，水湿郁久化热，表现为肾虚湿热。瘀毒内蕴表现为浊毒内蕴、肾虚血瘀。在疾病的整个过程中，肾虚始终存在，并且由轻到重，而湿、热、瘀也同时存在，只是随着病情的进展逐渐明显。因此，基于"虚、邪、瘀"的理论是值得研究的方向。

既往的临床研究多集中于中医证型和证候的研究，对于症状及其意义、症状与实验室指标的相关关系描述较少，大多仅描述了其在不同肾脏病分期的分布情况。

然而就实际情况相对而言，中医比较重视患者的临床症状，而西医较为重视患者的理化指标，因此探讨症状与实验室指标的关系，对于中西医结合治疗慢性肾脏病和推动中西医结合医学的发展都有重要意义。中医肾脏病的临床研究长期以来争议较多，关键在于临床研究方向不甚明确。基于长期的中医肾脏病临床研究实践，我们主张将肾脏病分成复合证型，有利于研究的设计与统计分析，可提高临床研究的实际操作性。治法方面，温阳药的应用、祛风湿法与清热解毒利湿法的鉴别、扶正法的地位、治则的组合及其应用时点等值得进一步研究。相关中药的研究是较为常见的切入点，临床疗效评价体系有待进一步健全。总之，中医肾脏病学科建设必须以临床为中心，以提高临床疗效为关键，需要在传承中寻找精华，以问题为导向设计方案，有体系、有步骤地实施，才能提高研究的水平。

近年来，应用中西医结合方法取得了更为有效的临床疗效，中西医结合防治肾脏病展示了较大的优势，但是中西医结合治疗肾脏病还存在很多问题，如肾脏病中医辨证分型统一问题、肾脏病中医证候客观化问题、肾脏病中医治疗方案标准化问题及中药的肾毒性问题等，这些问题都是肾脏病中西医结合发展的障碍。

一、做好临床总结，统一中医辨证分型

在历代中医经典和名著中记录的治疗肾脏病的经验和精华都是历代著名医家不断临床实践、不断积累总结留下的精髓。在中医肾脏病学科建设中需要不断地整理、归类、总结、分析历代名家的宝贵临床经验，还要联系中医理论深入进行分析，总结成文，总结个案，总结医话，要善于进行辨治总结、方药总结、随师临证总结以及对治疗经过进行总结分析。

目前，肾脏病中西医结合的诊断模式主要是西医诊病和中医辨证的结合。这一模式，由于病证结合、宏观和微观结合、结构与功能结合，可以提高中西医的诊断水平、提高治疗的准确性和疗效，已经在全国范围内普遍采用。但是，辨证分型还未能统一，以慢性肾衰竭中医辨证分型为例，有按虚损期和关格期辨证，有按本证和标证辨证，有分为气阴两虚型、肝肾阴虚型、脾肾气（阳）虚型、阴阳两虚型4型，有分为脾肾气虚、脾肾阳虚、肝肾阴虚、气阴两虚、阴阳两虚、湿浊犯胃、浊阴上逆和肝阳上亢8型等等。有研究者曾统计了35篇慢性肾衰竭中医辨证分型的文章，结果显示共有35个证型，其中只有7个证型重复出现，其他证型均单独出现。可见，肾脏病的中医辨证分型多种多样，大多数仍是专家意见和个人经验。这一庞杂的局面表明肾脏病中医辨证分型还不成熟，还未得到系统的研究确定，还没有真正揭示其证候规律，导致目前临床上其分型重复性较低，直接影响了其治疗效果。重视肾脏病辨证规范化和客观化的研究，使肾脏病的证候辨析逐渐统一。

针对这一问题，需要开展全面系统的研究，如采用文献分析的方法、总结专家经验的方法，探索各类肾脏病的常见证型，再依据循证医学原则，采用流行病学和统计学方法对各种肾脏病及其不同阶段的证候进行前瞻性研究。以慢性肾衰竭为例：在文献研究和专家经验的基础上，在全国范围内分区随机抽样，用统一表格和资料收集评分标准，对慢性肾衰竭及其不同阶段进行前瞻性流行病学研究，然后进行统计分析，揭示慢性肾衰竭及其不同阶段中医证候分布特点及其演变规律，揭示其常见的复合证候规律，从而建立现代中医辨证分型标准，统一肾脏病的中医辨证分型。

二、肾脏病的中医证候客观化问题

中医临床研究通常对于疗效的评价是通过治疗后症状积分来评判是否显效，这就存在症状积分不统一、没有一个权威的证候量表、实际操作性差等很多问题。

中医肾脏病学科发展一定要做好科学化、标准化、规范化的研究，不少单位制定的诊疗常规是上述工作的组成部分。从1996年开始，肾脏病专业委员会组织全国专家对肾脏病专病诊断、辨证分型和疗效评定的方案制定进行探讨，并于2006年6月在上海中医药杂志公开发表，由中华中医药学会内科分会负责的《中医内科常见病诊疗指南》（包括肾脏病在内的八个部分）公布。近些年对肾脏病的中医证候客观化与标准化的研究做了一些工作，探讨了肾脏病病理类型与中医证候关系、西医化验指标与中医证候的关系等，初步提示肾脏病的病理类型、化验指标与中医证候有一定的内在联系，但是还很不成熟，发现的特异性指标还很少。

也有学者试图采用当前通行的症状积分法：按症状轻或偶尔出现，症状时轻时重或间断出现，症状显著或持续出现，而划分为轻、中、重三级，并依次打分，把中医证候量化。但是这只是表面的量化，实际上并没有使其证候得到实质性的量化。正因为中医证候缺乏定量指标、缺乏特异性的客观指标，以致同一患者的中医辨证结果各不相同，也因个人的理论水平和经验的不同，而辨证结果不同，或在辨证中经常出现主观不相等的问题。

所以开展中医证候客观化、标准化的研究势在必行。如何探索中医的定量、特异性客观指标，建立肾脏病中西医标准化的诊疗体系，要运用现代科学理论、方法、技术和设备，既要对有关中医肾脏的藏象、经络学说的内涵进行研究，又要对肾脏病中医证候的现代科学指标进行研究，揭示新的中医证候客观指标，阐明前人所未能发现的新问题。现代物理、生物及化学的理论和技术已经为肾脏病的中医证候客观化与标准化奠定了一定基础，要学会利用现代高科技成果，更深入研究。实现建立统一的客观指标，创建定性与定量结合、客观与微观结合、局部与整体结合的新的肾脏病中医证候标准体系。

三、肾脏病的中西医结合治疗方案标准化问题

肾脏病的中西医结合治疗，无论是"西诊中治"，还是中西药联用，以及透析、移植与中药的联用，都已广泛应用。这些结合使肾脏病在中西医结合治疗领域显示了活力和生机，实现了两种医学的相互渗透，取得了取长补短、提高疗效、减轻副作用、降低复发率的效果，成为提高肾脏病治疗水平的有效途径之一。

但是，目前的治疗方法过于庞杂，各执一端，且疗效也不太确切，对部分肾脏病还缺乏有效的治疗手段，更有甚者是盲目结合，无论什么疾病、不管病情如何，都是中药与西药相加。这一现象的出现是因治疗方案缺乏系统的、科学的研究，缺乏成熟的有突出疗效的治疗方案，缺乏统一的、公认的结合治疗标准。

引进西医学"病"的概念，拓展辨病与辨证相结合的诊治方法，中医肾脏病研究的发展与引进西医学"病"的概念，深入探求辨病与辨证的结合点，进而掌握肾脏病的证候演变规律和治疗对策关系十分密切。以中医理论为指导，充分运用高新技术，开发多种治肾中药新药，主要得益于科学的发展，以及国家对中药新药的申报、审批、保护，制订的一系列法规，有力地促进了治肾中药新药的研制。

应用现代科学技术研究肾脏病的理法

方药，提高和发展中医药对肾脏病的诊治水平。如根据"血不利则为水"的传统理论，广泛开展实验室和临床研究，进一步阐述肾脏病瘀血证本质，从微观角度探索肾脏病瘀血的客观诊断指标和早期诊断方法，提高了诊治水平，尤其是对一些缺乏中医传统"四诊"依据，但经上述检测方法可见阳性结果的肾脏病潜在性瘀血证患者，能获得诊断及早期诊治，使瘀血消于无形。

为此，要在发掘和整理前代医家临床经验的基础上，以现代多学科的先进技术和手段、充分运用西医学科研方法，对各种治法和方药进行科学检测和系统评价，确定最优防治方案，吸收中医和西医治疗的特点和优势，把两者有机结合，建立肾脏病中西医结合治疗方案标准体系，从而提高疗效，较之于中医和西医任何一门独立学科疗效都更为显著、副作用更为减轻。

四、中药的肾毒性问题

自1993年比利时医师发现含防己和厚朴的减肥中药造成2名妇女出现终末期肾衰竭后，中药的肾毒性问题引起了国际上专业人士的关注。由此引发了澳大利亚、美国、新加坡等许多国家对含马兜铃酸的中草药进行"封杀"。这一事件造成了巨大的影响，在中药发展史上，对中药作用和副作用的认识，绝大多数是回顾性总结，也有的是个案回顾性总结，没有全面的系统的前瞻性研究。近些年来，虽然开展了一些研究工作，但是还比较肤浅，如发现了某些中药的毒副作用但不确切，或与用量有关，或不清楚其配伍的关系，有些中药的毒副作用与炮制、制备工艺、给药途径、使用时间、个体体质等有关，研究未能认识和判断，对于大多数中药也缺乏系统的现代研究。

由于中药是用于防病治病的，关系到人们的健康安危，所以不仅要清楚地认识其治疗作用，还要清楚地认识其毒副作用，以及减免其毒副作用的方法，从而确保用药安全有效。为确保使用安全，必须清楚地认识其毒性，了解其毒性反应产生的原因，掌握其中毒的解救方法和预防措施。针对这些问题，要采取现代科研方法，如：采用自然科学的毒理学方法、人类基因组的DNA芯片检测方法等等，对中药单味、配伍、用量、炮制、工艺等方面进行全面、系统的毒性研究，弄清其毒性成分、产生条件以及解毒方法等问题。从而知道中药用法用量、适宜剂型、适应病证、配伍禁忌和具体的毒副反应，建立符合国际标准的中药安全性评价体系。随着网络药理学的兴起，其整体性、系统性的特点与中医药整体观、辨证论治原则一致，目前已被广泛应用于中药研究。

肾脏病中西医结合是当今中医学和西医学发展的客观规律，是科学研究走向交叉、综合、以及系统化、国际化和多元化的必然趋势。希望通过运用现代科技手段，创建科学的、全面的、系统的肾脏病中西医结合诊疗体系，且在理论、疗效、安全等方面比单纯应用西医或中医都更具优势。

五、CKD管理的生物学标志物

某些生物学标志物可以预测CKD的进展，帮助我们启动肾保护的干预措施。确定出生时的肾单位数量能识别肾单位先天减少的个体，有助于帮助分析后期肾单位减少是损伤引起的还是生理性退化引起的。这样的标志物可用来识别CKDG2期的患者，也能作为临床试验的终点指标来量化评估肾保护作用和药物毒性。然而，到目前为止，我们还没有在血液或尿液中找到临床可以应用的反映肾单位数量的生物学标志物。此外，生物学标志物无法鉴别残留肾单位有没有代偿性肥大。但已经有一些影像学研究通过使用示踪剂或者通过结合影像结果和肾穿刺结果来估计肾小球数目或者单个肾小球的滤过率，这是很有希望的策略。

肾脏病与其他疾病不同的地方是以慢性病居多，临床研究不能像其他疾病一样短期内看出疗效，想让患者的蛋白尿或者肾功能短期内恢复，是非常困难的。而我们治疗慢性肾脏病的目标是"延缓进展、延迟透析、延长生命、提高生活质量"，这"三延一提高"很好地概括了肾脏病的疾病特点。短期内患者可能会出现腰痛、水肿、头痛等症状改善，但临床诊断指标如蛋白定量、血肌酐、肾小球滤过率等很难在短期内看出疗效。短期疗效和长期疗效的判定也是肾脏病临床研究中的难点。对于慢性疾病如何评价长期疗效，绝不能简单以一个化验指标来判定，肾脏病的疗效评价必然是一个很长期的过程，需要长时间、大样本的统计，才能得到令人信服的研究结果。

近些年，肾脏病的生物标志物是基础研究的热点，临床上以肌酐为指标判断肾功能已经不能满足需要，后又发现了维生素C、中性粒细胞明胶酶相关脂质运载蛋白、肾损伤分子等等。肾脏病生物标志物的发现和临床研究对临床诊断有很大帮助。但我们还要看到，肾脏病通常病程长、病情复杂，患者性别、年龄和自身生活质量情况各不相同，是否可以简单通过某一个生物标志物来判断疾病病情？这也是我们可以去研究思考，在未来去论证的一个方面。临床研究最终是要解决临床问题，所以肾脏病患者的诊治不但要通过生物学指标来判断，也要通过社会学指标来评价。

六、肾单位丢失和CKD进展的触发因素

目前我们仍然很难确定肾单位先天减少、肾单位损伤、创伤愈合（间质纤维化）和代偿性高滤过这些因素在CKD发生发展中的影响权重。甚至，对于纤维化本身是否导致肾单位的损失仍有争议，目前有几个研究正使用抗纤维化药物来验证这个问题。接下来的研究仍应集中在寻找这些因素对CKD影响的确切证据以及个体化的选择性地针对治疗上来。

七、做好循证医学方法的应用和流行病学研究

在中医肾脏病临床研究中积极实践循证医学，是融入世界医学发展大潮、提高中医药临床水平的必然要求。运用循证医学方法对医学信息进行评价，使切实有效的最佳治疗方法在临床上尽快被广泛应用，可以大大提高中医药治疗肾脏病的疗效。现在，肾脏病的发病率越来越高，病程越来越长，治疗费用越来越高，以循证医学的方法作为评价方式，在卫生经济评价方面突出中医药作用，为政府决策提供依据，在提高患者生存质量、提高医疗保障的效率上有重要意义。

总的来说，运用循证医学方法要做好完善诊断标准、证候疗效评价方法。开展临床研究，增加中医药治疗的原始证据，开展多中心临床随机对照试验以及队列研究等，及时总结已有成果，加强治疗性文献研究系统性分析。

第三节　肾脏病的研究方向与前景

近年来，医学界对肾脏病的认识进一步深化，并取得了可喜的成绩。展望新世纪，中医肾脏病学将会有一个更大转折与发展。一方面中青年中医肾脏病学者在学习掌握中国传统医学基础知识方面取得了很大进步，并能逐步掌握现代科学最新方

法与手段，为进一步继承弘扬中医肾脏病学打下良好基础。另一方面大量实验数据飞速增长，新的理论概括和高层次的生物学方法正在被揭示，随着许多边缘学科的迅速发展，加深了人们对肾脏病学的病因、病机、辨证、诊治规律认识，特别是有经验、有兴趣的西医肾脏病学家及药物学家积极参与了中医、中西医结合、中药在肾脏病诊治中的研究开发，提高了肾脏病的诊断和治疗水平，中医肾脏病学在21世纪将会形成一个发展高峰。

一、开创新的中西医结合肾脏病学

由科技部、国家卫生健康委员会、国家中医药管理局等16个部门联合制定的《中医药创新发展规划纲要2006~2020年》中指出："中西医药学的优势互补及相互融合，为创建有中国特色的新医药学奠定基础。"纲要为创建新的中国特色的中西医结合肾脏病学指明了方向。国家中医药管理局在"关于进一步加强中西医结合工作的指导意见"中指出："（'十五'期间）要加强中西医结合规范化、标准化建设。在总结中西医结合优势病种经验的基础上，参考国际上的做法，加强组织协调，建立和完善具有中西医结合特点的诊断标准、治疗方案和疗效评价体系。"为临床医生提供权威性、实用性、可操作性的中西医结合治疗CKD诊疗标准与规范，为编写出新的有中国特色的中西医结合防治CKD指南努力。

在临床诊治方面将中西医肾脏病学更加有机地结合，从当前中西医结合的研究现状来看，主要的结合方式有辨证与辨病相结合、宏观辨证与微观辨证相结合、以西医病为基础的中西医结合、以中医证为基础的中西医结合、中药弥补西药的不足、西药弥补中药的不足、中西药合用提高疗效等，特别是弄清中西药的相互作用规律，

对其研究的深入，从而真正实现中西医的有机结合，开创新的具有中国特色与优势的中西医结合肾脏病学。目前中西医结合在肾脏病方面已经开始在基础理论、临床诊断、辨病辨证、药物治疗、透析、肾脏移植等多方面进行了研究，并在实际应用中做了大量工作，并取得了可喜成就，在21世纪将会有更加广阔的发展前景。

在当前中医和中西医结合的临床研究工作中，当务之急就是努力提高临床疗效。因为提高临床疗效是解除患者疾苦的迫切要求，提高临床疗效是面向国际、走向世界的发展前提。在各项研究工作中，如理论研究、文献研究、实验研究等，都应以临床疗效为基础，脱离了临床疗效的理论研究，就如"无本之木"，实验研究如不与临床疗效结合，也就变成了空洞的理论，所以，临床疗效的不断提高，是中医药发展的动力和源泉。

中西医结合的位点和时点也是临床的研究方向。他们之间不应该是无所谓如何结合，而是必定有某些时点和位点可以既提高临床疗效、预防并发症发生，又可以降低医疗成本，减少患者经济负担，而这样的时点和位点就是我们一直研究探索的方向。

肾脏病的临床研究需要多中心、长疗程、大数据。肾脏病的基础研究需要现代技术，更需要切合中医特色，这是不可偏废的。理论的发展来源于实践的支持，要善于运用诸多的新方法不断地去实践、去总结以把握住规律，提升理论水平。

二、与自然科学技术密切结合，明确和拓宽中医肾脏的概念

从中医学术的历史发展过程来看，过去千年来中医总结临床疗效的办法，多是采用个案总结的方式，应该说，这种经验式的总结方法，曾起过巨大的推动作用，

做出过不可磨灭的贡献，为防治各种疾病积累了极其丰富的临床经验，并逐步总结出治疗规律，上升为理论，为发展中医学术理论奠定了坚实的基础。但是，历史发展到当今高科技时代，我们要与现代先进的自然科学技术相结合，若拘泥于过去固有的方法，则不能适应时代的要求。因此，要提高临床疗效必须解决有关总结和评估临床疗效的思路方法的认识问题。观察疗效的方式是评估疗效的首要因素，这也是提高临床疗效的基础临床总结。要找到临床疗效 – 临床试验 – 科学验证的规律。

如果没有一个准确而先进的疗效评估标准，则难以衡量疗效的高低，但即使有一个良好的衡量疗效的标准，若观察疗效的基本方式不合适，其所得出的疗效结论也不一定准确，观察疗效的基本方式是决定疗效准确性的前提，评定疗效的标准则是决定疗效准确性的基础。

肾者，先天之本，五脏六腑之根本。肾元激发、维持了全身各系统正常的生理功能，而各个系统活动的异常亦会影响到肾脏。例如：肾脏病无论原发还是继发，均以水液代谢失常为主，其本均在肾。高血压病中肾性高血压当然归之于肾，而对于原发性高血压，专家学者及大量实验亦提示与肾密切相关，这已经体现出了要建立拓宽肾脏研究的思路。中医对肾的认识还包括主水，藏精，主生殖、生长、发育，主骨生髓充脑，与肺、脾、肝、三焦、膀胱、小肠共同完成人体水液代谢，中医肾的概念及作用涉及范围超过西医肾脏水液代谢、内分泌等功能，因此要有拓宽和进一步明确中医肾脏概念的意识，不仅是指泌尿系统，还包含了免疫系统、内分泌系统、生殖系统、心血管系统及遗传学方面等内容，中医肾脏病学脱胎于古代肾系疾病，但随着专科越分越细，目前中医肾脏病研究范围越来越小，目前许多肾科医疗单位主要研究都集中在原发性肾小球疾病、肾衰竭、尿路感染。因此，21世纪中医肾脏病研究不应局限在慢性肾炎、慢性肾衰竭范围，更应建立和扩大中医肾脏病的研究范围，更好地发挥中医中药优势。迫切需要明确中医肾脏的一些概念和内涵以适应国际推广和交流的需要。

三、加强具有优势的肾脏病学科合作，对优势病种进行攻关、推广

20世纪90年代，国家中医药管理局已正式在全国确定了5家中医肾脏病医疗中心，当时主要要求了肾脏病中心必须明确主攻方向，进行1~2个单病种优化方案研究。到目前为止，国家中医药管理局已扩大全国中医肾脏病重点中心到29家，对中医肾脏病优势病种制定临床路径和诊疗方案，开展联合攻关协作组成员单位14家，另有34个肾脏病专科被国家中医药管理局列为"十二五"重点专科建设项目和培育项目。对规范肾脏病研究起了很好的示范作用。科技部在"十五"科技攻关项目中首次列入"IgA肾脏病中医诊治规律研究"，成为全国多家中心合作研究课题；"十一五"科技攻关项目中，又加大资助了"慢性肾衰及膜性肾脏病的中医临床诊治优化方案的示范研究"；这些研究课题的完成，以及再优化再实验，必将逐渐创造出疗效好、能经得起重复的中医诊治肾脏病单病种优化方案，使临床研究达到一个更高水平。

21世纪在临床研究方面，将进一步加强具有优势的肾脏病学科合作，积极开展大规模、高质量的临床循证医学研究，进行前瞻性、多中心、随机对照和大规模的临床试验，对中西医结合治疗有优势的肾脏病种进行攻关、推广。2021年，中成药治疗慢性肾脏病3~5期（非透析）临床应用指南推出，标志着中成药治疗慢性肾脏病形成了规范。

四、肾脏的再生和恢复

由于进行肾移植相当困难，受损肾单位的再生研究正在进行。肾单位再生能力的生理研究和病理生理研究如火如荼。数个研究已经找到防止 AKI 和 CKD 肾单位丢失的药物靶点。比如，针对足细胞的祖细胞基质层上皮细胞治疗，促进其分化成功能性足细胞，阻止其过度增殖、产生基质，可以促进肾小球疾病的缓解。此外，还有针对肾小管上皮细胞的治疗，促进其增殖，提高肾小管再生能力，减少 AKI 后 CKD 的发生。尽管实验研究结果可喜，但目前仍没有相关的临床研究。少数几个早期临床试验试图通过抑制适应不良性修复来减少 CKD 肾单位的丢失，抗纤维化药物也正在进行临床试验。

再生医学也开始探索治疗肾脏病。间充质基质细胞（MSCs）是一组容易获得的特征明确的细胞，在 CKD 的实验模型研究中可以改善肾结构、提高肾功能。MSCs 有免疫调节和旁分泌作用，可释放微泡和（或）外泌体，将基因、蛋白传递给受体细胞。目前正在进行早期临床研究。同样，大量实验研究报道在 AKI、CKD 的多种老鼠模型中注射肾脏祖细胞并激活，可以改善肾脏结构和（或）功能。然而，把临床前研究转化成有力的、有效的、安全的临床治疗研究仍然有限。

最后，肾脏的类器官也已经开发出来。类器官是从人多能干细胞和胚胎干细胞诱导分化出来的 3D 器官芽。这些"类器官"在体外模仿体内器官，包含多种肾脏细胞类型。类器官能用来研究人类疾病和在体外测试药物毒性，尤其是结合了基因编辑技术。然而，肾脏结构和功能的复杂性远远超过了类器官，它还不能用于临床。能否在实验室制造出真正的肾脏器官仍然存疑。

未来，针对肾脏再生和适应不良性修复的靶点治疗可以减少肾单位的丢失、保护残余肾单位。最有发展前景的方向包括增加足细胞再生（使用 GSK3β 抑制剂、类固醇激素、类固醇受体拮抗剂来促进壁层上皮细胞祖细胞分化成足细胞或阻止壁层上皮细胞过度增殖）、抑制成纤维细胞增殖来抑制纤维化和（或）适应不良性修复（使用抗纤维化药物吡非尼酮、Gli2 抑制剂、纤维化介质半乳糖凝集素 –3 拮抗剂）、增加小管再生（使用 IL–22 或 HDAC 抑制剂增强肾小管细胞增殖能力）。

五、临床试验设计

人类对肾脏认识的不断深化，必然促使中医药学对肾脏病防治认识发生质的飞跃，它将以拓展的思路，从粗犷至微细、从整体至局部，开展多方位、多层次的综合研究，其中"证"和"药"可能成为研究的重点。

在治肾方药研究中，单味药以及一些组织严谨、结构简洁、疗效可靠的经方或经验方，可能被研究者优先考虑。补益肾气、化瘀消结、祛风胜湿、清热解毒以及一些有毒中药，可能在筛选中发现其对肾脏病的特异作用。由于肾脏病发展的慢性过程，患者需要长期坚持服药，因此治肾中成药的剂型必将发生革新，中药汤剂将逐步被其他剂型所替代，给药途径将会多样化。治肾中成药在体内的吸收、分布、代谢、排泄将被更多地研究。从中药中提取天然有效成分，继而进行结构改造、半合成、合成等，将会被研究者列入议题。人类有可能从中医药的宝库中获取高效、低毒的理想治肾药物。

肾脏病学临床试验失败的主要原因之一是患者的异质性。实际上，成人 CKD 可能是好几种致病因素经时间累积后的结果，比如 *APOL1* 或 *UMOD* 基因变异（改变

CKD 进展)、肾单位先天减少、AKI 发作史。因此 CKD 临床试验设计的时候针对同质的亚组患者进行分析很有必要，这样有针对性的临床试验需要的样本较少，也增加了个体化治疗的可行性。以下几个方面可以改善临床试验的设计：重新考虑以组织学特征命名而找不到病因的疾病类型（比如 FSGS）、避免在设计中纳入多重作用机制的药物、根据生物标志物谱预先选择设计的研究终点能更好地预测 CKD 进展至 ESRD。

科技发展必将对中医中药防治肾脏病带来前所未有的机遇，诸如中药对致炎、致硬化性细胞因子的作用，对各类炎症介质的干扰，对细胞凋亡的影响，都将成为研究者的课题。

六、中西医结合治未病，大力开展防治 CKD 的科普工作

在《中共中央、国务院关于卫生改革与发展的决定》中明确提出我国新时期的卫生工作方针是"以农村为重点，预防为主，中西医并重，依靠科技与教育，动员全社会参与，为人民健康服务，为社会主义现代化建设服务"。特别是对于肾脏病，宣传普及医药卫生知识，推荐在肾脏病学领域有专业、有特长、有经验的临床医生为患者服务，对于帮助肾脏患者及家属了解疾病，提高防病治病能力和生存质量，养成良好生活习惯，指导饮食、护理，建立战胜疾病的信心是非常重要的。

慢性肾脏病已经成为全球性公共健康问题，其高发病率和病死率，并能明显增加心血管疾病的危险性，产生巨额的医疗费用。因此，在临床努力开发治肾新理论、新技术、新方法，积极开展中西医结合治疗和研究的同时，努力将肾脏病的科普宣传工作列入议事日程显得更为重要，21 世纪的医学将不再是单纯以疾病为主的研究领域，对一些重大慢性病的治疗也开始从大病晚治为主向预防为主转变。这与中医"治未病"思想不谋而合，正如《素问·四时调神论》中所说的："不治已病治未病，不治已乱治未乱。"中医"治未病"思想是传统文化中忧患意识的集中体现，是对生命的尊重，是医学的最高境界。应将 CKD 的中西医结合防治窗口前移作为"十二五"肾脏病防治重点，开展全国范围的 CKD 流行病学研究和队列研究，建立信息资源库及高危人群肾脏病的随访机制，加强肾脏病的科普宣传，提高 CKD 的知晓率和早期诊治率。积极开展尿常规普查工作，提高基层医生对肾脏病的认识，撰写更多防治肾脏病的书籍，对于早期发现肾脏病、早期控制肾脏病起着至关重要的作用。

我国经济社会的快速发展使肾脏病谱发生了重大变化，环境污染、新发传染病等新型危险因素，使我国肾脏病防控面临了诸多新挑战。广大肾脏病工作者应利用信息化、大数据、人工智能等新技术，开展肾脏病临床、基础、转化研究，推广适宜技术，加强科普宣传，为健康中国战略做出新的贡献。

我们应该充分利用西医学检测手段，从宏观和微观的角度，对疾病的发生发展进行观察研究。正如现代著名中医学家张镜人先生说的那样："要把现代检测仪器和方法看作是中医四诊的延伸，在诊疗疾病时要时刻注意运用中医诊疗思维。不能因为在诊治肾脏病时用了理化检测方法后，就说是西医不是中医了。"

参考文献

[1] 齐振强, 任鲁颖, 冯国庆, 等. 慢性肾衰竭中医临床研究进展 [J]. 中华中医药学刊, 2016, 34 (8): 2006–2009.

[2] Hoste EA, Bagshaw SM, Bellomo R, et al. Epidemiology of acute kidney injury in critically ill patients: the multinational AKI-

EPI study. [J]. Intensive Care Med, 2015, 41(8): 1411-1423.

[3] 张倩. 慢性肾脏病继发性甲状旁腺功能亢进与认知障碍 [J]. 中国血液净化, 2018, 17(10): 699-701.

[4] 张露霞, 王芳, 王莉, 等. 中国慢性肾脏病患病率的横断面调查 [J]. 中华内科杂志, 2012, 51(7): 570-570.

[5] 孙洁琼. 慢性肾脏病患者合并高血压现状的单中心横断面调查 [D]. 苏州大学, 2017.

[6] 张佩青, 迟继铭, 宋立群, 等. 张琪教授辨证治疗慢性肾衰竭的临床疗效研究 [J]. 中国中西医结合肾脏病杂志, 2015(3): 242-244.

[7] Rui-Feng H U, Xiao-Bo S. Design of new traditional Chinese medicine herbal formulae for treatment of type 2 diabetes mellitus based on network pharmacology [J]. Chinese Journal of Natural Medicines, 2017(6): 436-441.

[8] 任艳, 邓燕君, 马焓彬, 等. 网络药理学在中药领域的研究进展及面临的挑战 [J]. 中草药, 2020, 677(18): 190-198.

第二章 肾脏病诊断方法与思路

第一节 诊断思路

肾脏病病种繁多，证候复杂，常见病证，诊断较易，疑难病证，病机错杂，常茫然失措，不知从何下手，难以明确诊断，临床医生要时刻注意用"治未病"的理念，指导和加强对肾脏病的防治研究，做好三级预防，做到未病先防、既病防变是其关键，尤其是对肾脏病医生探究中医、中西医结合规范、有效的治疗方案，提升临床疗效，力争有效防治肾脏病。所以要善于培养师古不泥、辨证智取、牢抓本质、明病识证、病证结合、匠心用药、悟道创新、独辟蹊径的临床思维模式，要精通中医药理论运用于临床。现将诊断该病之思路陈述于下。

一、明病识证，病证结合

"病"即疾病，是指有特定的发病原因、发病形式、病理、发展规律和转归的一种完整过程，如冠心病，糖尿病，类风湿关节炎等。"证"，即证候，是指在疾病发展过程中某一阶段的疾病概括，它包括病因、病位、病性以及邪正盛衰变化等病理要素的状态。病和证的关系，表现在同一疾病可以有不同的证，而不同的疾病又可以有相同的证，前者称为"同病异证"，后者称为"异病同证"。辨病而施治，是认识和解决每一个疾病的基本过程，辨证而施治，是认识和了解疾病过程中的主要矛盾和演变规律。"辨证以求病机，治病必求于本"，这是中医学的基本观点和特色。

中医辨证是以四诊所获得的材料为依据，但有的肾脏病临床表现不著，甚至全无症状，如隐匿型肾小球肾炎、良性家族性血尿等，不通过自然科学的诊断手段是难以确诊的，对于此类患者，中医无证可辨，因此，临床要注重辨病。但有的肾脏病，临床症状较著，限于现有的条件和诊断水平，一时又难以确诊，西医治疗也一筹莫展，对于此类患者，要注重辨证，按中医理论进行辨证施治，以防疾病进一步恶化。由于中医辨证与西医辨病均存在一定的局限性，因此，临床提倡辨病与辨证相结合，以扬长避短，相得益彰。

辨病与辨证都是以患者的临床表现为依据，区别在于一个是确诊疾病，一个是确立证候。中医临床认识和治疗疾病，既辨病又辨证，但主要不是着眼于"病"的异同，而是将重点放在"证"的区别上，通过辨证来进一步认识疾病。证素就是中医证的基本要素，即中医辨证所要辨别的本质性内容，是根据证候来辨识的病变本质。证素主要指辨证所确定的病位和病性，证素为具体诊断单元而非分类纲领。证素有一定的组合规律。"证素"就是构成证（名）的要素。把"证"区分（或包括）为证候、证素、证名，能对"证"的概念起到规范作用。

临床每遇肾脏病，首先要进行辨病诊断，在此基础上，结合临床四诊所得，进行中医辨证诊断，既要明病，又要识证，若不能明病者，立足辨证，不能进行辨证者，立足辨病，尽可能做到明病识证、病证结合、中西合参。值得注意的是，由于我国特有的中西医并存之状况，致使一些中医临床接诊的患者，大部分已经被西医诊治过，在这些情况下，有些中医易受西医病名之约束，重辨病而忽视辨证，重专方专药，而放弃中医辨证施治，最终导致疗效不佳，此须引起医务工作者之重视。

明病识证，病证结合要求医生从整体出发，对具体情况进行具体分析，做出相应的恰到好处的处理，它是中医辨证理论在临床上的具体运用。所采用的方法主要包括病同证异、病异证同及病证结合等。同一疾病由于患者体质、致病因素、季节、地区的不同，以及处在疾病的不同阶段等因素可以产生不同的病机变化，从而出现不同的证候。临床就要辨别不同的证候，提炼出证素，进而确定适当的治疗原则，选择有效的治疗方法。例如，同为腰痛，有的表现为肝肾亏虚伴有腰酸腿软、耳鸣眩晕、舌红苔少、脉弦细等症；有的则表现为脾虚痰湿伴有形体肥胖、胸闷腹胀、食欲不振、倦怠乏力、大便溏薄、舌淡、苔白腻、脉弦滑等症。在辨证治疗中，前者应以补养肝肾、疏经通络为原则，当选用具有补肝肾、通经络的方法，如食疗可以用山药、枸杞子、瘦猪肉同煮熟常食，药物可选用杞菊地黄汤加桑寄生、怀牛膝、鸡血藤等方药；后者则宜取健脾化痰、疏通经络为原则，应选用具有健脾胃、化痰湿、通经络功用的方法，如食疗可取砂仁、白扁豆、山药、胡萝卜、粳米煮粥服用，药疗可选用香砂六君子汤加桑枝、桂枝等方药。异病同证者，病虽不同，但病机变化相同，临床往往可出现同样的症状。例如水肿和腰痛是两种不同的疾病，但都可以出现肝肾亏虚证，在某一阶段只要症状表现相同，即可采用同样的治疗原则和方法，这就是病异证同。

二、审度病势把握规律

中医学认为疾病有一定的传变规律和发展趋势，十分重视掌握疾病发展的趋势，在疾病发生时就截断疾病转化发展的趋势。疾病的过程，是一个不断变化的过程，但每一种病，均有其一定的变化规律，而这个规律，反过来又能指导辨证。因此，在明确肾脏病的同时，要把握该病的演变规律，根据不同的阶段，结合临床表现，进行辨证，更具有实用性。但是，对同一疾病，根据个人条件不同，常有不同的变化，仅根据演变规律辨证又有一定的局限性，须审度病势，结合病情，根据临床具体表现进行辨证。我们在辨证时，要从阴阳互根、阴阳的相互转化理论出发，把疾病看成是动的，而不是静止的过程，辨证必须善于从变化中去识别，灵活地进行诊断，审度病势，辨明标本虚实，把握疾病的发展规律。

过去，由于对某些肾脏病的认识不深刻，设备条件简陋，诊断技术水平低，误诊率相当高，随着近年来科技的不断进步，以及广大医务工作者的不断探索，一些新的诊断方法应用到肾脏病的诊断中，如放射性核素、肾脏影像学检查，以及特殊的生化、免疫学检查、基因检测等，大大提高了肾脏病的诊断率，使肾脏病的诊断水平上升了一个新的台阶。因此，引进新的诊断技术，是提高临床诊断及治疗的重要环节，对某些疑难肾脏病，一般检查不能确诊者，尽可能采用新的诊断技术，从而提高诊断率。

影响肾脏病预后与转归的因素很多，各种因素的强度、频率对预后与转归的影响，临床都应详加研究、分析，控制各种影响因素的发生，有助于病情向好的方面转化。因此，临床在确诊某种肾脏病后，还要考虑影响治疗的各种因素，对该病的预后与转归做出判断。如慢性肾炎治疗不当或误治，或治不彻底，将有可能转化为慢性肾功能不全；再如糖尿病肾脏病，若血糖或高血压等因素控制不理想，肾功能将进一步恶化，甚至发展为尿毒症。由此可见，明确预后与转归亦是临床诊断中不可忽视的重要环节。

三、审证求因把握病机

所谓审证求因，即应用"四诊"为手段，收集患者临床所表现的各种证候（反馈信息），并对其进行系统的综合分析，再作出判断以推演病因，为进一步修正治疗提供依据。审证求因是一种思维推理的方法，其特点是将临床表现作为原因，将病因作为结论，所以此时病因已具有病理分型的意义。审证求因这一观点源自周易的朴素系统论，是构建中医学的核心思想。

张仲景在《伤寒杂病论》中曾说："观其脉证，知犯何逆，随证治之。"这就是审证求因的真正含义。换言之，在朴素系统论的指导下运用中医学特有的意象思维方法，如取类比象、司外揣内等，归纳出一个动态机制的抽象——病机。这一核心思想统率着中医学的阴阳、藏象、经络、治法、方药等诸方面，也规范着中医临床思维模式的属性。

导致肾脏病发生的原因很多，总的来说，不外乎六淫、七情、饮食、劳倦及外伤这几个方面。临床上没有无原因的证候，任何证候都是在致病因素作用下，患者机体所产生的病态反应，中医治病治"本"，"本"包括了病因与主要病机。只有了解了该病的病因与病机，方能抓住疾病的本质，据此立法遣药，疗效方捷。临床诊治肾脏病，在辨病的前提下，辨证诊断当包括病因与病机诊断，通过分析患者的临床表现，结合每种病因的致病特点，来推求病因之所在及目前的主要病机，为治病求本打下坚实的基础。在审证求因及分析病机时，当综合分析，详细收集病例资料，尤其注意以往之诊断治疗及用药情况，仔细分析前法为何不效，原因所在，只有这样，才能准确地把握该病的病因与病机，减少诊断的误诊率，提高临床疗效。

审证求因是指中医在整体观念的指导下探求病因，除了解发病过程中可能作为病因的客观条件外，主要以临床表现为依据，通过收集的症状、体征来推求病因，为治疗用药提供依据，这种方法亦称"辨证求因"，是中医探究病因的主要方法，也是中医病因学的主要特点。在此过程之中应注意结合时令、情志及体质等非致病因素进行综合分析，以掌握更多的临床信息，使所求之因更客观全面准确。总之，审证求因是中医探求病因的主要方法，这种辨证所求之因并非真正意义上的起始病因，它早已超越了自然因素的范畴，是疾病某一阶段病理本质的高度概括，具有病因和病机的双重含义。

病机，即疾病的发生机制。把握病机就抓住了疾病诊疗的关键，它是将复杂多样的信息综合归类，去伪存真的过程，抓住了病机就可做到立竿见影，药到病除，是中医精髓之所在。在清楚认识病机的基础上，因需要进行康复治疗的疾病一般病情复杂，病程长，常多种病机并存，在针对主要病机的同时，应当是各种病机兼顾。

作为肾脏病专科医生，要在探究肾脏病学术、继承先贤学术思想、临证经验的基础上，把发前人之未发、阐前人之未阐、创前人之未创当成自己终生追求，继承创新、融会新识、推陈出新、创立新论。要把医疗、教学、科研有机结合，做好规划，要勤于临床、善于临床、总结临床、发表文章，尤其是在探索中医治疗肾脏病和并发症方面，要在诊疗方案、临床路径、辨证施治、学术观点、中药配伍、量效关系、慢性并发症辨治等方面不断总结临床经验，凝练出自己的学术观点和学术思想，力求得到业内及学术界的广泛认可，形成新论，发表成果，或发表文章，或出版专著，广泛推广，指导临床，启迪后人，流芳于世以"立言"。

第二节　诊断方法

一、辨病诊断

疾病的基本矛盾决定了疾病的发生、发展和预后的规律，辨病就是了解和掌握这个基本矛盾，而证是对疾病发展过程中某个阶段的病因、病位、病性等所做的概括，它从不同的角度反映出疾病的本质。不同的疾病可以出现相同的证，而一个疾病在不同的时期则可以出现不同的证候。所谓辨病诊断是指借助理化仪器等手段，以明确疾病的病因、发病机制，以及一些特异性非正常临床特征的一种现代诊断方法。

辨病诊断是治疗的前提及基础。由于肾脏病病因病机复杂，临床特点各有异同，因此，临床首先要明确诊断，考虑为肾脏病，应进一步明确是肾小球病，或为肾小管病，或为间质性肾炎等。若是常见病证，临床表现非常明显者，仍应进行理化检查，以进一步明确诊断，对于一些临床表现无特异性，容易混淆的疾病，则更应借助理化检查等手段，进行鉴别诊断，最终明确病名。

有的肾脏病属隐匿型，临床无症可见，无证可辨，从而亦无法遣方用药。如隐匿型肾小球肾炎，有的患者临床全无症状，外表亦很健康，不通过一些诊断手段是难以确诊的；再如慢性肾炎恢复期，部分患者自我感觉良好，临床表现基本消失，但尿常规检查却仍可见尿蛋白，此时若不继续治疗，很容易复发，或日久演变为他病，出现不良后果。再如蛋白尿可见于多种肾脏病，如慢性肾炎、肾动脉狭窄、肾盂肾炎、肾小管性酸中毒、深静脉血栓形成、慢性肾功能不全等，这些疾病，其病因不同，发病机制不同，临床治疗亦相差很远，

因此，发现蛋白尿，首先要进一步检查，必要时可借助特殊的生化，甚或肾脏CT、放射性核素等，以明确引起蛋白尿的病因。只有诊断明确，才能做到有的放矢，采取针对性治疗措施，达到满意疗效。其次，通过辨病诊断，亦可判断该病的预后及转归。如原发性肾性糖尿病，临床无需治疗，亦无特殊禁忌，亦不会发展为糖尿病，预后良好。再如慢性肾功能不全，若不进行透析或肾移植，单纯内科保守治疗，治疗效果往往不佳，最终可能发展为尿毒症然后死亡。

只有明确诊断，才能了解疾病的病因病机、发生发展过程以及预后转归，才能确定临床治疗方案，辨病诊断是提高临床治疗水平最重要的一个环节，要善于把自然科学的检查方法看作是中医望、闻、问、切诊法的延伸。

（一）临床辨病应从以下几方面综合判断

1. 病史及家族史

了解病史及家族史，有助于明确引起肾脏病的原因，对肾脏病的诊断意义重大，如药物引起的药物性间质性肾炎，患者有明确的使用氨基糖苷类、头孢类抗生素以及镇痛剂等病史；而先天性尿崩症、遗传性肾炎、多囊肾等遗传性肾脏病，又多有家族史。因此，临床应详细询问病史及家族史，包括起病时情况、诊治经过、以前症状以及亲属身体状况等。

2. 症状

人体是一个有机的整体，皮肉筋脉骨、经络与脏腑息息相关。身体一旦发病，局部症状可影响全身，全身症状亦可显现在某一个局部，内部的可牵连及外，外部的亦可涉及于里，有诸内必形诸外，各种肾脏病，通常都有其不同的症状，而这些症状通常又是辨病诊断的重要线索，据此表

现，做出第一判断，然后围绕第一判断进行各种检查，鉴别诊断，以资确诊。

（二）肾脏病常见症状的诊断及鉴别诊断

1. 水肿

肾源性水肿多有原发或继发性肾脏病史，水肿先在组织松弛部位出现，如眼睑或颜面，然后至足踝、下肢，以至全身。水肿性质软而易动，晨起明显，通常伴有高血压、蛋白尿、血尿及管型尿等。临床应注意与心源性水肿、肝源性水肿、营养不良性水肿以及内分泌等因素引起的水肿相鉴别。

2. 高血压

高血压是肾脏病的重要体征，肾性高血压占成人高血压的 5%~10%，临床将肾性高血压分为肾血管性高血压与肾实质性高血压，肾血管性高血压可见于各种肾脏病以及其他占位性病变压迫肾动脉，其特点为：①好发于 30 岁以前或 50 岁以后。②高血压急剧恶化为其典型表现。③降压效果差。④常有腰部或腹部疼痛。⑤上腹部或肾区可闻及血管杂音。⑥血浆肾素含量升高。⑦超声、X 线、肾脏 CT、放射性核素、选择性肾动脉造影可明确诊断。肾实质性高血压具有明显的肾脏病史，尿常规异常多在高血压之前或同时出现，可有肾功能受损，临床肾性高血压应与原发性高血压、其他继发性高血压相鉴别。

3. 腰痛

肾脏及肾周围疾病是引起腰痛的主要原因。钝痛多见于非感染性肾脏病，如梗阻性肾脏病、多囊肾、肾肿瘤、慢性肾盂积水等，可伴及肾区轻度叩击痛；剧痛可见于肾周围化脓性炎症，如肾脓肿、肾周围脓肿、急性肾盂肾炎、肾周围炎，肾区有明显压痛及叩击痛；绞痛多为上尿路梗阻所致，如肾结石、输尿管结石等，可伴有血尿及面色苍白、冷汗淋漓、恶心呕吐等；腰部酸痛常见于肾下垂、慢性肾炎、慢性肾盂肾炎及尿路结石等。

4. 贫血

贫血可见于多种疾病，如再生障碍性贫血、失血、烧伤、营养不良、月经过多等，但某些肾脏病随着病情的发展亦可出现贫血，尤其常见于慢性肾功能不全患者。肾性贫血，发展缓慢，程度亦轻，患者多有较长时间的肾脏病史，绝大多数病例都有肾功能异常，且贫血与肾损害程度呈平行关系，小细胞性、低色素性、巨幼红细胞性及铁粒细胞性贫血亦可出现，骨髓象检查，红细胞系增生接近正常，此类贫血，经适当治疗或透析，当肾功能改善时可望好转，肾性贫血临床应与非肾性贫血相鉴别，可根据病史、临床特征及实验室检查以资鉴别。

5. 蛋白尿

蛋白尿是肾脏病最常见的临床表现，健康成人尿中排出蛋白总量 < 150mg/24h，青少年略高，其上限为 300mg/24h，蛋白尿临床分为一过性蛋白尿和持续性蛋白尿。

（1）一过性蛋白尿　一过性蛋白尿是指尿蛋白暂时性增加，是一种可恢复的现象，又称功能性蛋白尿，临床可分类如下。①直立性蛋白尿。在直立时尿蛋白出现或加剧，平卧后则减少或消失，且无高血压、浮肿、血尿等，常见于青春期青少年。②应激性蛋白尿。在高温、发热、剧烈运动和受寒等应激状态时出现，去除引起蛋白尿的因素后，尿蛋白消失。

（2）持续性蛋白尿　持续性蛋白尿不受体位影响，多次检查尿蛋白均为阳性。持续性蛋白尿都是病理性的，临床根据其病理生理分为如下四型。①溢出性蛋白尿。由肾外疾病导致血液中某种低分子量蛋白（分子量 < 7 万）浓度增加，从肾小球大量溢出而致，如多发性骨髓瘤、瓦氏巨球蛋

白血症肾脏病、淀粉样变、严重挤压伤等，偶见于淋巴瘤或白血病。②肾小球性蛋白尿。由肾小球滤过屏障损伤引起的蛋白尿。尿蛋白含量一般较多，常在3g/24h以上，蛋白电泳以白蛋白为主，约占60%。临床多伴血尿、水肿、高血压，临床常见于原发性肾小球肾炎、肾小球病及各种继发性肾小球病变。③肾小管性蛋白尿。由肾小管对正常滤过的蛋白回收障碍所引起的蛋白尿，尿蛋白定量一般较少，一般低于1g/24h，蛋白成分以 β_2- 微球蛋白、球蛋白片段、溶菌酶为主。临床常见于先天性肾小管病、低钾性肾脏病、中毒性肾脏病、活动性肾盂肾炎、巴尔干肾脏病等。④组织蛋白尿。肾组织分泌的蛋白丢失于尿中所致，这些蛋白含量极微，常需制备特异抗体，用敏感的免疫学试验才能检出，临床常见于慢性增生性肾炎。

6. 血尿

血尿是肾脏病又一个重要的临床表现，正常人尿红细胞仅为 0~2 个 / 高倍视野，若 > 3 个 / 高倍视野则称血尿，表明肾或和尿路有异常出血，少量出血呈镜下血尿，当出血量超过 1ml/L 即呈肉眼血尿。引起血尿的原因很多，约98%由泌尿系本身疾病引起，仅2%由全身或泌尿系邻近器官病变所致。发现血尿，首先要排除药物、蔬菜、某些色素、月经、痔出血等假性血尿，在此基础上寻找有无全身疾病或因尿路邻近器官的影响而引起的血尿，膀胱镜、逆行尿道造影、静脉肾盂造影、B超、CT、尿培养等检查有助于明确诊断。

7. 排尿异常

排尿异常在临床上主要表现为少尿、无尿、多尿、尿频、尿急、尿痛、尿潴留和尿失禁等。健康成人 24 小时尿量约为1500ml，与喝水量成正比，如 24 小时尿量少于400ml或每小时尿量少于17ml，称为少尿。如 24 小时尿量少于 50ml 或 12 小时内完全无尿，则称为无尿。

（1）少尿与无尿　是临床上威胁生命的极严重的症状，应立即寻找病因，进行有效处理。临床分肾前性、肾性及肾后性三种，应注意鉴别。

（2）多尿　24 小时尿量超过 2500ml 称为多尿，若在 4000ml 以上称为尿崩症，临床根据多尿的原因分为高渗性多尿和低渗性多尿。高渗性多尿，尿比重在 1.020 以上，是由于尿中某种溶质排泄过多所致，如葡萄糖排泄过多的糖尿病，尿钠排泄过多的慢性肾上腺皮质功能减退症等。低渗性多尿，尿比重在 1.005 以下，常由于游离的水（无溶质水）排泄过多所致，如原发性或继发性肾源性多尿、垂体性尿崩症、精神性多尿等。肾性多尿以夜尿增多为主，为低渗性多尿，常有典型的肾脏病史及临床表现，除多尿外可伴有尿常规异常，且对垂体加压素无反应。

正常人白天尿量大于夜间，一般情况夜间尿量约为白天的1/3，如夜间尿量超过全天尿量的一半，即夜尿增多，夜尿量增多常见于下列疾病。①肾功能不全时，健存肾单位数量不足，白天不能完全排完代谢废物，需夜间继续排泄，加之肾小管功能受损，重吸收能力减低，故见夜尿增多。②体内有水分潴留，如心功能不全，晚上卧床后肾脏血液循环得到改善使肾血流增加，促进体内水分排出，造成夜尿增多。③因精神紧张导致夜间排尿次数增加，但尿量并不增加。

（3）尿频、尿急、尿痛　常见于尿路感染，临床伴有发热、腰痛等全身症状，尿常规见白细胞，尿培养有细菌生长。临床注意与泌尿系结核、尿道综合征相鉴别。①泌尿系结核常有结核病史及全身性结核中毒症状，早期尿频较轻，晚期尿路刺激征明显，尿常规红细胞或脓细胞增多，可培养出抗酸杆菌，尿道造影显示肾实质的破坏性病变。②尿道综合征，有尿频尿急、尿痛等症状，但无阳性体征，尿常规多次检查正常。

（4）尿失禁　是指膀胱不能控制其排尿功能，尿液不自主地流出。临床分真性尿失禁、假性尿失禁、应力性尿失禁及先天性尿失禁。临床诊断时应注意如下事项。①病史中注意有无膀胱刺激征、尿石排出史、手术史及妊娠等。②对泌尿生殖系统和神经系统做全面检查，必要时做尿道X线造影、盆腔器官超声检查、膀胱镜检查及膀胱测压。

（5）尿潴留　指尿液在膀胱内不能排出，引起尿潴留的原因主要是尿道梗阻，其次为神经因素。临床诊断首先要确认尿潴留存在与否，可通过叩诊、B超甚至导尿予以证实，一旦确诊尿潴留，应查明引起尿潴留的原因，可通过病史、膀胱X线检查、膀胱镜检查等手段，做出诊断和鉴别诊断。

二、辨证诊断

辨证诊断是指通过四诊所获得的材料，综合分析，辨为中医某病某证的一种诊断方法，它是中医立法处方的根基。只有辨证准确，才能恰当施治，临床才能取得满意疗效。如果临床仅明确病名，不进行辨证，则立法处方无从着手，有的医生着重辨病，忽视辨证，治疗时只用一方一病，或滥施某些单验方，非但无效，反而加重病情。另外，每一种疾病，都有其发生发展变化规律，在其发展过程中，其证型亦是发展变化的，因此选方选药亦不尽相同，中医治病，立足辨证，只有诊断为某种证型，才能确立相应治法，然后依法组方，理法方药一线贯穿。如慢性肾盂肾炎急性发作期表现为下焦湿热之象，后期可能表现为脾肾阳虚之象，在治疗上湿热型者当以温热利湿为法，脾肾阳虚型者当以温补

脾肾为法，若不明此理，不加辨证，治法失宜，则疗效不佳。

慢性肾脏病临床表现繁多，病机错综难辨，临床治疗更是多种多样，但归纳起来不外以下几个方面。慢性肾脏病临床往往累及多个脏腑，但其病位不外乎脾肾这个中心，其中尤以肾元亏虚为主，或由肾脏病证，或由他脏之病，日久及肾，致使肾失蒸化、开合失司、浊毒瘀血内停，波及各脏腑虚实夹杂的病证。本虚即气、血、阴、阳及五脏六腑的虚损；邪实则以风邪、湿热、瘀血、浊毒为要。在治疗上或以补虚为主兼祛邪实，或以祛邪为要兼以补虚，或通补兼施，截断病邪，以期根治。要运用各种理论做好对"虚、邪、瘀"的判断，这是一个复杂的临床思维过程。

辨证诊断是我们临床治疗的又一重要环节，是中医的最根本的理论与基础之一，临床切不可忽视。中医辨证诊断主要通过望、闻、问、切四诊，全面了解病情，综合分析，辨别该病之阴阳虚实、表里寒热之变化、气血津液之盛衰，为立法处方提供依据，现将肾脏病有关辨证内容分述如下。

1. 八纲辨证

（1）阴阳辨证　阴阳是八纲辨证的总纲，是对疾病属性总的归类，即表、热、实证属阳，里、虚、寒证属阴。

（2）表里辨证　肾居下焦，临床上以里证居多，表证亦不少见，大凡肾脏病过程中出现恶寒发热、头身酸痛、舌苔薄白、脉浮等症，说明肾脏虽有受累，但病势仍居于表，属表证，或表里同病，否则属里证。

（3）寒热辨证　寒证与热证反映了机体阴阳的偏盛与偏衰。阴盛或阳虚表现为寒证；阳盛或阴虚表现为热证。肾脏病临床以寒证多见，但热证亦不少见，肾之寒证有寒从外来、寒自内生、寒邪直中之不

同；热证亦有外感与内生之别，临床当据寒热之特性进行辨别。

（4）虚实辨证　虚实辨证是辨别邪正盛衰的两个纲领，正气不足为虚，邪气亢盛为实。肾脏病以虚证居多，实证常夹杂其中，临床亦有以实证为主者，肾虚证包括了肾之气、血、阴、阳之虚损，肾实证多指水湿、痰饮、瘀血、湿热等有形实邪。临床可根据正邪之盛衰以辨之。

2. 脏腑辨证

在肾脏病中，脏腑辨证以肾与膀胱为核心，但由于五脏六腑之关联，亦常涉及其他脏腑，临床常见有以下证型。

（1）肾阳虚　辨证要点为全身功能低下伴见寒象。

（2）肾阴虚　辨证要点为肾脏病主要症状和阴虚内热证共见。

（3）肾精不足　辨证要点为生长发育迟缓、生殖功能减退以及成人早衰。

（4）肾气不固　辨证要点为肾与膀胱不能固摄所表现的症状。

（5）肾不纳气　辨证要点为久病咳喘、呼多吸少、气不得续、动则益甚和肺肾气虚的表现。

（6）膀胱湿热　辨证要点为尿频、尿急、尿痛、尿黄等。

（7）心肾不交　辨证要点为以失眠，伴见心火亢盛、肾水亏虚的症状。

（8）心肾阳虚　辨证要点为心肾两脏阳气虚衰、全身功能活动低下。

（9）脾肾阳虚　辨证要点为腰膝下腹冷痛、久泻不止、浮肿等与寒证并见。

（10）肺肾阴虚　辨证要点为久咳痰、咯血、腰膝酸软、遗精等症与阴虚证并见。

（11）肝肾阴虚　辨证要点为胁痛、腰膝酸软、耳鸣遗精与阴虚内热证共见。

3. 气血津液辨证

（1）肾气虚　辨证要点为肾脏病的临床表现兼气短乏力、少气懒言、自汗等。

（2）血瘀证　辨证要点为肾脏病变兼痛如针刺、痛有定处、拒按、肿块、唇舌爪甲紫暗、脉涩等。

（3）阴水　辨证要点为发病缓、来势徐、水肿先从足部开始、腰以下肿甚为特点。

（4）阳水　辨证要点为发病急、来势猛、先见眼睑头面肿、上半身肿甚为特点。

4. 六经辨证

六经辨证首要辨阴阳，进一步辨表里、寒热、虚实。更重要的一点就是要与人体脏腑经络的病理变化联系起来，三阴三阳的阴阳两纲统摄六经，六经经络与脏腑组织相互络属，以便更加明确各种复杂的病理变化，六经辨证就是以六经、脏腑、经络、气化为基础，在临床辨证的过程中结合八纲，对疾病的病因、病性、病位、正邪盛衰等各种情况进行分析和辨识。

中西医属于不同的医疗体系，治法上亦各有千秋，中医治疗注重整体，西医治疗注重病因。因大多数肾脏病是病因与机体整体功能紊乱两方面作用的结果，因而，在治疗上应把辨病与辨证有机地结合起来，取长补短、相互补充、中西合璧以提高疗效。近年来，西医学在肾脏病的发病机制、功能改变及检查诊断技术等方面发展很快，大大提高了肾脏病的诊断率，亦相应提高了治疗水平。但是，有很多肾脏病虽诊断明确，但无确切有效的治疗方法，如乙型肝炎相关性肾小球肾炎、肝肾综合征等。而中医，以自己特有的理论体系为指导，采取辨证施治，能明显减轻患者的临床症状，控制病情的发展。再则有些肾脏病，西药虽能很好控制症状，但患者病情易反复，如慢性肾盂肾炎，应用抗生素杀灭细菌，控制症状，但由于患者抵抗能力不强，长期应用上述药物反而会减弱疗效，使病情缠绵难愈或愈而复发。因此，若在急性期积极控制感染后，再配合中药清利余邪、扶助正气之品，能明显提高疗效，减少复发概率。因而，临床医务工作者应尽可能做到既辨病又辨证，不可只重辨病忽视辨证，或只重视辨证而忽视辨病，病证结合，才能提高治疗效率。

辨病与辨证结合运用，既识病，又辨证，则既可把握疾病的发展规律，注意不同疾病的不同特点，又能考虑到患者的个体差异，并注意到不同疾病在某些阶段所表现的共同证候。因此，辨病论治和辨证论治既不可相互割裂，也不可相互代替，二者相结合是目前中医临床最常用的诊治疾病的方法。

肾脏病复杂多变，后期又与多个脏器关联密切，其治法灵活，不同的阶段当有随证而变的治法。所以在临床辨治肾脏病时，在基于"虚、邪、瘀"的理论下，可以结合八纲辨证、三焦辨证、六经辨证等方法，从全局出发，要通其常知其变，随证治之，方能了解病情，体现崇古而不泥古的宗旨。

参考文献

［1］张玮，杨盼，梁燕，等. 一体化中医诊疗模式对患者自我管理能力及中医证候积分的影响［J］. 中国中西医结合肾脏病杂志，2021，22（12）：2.

［2］刘玉宁，方敬爱，王珍. 从伏邪论治慢性肾脏病的思路与方法［J］. 中国中西医结合肾脏病杂志，2017，2（15）：5-7.

［3］郭利莎. 当代名中医辨治糖尿病肾脏病规律研究及临床应用［D］. 广州中医药大学，2014.

［4］魏连波，黄丽雯. 中西医结合防治慢性肾脏病的思路与方法［J］. 中西医结合学报，2008，6（5）：449-453.

［5］陈似俊，郑玉琪，沈杰，等. 上海市杨浦区40岁及以上人群慢性肾脏病患病率及发病危险因素分析［J］. 山东医药，2022，62（27）：61-66.

［6］徐菱忆，惠淼，朱树宏，等. 社区慢性肾脏病的筛查与管理现状［J］. 北京大学学报：医学版，2022，54（5）：8.

第三章 治则与用药规律

第一节 治疗法则

一、常规治疗

（一）辨病治疗

所谓辨病治疗，即指西医药治疗。目前西医药治疗肾脏病主要从饮食、休息、病因治疗、对症处理及手术等方面，由于肾脏病众多，且病因病机及临床表现又不相同，故治疗法则各有所异。本章简单介绍肾脏病的常规治疗原则。

1. 饮食

1940 年人们从实践中认识到注意饮食和限制水的摄入，急性肾衰竭常常可逆，饮食疗法是治疗肾脏病的重要方法，尤其对急慢性肾功能不全、急慢性肾炎、肾脏病综合征、糖尿病肾脏病等尤为重要，注意饮食不仅能减轻症状，延缓病情发展，还能对某些肾脏病起到良好的治疗效果。

2. 休息

中医学认为"劳则伤肾"，西医学也认为过度劳累常加重肾脏负担，导致肾功能进一步恶化，因而对大多数肾脏病患者，休息亦是治疗的手段之一，尤其是对于肾功能不全患者，尤为重要。

3. 病因

肾脏病的发生，均有一定病因，只有针对病因，才是治疗疾病的根本手段。如尿路感染，多因细菌感染引起，需用抗生素抗感染以达到治疗目的；过敏性肾脏病，需脱离过敏原或停用过敏药物，采用必要的脱敏措施、祛除病因；继发性肾脏病患者，积极治疗原发病等，均是治疗病因。

4. 对症治疗

某些肾脏病在疾病发生发展过程中，常有许多症状，而这些症状反过来加重原有病情。因而，在积极治疗病因外，常配合对症治疗，如随时纠正电解质紊乱，水肿严重时配合利尿剂，血压高时配合降压药物等，均是对症治疗，如此方能提高疗效，缩短病程，以早期治愈。

5. 手术

近年来手术成为治疗肾脏病的重要手段，适用于内科治疗无效时。如尿毒症进行肾移植、肾脏肿瘤的手术切除术、梗阻性肾脏病的手术治疗等，具体手术指标请参考相关章节。

（二）辨证治疗

辨证施治是中医治病之精髓。中医治疗肾脏病最常规的手段，亦是辨证治疗，其总的治疗原则不外乎治病求本，扶正祛邪，调理脏腑功能，使之阴阳平衡。肾失封藏、精微下泄的肾虚病机基本贯穿于所有慢性肾脏病患者整个病程的始终。但由于每种疾病临床表现各异，阴阳寒热虚实不同，脏腑阴阳气血盛衰各异，因此治疗法则各有所异，现将常用的治疗法则简介如下。

1. 利水法

利水法是指用利湿、逐水之剂，使体内湿邪从水道而出的一种治疗方法。临床常用的有温阳利水、滋阴利水、淡渗利水及攻逐水饮等法。

（1）温阳利水法 适用于脾肾阳虚，水湿内停之水肿、痰饮等证。临床特点为一身尽肿，腰以下为甚，伴有畏寒肢冷，腹泻腰酸等症，脉多沉细或沉弦。舌体淡胖，舌苔白滑。

（2）滋阴利水法　适用于水邪内侵，郁而化热，阴液内伤之症，即阴虚水肿证，其临床特点为水肿身重，伴口干咽痛，五心烦热，腰膝酸软等症，其脉多沉细而数，舌红苔黄而腻。

（3）淡渗利水法　适用于水湿内停，而阴阳无明显的偏盛偏衰，临床多因脾虚而致，其特点为肢体及面部微肿，身重尿少，口淡不渴，或渴不多饮，其脉濡细、苔白腻。

（4）攻逐水饮法　适用于水肿较重，胸腹积水较多，而形气俱实的患者。

2. 补肾法

肾脏病多虚，虚则补之，故补肾法为肾脏病中最为常用的治法之一，由于阴阳虚损之不同，临床又常分为温补肾阳、滋补肾阴及阴阳两补等法。

（1）温补肾阳法　适用于肾阳亏虚，气化无权所致的腰膝酸软，肢冷畏寒，小便不利或小便频数等症。

（2）滋补肾阴法　适用于肾阴亏虚或肾精不足等症，临床症见腰膝酸软，潮热盗汗，口干咽燥，头晕耳鸣，发育迟缓等。

（3）阴阳双补法法　适用于肾脏阴阳双亏，包括气阴两虚之证，临床上既有肾阳不足之特点，又有阴虚特征。

3. 解表法

解表法在肾脏病的应用，主要是通过疏解表邪的方法以达祛邪的目的，临床根据病邪性质之不同，常有辛凉解表、扶正解表等法。

（1）辛凉解表法　适用于外感风热，或风水表实，脉浮而渴者。

（2）扶正解表法　适用于肾脏病日久，正气已虚又复感外邪、表里同病之证。

4. 清热解毒法

清热解毒法是指以清热制品，以达泻火解毒、通淋凉血之目的的一种治法，临床常用的有清热解毒、清热利湿、清热凉血等法。

（1）清热解毒法　适用于肾脏病过程中表现为热毒内盛之证。如口干咽痛、发热、局部痈肿疮疡等症可运用本法。

（2）清热利湿法　适用于下焦湿热之证，如热淋、石淋等证。

（3）清热凉血法　适用于肾脏病过程中，热邪久羁，深入血分，血分热盛之证，如出血、尿血等。

5. 通腑泄浊法

即用攻下通便之法，使浊毒随大便排出体外的办法。适用于浊毒内蕴、腑气不通之证，如急性肾衰竭伴大便干结者可应用此法。

6. 固涩法

凡以收敛、固涩之品，以治气血精津滑脱散失之证的方剂，称为固涩剂。在肾脏病中，常用的固涩法有涩精止遗、涩肠固脱及固肾纳气等法。

（1）涩精止遗法　适用于肾虚失藏、精关不固之遗精滑泄；或肾虚不摄，膀胱失约之遗尿、尿频等症。临床以遗精滑浊、遗尿、尿频、神疲腰酸、头晕耳鸣为特点。

（2）涩肠固脱法　适用于脾肾虚寒所致之泻痢日久，滑脱不禁等病证。临床以久泻久痢、五更泄泻、脱肛、腰酸肢冷、腹痛喜按为特点。

（3）固肾纳气法　适用于肾不纳气之证。临床以呼吸表浅、呼多吸少、气短不续为特点。

7. 理血法

凡以理血药物为主，具有活血调血或止血作用，以治血瘀或出血病证的方法，统称为理血法，包括活血祛瘀和止血两方面。

（1）活血祛瘀法　适用于肾脏病过程中瘀血内停的证候。临床以局部肿块、固定不移、刺痛、拒按、出血、经闭、痛经以及舌质紫暗、脉象细涩为特点。

（2）止血法　适用于肾脏病过程中兼有出血的证候。临床可见吐血、衄血、尿血、便血、咯血或崩漏等，临床根据不同的证候特点可酌选凉血止血、温阳益气摄血等法。

8. 化浊和胃法

适用于肾脏病过程中湿浊蕴聚中焦之证，临床以恶心呕吐、纳呆神疲为特点。

9. 平肝息风法

适用于肾脏病过程中，肝肾阴亏、阴不潜阳、肝阳上亢之证。临床以头痛眩晕、目胀耳鸣、面色如醉、肢体麻木为特点。

（三）病证结合

病证结合治疗即指中西医结合治疗，中西医结合治疗肾脏病的原则，以减少毒副作用，防止病情恶化或复发，提高临床疗效为目的。

二、新进展与新疗法

（一）血液净化疗法

自 20 世纪 60 年代开展肾脏替代疗法以来，血液净化疗法已成为治疗尿毒症的主要手段，随着血液净化技术的不断改进，在提高透析治疗和患者存活率方面有了很大的提高，据统计约 80% 患者存活 5 年以上。

同时采用序贯血液透析滤过结合血液灌流治疗，对机体炎症状态的改善效果优于单一序贯血液透析滤过治疗。血液灌流可以弥补单一序贯血液透析滤过对部分小分子炎症介质的吸附不足。

高血压在接受血液透析治疗的终末期肾脏病患者中十分常见，且常常不能得到很好的控制。血液透析患者发生心血管事件的死亡率是普通人群的 9 倍左右，其原因可能与血压波动较大、血压控制和评估较为复杂等因素有关。尽管诊室中测量所得的透析前后血压值与心血管事件发生率及死亡率呈现反 J 型或 U 型关系，但这可能侧面反映出测量的准确性低，以及存在与透析治疗相关的特殊血流动力学改变。诊室测量血压无法排除白大衣高血压，不能发现隐匿性高血压、夜间高血压，也不能评估血压昼夜变异性。

动态血压监测能弥补诊室测量血压的不足。血压与血液透析患者短期生存率有直接的关系。近年来，动态血压监测越来越多地应用在血液透析患者的血压管理中。

静脉使用铁剂是维持血液透析患者的标准化治疗，可以帮助纠正贫血，减少促红细胞生成素的应用，但是不可避免地增加感染、氧化应激、钙化和血栓的风险。

（二）介入疗法

介入疗法是近年来迅速发展的一项新技术，在肾脏病方面，目前介入疗法主要用于治疗肾脏肿瘤（肾栓塞疗法）、肾周围脓肿。随着介入疗法的进一步研究，在不久的将来，估计将有更多的肾脏病患者采用这一新技术。

（三）肾移植与替代治疗

自 20 世纪 60 年代开展人体肾移植以来，肾移植技术在不断发展，尤其是 20 世纪 70 年代以后发展迅猛，目前该技术已成尿毒症患者的最理想治疗手段。但由于肾排斥反应，目前肾移植的长期存活率尚不高，随着科学技术的不断进展，将来这一问题将会被解决，肾移植技术的前景也会更加广阔。

肾移植作为终末期慢性肾脏病患者的首选治疗方案，目前已让全球百余万例尿毒症患者获得第二次生命。没有器官捐献，就没有器官移植，器官移植的最大瓶颈仍然是器官来源的短缺。自 2015 年起，我国大力推动心脏死亡供者（DCD），目前捐献器官的区域分配原则和绿色转运通道逐渐完善，2019年DCD来源的肾移植占比85.7%，在2020年占比86.0%，两年占比基本持平，但是移植数量分布的区域性较为明显，以广东、湖北、山东、浙江、湖南等省份位居前列。在外科手术方面，进展较快的是达·芬奇手术技术在活体供体取肾和受体肾移植中的临床应用。达·芬奇机器人手术体系有三维成像、更小更美观的切口、更加灵活的机械臂等优点，给手术医师带来了全新的体验。随着外科技术的长足发展和免疫抑制药物的不断问世，肾移植进入全新的时代，器官短缺将会成为今后移植领域的最大挑战。尽管近年来国家在大力鼓励宣传公民逝世后死亡器官捐献和亲属活体捐肾，但供肾缺口依然存在。

近年来器官生物工程学和再生医学的发展也给肾移植领域带来了新的曙光。2016年，美国加州大学的ShuvoRoy与田纳西州范德比尔特大学的W.Fissell联合研发了第一款可植入生物人工肾（IAK）。通过采用纳米技术、3D打印技术及活体细胞组成一个混合体，通过类似肾移植的方式植入，目前已经在狗身上进行试验。2016年，澳大利亚墨尔本大学的Little团队通过诱导多能干细胞在体外成功分化出一个具有肾脏功能的器官，迈出了干细胞衍生肾脏的重要一步，但得到的器官并不成熟，不足以替代人体器官。

2017年，斯坦福大学的Nakauchi团队，利用小鼠和大鼠成功获得干细胞发育的胰腺，并移植和治愈了患有糖尿病的小鼠模型。随后，他们联合日本长崎TeppeiGoto团队，在大鼠体内培育出了小鼠肾脏。

2018年，曼彻斯特大学的SueKimber和AdrianWool团队，不仅利用多能干细胞成功分化出肾祖细胞，还将其植入小鼠体内，产生了尿液。下一步将重点研究如何给这个"迷你肾脏"提供充足的血液。2018年，美国索尔克生物研究所的团队使用细胞重编程技术，发现可逆转机体的损伤细胞。该技术有望治疗人体皮肤损伤，同时可能用于修复受损肾脏。

2020年，MaySallam等将小鼠胚胎干细胞定向分化为输尿管芽样细胞，并将这些输尿管芽样结构移植到肾脏雏形的后肾间充质中，研究发现这可以诱导尿路上皮细胞的产生，并且在间充质中产生有节奏收缩的平滑肌层，这一研究朝着肾脏再生迈出了重要一步。

（四）基因治疗

目前，绝大多数遗传性疾病尚无有效的治疗方法。因此，基因疗法治疗遗传性疾病有诱人的应用前景，但到目前为止，尚未见到对遗传性肾脏病进行基因治疗的报道。

第二节 用药规律

一、辨病用药

西医药治疗肾脏病因症而异，但也有其一定的规律性，兹简介如下。

1. 抗生素的应用

在治疗感染性肾脏病时，要根据药敏试验，选择敏感性的抗生素，对伴有肾功能不全的患者，应用抗生素时应尽量避免使用有肾毒性的药物，若必需应用，剂量要小，或间歇用药时间延长，以免加重肾功能不全。

2. 激素的应用

在治疗肾脏病综合征时，应用激素要足量，以晨起顿服为好，在足量应用8~12周，或尿蛋白转阴后，逐渐减量至最小有效量，维持 6~12 个月。

3.利尿剂的应用

在应用利尿剂时要有选择地、适度地应用，要注意电解质问题，随时复查电解质、心电图，以调整利尿剂用量。

二、辨证用药

中医治病是以辨证为基础，根据证型，确立治法，在此基础上定方用药，兹将常用之用药规律介绍如下。

（1）温阳利水　代表方真武汤、实脾饮、附子五苓散等。常用药物有附子、干姜、桂枝、白术等。

（2）滋阴利水　代表方猪苓汤、六味地黄汤。常用药物有猪苓、生地黄、木瓜、麦冬、玄参、茯苓等。

（3）淡渗利水　代表方五皮饮、猪苓汤。常用药物有茯苓、猪苓、泽泻、车前子、通草、滑石等。

（4）攻逐水饮　代表方十枣汤、疏凿饮子等。代表药物有大戟、芫花、甘遂、商陆等。

（5）温补肾阳　代表方金匮肾气丸、右归丸等。常用药物如附子、肉桂、杜仲、肉苁蓉等。

（6）滋补肾阴　代表六味地黄丸、增液汤、左归丸、三甲复脉汤等。常用药物如生地黄、天冬、玄参、龟甲等。

（7）阴阳双补　代表方金匮肾气丸、大补元煎等。常用药物附子、肉桂、杜仲、熟地黄、山茱萸、泽泻等。

（8）辛凉解表　代表方银翘散、桑菊饮等。常用药物如金银花、连翘、桑叶、菊花、浮萍、蝉蜕等。

（9）扶正解表　代表方人参败毒散、加味银翘汤等。常用药物如柴胡、人参、茯苓、羌活、独活、桔梗等。

（10）清热解毒　代表方黄连解毒汤。常用药物如黄芩、黄连、黄柏、栀子等。

（11）清热利湿　代表方八正散、石韦散、黄芩滑石汤等。常用药物如车前子、瞿麦、萹蓄、滑石、石韦、黄柏、黄芩、甘草等。

（12）清热凉血　代表方犀角地黄汤、滋肾化瘀清利汤等。常用药物如犀角（水牛角代）、生地黄、牡丹皮、紫草、玄参、墨旱莲、侧柏叶、白茅根等。

（13）通腑泄浊　代表方承气汤类。常用药物如大黄、芒硝等。

（14）涩精止遗　代表方金锁固精丸、桑螵蛸散等。常用药物如芡实、金樱子、益智仁、桑螵蛸、龙骨、牡蛎、沙苑子、蒺藜等。

（15）涩肠固脱　代表方真人养脏汤、桃花汤。常用药物有诃子、肉豆蔻、赤石脂、石榴皮等。

（16）固肾纳气　代表方都气丸、人参胡桃汤、黑锡丹等。常用药物如沉香、蛤蚧、胡桃肉、五味子、肉桂等。

（17）活血化瘀　代表方桃红四物汤、复元活血汤、血府逐瘀汤、大黄䗪虫丸等。常用药物如丹参、红花、川芎、桃仁、泽兰、水蛭等。

（18）止血　代表方犀角地黄汤、小蓟饮子、黄土汤等。常用药物如大蓟、小蓟、茜草、侧柏叶、槐花、艾叶、藕节、三七等。

（19）化浊和胃　代表方黄连温胆汤、半夏泻心汤等。常用药物如黄连、半夏、陈皮、茯苓、竹茹、土茯苓等。

（20）平肝息风　代表方镇肝息风汤、羚角钩藤汤等。常用药物如芍药、天冬、麦冬、生地黄、钩藤、代赭石、磁石、珍珠母、石决明、生龙骨、生牡蛎、龟甲、鳖甲等。

三、中西药合用

中西药合用目前仍以减少毒副作用、

防止病情恶化或复发、协同提高疗效为原则，临床较为成功的中西药合用规律简介如下。

1. 激素协同中药治疗

激素协同中药治疗肾脏病时，在足量应用激素过程中，患者常表现为阴虚内热或阳热亢盛之证候，配合养阴清热解毒之品，能减轻激素所引起的不良反应。在撤减激素时，适当配合温阳之品，既能巩固疗效，又能阻止撤减激素所引起的"反跳"现象，撤减后根据脏腑阴阳偏盛偏衰的具体情况，可分别采用温阳益气、益气养阴之品，以调理脏腑功能，巩固疗效，防止复发。

2. 免疫抑制剂配合中药治疗

免疫抑制剂治疗肾脏病，可能会引起胃肠道反应，此时可配合调中和胃降逆解毒化瘀之品，以减轻或预防胃肠道等不良反应，使治疗得以顺利实施或进行。若后期出现脱发、头晕耳鸣等，则可采用滋阴补肾之品解决上述副作用。

3. 抗生素配合中药治疗

感染性肾脏病的治疗，西药以抗生素为主，配合中医辨证施治，能明显提高疗效，缩短病程，减少复发概率。

四、特殊用药方法

肾内科治疗肾脏病以口服或静脉给药为主要途径，随着近年来广大医务工作者的共同努力，发现了一些新的用药方法，并取得了满意疗效，现介绍如下。

1. 水针

水针即是把药物注射到一定穴位，从而达到治疗作用的一种治疗方法。如穴位注射川芎嗪或维生素类用于缓解肾绞痛；穴位注射甲氧氯普胺以止呕等，均是水针疗法。

2. 外敷用药

外敷给药即是把药物研粉调成膏状敷于特定部位以达到治疗作用的一种治疗方法。如将附子、川芎、沉香、冰片研末，用1.9%的月桂氮酮调和，外敷于双侧肾俞穴及关元穴治疗尿毒症；将王不留行子敷贴于耳部肾穴或输尿管穴以缓解肾绞痛；另外用药物外敷肾区治疗急、慢性肾炎等均取得了满意效果。

3. 药物灌肠

我国自20世纪60年代末采用药物灌肠治疗慢性肾衰竭以来，药物灌肠已成为治疗尿毒症的重要手段之一。该疗法既能降低尿素氮、肌酐、胍类等有害物质，对减轻危重患者的痛苦、延长生命有一定的疗效，其机制类似西医之结肠透析。一些单味中药治疗肾功能不全也具有较好的疗效，报道比较多的如大黄。大黄是通腑泄浊治疗慢性肾衰竭的代表药物。它能延缓慢性肾衰竭的进展，并能明显改善患者的营养状态，已成为公认的治疗慢性肾衰竭的必用药。其作用机制可能为：①抑制系膜细胞及肾小管上皮细胞的增生。②减轻肾受损后的代偿性，抑制残余肾的高代谢状态。③能纠正肾衰竭时的脂质紊乱。④能供给一些必需的氨基酸。

4. 药浴

药浴始源于《黄帝内经》，近年来医务工作者将此法用于治疗肾脏病，取得了一定效果。如用宣肺解毒之品洗浴以达到发汗利尿消除水肿；用宣通腠理、透表解毒方药治疗尿毒症所致的瘙痒症状；用清热解毒的方药坐浴治疗泌尿系感染等，均取得满意效果。

参考文献

[1] 邓颖萍，蔡旭东，王永钧. 基于数据挖掘法的王永钧教授治疗IgA肾脏病用药规律研究[J]. 中国中西医结合肾脏病杂志，2020，21（1）：61-63.

[2] 李远，齐香梅，陈皇珍. 全国名老中医对糖

尿病肾脏病辨证与用药规律的数据分析 [J]. 医学研究与教育，2016，33（5）：13-20.

［3］肖小惠，李惠林，翁妍珊，等. 王孟庸教授治疗肾脏病综合征用药规律研究 [J]. 新中医，2015，47（3）：248-250.

［4］朱逸云，王琳，陈以平. 基于"中医传承辅助平台"分析探讨陈以平教授治疗 IgA 肾脏病用药规律的研究 [J]. 中华肾脏病研究电子杂志，2019，8（5）：201-207.

［5］李清茹，张琳琪. 基于数据挖掘的吕宏生教授治疗特发性膜性肾脏病组方用药规律研究 [J]. 中国中西医结合肾脏病杂志，2020，21（9）：44-46.

第四章 提高临床疗效的思路方法

许多肾脏病，迄今为止还没有比较好的治疗方法，虽然通过几十年临床及实验研究，一些肾脏病在理论和治疗上都有了一定提高，但临床疗效还是有待提高，如何提高中医药临床疗效，编者认为可以从以下几个方面予以重视。

一、辨证准确，临证不误

疾病的基本矛盾决定了疾病的发生、发展和预后的规律，辨病就是了解和掌握这个基本矛盾；而证是对疾病发展过程中某个阶段的病因、病位、病性等所做的概括，它从不同的角度反映出疾病的本质。不同的疾病可以出现相同的证，而一个疾病在不同的时期则可以出现不同的证候。在充分认识疾病的发病原因和发展机制的基础上进行辨证论治，既可充分发挥中医整体观念和辨证论治的优势，又可吸收西医学的研究成果。治疗肾脏病当"以病为纲，以证为目"进行诊治，不能以辨证论治为中医学的精髓而片面强调之，忽视对疾病发生、发展及预后的整体把握。正如张大宁提出"轴承学说"中强调的那样，要做到宏观与微观、整体与局部的有机结合，中医学是一门以证为核心的医学科学体系，辨证论治是以证为核心。

通过望闻问切四诊获得患者零散的症状和体征，然后运用中医学的藏象经络理论、三焦理论以及各种辨证方法对其进行处理，进而升华为一个或若干个证的过程，就是"辨证"的过程。

中医治病是以辨证施治为原则，但辨证之法最为讲究，辨证准确与否，直接影响到立法遣药，亦是治疗成败之关键。临床辨证首先审证求因，全面分析，尽可能详细收集病例资料，不可因某些症状之遗漏而致辨证不准，甚至误诊，尤其要注意以往诊断治疗及用药情况，仔细分析前法何以不效，症结何在。其次，临证不惑，对临床繁杂的症状进行去伪存真，透过现象，抓疾病的本质，尤其善抓主症，切中病机，对病情兼夹之症，可适当予以兼顾。只有辨证准确，才能采取针对性治疗措施，从而获得良好的治疗效果。

二、知常达变，圆机活法

每种肾脏病均有一定的生理、病理变化规律，临床在掌握证候病机动态变化规律时，要突出治疗个体化特点，做到因病制宜、因时制宜、因动制动、因势利导等。疾病本身就是一个动态发展的过程，我们临证时切不可一成不变、一法到底，当随病情变化随时改变立法处方，做到证型改变，立法亦变，处方亦随之改变，知常达变，圆机活法，才能提高临床疗效。

叶任高认为慢性肾脏病的病机是本虚标实，并在国内首先提出可逆性尿毒症之说，认为本病存在着虚、浊、瘀、毒四大病理机制，又以脾肾虚衰、浊毒稽留为病机关键，四大因素互为因果，形成恶性循环。编者认为慢性肾脏病的病因病机总为本虚标实、虚实夹杂。核心病机为"虚、邪、瘀"。病位不外脾肾，风邪、湿热、瘀血、浊毒是贯穿始终的病理因素。肾虚是发病的基本病因病机，贯穿疾病之始终。肾元亏虚，开合不利则为其主要病机。"邪之所凑，其气必虚"，在肾气、肾精亏虚的基础上，易于合并外邪、情志内伤等因素，内外合邪致使气机失调，水湿内停，继而生痰化热，瘀血内阻，湿、痰、瘀这些病理产物又可导致肾气不彰，如此恶性循环，正气更虚，邪气更盛，终致气血阴阳紊乱。

三焦有疏通水道、运行水液的作用。人体水液代谢虽由脾、肺、肾、膀胱等脏腑共同参与完成，但水液在体内的循环流通必须以三焦为通道才能实现。三焦是水火运行之道路，三焦气机是以水火的升、降、出、入为基本特点，从而为三焦气化功能的正常发挥提供必要条件。如《中藏经·论三焦虚实寒热生死逆顺脉证之法》中所云："三焦总领五脏六腑、营卫、经络、内外、左右、上下之气也。三焦通，则内外左右上下皆通也，其于周身灌体，和内调外，营左养右，导上宣下，莫大于此也。"

叶天士云"病久则气血不利，血络中必有凝瘀"，而湿邪与瘀血互结是肾脏病不断进展的重要原因，且作为病理产物致疾病恶性循环，故活血化瘀当贯穿于治疗之始终，以流畅气机，彰显肾气。根据患者是否有水肿选择活血利水或活血通络之品。

治法是在辨证基础上确立的，因此，每种治法都有一定适应证。如温补脾肾法适用于脾肾阳虚型、清热利湿法适用于下焦湿热型等等。据证选择针对性的治疗方法突出了中医特色，也是中医治病之精髓。临床在治疗肾脏病时，首先要立足辨证，通过对四诊所获得的资料，进行综合分析，辨为某病某证，然后据证立法，才有可能达到满意的效果。如一患者临床表现为小便频数而色黄、尿道灼热而痛、小腹胀痛、腰痛、口干、舌质红、苔黄、脉弦滑。据四诊所得，辨该病为淋证，辨证为湿热蕴结膀胱型，因此，在选择治法时，针对湿热蕴结下焦，膀胱气化不利之病机，选择清热解毒、利湿通淋法。由于患者体质、地区、时令、病程等因素的影响，同一种疾病，每个患者又有各自不同的特点，因此，在选择治法时又要有个体化的原则，注意证型之间的转化，随着证型的转化，选择不同的治法，随证而变之。

疾病不是静止的，而是经常变化着的过程。表面上来看是停留在一个阶段，但是从这个阶段的开始到这个阶段的结束，是一个变动的过程。中医学上也说阴病可以转阳，阳病可以转阴，这是相对的两个方面，阴阳可以相互转化。

三、遣药精当，平稳为上

脏腑辨证是在认识脏腑生理功能、病理特点的基础上，将四诊收集到的症状、体征及有关病情资料，进行综合分析，从而判断疾病所在的脏腑部位及其病性的一种辨证方法。与八纲辨证、气血津液辨证、三焦辨证等辨证方法相比，脏腑辨证病位明确。而且脏腑辨证可以与病性有机结合，从病位、病性全面进行判断，尤其适用于病情复杂者。肾脏病病位除涉及肾之外，还与肝、心、脾、肺有关。各脏腑经络相互联络，生理上相互为用，病理上相互影响，一个脏腑的病变常影响其他脏腑而出现多个脏腑同病之象。因此，在肾脏病的诊治过程中脏腑辨证具有一定的优势，在抓住肾脏病主要病机的同时，结合病因、病位、病性、症状等从多方面进行分析，判断痰饮水湿的停留部位、脏腑气血阴阳的偏盛偏衰、外感内伤的病因及诱因，进行有针对性地治疗，可以起到事半功倍之效。

在辨证准确、立法无误的前提下，遣方用药是发挥疗效之关键。在此，首先要熟识药性，对于某证，何药为首选，何药可用可不用，何药绝不可用，对有毒副作用之品，应随机佐入他药，以制约其副作用。其次，要注意用药平稳，大毒攻邪，衰半即止。不可过量，矫枉过正，后患无穷。迫不得已必须选用时，应注意随机加入扶正之品，寓攻于补，方致不谬。最后，选药之时，应优先选用一药多用，一举多得之药。如是精妙配伍，参机佐使，以达良效。

一些肾脏病,临床表现复杂,多有兼夹,临证之时,要分清主症,据主症立法。对所发生的兼症,待主症解决后再予以解决,或立法时以主症型为中心,对兼症予以兼顾,主症型是代表疾病的主要病机,是临床需要立即解决的问题,若不分主次,立法失当,常延误病情,或加剧病情恶化程度,因而医者临床要善抓主症,据主症立法,方可获得良效。

四、参考微观辨证,提高宏观辨证准确性

近年来许多学者在探索中医证型与实验室指标的内在联系,众多研究表明,肾脏病不同的中医证型,其临床及生化常规检查指标的变化不尽相同,临床通过参考微观辨证,可大大增加宏观辨证的准确性,无疑对提高临床疗效具有十分重要的意义。

首先,必须深化中医对慢性肾脏病病因病机的研究,使其更加科学化、规范化和客观化,并且科学性地完善和规范中医药治疗。其次,必须强调发挥中医多样性,发展多元化的特色优势,坚持理论创新必须为临床服务的原则。最后,必须加强对成方、验方的合理开发和利用,采用动物实验证实其疗效,明确其对CKD的药理作用,进一步探讨其治疗本病的药理学作用机制,筛选出符合临床、有效、简便的中药制剂。从微观角度阐明中医的科学性,使中医辨证客观化,具有可重复性,便于推广。

五、参考实验室检查及现代中药药理研究

中医治疗虽以辨证施治为原则,但临床若能结合实验检查及现代中药药理研究成果,则能明显提高临床疗效。如慢性肾炎、肾脏病综合征实验室检查时如果全血黏度增高,在辨证基础上,适当选加一些活血化瘀之品,临床疗效会明显提高,再如许多中药已被证实具有降低尿蛋白作用,如黄芪、石韦、白术、茯苓、玉米须等,临床在治疗大量蛋白尿时,亦可在辨证选方基础上,适当增加具有明显降蛋白尿之药,常能取得满意效果。

六、内外结合,双管齐下

内服药物是治疗肾脏病的主要药物,需要通过消化道吸收,才能发挥作用,对于一些肾脏病很难直达病所,而外治法则可以扬长避短,直达病所,发挥作用。如泌尿系统感染时,以内服中药为主,配以中药外洗可起到局部止痒之作用。因此,在临床注重内服药物治疗的同时,还应注意外治疗法的应用,把二者有机地结合起来,协同发挥作用,此亦是提高临床疗效的又一途径。

参考文献

[1]危北海,刘薇,苑惠清.构建中医临床疗效评价体系的探讨[J].天津中医药,2006,23(5):353-357.

[2]周学平,叶放.中医理论传承与创新研究的思路和方法[J].中医杂志,2009,50(2):101-103.

[3]何易,刘恩顺.基于个体化临床信息利用的中医疗效评价模型构建思路[J].中医杂志,2017,7(58):27-29.

[4]郭向东,王小琴,金劲松.IgA肾脏病中医治疗思路和方法探讨[J].中医临床研究,2019,11(19):47-49.

[5]吕爱平,王永炎.基于多次临床试验的中医药疗效评价研究思路[J].中国中药杂志,2006,31(16):1384-1384.

[6]史晓静,戴国华,高武霖,等.中医临床疗效评价终点指标选择的思路与方法[J].山东中医药大学学报,2016,40(5):400-403.

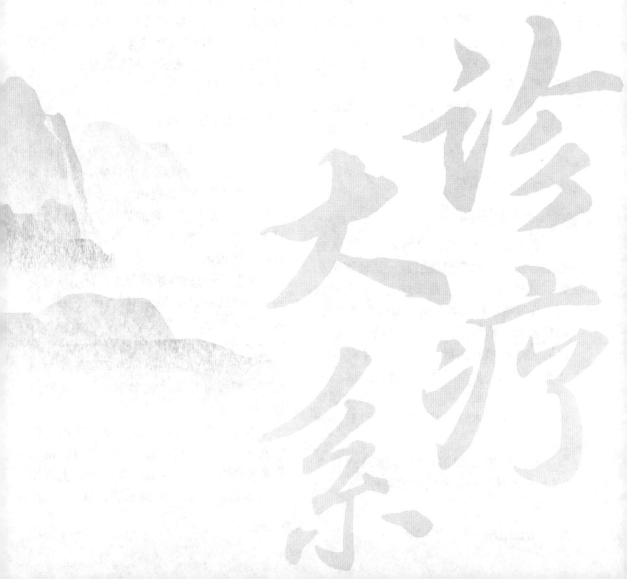

临床篇

第五章 原发性肾小球疾病

第一节 急性肾小球肾炎

急性肾小球肾炎简称急性肾炎，是一种由多种病因引起的急性肾小球疾病，以链球菌感染最多见，临床起病急，以血尿、蛋白尿、高血压、水肿、肾小球滤过率降低为常见临床表现，又称之为急性肾炎综合征。主要见于儿童，很少累及中老年人，男女发病比率约2∶1。

本病发生于世界各地，在发达国家，其发病率已逐渐降低，但条件相对较差的国家发病情况无明显改善。我国北方患者约90%发生在上呼吸道链球菌感染后，以春冬季节多见，南方不少患者发生于脓疱疮之后，多见于夏季。

中医学无急性肾炎的病名，按其不同的病理阶段及主要临床表现，可分别属于"肾风""水肿""尿血"等范畴。

一、病因病机

（一）西医学认识

本病有多种病因，但绝大多数由A族乙型溶血性链球菌感染引起，其他细菌如肺炎链球菌、金黄色葡萄球菌、伤寒沙门菌、流感嗜血杆菌等，病毒如柯萨奇病毒、麻疹病毒、腮腺炎病毒、乙型肝炎病毒、巨细胞病毒、EB病毒、流行性感冒病毒等，还有疟原虫、肺炎支原体、白色念珠菌、丝虫、钩虫、血吸虫、弓形虫、梅毒螺旋体、钩端螺旋体等也可能导致急性肾小球肾炎。

机体感染乙型溶血性链球菌或其他"致肾炎菌株"后，菌体内的某种成分（M蛋白）作为抗原，与机体产生的抗体（抗M蛋白抗体）结合形成可溶性免疫复合物，通过肾小球基底膜时沉积于此。部分链球菌株与肾小球基底膜有共同抗原，抗链球菌抗体可与肾小球基底膜结合，形成原位免疫复合物。免疫复合物激活补体系统后形成攻膜复合物，同时吸引循环中的炎症细胞（中性粒细胞、单核细胞），产生细胞因子、蛋白酶类等一系列炎症介质，引起肾小球的炎性病变。肾小球基底膜损伤后，血浆蛋白及红细胞、白细胞等逸出至尿中。肾小球毛细血管袢阻塞，肾小球滤过率下降，而肾小管重吸收功能仅轻度受损或正常，出现"球管失衡状态"，产生少尿及无尿、高血压、水肿，甚至高脂血症及尿毒症。

（二）中医学认识

早在两千多年前对肾脏病就已经有了初步认识，如《素问·水热穴论》"肺为喘呼，肾为水肿"，提出了"水肿"病名。《灵枢·水胀》对水肿的描述"水始起也，目窠上微肿，如新卧起之状，其颈脉动，时咳，阴股间寒，足胫肿，腹乃大，其水已成矣"，这里的描述就与急性肾小球肾炎初起浮肿的症状特点很相似，而"颈脉动，时咳"又与心力衰竭症状相似。《素问·气厥论》中云"胞移热于膀胱，则癃，溺血"，《金匮要略·五脏风寒积聚》曰"热在下焦则尿血"，都对急性肾炎血尿症状进行了描述。

本病多在人体抗邪能力低下之时，外感六淫，或有疮痍毒邪内侵，至风湿毒邪伤及肺脾肾三脏。以致肺失宣降，上不能宣散水精，下不能通调水道；脾失健运，水湿内停；肾失开合，气化不利，加之三焦水道失畅，膀胱气化无权，终致水谷精微大量流失，水湿毒邪泛滥体内，而见临床诸证。证候演变是由表及里、由上及下、由实及虚或虚实夹杂，若失治或误治，则可致水饮上凌心肺，五脏俱病，变证丛生，或肺脾肾三脏俱虚，正不胜邪，久病不愈，迁延难治。

二、临床诊断

（一）辨病诊断

1. 临床表现

（1）起病前1~3周，多有上呼吸道感染史。

（2）有急性肾炎综合征的临床表现血尿、蛋白尿、水肿和高血压，可有一过性高脂血症。

（3）急性起病，病情于8周内显著减轻或临床痊愈。

（4）在诊断上有可疑的患者，若不能排除继发于全身疾病的急性肾炎综合征者，应做肾活检，其病理类型为毛细血管内增生。

2. 相关检查

（1）血常规　红细胞计数和血红蛋白可稍低，系因血容量扩大、血液被稀释所致，白细胞计数正常或增高，此与是否存在原发感染灶有关。

（2）尿常规　尿蛋白定性多在（+~++），少数可达（+++），红细胞（+~++++）不等，尿浓缩功能受损则可见尿比重降低。

（3）血沉增快，常提示肾炎病变活动，可在2~3个月内恢复正常。

（4）血清学检查　咽炎后可见抗双磷酸吡啶核苷酸酶抗体、抗链球菌溶血素"O"升高，后者通常于链球菌感染后10~14天出现，3~5周达高峰，3~6个月恢

复正常。脓疱疮病后可见抗脱氧核糖核酸酶抗体、抗透明质酸酶抗体升高，血清补体C3早期可下降，6~8周时多恢复正常。

（5）尿沉渣检查　尿红细胞＞5个/高倍镜视野，显微镜下尿红细胞≥60%扭曲变形，还可见白细胞、肾小管上皮细胞、红细胞管型。

（6）尿蛋白定量一般＜3g/d，一般持续3~5周，先于血尿消失。

（7）血生化及肾功能　检查白蛋白、总蛋白、胆固醇、甘油三酯多在正常范围，可见血尿素氮、肌酐一过性升高，血磷升高提示肾小球滤过率减退，还可见血钾升高、二氧化碳结合率降低。

（8）急性期肾脏超声检查可见肾皮质回声增强。

（9）必要时可行肾穿刺活检术，以明确病理诊断。

（二）辨证诊断

急性肾小球肾炎多属中医"水肿""尿浊""血尿"等范畴。

望诊：眼睑、面部或四肢浮肿，甚至全身皆肿，或身发疮痍，身倦乏力，舌质红或淡红，舌苔白腻或黄腻或少苔。

闻诊：见咳嗽气喘，或无明显异常。

问诊：或发热，或腹胀，或胸闷，或恶心，或小便黄赤。

切诊：或肌肤发热，或腰背压痛，或四肢浮肿，按之没指，脉浮数或滑数或沉缓。

1. 风水泛滥型

（1）临床证候　发病迅速，常突然出现眼睑及面部浮肿，继而延及四肢甚至全身水肿。偏风寒者，伴恶寒无汗，肢体酸楚，小便不利，咳嗽气喘，舌质淡红，舌苔薄白，脉浮紧；偏风热者，伴发热恶风，咽痛，咳嗽口干，小便短赤，舌质红，舌苔薄黄，脉浮数或滑数。

（2）辨证要点　起病急，水肿多从颜面部开始，延及四肢甚至全身，少尿，恶寒，无汗，肢体酸楚，舌质淡红，舌苔薄白，脉浮紧；或发热恶风，咳嗽，舌质红，舌苔薄黄，脉浮数或滑数。

2. 湿毒浸淫型

（1）临床证候　身发疮痍，甚至溃烂，恶风发热，眼睑浮肿，迅速延及全身，小便短赤，舌质红，舌苔薄黄或黄腻，脉浮数或滑数。

（2）辨证要点　身发疮痍，甚至溃烂，小便短赤，舌红，苔黄，脉数。

3. 水湿浸渍型

（1）临床证候　全身水肿，下肢明显，按之没指，小便短少，身体困重，起病缓慢，病程较长，胸闷，纳呆，烦躁，舌质淡，舌体胖大，舌苔白腻，脉沉缓。

（2）辨证要点　身体困重，胸闷，纳呆，烦躁，舌质淡，舌体胖大，舌苔白腻，脉沉缓。

4. 湿热内蕴型

（1）临床证候　全身浮肿，皮肤绷紧光亮，胸闷，纳呆，恶心，心烦口渴，口苦口黏，小便短赤，大便黏滞不爽或大便干结，舌质红，舌苔黄腻，脉滑数。

（2）辨证要点　全身浮肿，口苦口黏，小便短赤，大便黏滞不爽或大便干结，舌质红，舌苔黄腻，脉滑数。

5. 下焦热盛型

（1）临床证候　尿血鲜红或呈洗肉水样，小便灼热频数，无尿痛，口渴心烦，或见双下肢水肿，舌质红，舌苔黄腻，脉数。

（2）辨证要点　尿血鲜红或呈洗肉水样，小便灼热频数，舌质红，舌苔黄腻，脉数。

6. 阴虚湿热型

（1）临床证候　身倦乏力，腰膝酸软，面红潮热，口干咽痛，小便短赤，大便不畅，舌质红，舌苔薄黄或少苔，脉细数。

（2）辨证要点　腰膝酸软，面红潮热，口干咽痛，舌质红，舌苔薄黄或少苔，脉细数。

三、鉴别诊断

（一）西医学鉴别诊断

1. 急进性肾小球肾炎

本病发病与急性肾小球肾炎相似，但患者呈进行性少尿甚至无尿，并可急剧发展至肾衰竭，终至尿毒症。急性肾小球肾炎持续1个月不缓解或加重者，需要及时行肾穿刺活检术以鉴别。

2. 慢性肾小球肾炎急性发作

患者有慢性肾小球肾炎病史，在上呼吸道感染3~5天内发作，潜伏期短，可有贫血、低蛋白血症、肾功能损伤，少尿且尿比重较低。

3. 过敏性紫癜性肾炎

该病有明显皮肤损害，可伴有关节痛、腹痛等，毛细血管脆性试验阳性。

（二）中医学鉴别诊断

急性肾小球肾炎大多属于"水肿"范畴，水肿又分阳水和阴水。本病所出现水肿、血尿等症状，与其他疾病如鼓胀、血淋临床症状相似，易于混淆，应予以鉴别。

1. 阳水与阴水

阳水为病，多由外感风邪、湿毒、水湿、湿热所致，病变多在肺、脾，多属于表、热、实证，起病较急，病程较短；水肿多起自眼睑、头面，发展到四肢、全身，浮肿以头面及上半身显著，水肿部位皮肤绷紧光亮，按之凹陷，易于复起，小便短少不利或短赤，伴恶风，发热，咳嗽，咽痛，便秘，舌苔黄腻，脉浮或数。阴水为病，多由饮食失调，劳欲体虚而致，病变多在脾、肾，多属于里、虚、寒证，起病较缓，病程较长，反复发作，水肿多起自下肢，腰以下肿甚，皮肤晦暗、萎黄，无光泽，按之凹陷如泥，不易复起，小便短少色白，或小便清长量多而水肿难消，伴畏寒肢冷，倦怠乏力，纳差便溏，腰膝酸软，舌淡胖嫩，舌苔白，脉沉弱或沉细无力。阳水与阴水在一定条件下可以相互转化。阳水迁延失治或治疗失误，伤及脾肾阳气，可转为阴水。阴水若复感外邪，往往使水肿加重，兼见阳水证候，且多以标证为急，虚实兼见。

2. 水肿与鼓胀

水肿因肺、脾、肾三脏相干为病，水泛肌肤、头面或下肢水肿，继及全身。鼓胀是肝、脾、肾三脏功能失调，气滞、血瘀、水停腹中，导致单腹胀大，腹壁青筋暴露，四肢多不肿，反见消瘦，后期或伴见轻度肢体浮肿。

3. 血尿与血淋

急性肾小球肾炎以血尿为主要表现时，需要与血淋相鉴别，血淋和血尿均可见血随尿出，以小便时痛与不痛为其鉴别要点，不痛者为血尿，痛者为血淋。

四、临床治疗

（一）提高临床疗效的要素

1. 及时治疗，防止传变

急性肾小球肾炎预后一般较好，经过积极治疗，患者水肿消失，血压逐渐恢复正常，蛋白尿、血尿逐渐消失。但部分患者水肿加重，血压难以控制，甚至少尿、无尿，最终导致急性肾损伤、心力衰竭等。还有些患者水肿反复出现，蛋白尿长期存在，高血压难以控制，逐渐迁延成为慢性肾小球肾炎。因此，对该病早期发现、及时治疗是促进疾病尽早恢复，防止传变的有效措施之一。

2. 紧抓病机，辨证论治

急性肾小球肾炎多由外感六淫或疮毒内侵，导致肺、脾、肾、三焦功能失调，水湿停聚，进而化热，导致诸症发生，治疗中要紧抓表邪、水湿、化热三个环节，辨证论治。同时，也要紧抓分期论治，急性期以祛邪为主，予以疏风、解表、利水、清热、化瘀等法。恢复期重在综合调理，予以清利、滋阴、化瘀等法为主。

（二）辨病治疗

1. 一般治疗

急性肾小球肾炎发病后必须注重休息，甚至卧床休息，尤其是血尿明显时，要休息至血尿消失。待血尿消失、水肿消退、血压恢复正常、肾功能恢复后，可以逐步增加活动量。

饮食方面，应予以低盐低脂富含维生素的食物，食盐摄入量以一天 2~3g 为宜，水肿、高血压严重者甚至可以暂时无盐饮食，直至利尿开始。水的摄入量少于前一日尿量和隐性失水量为宜。

对肾功能异常者，应限制蛋白质的摄入，以每天每千克体重少于 1g 为宜，且以动物蛋白为主，可以同时予以复方 α-酮酸口服，以达到既减轻肾脏负担，又补充足够营养的目的，同时可以促进机体对非蛋白氮的利用，减轻氮质血症。

2. 对症治疗

（1）利尿 水肿明显者，可以加用利尿剂。常用噻嗪类利尿剂，必要时可用袢利尿剂，如双氢克尿噻、呋塞米，但应注意呋塞米可能会引起听力、肾脏的损伤，不宜长时间大剂量使用。另外，可以使用解除血管痉挛的药物，如多巴胺。但渗透性利尿剂、保钾利尿剂不宜使用。

（2）降压 在使用利尿剂后，常常可以控制血压，必要时可用钙通道阻滞剂、血管紧张素转换酶抑制剂（ACEI）、血管紧张素受体阻滞药（ARB）类药物，但应注意ACEI、ARB类药物有加重氮质血症、导致高钾血症的可能，应及时复查，及时处理。对于严重高血压患者，可以使用硝普钠静脉微量泵泵入。

（3）高钾血症　应控制饮食中钾的摄入量，予以排钾利尿剂控制高钾血症的进展，尿量极少时，可以予以葡萄糖加胰岛素静脉滴注、碳酸氢钠注射液静脉滴注等，必要时予以腹膜透析、血液透析治疗。

（4）心力衰竭　部分患者出现心力衰竭，一般不使用洋地黄类药物，主要措施为降压、利尿，必要时予以酚妥拉明或硝普钠静脉滴注或微量泵泵入，以减轻心脏前后负荷。对于难以纠正的心力衰竭，可应用血液净化治疗脱水、纠正心力衰竭。

3. 感染灶

治疗感染灶一般主张应用抗生素，预防感染加重，尤其是在病灶细菌培养阳性时，更应积极使用抗生素治疗两周左右或至痊愈。

4. 其他

必要时予以腹膜透析或血液透析治疗。

（三）辨证治疗

1. 辨证论治

（1）风水泛滥型

治法：疏风清热，宣肺利水。

方药：偏风寒者用越婢加术汤；偏风热者用麻黄连翘赤小豆汤。偏风寒者方用麻黄、石膏、甘草、白术、生姜、大枣。偏风热者方用麻黄、连翘、杏仁、赤小豆、大枣、桑白皮、生姜、炙甘草。

加减：偏风寒若恶寒无汗，脉浮紧者，去石膏，加羌活、防风、桂枝、紫苏叶；恶风有汗者，麻黄酌情减量，加白芍；恶心呕吐者，加藿香、紫苏叶。偏风热腹胀明显者，加大腹皮、莱菔子、陈皮；小便短涩者，加玉米须、益母草；咳嗽甚至喘息不能平卧者，加紫苏子、杏仁、葶苈子。

（2）湿毒浸淫型

治法：清热解毒，宣肺利水。

方药：麻黄连翘赤小豆汤合五味消毒饮加减。麻黄、连翘、赤小豆、桑白皮、生姜皮、金银花、野菊花、蒲公英、紫花地丁、天葵子。

加减：皮肤溃烂者，加苦参、土茯苓；皮肤瘙痒者，加白鲜皮、地肤子；大便干结者，加大黄、芒硝；皮肤红肿者，加牡丹皮、紫草、赤芍。

（3）水湿浸渍型

治法：健脾化湿，通阳利水。

方药：五皮饮合胃苓汤加减。茯苓皮、桑白皮、生姜皮、大腹皮、陈皮、泽泻、猪苓、白术、桂枝、大枣。

加减：肿甚而喘者，加麻黄、杏仁、葶苈子；恶心呕吐者，加姜竹茹、姜半夏等；身寒肢冷者，加附子、干姜。

（4）湿热内蕴型

治法：分利湿热，利水消肿。

方药：己椒苈黄丸加减。防己、花椒、葶苈子、大黄。

加减：肿甚者，加茯苓皮、大腹皮、生姜皮、泽泻等；尿血者，加大蓟、小蓟、白茅根等。

（5）下焦热盛型

治法：清热泻火，凉血止血。

方药：小蓟饮子加减。生地黄、小蓟、淡竹叶、炒蒲黄、滑石、藕节炭、栀子、生甘草。

加减：血尿明显者，加三七粉；口渴者，加麦冬、天花粉；心烦者，加黄连、首乌藤；腰酸者，加黄精等。

（6）阴虚湿热型

治法：滋阴补肾，清热利湿。

方药：六味地黄汤加减。熟地黄、茯苓、山药、山茱萸、泽泻、牡丹皮。

加减：腰酸明显者，加牛膝、桑寄生、

杜仲、续断等。

2. 外治疗法

（1）针刺疗法　该疗法需辨证施治，主穴为水穴、水道、三焦俞、委中、阴陵泉穴。风水泛滥者，加肺俞、列缺、合谷穴；水湿浸渍者，加脾俞、足三里、三阴交穴；肾虚为主者，加灸肾俞、关元、足三里穴。留针30分钟，留针期间每10分钟捻针1次，每日1次，14天为1个疗程。

（2）灌肠疗法　该疗法适用于湿热偏盛者，取大黄10g、黄柏10g、芒硝10g、柴胡10g、车前草30g、益母草10g、黄芪30g、龙骨30g、牡蛎30g，每日2剂，浓缩成100~150ml，保留灌肠，每日2次，7天为1个疗程。

3. 成药应用

（1）肾炎康复片　具有益气养阴，补肾健脾，清除余毒之功效。适用于气阴两虚，脾肾不足，毒热未清者。每次5片，每日3次口服。

（2）肾炎舒片　具有益肾健脾，利水消肿之功效。适用于脾肾阳虚、水湿内停者。每次5片，每日3次口服。

4. 单方验方

（1）大黄丹参汤　具有健脾益肾、扶正固本、活血化瘀之功效，适用于脾肾两虚、湿浊瘀阻证，方用大黄、丹参、黄芪、茯苓、白芍、益母草、薏苡仁、法半夏、川牛膝、金银花、白茅根、炙甘草组成。[《中医药导报》2019, 25（3）: 129–132.]

（2）加味麻桂五苓五皮汤　适用于风寒闭肺证，药用麻黄、桂枝、陈皮、泽泻、猪苓各10g，茯苓皮、大腹皮各15~30g，生姜皮、桑白皮各15g，茯苓、炒白术各20g。面色红肿、生疮者加连翘15g，赤小豆30g，杏仁10g；面色㿠白、四肢不温者加熟附子（先煎30分钟）10g；咽痛、尿少色黄加石膏15~30g，金银花、连翘各15g；夏季发病者，去麻黄、桂枝，改用香薷10g。每日1剂，水煎至200ml，早晚分服，治疗4周。[《山西中医》2022, 38（3）: 16–18.]

（3）茅根连翘芪参汤　适用于湿热内侵证，药用黄芪、白茅根各30g，茯苓、连翘各20g，党参、川芎、白术、泽泻、当归、益母草、白花蛇舌草各15g，杜仲、鳖甲、薏苡仁、猪苓各10g。上述药物每日1剂，3岁及以下的患儿每次10~20ml，4~6岁患儿每次30~40ml，7~9岁患儿每次50~60ml，10岁及以上患儿每次70~80ml，分早、晚服用。[《浙江中医杂志》2020, 55（8）: 585–586.]

（四）医家诊疗经验

1. 陈以平

陈以平教授认为急性肾炎恢复期不宜过早进补，清热药对清除感染效果较好，这与西医强调要彻底清除病灶，抗生素要足量、足疗程以期最大限度控制感染的观点一致。所以急性肾炎治疗还是以清利优先。即使到恢复期见到一些虚象，也只以平补为宜，切忌温热滋腻峻补。急性肾炎大多病情为轻、中度，单用中药也能取效，但也有少数表现为持续高血压，持续少尿，持续氮质血症，持续大量蛋白尿，以致发展到急性肾衰竭及心功能不全，此时采用中西结合手段，必要时配合透析，必能提高抢救成功率。

2. 叶任高

叶任高教授认为本病一般可分为湿热浸淫型、水湿浸淫型和阴虚湿热型。临床依此3型辨证治疗。湿热浸淫型治以清热解毒，化湿消肿，用麻黄连翘赤小豆汤合五味消毒饮加减。阴虚湿热型用滋阴凉血清热利湿法，小蓟饮子为主，对于血尿明显者，可在急性期用小蓟饮子。在恢复期往往会出现镜下血尿，仍以小蓟饮子为主，若日久耗伤肾阴，用墨旱莲、女贞子。

五、预后转归

随着医学的发展，急性肾小球肾炎的死亡率明显下降，影响其近期预后的主要问题是少尿、肾衰竭，多见于老年人。以下情况易发生不可逆性肾衰竭。①持续少尿。②持续氮质血症。③持续高血压。④持续大量蛋白尿，甚至达肾脏病综合征水平。⑤持续血纤维蛋白原、纤维蛋白复合物升高及尿中排出大量纤维蛋白降解产物。⑥肾脏病理改变呈球囊上皮细胞增生明显者。如能及时得到透析治疗，预后较好。但5年之后20%~30%病例出现氮质血症。

六、预防调护

（一）预防

对上呼吸道感染、猩红热、咽峡炎等链球菌感染以及皮肤疮疡的患者，应加以积极治疗。本病可因涉水冒雨、天气寒冷而诱发。故应防寒保暖防湿。同时应加强锻炼，增强体质，注意个人卫生，保持皮肤清洁。

（二）调护

急性期患者，注意卧床休息，可以增加肾脏血流量，减轻肾脏负担，促进其恢复。待水肿消失、血压恢复正常，可以适度活动，以免卧床日久，抵抗力下降，影响身体恢复。要注意低盐饮食，以每日2~3g食盐为宜，以优质蛋白为主，待尿常规恢复正常后，可恢复正常饮食。而水的摄入量以前一日尿量加隐性失水量（500ml）为度。应加强患者的长期随访，禁用肾毒性药物。

七、专方选要

（1）健脾利水方　麻黄3~5g，桂枝3~8g，连翘10g，赤小豆3~10g，杏仁、茯苓、猪苓、泽泻、车前子（另布包）各3~10g，甘草3~6g。若有表寒者加羌活、防风各3~10g；咳喘者加葶苈子3~8g，桑白皮3~10g；烦躁、口渴、有里热者加石膏3~10g；见有血尿者加小蓟3~8g，木通3~6g，白茅根3~10g，茜草3~10g，牡丹皮、生地黄各3~10g；属湿胜于风、腰以下肿明显者加大腹皮3~10g；风寒偏盛者，石膏可减量，加紫苏叶、防风各3~10g；纳呆、舌苔白腻者加厚朴、制半夏各3~10g，陈皮9g；风热偏盛者加金银花15g；咳嗽者加前胡、桔梗各9g；咽痛甚者加山豆根、射干、马勃各9g；头痛目眩者，去麻黄，加地龙3~6g，浮萍、钩藤、草决明各3~10g；皮肤有疮毒者加金银花、紫花地丁各3~10g；若病程较久，转为阴水，加黄芪、防风各3~10g；若迁延日久，肾阴不足者，舌质红，少苔或无苔，脉细数，以补益肾阴为主，用六味地黄丸。若病久全身浮肿，腰腹下肢肿甚，按之深陷难起，腰酸怕冷，尿清而频，加附子3~5g温壮肾阳，白术3~10g。以上药物先用水浸泡30分钟，后水煎200~300ml，多次频服，每日1剂。健脾利水方能有效治疗小儿急性肾炎，可改善水肿、蛋白尿及血尿等症状，治愈率高，减少并发症发生，无明显不良反应，费用低，且能缩短病程。[《河南中医》2015，35（9）：2187-2189.]

（2）芳化清利方　益母草、薏苡仁、白茅根、白花蛇舌草各30g，牛蒡子、苍术、萆薢各20g，连翘、牛膝各15g，黄芩、蝉蜕、佩兰各10g，陈皮6g，加水500ml煎制，煎煮2次，共取汁200ml，早晚饭前各服1次，15天为1个疗程，连续服用1个疗程。自拟中药芳化清利方联合西药治疗急性肾小球肾炎可以提高临床疗效，改善中医症状、肾功能及蛋白尿，且安全可靠，值得推广应用。[《现代中西医结合杂志》2015，25（35）：3936-3939.]

第二节　急进性肾小球肾炎

急进性肾小球肾炎是一组以血尿、蛋白尿及进行性肾功能减退为表现的临床综合征，是肾小球肾炎中最严重的类型，肾活检病理通常表现为新月体肾炎。急进性肾小球肾炎的人群发生率为7/(百万人口·年)，是肾脏科常见的急危重症。该病起病急骤，病情发展迅速，若未及时治疗，90%以上的患者于6个月内死亡或依赖透析生存。所以，需要根据肾脏病理早期结果明确诊断，并针对不同的病因采取及时正确的治疗措施，以改善患者的预后。

本病较为少见，疾病过程发展迅速，急剧恶化，本病在肾穿刺患者中的发病率为2%~5%，男女之比为2∶1，有青年及老年两个发病高峰期。可急骤起病，但多数病例呈隐匿起病，迅速发展为尿毒症。

急进性肾小球肾炎在中医学文献中无系统记载，根据本病的发生、发展及主要临床特征，属"水肿""关格""癃闭"等范畴。

一、病因病机

（一）西医学认识

本病有多种病因。一般将有肾外表现者或明确原发病者称为继发性急进性肾炎综合征，病因不明者则称为原发性急进性肾炎综合征。前者继发于过敏性紫癜、系统性红斑狼疮、弥漫性血管炎等，偶有继发于某些原发性肾小球疾病，如系膜毛细血管性肾炎及膜性肾脏病患者。后者约半数患者有上呼吸道前驱感染史，其中少数呈典型链球菌感染，其他一些患者呈病毒性呼吸道感染，本病患者有柯萨奇病毒感染的血清学证据，但流感及其他常见呼吸道病毒的血清检查无明显上升，故本病与

病毒感染的关系，尚待进一步观察。此外，少数急慢性肾炎患者有结核感染史，在应用利福平治疗过程中发生本病。本病也可伴随肠道炎症性疾病。某些化学毒物也可能是急进性肾小球肾炎的病因，各种烃化物的污染。免疫、遗传、感染性疾病与本病的发生可能有关。

（二）中医学认识

中医认为急进性肾小球肾炎的主要病因为内伤体虚、感受外邪两大方面。其中感受湿、热、毒邪是发病的主要原因，饮食不节、七情内伤、妊娠、劳倦等因素致内伤正虚是发病的内在条件。邪正相搏，内外合邪是本病发生的主要机制。本病病位在肺、脾、肾，病理机制为肺、脾、肾三脏气化功能异常，水液代谢障碍，湿浊潴留，壅塞三焦，升降失序。同时，瘀血阻络贯穿本病始终。

本病总属虚实夹杂证，一般早期热毒壅遏，以正盛邪实为主，病情迁延日久，正气愈伤，邪毒愈盛，致脾肾衰微，浊毒内蕴，正虚邪实并重，虚实夹杂，病势危重，出现"关格""溺毒"等病证，以出血症状为标，瘀血为本，且常常贯穿本病始终。

二、临床诊断

（一）辨病诊断

1.临床表现

本病应根据临床表现结合肾活检病理及实验室检查确定诊断并明确病因，如以严重的血尿、突出的少尿及进行性肾衰竭为表现者应考虑本病。凡怀疑本病者应尽早行肾活检，如50%肾小球有新月体形成，诊断则成立。因本病是由不同病因引起的综合征，确定原发病因具有极为重要的临床意义。

急进性肾小球肾炎的诊断要点：①临床上有急进性肾炎综合征的临床表现。②肾活检病理有大量肾小球新月体形成（＞50%）。③除外其他原发性肾小球疾病。④除外继发性肾小球疾病。

按免疫病理分类，急进性肾小球肾炎可分为三型。Ⅰ型：抗肾小球基底膜抗体介导型急进性肾小球肾炎。Ⅱ型：免疫复合物型急进性肾小球肾炎。Ⅲ型：抗中性粒细胞胞质抗体相关性（免疫缺少型）急进性肾小球肾炎。

2. 相关检查

（1）尿液、血液检查　常见血尿、异形红细胞尿和红细胞管型，常伴蛋白尿。尿蛋白量不等，多呈非选择性，肾功能进行性恶化，血清抗肾小球基底膜抗体常常阳性，冷球蛋白实验阳性，血清总补体及C3下降。

（2）B超检查可见双肾体积增大。

（3）肾穿刺活检术　为诊断的主要依据，突出特征是50%以上肾小球新月体形成。

（二）辨证诊断

急进性肾小球肾炎在中医学中属"水肿""关格""癃闭"等范畴。病名诊断虽有别，但辨证分型均以病机为主，故辨证诊断合而论之。

望诊：颜面或全身浮肿，尿血便血，精神萎靡，舌质红或暗红，苔黄或薄白。

闻诊：语言、气味可无明显异常。

问诊：或发热头痛，咳嗽咯血，咽干咽痛，或乏力纳差，腹胀，恶心呕吐，或咽痛，头晕耳鸣，心烦失眠，或见皮肤瘙痒，齿衄，尿血便血。

切诊：脉浮数或脉沉细无力。

1. 外邪侵袭，热毒壅盛型

（1）临床证候　多见于本病早期，症见发热头痛，咳嗽咯血，咽干咽痛，颜面或全身浮肿，肉眼血尿，或便秘溲黄，甚则心慌气短，舌质红，苔黄，脉浮数。

（2）辨证要点　发热头痛，咳嗽咯血，浮肿，血尿，舌质红，苔黄，脉浮数。

2. 湿热蕴结，气阴两伤型

（1）临床证候　多见于本病中期，症见颜面浮肿或全身浮肿，身困乏力，腹胀纳呆，或恶心呕吐，口干咽燥，或咽痛，头晕耳鸣，心烦失眠，尿少色赤，甚至血尿，大便干，舌质红，苔薄黄或黄腻，脉濡数或弦细数。

（2）辨证要点　乏力，纳呆，咽痛，头晕耳鸣，尿少色赤，大便干，舌质红，苔薄黄或黄腻，脉濡数或弦细数。

3. 脾肾阳虚，浊毒上犯型

（1）临床证候　多见于本病后期，症见精神萎靡，面目虚浮，头晕纳呆，恶心呕吐，腹胀，腰酸，尿少，甚则无尿，大便不调，或见皮肤瘙痒，齿衄，紫斑，尿血便血，甚则神昏抽搐，舌淡，苔薄白，脉沉无力。

（2）辨证要点　精神萎靡，头晕纳呆，恶心呕吐，尿少，甚则无尿，皮肤瘙痒，齿衄，舌淡，苔薄白，脉沉无力。

三、鉴别诊断

（一）西医学鉴别诊断

1. 急性肾小球肾炎

病初多有链球菌感染病史，抗"O"升高，少尿，持续时间短（2周左右），补体C3多下降，但随病情好转逐渐恢复，早期虽可能有氮质血症但多较快恢复。急进性肾小球肾炎时少尿持续时间长，C3多不降低，肾功能持续减退并进行性恶化，肾活检以新月体形成为主，病理改变主要为内皮和系膜细胞的增殖及多形核白细胞的渗出。

2.溶血尿毒症综合征

多见于婴幼儿，主要表现为溶血性贫血、急性肾功能不全、血尿（或血红蛋白尿），需与本病鉴别，溶血尿毒症综合征贫血多较严重，网织红细胞计数升高，周围血红细胞形态异常，可见较多破碎红细胞、盔状红细胞等异形红细胞，血小板减少，出血倾向明显。

3.继发性肾小球疾病

如系统性红斑狼疮、过敏性紫癜、坏死性血管炎、肺出血、肾炎综合征等均可引起急进性肾炎，全身症状可不明显或被忽略或被掩盖，易致误诊，鉴别主要在于提高对原发病的认识，注意全身各系统症状，针对可能的原发病进行必要检查，以明确诊断。

（二）中医学鉴别诊断

本病少尿期与中医"癃闭"相似，需与淋证相鉴别。

癃闭与淋证：两者都有排尿困难之症状，但淋证尿频而尿痛，且每日排尿总量多为正常，癃闭则为无尿痛，每日排尿量少于正常，严重时甚至无尿。但癃闭复感湿热，常可并发淋证，而淋证日久不愈，亦可发展成癃闭。

四、临床治疗

（一）提高临床疗效的要素

急进性肾小球肾炎由于临床较为少见，来势凶险，治疗十分棘手，预后差，治疗上主张以西医治疗为主，例如大剂量激素冲击治疗、应用细胞毒药物、抗凝疗法、血浆置换疗法等。在用西医治疗同时，辅以中医治疗，可提高临床疗效、降低死亡率。

1.早诊断，早治疗

急进性肾小球肾炎虽然临床少见，但病情进展快，病情迅速恶化，死亡率相当高。因此，抓住急进性肾小球肾炎的治疗时机是改善预后的关键点。当临证疑诊急进性肾小球肾炎时，应尽早明确诊断，确立治疗方案。而尽早明确诊断的关键在于尽早进行肾活检，只有这样，才能明确病理类型，提高治愈率，降低死亡率。

2.辨病与辨证相结合

对于急进性肾小球肾炎在治疗上要注意辨病与辨证相结合，中医药治疗上可针对该病发病机制、临床症状等遣方用药，可取得较好效果。由于瘀血阻络贯穿该病始终，活血化瘀中药广泛应用于本病治疗，如川芎、丹参、红花、桃仁、泽兰、益母草等，另外清热解毒中药对缓解症状、缩短病程都有重要作用，如白花蛇舌草、紫花地丁、蒲公英等。

3.应用中医减毒增效

在大剂量激素治疗时，患者易出现阴虚阳亢之象，此时应配合滋阴补肾之品，如知柏地黄丸等。在使用细胞毒药物时，易出现骨髓抑制，此时重用黄芪、灵芝、生地黄、山茱萸、女贞子、淫羊藿、补骨脂等，可刺激骨髓造血功能。

（二）辨病治疗

急进性肾小球肾炎是一组病理发展快、预后差的疾病，近年来，该病在治疗上进展较大，疗效明显提高。治疗包括针对炎症性肾损伤和肾小球疾病引起的病理生理改变这两个方面，关键取决于早期诊断本病，及时使用肾上腺皮质激素冲击治疗、合用免疫抑制剂、抗凝、抗血小板黏附和血浆置换等。

1.急性期治疗

本阶段的关键在于尽早诊断、充分治疗，及时予以针对免疫反应及炎症反应的强化抑制措施。

（1）糖皮质激素　对无反指征者采用

甲泼尼龙 500~1000mg/d 静脉滴注，每日或隔日 1 次，3~4 次为 1 个疗程，每间歇 1~2 周后再用 1~2 个疗程，冲击间歇和冲击后改为泼尼松每天每千克 1~1.5mg，每日或隔日口服，3 个月后逐渐减量。皮质激素维持时间长短根据原发病不同而异。甲泼尼龙冲击疗法较单纯激素口服缓解率高，复发少，对 Ⅱ 型和 Ⅲ 型疗效较佳。

（2）环磷酰胺静脉冲击疗法 环磷酰胺按每平方米体表面积 0.5g 的剂量静脉滴注，每月 1 次，累计 6~8g。对肾功能损害严重、组织学上有节段性肾小球坏死改变和 ANCA 阳性者，可在激素治疗的基础上加用环磷酰胺。治疗后 70%~85%ANCA 阳性的急进性肾小球肾炎病例可获得长期缓解，15%~30% 的病例复发。复发多在确诊后 18 个月内、停止治疗之后。激素与环磷酰胺联合使用，不仅可以减少激素的剂量和缩短疗程，还能减慢肾功能恶化的速率。环磷酰胺静脉冲击疗法与口服用药相比，疗效相当，副作用少，但有学者认为复发的概率可能多一些。对诱导治疗无反应的病例，可考虑增加环磷酰胺的剂量，或缩短用药间隔时间，每 3 周静脉滴注 1 次。

（3）血浆置换 每次 2~4L，每日或隔日 1 次，补充等量含 4% 人血清蛋白的林格溶液、健康人的新鲜血浆或其他代用品。Ⅰ 型患者首选血浆置换，应用至血中循环抗 GBM 抗体水平转阴。Ⅲ 型患者有肺出血、严重疾病或对常规治疗无效时，可考虑用血浆置换。

（4）四联疗法 细胞毒药（CTX 或硫唑嘌呤）、激素、抗凝剂（肝素或华法林等）及抗血小板黏附剂（双嘧达莫或噻氯匹定）联合应用。肝素剂量 50~200mg/d，2~4 周后改为口服抗凝药（华法林），1.25~5mg/d，剂量调整使 PT 延长维持在正常 2 倍左右。亦可使用小剂量尿激酶，监测血纤维蛋白原，使其低于 2g/L。双嘧达莫每日剂量 300~600mg，噻氯匹定 0.25~0.5g 每日 1 次口服，抗血小板黏附药可长期使用。近年又有报告应用组织纤维溶酶原激活剂（tPA）治疗实验动物有一定效果，临床有待进一步验证。

2. 慢性期治疗

经过积极治疗、病情有所缓解并不能完全阻止急进性肾小球肾炎向慢性化（肾小球硬化、肾小管萎缩、间质纤维化）发展。慢性期的判断不能依靠病程、临床表现，唯有肾脏病理学检查。慢性期的治疗主要是保护肾功能，延缓肾衰竭的发展。治疗方法与其他原因引起的肾功能损害、慢性肾衰竭的防治措施相同，主要包括以下方面。①严格控制血压。②血管紧张素转换酶抑制剂或血管紧张素受体拮抗剂。③钙拮抗剂。④限蛋白饮食。蛋白质每天摄入量 0.8g/kg。⑤中药大黄与虫草制剂。⑥控制血脂如他汀类降脂药。⑦减少蛋白尿。⑧抗氧化剂如维生素 E、C、B。⑨醛固酮拮抗剂。⑩戒烟，因为吸烟可以活化细胞因子网络。

3. 透析与肾移植

若肾组织学检查以纤维性新月体为主，伴明显的肾小球硬化和纤维化，肾功能损害严重，应尽早透析治疗。对于慢性化病变不明显的病例，透析治疗可以创造条件应用激素和免疫抑制剂诱导治疗。血浆置换治疗的患者若有明显肾衰竭，可予血浆置换联合透析疗法。若发生不可逆的终末期肾衰竭，需长期规律性透析或施行肾移植。Ⅰ 型患者肾移植后少数病情复发，复发率为 10%~30%。肾移植复发后 6 个月内，血中抗 GBM 抗体浓度较高。同卵双生肾移植者复发率较高。

部分患者临床缓解后再复发，用上述方法治疗后常可再次缓解。治疗过程中病情加重常与感染有关，应积极予以抗感染治疗。

（三）辨证治疗

1.辨证论治

（1）外邪侵袭，热毒壅盛型

治法：宣肺解表，清热解毒。

方药：银翘散加减。金银花、连翘、蒲公英、桔梗、薄荷、淡竹叶、荆芥、牛蒡子、赤芍、车前子、生甘草、板蓝根。

加减：若便秘者，加生大黄、芒硝；尿血者，加牡丹皮、大蓟、小蓟、白茅根；水毒内闭证见全身浮肿、尿少或尿闭、头晕、头痛、恶心呕吐者，可用温胆汤合附子泻心汤化裁，以辛开苦降，辟秽解毒。

（2）湿热蕴结，气阴两伤型

治法：清热化湿，补益气阴。

方药：知柏地黄汤合二至丸加减。生地黄、知母、黄柏、生山药、泽泻、牡丹皮、女贞子、墨旱莲、车前子、甘草。

加减：若咽喉干痛，加山豆根、连翘；纳呆腹胀甚者，加川厚朴、陈皮或砂仁；血尿重者，重用墨旱莲、茜草、三七、白茅根、蒲黄炭、琥珀粉以化瘀止血；恶心呕吐、大便干者，加枳实、竹茹、生大黄。

（3）脾肾阳虚，浊毒上犯型

治法：温补脾肾，解毒降浊。

方药：温肾解毒汤加减。紫苏、党参、白术、半夏、黄连、六月雪、丹参、熟附子（先煎）、生大黄（后下）、砂仁、生姜。

加减：若呕恶重者，加竹茹、旋覆花；皮肤瘙痒者，加地肤子、白鲜皮、苦参；面色苍白、口唇色淡者，加黄芪、当归、鸡血藤；神昏者，加石菖蒲、天竺黄；抽搐者，加龙骨、牡蛎、白芍、怀牛膝、夏枯草等。

2.外治疗法

灌肠疗法：适用于湿热偏盛者，取生大黄30g、黄连15g、六月雪30g、生牡蛎30g、生龙骨30g、蒲公英30g。上药浓煎至200~250ml，每日保留灌肠1次，每次保留30分钟，2周为1个疗程。

（四）医家诊疗经验

1.陈以平

陈以平教授认为急进性肾炎在临床上遇见不多，中医治疗经验和报道也较少，只能从辨证上加以分析，临床表现为面色苍白，神疲乏力，舌质淡白，为气血亏虚之象，夜尿多，腰酸为肾虚表现，浮肿为水湿停聚，咽干痛、心中烦热为热毒未尽，高血压，蛋白尿，血尿，血纤维蛋白原升高均与瘀阻肾络有关。热象明显者，可先予清热解毒类药物，对炎症介质的清除也是有利的，等热象稍退，呈现正虚未复之象，适时加入滋补肾阴、益气活血、健脾醒胃之品，促使肾气恢复，脾运转健，病情可现转机。将本病分为四型。①风水相搏：主方五味消毒饮合越婢汤加减。常用药物为麻黄，石膏，金银花，野菊花，蒲公英，白花蛇舌草，半枝莲，紫花地丁，车前子。②湿热壅盛：主方陈氏要方。常用药物为白花蛇舌草，忍冬藤，紫花地丁，白茅根，丹参，生地黄，赤芍，槟榔，莪术，制大黄，葫芦瓢，泽泻。③肝肾阴虚：主方滋肾化瘀清利汤加减。常用药物为女贞子，墨旱莲，苍术，黄柏，白花蛇舌草，石韦，牛膝，茯苓，车前草。④脾肾阳虚：主方温肾解毒汤加减。常用药物为紫苏，党参，白术，半夏，黄连，茜草，丹参，制附子，生大黄，砂仁。

2.叶传蕙

叶传蕙教授认为本病多因风热毒邪外袭，首先犯肺，导致肺失宣降，水道通调失职，以致水液内停，风水相搏，泛溢肌表，发为水肿。继而风热之邪瞬间化毒，热毒炽盛与湿相合，湿热蒸腾，弥漫三焦，困阻脾胃，损伤肾脏，导致肺、脾、肾三焦功能失常，水液代谢紊乱加剧，出现三焦水道壅塞，脾胃升降逆乱，肾关开合失常等一系列病理变化，临床表现为浮肿、呕恶、尿少甚至尿闭等关格、癃闭的危重证候。早期以正盛邪实为主，病延日久，湿热毒邪伤正，导致脾肾衰败，溺浊潴留，浊毒内盛，形成本虚标实、虚实错杂的病理状态。此外，本病的各个阶段常出现尿血、呕血、便血、皮肤瘀斑、腰背刺痛等各种出血症状，此出血症状为标，而瘀血的病机为本。临床上这一瘀血病机常贯穿本病的始终。瘀血的成因是由毒热壅结、气机阻滞、气滞血瘀或邪热伤正，以致阴伤血灼或气虚不运所致。治疗上注重中西医结合治疗思路。①重视早期诊断：强调对于典型的急性肾炎综合征患者，要密切注意病情的发展与变化，尤其是对经治一个月病情未见明显好转，且血肌酐增高的患者，要高度怀疑是急进性肾炎，及时给予肾穿刺病理学检查。②强调病证结合：在辨病治疗原则上应考虑三个方面。其一，针对急进性肾炎的免疫发病机制；其二，针对急性肾炎综合征的临床表现；其三，针对进行性尿毒症。西医治疗急进性肾炎可用强化血浆置换、甲基泼尼松龙冲击疗法、四联疗法和对症治疗，中医治疗急进性肾炎"毒、瘀、浊"，将所谓的"毒"与抗原、抗体、免疫复合物、补体、细胞因子以及炎症介质关联起来。常在辨证论治的基础上，选用诸如金银花、蒲公英、紫花地丁、千里光、重楼、鱼腥草、白花蛇舌草等清热解毒之品。③提倡综合治疗：包括中西医药物的联合运用和多种途径给药、多种治疗手段共同奏效。中西医联合用药治疗本病的意义在于中西药物在治疗方面的协同作用。叶师运用了口服给药、肌内注射、静脉滴注和结肠灌注等多种给药方法，全方位、多角度治疗疾病，迅速截断、扭转病势，促使病情的逆转。

3. 刘宝厚

刘宝厚教授认为本病主要为正虚邪盛，其病邪离不开湿和热，病位离不开脾和肾。

早期正确诊断、及早正确治疗、处处注意保护残存的肾功能是本病治疗的根本大法。此病归属于中医学"水肿""关格"等范畴，病情发展迅速，复杂多变，治疗不可拘泥于某一证型，而在辨证的基础上重用清热解毒、活血化瘀之品，收效良好。常用金银花、连翘、白花蛇舌草、半枝莲、白茅根、泽兰、丹参、当归、川芎、桃仁、红花、益母草、茜草、紫珠草、水蛭等。反对一味进补和攻伐，并以清淡净素饮食为宜，禁忌服用过量荤腥。避免一切诱发疾病的因素，处处维护肾气，以求增一分元阳，多一分真阴，定期观察肾功能，及时给予最佳治疗，以获理想预后。

五、预后转归

本病的预后受病因、病情严重程度和疾病所处阶段影响，自发缓解的可能性较小。如经系统及时治疗，疾病常可缓解，肾功能可逐渐改善，病理表现为活动性病变（肾小球细胞增生、细胞性新月体、肾间质炎症细胞浸润及水肿）可逐渐吸收消退。部分患者病情能够缓解但难以完全治愈，肾功能及尿常规异常不易恢复，病理上亦留有瘢痕纤维病变（纤维新月体及间质纤维化等）。本病的远期转归有3种：病情长期稳定、肾功能缓慢减退、复发（出现新的细胞新月体）。

六、预防调护

（一）预防

避免使用肾毒性药物。避免各种外感疾病以及皮肤疮疡疖肿的发生。积极治疗原发病，注意检测尿常规。一旦发生本病，及时治疗。

（二）调护

予以优质低蛋白、高热量饮食，尿少

时注意控制水分及食盐的摄入，忌辛辣刺激、油腻食物及海鲜。

参考文献

[1] 林善锬. 当代肾脏病学［M］. 上海：科技教出版社，2001：425-433.

[2] 陈以平. 肾脏病的辨证与辨病治疗［M］. 北京：人民卫生出版社，2003：45-54.

[3] 刘玉宁，郭立中，关明智. 叶传蕙教授治疗急进性肾小球肾炎经验撷萃［J］. 中医函授通讯，2000，10（6）：9-10.

[4] 许均. 刘宝厚教授治疗急进性肾小球肾炎临证经验［J］. 甘肃中医，1999，12（6）：11-13.

[5] 王钢，陈以平，邹燕勤. 现代中医肾脏病学［M］. 北京：人民卫生出版社，2003：194-195.

第三节　慢性肾炎综合征

慢性肾炎综合征简称慢性肾炎，是由多种原因所致的，表现为多种病理类型的原发性肾小球疾病。临床特点有一段时间的无症状期，呈缓慢进行性病程，尿常规检查有不同程度的蛋白尿，沉渣镜检查可见到红细胞，大多数患者有程度不等的高血压和肾功能损害，治疗困难，预后较差。

慢性肾炎病情复杂，病理变化多样，可以发生于任何年龄，但以中青年为主，男性多于女性，病程较长，可达数十年，患者临床表现多样，部分患者甚至无临床表现，大多数患者无急性演变过程，治疗困难，预后较差，重者可以迅速发展，可以在数月后进入尿毒症阶段，多数患者病程较长而且缠绵，可持续20年甚至30年。

中医学无慢性肾炎综合征的病名，按其不同的病理阶段及主要临床表现，可分别属于"水肿""血尿""尿浊""腰痛""虚劳""关格"等范畴。

一、病因病机

（一）西医学认识

慢性肾炎患者的病因尚不完全清楚，大部分慢性肾炎并非由急性肾炎迁延而来。其发病机制可以分为免疫因素和非免疫因素。免疫性疾病可由循环内可溶性免疫复合物沉积于肾小球，或由抗原（肾小球固有抗原或外源性种植抗原）与抗体在肾小球原位形成免疫复合物，激活补体，引起组织损伤。也可以通过免疫复合物，而由沉积于肾小球局部的细菌毒素、代谢产物等通过"旁路系统"激活补体，从而引起一系列的炎症反应导致肾小球肾炎。非免疫介导的肾脏损害在慢性肾炎的发生与发展中亦可能起到很重要的作用，这种非免疫机制可能包括肾内动脉硬化、肾血流动力学代偿性改变、高血压、肾小球系膜的超负荷状态等。

（二）中医学认识

慢性肾炎综合征属于中医学"水肿""血尿""尿浊""腰痛""虚劳""关格"等范畴。

根据慢性肾炎综合征的发生发展过程，现已普遍认为本病属本虚标实证。本虚主要责之于脾、肺、肾，但与肾虚的关系最密切；标实是指外感、水湿、湿热、湿浊、瘀血等。慢性肾炎的病因病机可以概括为热、虚、瘀三个方面，而尤以血瘀为重要。慢性肾炎临床以水肿、蛋白尿、腰酸膝软、小便不利为特征，其发病与肺、脾、肾三脏关系密切，而以脾肾两虚最为突出。脾阳虚，则运化无力；肾阳虚，则气化乏源，水液出入代谢障碍，水湿泛溢肌肤而发为浮肿。蛋白属于人体生命活动的精微物质，慢性肾炎的蛋白尿，亦为脾肾两虚所致。肾主封藏，受五脏六腑之精气而藏之，肾气充则精气内守，肾气虚则精关不固，蛋白精微失守而漏于尿中；脾主运化，升摄，脾虚失运，生化乏源，升摄失司，则肾失水谷精微充养，加之水湿内停，又可壅滞伤肾，使肾失封藏，出现蛋白尿。脾肾两虚是慢性肾炎发病的内在基础，临床应注重健脾益肾以补虚，但在强调扶正的同时，亦不可忽视祛邪的作用。病邪以湿热毒邪最为常见，其产生可因脏腑亏损，正气不足，虚则不耐邪侵，邪自外入，又可因脾肾阳虚，水无所主，水湿潴留，蕴而成毒，湿毒日久，郁而生热。阳虚阴盛，水湿停聚，气血运行不畅，肾络瘀阻，气血瘀滞又可加重水湿代谢障碍而形成水肿，造成恶性循环，病程迁延难愈。

二、临床诊断

（一）辨病诊断

1.临床表现

病程在三个月以上，结合相应的临床症状、体征、辅助检查等，即可诊断为慢性肾炎综合征。

（1）症状　浮肿、腰酸腰痛、乏力、纳差、便溏等。

（2）体征　四肢凹陷性水肿，或移动性浊音阳性，肋脊角压痛阳性，肾区叩击痛阳性等。

2.相关检查

（1）尿常规　中等程度蛋白尿，尿蛋白（+~++），可有轻度镜下血尿、管型尿等。

（2）24小时尿蛋白定量小于3.5g。

（3）可以有高血压和一定程度的肾功能损害等。

（4）彩超检查　患者后期可以出现双肾体积缩小。

（5）肾穿刺活检术　常见病理类型有系膜增生性、膜增生性、膜性肾脏病、局灶节段肾小球硬化等。

（二）辨证诊断

慢性肾炎综合征属于中医学"水肿""血尿""尿浊""腰痛""虚劳""关格"等范畴。病名诊断虽有别，但辨证分型均以病机为据，故辨证诊断合而论之。

望诊：或面浮肢肿，或神疲乏力，或面白少华，舌质淡胖或舌红，苔白润或少苔。

闻诊：语言及气味无明显异常。

问诊：或畏寒肢冷，或腰脊酸痛，或纳呆、便溏，或月经失调，或易感冒。

切诊：脉细弱或细数。

1.肺肾气虚型

（1）临床证候　面浮肢肿，面色萎黄，少气乏力，易感冒，腰膝酸痛，舌淡苔白润，舌边有齿痕，脉细弱。

（2）辨证要点　面浮肢肿，少气乏力，易感冒，舌淡苔白润，舌边有齿痕，脉细弱。

2.脾肾阳虚型

（1）临床证候　浮肿明显，面色苍白，畏寒肢冷，神疲倦怠，腰背酸痛，纳呆便溏，性功能异常（遗精、阳痿、早泄）或月经不调，舌淡胖边有齿痕，苔薄白，脉沉细无力。

（2）辨证要点　浮肿明显，畏寒肢冷，纳呆便溏，脉沉细无力。

3.肝肾阴虚型

（1）临床证候　目睛干涩或视物模糊，头晕耳鸣，五心烦热，口干咽燥，腰背酸痛，梦遗，或月经不调，舌红少苔，脉弦细或细数。

（2）辨证要点　头晕耳鸣，五心烦热，口干咽燥，舌红少苔，脉细数。

4.气阴两虚型

（1）临床证候　面色无华，少气乏力，易感冒，午后低热或手足心热，口干咽燥，舌红少苔，脉细或弱。

（2）辨证要点　面色无华，易感冒，手足心热，咽干，舌红少苔，脉细。

三、鉴别诊断

（一）西医学鉴别诊断

1.急性肾小球肾炎

慢性肾炎急性发作时易与急性肾小球肾炎相混淆，但前者常有既往肾脏病史，多于感染后的1~2日内出现临床症状，且多有较重的贫血及持续性高血压，故常伴有心脏及眼底改变，尿比重固定，尿中有时可见管型，彩超检查可见双肾体积缩小。而急性肾小球肾炎既往无肾脏病病史，常于链球菌感染后1~3周出现血尿、水肿、高血压，尿常规有红细胞、红细胞管型、不同程度蛋白尿，血中补体C3降低。

2.高血压病继发肾损伤

本病患者年龄较大，先有高血压后见蛋白尿，尿蛋白量常较少，一般< 1.5g/d，罕见有持续性血尿和红细胞管型，肾小管功能损害一般早于肾小球损害。肾穿刺病理检查有助于鉴别。

3.慢性肾盂肾炎

本病晚期，可有较大量的蛋白尿和高血压，有时与慢性肾炎难以鉴别。但本病多见于女性，常有尿路感染病史，多次尿沉渣检查和尿细菌培养对其活动性感染诊断有重要意义。肾功能损害多以肾小管损害为主，可有高氯性酸中毒、低磷性肾性骨病，而氮质血症和尿毒症较轻，且进展缓慢。静脉肾盂造影和核素检查（肾图及肾扫描等）若发现有两侧肾脏损害不对称者，有助于诊断。

4.其他继发性肾炎

首先需与狼疮性肾炎相鉴别，系统性红斑狼疮多见于女性，可伴有发热、皮疹、关节炎等多系统受累表现，实验室检查可见血细胞下降，免疫球蛋白增加，可找到狼疮细胞，抗核抗体阳性，血清补体水平下降，肾组织学检查可见免疫复合物广泛沉着于肾小球的各部位，免疫荧光检查IgG、IgA、IgM、C3常呈阳性。其他还需鉴别的有过敏性紫癜性肾炎、糖尿病肾脏病、痛风肾脏病、多发性骨髓瘤肾损害、肾淀粉样变等。

（二）中医学鉴别诊断

慢性肾炎依据其临床症状，可以归属于中医学"血尿"范畴，尿中有血，分为尿血和血淋两种情况，应予以鉴别。一般将排尿不痛或痛不明显者称为尿血；小便带血而有滴沥刺痛者称为血淋。正如《丹溪心法·尿血》中所云："尿血，痛者为淋，不痛者为尿血。"

四、临床治疗

（一）提高临床疗效的要素

1.培补脾肾是根本

中医学认为，肾为先天之本，藏有先天之精，主生长、发育和水液代谢；脾胃为后天之本，主化生气血。根据现代药理研究，健脾补气药人参、黄芪、白术、茯苓、山药、灵芝有提高免疫功能的作用，补肾药淫羊藿、巴戟天等有增强垂体-肾上腺轴之功能，因此，紧紧抓住培补脾肾这一大法，是治疗疾病的关键，应贯穿于本病治疗始终，然后兼顾其他。

2.急则治其标

感受外邪或湿热内蕴可导致慢性肾炎急性发作，细菌和病毒都可以作为抗原侵袭机体，许多炎症介质亦可促使免疫损害加剧，因而此时应遵"急则治其标"的原则，针对外邪予以疏风清热、清利湿热，邪去正安，不必专注蛋白尿和血尿，待邪去热清，蛋白尿、血尿亦可随之消失。对于一些新发病伴有外感症状者，应首先考虑清利这一治法。

3. 活血化瘀贯始终

"久病入络""久病及血""久病血瘀"，慢性肾炎病程迁延，中医学认为久病入络，血尿、高血压、蛋白尿均可以看作是血瘀损伤肾络的结果，活血化瘀有利于病损之修复，活血化瘀药对修复肾小球损伤、防治肾小球硬化、肾间质纤维化均有裨益，故应将活血化瘀法贯穿于治疗慢性肾炎之始终。

（二）辨病治疗

1. 饮食与休息

对于肾功能不全患者应根据肾功能减退程度控制饮食中蛋白摄入量，一般每天应限制在 30~40g，限制盐的摄入，每日食盐量 1~3g，应适当休息，避免剧烈活动。

2. 积极控制高血压

现在主要应用 ACEI、ARB、钙离子拮抗剂和 β 受体拮抗剂，对有明显水钠潴留者可加用利尿剂。

3. ACEI 及 ARB

近年来通过大量动物实验和有对照的临床观察证实，ACEI/ARB 除有确定的降压疗效外，还可以降低肾小球内压，有延缓肾功能恶化、减少尿蛋白（20%~50%）和减轻肾小球硬化的作用。临床上常用的有贝那普利、缬沙坦等。这两类药物均可引起高钾血症（特别是肾功能不全者），ACEI 副作用还会导致急性药物间质性肾炎、皮疹、瘙痒、发热、咳嗽、流感样症状、味觉减退和较为罕见的粒细胞减少等，肾功能减退者应根据其程度相应减少用量或延长间隔时间。ARB 类药物对肾功能减退严重者应慎重应用。

4. 抗凝和血小板解聚药物

可用双嘧达莫 50mg/ 次，3 次 / 日，或肠溶阿司匹林 100mg/ 次，每日 1 次。

5. 防止能引起肾损害的其他因素

对慢性肾炎患者应尽可能避免上呼吸道及其他部位的感染，以免加重病情，甚至引起肾功能急骤恶化。应避免肾毒性和易诱发肾功能损伤的药物，如庆大霉素、磺胺药、非固醇类消炎药以及含马兜铃酸的中药。

6. 激素和细胞毒药物

国内外对慢性肾炎是否应使用激素和（或）细胞毒药物尚无统一看法，一般不主张使用，但应视肾穿刺病理学检查结果而定。肾功能正常或轻度受损、蛋白尿较多的患者，可以试用，但如果无效，应及时、逐步予以撤去。

7. 预防和积极治疗感染

如已发生感染，如上呼吸道感染、尿路感染等，均应立即予以相应处理。但禁用肾毒性药物，如氨基糖苷类抗生素或两性霉素等。

（三）辨证治疗

1. 辨证论治

（1）肺肾气虚型

治法：补益肺肾。

方药：益气补肾汤加减。人参、黄芪、白术、茯苓、山药、山茱萸、炙甘草。

加减：若头面肿甚、咽干咽痛、伴发热咳嗽者，可用麻黄连翘赤小豆汤加减；少尿者，加用玉米须、猪苓、泽泻等；外感症状突出者，可先用参苏饮加减，宣肺解表祛邪。

（2）脾肾阳虚型

治法：温补脾肾。

方药：附子理中汤合金匮肾气丸加减。附子、党参、白术、干姜、山药、泽泻、茯苓、生地黄、肉桂。

加减：若形寒肢冷者，加补骨脂、巴戟天；若伴胸水而上气不能平卧者，加用葶苈子大枣泻肺汤；若脾气虚明显者，重用黄芪、党参；若瘀血明显，面色黧黑，腰痛固定，痛如针刺，舌质紫暗有瘀点瘀斑者，加用丹参、桃仁、红花、三棱、莪术等。

（3）肝肾阴虚型

治法：滋补肝肾。

方药：知柏地黄汤加减。生地黄、知母、黄柏、茯苓、泽泻、车前草、山药。

加减：若头晕目眩重者，加钩藤、夏枯草；两目干涩或视物模糊者，加枸杞子、菊花；心烦失眠，小便短赤者，加栀子、淡竹叶；若伴血尿者，加大蓟、小蓟、白茅根等；大便干结者，加生大黄、玄参。

（4）气阴两虚型

治法：益气养阴。

方药：参芪地黄汤加减。党参、黄芪、生地黄、山药、山茱萸、牡丹皮、茯苓、当归。

加减：若咽痛日久，咽喉暗红者，加沙参、麦冬、桃仁、赤芍以养阴活血；纳呆腹胀者，加砂仁、木香、枳实；易感冒者，加玉屏风散益气固表；五心烦热者，加地骨皮、鳖甲、女贞子、墨旱莲。

2.外治疗法

（1）针灸疗法　先针刺照海、三阴交、中脘、气海等穴位，然后灸三阴交，以预防感冒，加强固肾作用。适用于容易感冒、病情反复的患者。

（2）贴敷疗法　附子200g、细辛200g、生地黄200g、红花200g、川芎200g、王不留行200g、苍术250g、透骨草250g、牵牛子50g、大黄120g。以上诸药麻油煮，黄丹收膏。使用时先用温水清洗局部皮肤，将硬膏加温后敷于双侧肾区，每周换药1次，疗程不限，适用于慢性肾炎氮质血症者。

（3）灌肠疗法　该法适用于湿热内盛、浊毒蕴结型患者，以生大黄30g、牡蛎30g、蒲公英30g、六月雪30g、槐花30g，加水煎至200ml，水温37℃左右，令患者右侧卧位，头低臀高，以每分钟100滴速度滴入，保留40分钟至1小时，每天1次，每个疗程7~10天，用药后大便次数以每日2~3次为宜，通润为度，不可出现大泻，以免损伤元气。

（4）推拿疗法　推腰背部脊柱两侧；揉按神道、灵台、中枢、脊中、肺俞、脾俞、肾俞、大肠俞、承扶、委中、昆仑、太溪、涌泉等穴位；从腹部到腰背部脾俞至肾俞区间，到左侧背部、腰骶部；提捏腰背脊柱两侧。每日1次，每次30分钟。治疗慢性肾小球肾炎脾肾气虚证疗效可靠。

3.成药应用

（1）金水宝胶囊　适用于肺肾两虚型患者。每次3粒，每日3次，口服。

（2）肾炎康复片　具有益气养阴，补肾健脾，清除余毒之功效。适用于气阴两虚，脾肾不足，毒热未清者。每次5片，每日3次，口服。

（3）益肾化湿颗粒　具有升阳补脾，益肾化湿，利水消肿之功效。每次1袋，每天3次，冲服。适用于脾虚湿盛证者。

（4）昆仙胶囊　具有补肾通络，祛风除湿之功效。适用于风湿痹阻兼肾虚证者。每次2粒，每天3次，口服。

（5）黄葵胶囊　具有清利湿热，解毒消肿之功效。适用于湿热证者。每次5粒，每日3次，口服。

（6）百令胶囊　具有补肺肾，益精气之功效。适用于肺肾两虚者。每次4粒，每日3次，口服。

（四）医家诊疗经验

1.陈以平

陈以平教授认为感受外邪或湿热内蕴可导致慢性肾炎急性发作，细菌和病毒都可以作为抗原侵袭机体，许多炎症介质亦可促使免疫损害加剧，因而此时应遵"急则治其标"原则,针对外邪予以疏风清热,或清利湿热,邪去正安,不必专注蛋白尿和血尿,待邪去热清,蛋白尿、血尿亦可随之消失。对于一些新近发病,伴有外感症状者,应首先考虑突出清利这一治法。慢性肾炎病程迁延,中医学认为久病入络,血尿、高血压、蛋白尿均可以看作是血瘀损伤肾络的结果,活血化瘀药对修复肾小球损伤,防治肾小球硬化,肾间质纤维化均有裨益。慢性肾炎病程长,治疗上要有恒心,认清病机,注意守方守法,方能看出效果。若有条件应开展肾活检,然后根据病理分型确立治疗方案,选择中药或中西医结合治疗。

2. 岳美中

岳美中教授认为慢性肾炎的治疗,应根据其发展不同阶段,投予相应药方,在急性转为慢性肾炎之初,以利水为主,用胃苓汤加枳壳、党参。中期者,病在中焦,脾阳不振用苓桂术甘汤,以腹部脐周肿胀显著,用实脾饮。病在下焦,下肢肿甚,肾阳式微,用济生肾气丸,倘以肾阴不足为主,可用六味地黄丸,以肾阳不足为主,可用桂附地黄丸。对慢性肾炎后期,常以黄芪粥加味:生黄芪30g,生薏苡仁30g,赤小豆15g,鸡内金(为细末)9g,金橘饼2枚,糯米30g,先以水600ml,煮黄芪20分钟,捞去渣,次入生薏苡仁、赤小豆,煮30分钟,再入鸡内金、糯米,煮成粥。做1日量,分2次服之,食后嚼服金橘饼1枚,每日服1剂。对小儿慢性肾炎,常煮玉米须汁持久服用。

3. 刘渡舟

刘渡舟教授在辨治本病时,常采用辨证与辨病相结合的方法,对慢性肾炎所表现的主要症状进行中医辨证,并结合辨病的经验而遣方用药,以期提高临床疗效。对于水肿,予以调理阴阳,祛邪寓于扶正;对于蛋白尿,予以调理脾肾,补益寓于祛邪;对于血尿,着眼湿热,临证须分虚实;对于氮质血症,认为疏利三焦,溃败邪毒为要。

4. 徐嵩年

徐嵩年教授对慢性肾炎非肾脏病型常分三型治疗。对慢性肾炎每因上呼吸道感染而反复发作,以肺经症状表现为主者,如发热,咽喉肿痛,鼻塞流涕,头额胀痛,或伴咳嗽,眼睑肿,小便不畅或涩痛,舌偏红,苔黄腻,脉浮数或濡数,尿常规检查常见蛋白及少量红细胞或颗粒管型,以清利方治疗:白花蛇舌草30g,蝉蜕9g,七叶一枝花15g,蒲公英30g,板蓝根30g,玉米须30g,生薏苡仁20g,田字草30g,铁扫帚30g,鲜茅根30g。对慢性肾炎病程久者,症见面色萎黄,形体虚衰,疲惫乏力,食欲不振,脘腹胀坠,腑行不畅或溏泄,尿常规可见蛋白、红细胞,舌形胖,舌质瘀紫,苔薄腻,脉浮弱,以益气活血方治疗:党参12g,黄芪12g,白术12g,茯苓12g,炙甘草9g,黄连3g,炮姜3g,当归12g,丹参30g,生地黄30g,马鞭草30g,桑椹30g,大枣4枚。对慢性肾炎后期,因长期蛋白流失而出现肾气虚衰证候,如腰部酸痛,耳鸣眩晕,性欲减退,遗精,带下,两膝酸软,面足轻度浮肿,或形寒怕冷,大便稀溏,小溲清利,或咽干痛,失眠烦躁,舌淡胖,脉沉细,或舌质红,脉细数,以固肾方:黄精30g,熟地黄15g,细辛3g,大蓟30g,石韦30g,益母草30g,杜仲15g,补骨脂15g,覆盆子30g,核桃仁5枚。肺脾气虚、少腹胀坠、小便不畅者,加升麻9g,党参15g。体虚怕冷、常易感冒者,加黄芪30g,白术15g,防风9g;皮肤感染湿疹者,加地肤子30g,白鲜皮30g;关节酸痛者,加徐长卿30g,威灵仙30g,金雀根30g;小便短赤或涩痛者,加滋肾通关丸15g。

5. 杜纪鸣

杜纪鸣教授认为慢性肾小球肾炎与急性肾小球肾炎有相似之处，既有外因，又有内因，不同之处在于慢性肾小球肾炎病程较长，在迁延变化当中，机体脏腑功能虚损，久虚难复，又因虚致实，导致湿热、瘀血等病理产物的产生，湿热、瘀血反过来又影响脏腑功能，使正气更虚，最终形成本虚标实，虚实夹杂之证。本病虽常因外邪，如风邪或风湿之邪诱发，但其本在于脏腑功能虚损，内外相因，以致气血运行失常，三焦水道障碍，水谷精微外泄，湿浊水毒内蕴，继之形成血瘀、湿热等标实之证，而标实之证又可影响正气的化生使脏腑功能更虚，虚虚实实，形成恶性循环，给临床治疗带来困难。临床实践中治病求本，先治内因，去除诱因，以祛风湿邪气为要，内化湿热，不忘清利，兼顾血证，凉血活血以止血，同时，通经活络，以安腰府。

6. 叶景华

叶景华教授认为慢性肾炎的形成具有正虚邪实两个方面，正虚以脾肾亏虚为主，邪实以风邪、湿邪为主，肾虚而湿热瘀阻，风邪入络为基本病机，采用益肾清利、活血祛风为治疗大法，以鹿衔草、金雀根、怀牛膝、黄柏、半枝莲、益母草、萆薢、徐长卿、白茅根、山海棠、肿节风等组成基本方，根据病情随证加减。肿甚尿少者，加五苓散、车前子；肝阳上亢，头痛头晕者，加钩藤、白蒺藜、炙地龙；血尿甚者，加血余炭、苎麻根；泛恶呕吐者，加姜半夏、黄连、紫苏；大便不爽者，加生大黄；神疲气短、尿蛋白多者，加生地黄、知母；形寒肢冷、舌淡胖、脉沉细阳虚者，加熟附子、淫羊藿，去清利之品。同时强调，慢性肾炎在治疗过程中获效后，宜守方，并坚持长期服药，不要随意变更治疗方药。并认为用丁桂散、甘遂粉敷脐或用二黄膏（黄栀子、大黄、大蒜）敷腰部肾区对利小便退肿有一定的作用。

五、预后转归

慢性肾炎综合征发病原因众多，病情复杂多变，病理表现多样，常常缓慢进展，肾单位逐渐破坏，最终导致慢性肾衰竭，预后较差，病情较重者发展迅速，可以在数月内进入尿毒症阶段，需要肾脏替代治疗。故应抓住时机，积极治疗。

六、预防调护

（一）预防

适度活动，避免受冷、受湿、过度疲劳、感染等因素，减少慢性肾炎综合征恶化的诱因，避免使用对肾脏有损害的药物。

（二）调护

慢性肾炎综合征有浮肿、高血压者应采用低盐饮食，严重者甚至应忌盐，减轻水钠潴留。患者尿中排出大量蛋白尿，故应重视补充蛋白质，但应以动物蛋白为主，且量不宜过多，以促进水肿消退，且不加重肾脏负担为度。在水肿时忌针刺，戒酒色，勿抽烟，以免病情加重。另外，由于慢性肾炎综合征病程长、变化多，经久不愈，故应注意帮助患者克服悲观情绪，树立与疾病长期斗争的信心和必胜的信念。同时，可以予以适当食疗，如鲫鱼汤。用鲫鱼 500g，去鳞及肠杂，洗净，清水加适量葱段、姜片，煮熟作汤，调味食之，对于肾炎水肿的消退有较好疗效。

参考文献

[1] 陈以平. 肾脏病的辨证与辨病治疗 [M]. 北京：人民卫生出版社. 2003：101-123.

[2] 黄果. 岳美中治疗小儿慢性肾炎经验方的应用 [J]. 浙江中医杂志. 1988,（12）：544.

[3]陈明.刘渡舟辨治慢性肾小球肾炎主要症状的经验[J].北京中医杂志.2003,22（2）：10-12.

[4]汤淏.刘明教授从湿热论治慢性肾小球肾炎浅识[J].中医药学刊.2005,23（9）：1563-1564.

[5]刘慰祖.著名老中医徐嵩年辨证治疗慢性肾炎的经验：附100例临床疗效分析[J].上海中医药杂志.1982,（11）：5-7.

[6]任鲁颖，张传霞，王祥生.杜纪鸣主任医师治疗慢性肾小球肾炎经验[J].中国中医药现代远程教育.2014,12（2）：90-91.

第四节　肾脏病综合征

肾脏病综合征是一组多种原因引起的临床综合征。它不是一个独立的疾病，而是许多疾病在发展过程中，损伤了肾小球毛细血管滤过膜的通透性而发生的以大量蛋白尿为特征的一个综合征。

根据病因，肾脏病综合征可分为原发性和继发性两大类。2/3成人和大部分儿童的肾脏病综合征均为原发性，在45岁以上发病的患者，须注意排除可能伴有的恶性肿瘤，如膜性肾脏病伴肺、乳房、胃肠道实体瘤等。继发性肾脏病综合征的原因很多，常见为糖尿病肾脏病、系统性红斑狼疮性肾炎、过敏性紫癜性肾炎、肾淀粉样变、感染、药物、肿瘤、子痫、毒素及过敏等。1/3成人肾脏病综合征和10%儿童的肾脏病综合征可由上述病因继发。临床上在做肾脏病综合征的病因诊断时，需认真排除继发性肾脏病的可能性，方可诊断为原发性肾脏病综合征。在临床上要处理继发性肾脏病综合征比较困难。对于不明原因的肾脏病，肾穿刺活检有助于确诊。据临床报道，我国继发性肾脏病综合征病因以系统性红斑狼疮、糖尿病和过敏性紫癜最为常见。

肾脏病综合征的典型表现为大量蛋白尿（每日 ≥ 3.5g/24h），低蛋白血症（血浆白蛋白 < 30g/L）、高脂血症和水肿。临床习惯称之为"三高一低"，其中大量蛋白尿及低蛋白血症是诊断肾脏病综合征的必备条件，水肿及高脂血症则是在大量蛋白尿基础上造成的病理生理变化。根据本病的临床表现和体征，可归属于中医学"水肿""腰痛""尿浊"等范畴。

一、病因病机

（一）西医学研究

从其临床表现来看，大量蛋白尿是肾脏病综合征的标志。肾小球基底膜通透性的变化是肾脏病综合征蛋白尿形成的基本原因，包括电荷屏障、孔径屏障的变化。而肾小管上皮细胞中吸收原尿中的蛋白，并对之进行分解代谢的能力对蛋白尿的形成也有一定的影响。主要成分为白蛋白，亦可包括其他血浆成分，与尿蛋白的选择性有关，尿蛋白的程度，个体差异很大。尿蛋白排出量的多少受到肾小球滤过率（GFR）、血浆白蛋白浓度和蛋白摄入量等因素影响。如GFR降低时，尿蛋白排出量会减少；严重低蛋白血症时，尽管肾小球滤过膜损坏程度没有变化，但尿蛋白排出量亦会减少；高蛋白饮食会使尿蛋白排出量增加。此外，严重血尿时可以令尿蛋白增加，这是由于红细胞溶解释放血红蛋白的缘故。在临床上对肾脏病综合征的尿蛋白应做到准确定量，以观察治疗效果。我们在实际工作中常用24小时尿蛋白定量来评估，并参考GFR和血浆白蛋白的含量作出判断。

低蛋白血症是肾脏病综合征必备的第二个特征。其主要原因是尿中白蛋白的丢失，因为血浆白蛋白值是白蛋白合成与分解代谢平衡的结果，肾脏病综合征时虽然肝脏对白蛋白的合成能力轻度增加，但增加程度常不足以代偿尿中白蛋白的丢失。亦有报告观察到患者的白蛋白合成能力下降。即使患者肾小管分解白蛋白的能力增加，但肾外的白蛋白分解能力是下降的。研究还发现有患者在胃肠道内也丢失白蛋白，肾脏病综合征时，患者呈负氮平衡，但在高蛋白负荷时，可转化为正氮平衡，表明机体呈蛋白质营养不良状态。

肾脏病综合征的患者都存在轻重不同程度的水肿，严重者可出现胸水、腹水、心包积液等。一般来说，水肿的出现与严重程度与低蛋白血症的程度呈正相关。传统观念认为，本病水肿的基本发生原理是肾小球基底膜对尿蛋白（特点是白蛋白）的通透性增加，尿内丢失大量蛋白引起血浆白蛋白下降。当血浆白蛋白降低而使血浆胶体渗透压力降低时，根据 Starling 原理不难理解，血液内水分向组织间隙移动，而发生水肿，出现继发性水钠潴留，但血容量的变化，并不能解释所有肾脏病综合征水肿的发生，因为它们在某些患者身上可能是造成水钠潴留，加重水肿的因素。水肿的发生似乎已不能单用一个机制来解释，其真正的形成机制，目前尚未清楚，很可能是与肾内某些调节机制的障碍有关，有待进一步深入研究。

肾脏病综合征时，患者血浆胆固醇、甘油三酯均明显增高，低密度及极低密度脂蛋白浓度增加，高密度脂蛋白正常或稍下降。血浆白蛋白降低引起脂蛋白代谢紊乱的机制有多种解释。①由于低蛋白血症，导致肝脏合成极低密度脂蛋白增加，且周围组织对脂蛋白的分解、利用增加。②由于尿中丢失白蛋白及其他调节蛋白，导致胆固醇代谢紊乱。高脂血症的严重程度与患者的年龄、吸烟史、营养状态、肥胖程度、有否糖尿病等因素有关。长期的高脂血症，尤其是低密度脂蛋白上升及高密度脂蛋白下降，可加速冠状动脉粥样硬化的

发生，增加患者发生急性心肌梗死的危险性。肾脏病患者可出现脂尿，表现为尿沉渣中有双重折射性脂质小体。

总之，肾脏病综合征的发病原因和病理生理变化极为复杂，目前尚未完全阐明，许多问题仍有待进一步研究。

（二）中医学认识

中医学认为引起肾脏病综合征的病因，既有外感，又有内伤诸因。在外感之中，常见风寒湿热外袭，或劳汗当风，露卧潮湿，水湿浸渍，或疮毒内归等因素。而在内伤之中，又以素体薄弱，烦劳过度，或饮食不节，或情志劳欲等为多见。由此导致肺脾肾三脏功能失调，使肺失宣肃，脾失健运，肾失气化，三焦水道不畅，膀胱气化无权，致水液代谢紊乱，水湿内停，精微外泄，而发为本病。本病病位主要在肺、脾、肾三脏。病程日久，则会延及心、肝受累。

本病总属虚实错杂，本虚标实为患。病变早期水肿较甚，以邪实为主，多与风热、湿毒、气滞、水停有关，病变重在肺脾两脏。后期水邪渐退，尿蛋白持续不消，多责之于气虚、阳虚、阴虚，病变重在脾肾两脏。在整个病变过程中，以脾肾功能失调为重心，以阴阳气血不足，尤其是阳气不足为病本，以水湿、湿热、瘀血阻滞为病变之标，表现为虚中夹实。虚实错杂之证，临床症状多样复杂，极大地增加了辨证治疗的难度。而风热、水气、湿毒又作为致病的诱因，常常导致肾脏病综合征病情的加重或复发。尤其是感受风寒湿热之邪，患者每因外感而加重病情，以致本病常常反复发作，迁延难愈，湿浊诸邪阻滞更重，血行也不畅，最终出现水饮凌心射肺，或瘀水交阻，肤紫水溢，或精微外泄，形瘦身惫，甚者发展为癃闭、关格、溺毒等危重证候，变得更加复杂难治。

二、临床诊断

（一）辨病诊断

1.临床表现

（1）蛋白尿（尿蛋白定量≥3.5g/24h）。

（2）低蛋白血症　人血白蛋白<30g/L。

（3）高度水肿。

（4）高脂血症（血浆胆固醇、甘油三酯均明显增高）。

前两项是诊断肾脏病综合征的必要条件，后两项为次要条件。临床上只要满足上述2项必要条件，肾脏病综合征的诊断即成立。

肾脏病综合征可分为原发性肾脏病综合征和继发性肾脏病综合征。如考虑为继发性肾脏病综合征应积极寻找病因，在排除继发性肾脏病综合征，如糖尿病肾脏病、紫癜性肾炎、狼疮性肾炎、乙肝相关性肾炎、肾淀粉样变等之后才能诊断为原发性肾脏病综合征。

肾脏病综合征并非独立疾病，在肾活检基础上完善病理类型的诊断尤为重要。

2.相关检查

（1）血生化　血浆蛋白，尤其是白蛋白降低，总胆固醇、甘油三酯升高。严重水肿患者尚会出现一过性氮质血症。

（2）影像学检查　肾脏彩超检查有助于诊断肾脏病综合征。

（3）病理学检查　肾穿刺活检证实，肾脏病综合征在临床上常见的病理类型有多种，原发性肾脏病综合征根据病理可进一步细分为微小病变型肾脏病、系膜增生性肾小球肾炎、系膜毛细血管性肾小球肾炎、膜性肾脏病及局灶节段性肾小球硬化。继发性肾脏病综合征包括过敏性紫癜肾炎、系统性红斑狼疮性肾炎、乙型肝炎相关性肾炎、糖尿病肾脏病、肾淀粉样变性及骨髓瘤性肾脏病等。

（二）辨证诊断

对于肾脏病综合征，中医是以临床表现为诊断依据的。其中水肿期属于中医学典型的"水肿"范畴，而水肿消退后则归属于中医的"腰痛""尿浊"等范畴。

1.风热犯肺型

（1）临床证候　眼睑颜面浮肿，迅速遍及全身，而以面目尤甚，小便短少，恶寒发热，咽喉肿痛，头身疼痛，肢节酸楚，舌红苔薄白，脉浮而数，常见于水肿初期。

（2）辨证要点　面目肿甚，咽喉肿痛或寒热身痛，脉浮数。

2.水湿浸渍型

（1）临床证候　肢体浮肿，按之没指，下肢尤甚，小便短少，身重困倦，胸闷腹胀，纳呆泛恶，舌苔白腻，脉沉缓，起病较缓，病程较长。

（2）辨证要点　下肢肿甚，胸闷腹胀，病程绵长。

3.湿热壅盛型

（1）临床证候　遍体浮肿，肿势多剧，皮肤绷紧光亮。面红气粗，口苦口黏，口干不欲饮，胸闷痞闷，腹大胀满，或痤疮感染，或继发痈、疖、疮溃烂。小便短赤，大便不畅，舌边尖红，苔黄腻或薄黄，脉沉数或滑数。

（2）辨证要点　全身肿甚，口苦口黏，舌苔黄腻，或继发疮疖。

4.脾肾阳虚型

（1）临床证候　全身皆肿，腰以下尤甚，按之凹陷不易恢复，或伴胸水、腹水，小便不利，腰膝酸软，神疲肢冷，纳减便溏，脘腹胀满，甚则心悸气促，胸闷难卧，面色萎黄或㿠白，颜面虚浮，舌质淡胖，舌苔白润或薄腻，脉沉细无力。

（2）辨证要点　腰以下肿甚，按之凹陷不起。神疲腰酸，肢冷便溏，脉沉细无力。

5.阴虚湿热型

（1）临床证候　多见于久服激素之后，面呈满月状，面红肢肿或不肿，怕热汗出，手足心热，疖肿满布，口苦口黏，小便短涩，大便干结，舌质偏红，舌苔薄黄而腻或少苔，脉弦滑数或沉细数。

（2）辨证要点　面红，疖肿，手足心热，自汗出，舌红少苔，脉细数。

6.瘀水互结型

（1）临床证候　尿少浮肿，肿势轻重不一，水肿日久不消，面色黧黑，口唇色暗，肌肤紫暗或有瘀斑瘀点，妇女月经不调或闭经，纳差泛恶，或腰痛如刺，尿色红赤，皮肤粗糙，舌质暗红或紫暗，舌边有瘀斑瘀点，苔薄白，脉细涩或弦涩。

（2）辨证要点　尿少浮肿，日久不消，肌肤瘀斑，唇舌紫暗，脉弦涩。

三、鉴别诊断

（一）西医学鉴别诊断

临床上诊断肾脏病综合征并不困难。根据其典型的临床症状和体征，结合实验室有关检查，即可明确诊断。但由于本病不是一个独立的疾病，而是一组由多种原因引起的临床综合征，故要做肾脏病综合征的病因诊断。而肾脏病综合征根据病因分为原发性和继发性两类。要想诊断原发性肾脏病综合征，必须首先排除继发性肾脏病综合征的可能性，这是比较困难的。如何明确诊断，须从以下两方面着手。

1.首先诊断是否为肾脏病综合征

如前所述，肾脏病综合征患者往往都有非常典型的临床症状和体征，结合血生化的异常，诊断并不困难。临床上不必诸症悉俱，只要有大量蛋白尿和低蛋白血症者两项，即可考虑本病之存在。

2.明确肾脏病综合征的病因诊断

临床上在诊断原发性肾脏病综合征时，必须认真排除继发性肾脏病综合征的可能性，继发性肾脏病综合征的原因很多。常见者为糖尿病肾脏病、肾淀粉样变、系统性红斑狼疮性肾炎、药物及感染引起的肾脏病综合征。一般来讲，对小儿着重排除遗传性疾病、感染性疾病及过敏性紫癜等引起的继发性肾脏病综合征；对青年肾脏病综合征患者，诊断上首先应考虑原发性肾小球疾病，但应排除系统性红斑狼疮性肾炎（对每一位女性患者均应仔细排除）及过敏性紫癜性肾炎等；对中老年肾脏病综合征患者应首先考虑为继发性肾脏病综合征，常见病因有糖尿病肾脏病、多发性骨髓瘤、肾淀粉样变、乙型肝炎病毒相关性肾脏病等。每个病都有其各自独特的临床表现，临床一般不难做出诊断。总之，必须首先除外继发性肾脏病综合征的病因和遗传性疾病，才能诊断为原发性肾脏病综合征。最好能进行肾活检穿刺，做出病理诊断。

（二）中医学鉴别诊断

本病根据其临床表现及病势演变，可见于中医多种病证中，而这些病证又都以临床主症为诊断依据，所以诊断并不困难。但这些病证在临床表现上与某些病证有相似之处，容易混淆，故应注意它们的鉴别。

1.水肿与鼓胀

水肿是肾脏病综合征患者的主要临床特征。作为一个病证，其水肿程度虽然轻重有别，差异很大，但一般来讲水肿可先起自于头面，也可从下肢开始，逐渐延及全身，严重者可出现胸水、腹水。而鼓胀患者以腹部膨胀如鼓，腹部胀大，而肢体无变化，严重者才伴见全身浮肿，且患者典型表现为肤色苍黄，腹部脉络暴露。而水肿患者无此症。从病位上来讲，水肿病变重在肺、脾、肾三脏，而鼓胀病变脏腑为肝、脾、肾。从病理机制看，水肿为水液输化失常，停于体内，泛溢肌肤之故，而鼓胀为气、血、水交阻腹内而成。

2. 尿浊与淋证

尿浊为小便浑浊不清，白如米泔水，但尿出自如，无疼痛滞涩感。而淋证之膏淋，虽亦为小便浑浊，如脂如膏，或如米泔水样，但伴有排尿时有热涩刺痛感。

四、临床治疗

（一）提高临床疗效的要素

1. 知常达变，善调肺脾肾

肾脏病综合征之水肿的病机，主要是肺、脾、肾三脏功能失常，使肺失通调之职，脾失转输之能，肾失蒸化之功，导致水液代谢紊乱，水湿潴留，停于体内，泛溢肌肤而形成水肿。故治疗之重点，重在肺脾肾三脏的调理，以宣肺、健脾、益肾为法。而肺、脾、肾三脏之间相互联系，相互影响。如肾虚水泛，上逆于肺，则肺气不降，失去通调之职，必使肾气更虚，水邪更盛；若脾虚不能制水，水湿壅盛，必损其阳，久则肾阳亦衰；肾阳虚衰不能温养脾土，脾肾俱虚，则水肿更加严重。由此造成水肿之病机复杂，证候错综难辨。所以，在治疗中要知常达变，灵活施法，肺脾同治，脾肾双补，祛邪安正，以收其功。且强调水肿之根本在肾，肾为水脏，主气化、是调节水液的重要脏器，历代医家尤为重视。如清代医家喻昌指出水肿病"其权尤重于肾"，益肾（肾阴）温阳（肾阳）为治疗水肿病的常用之法。

2. 谨守病机，明确标本缓急

肾脏病综合征之病机特点错综复杂，虚实交织，故只有掌握证候特征及演变规律，才能抓住疾病之重点，明确标本缓急，这是正确治疗本病的基础和关键所在。从其常见证候看，虚实迥异，实者有风水、湿热、瘀阻，虚者多为气虚、阳虚、阴虚，

病至后期，则主要表现为正气衰惫、浊毒内留证候，上述证候可以单见，也可以兼具，更有虚实相夹呈现复杂证候者。即使在同一阶段，也有几种证候并存的。另外，药物副反应所致的医源性湿热证、医源性阴虚证等，只有明辨病证的标本，才能先后有序。如外感风寒湿热之邪，累及肾的封藏，发为水肿者，外邪是本，而精血泄漏及水肿为标，宜先治其本。在治疗疾病过程中，由于长期服用泼尼松或环磷酰胺等药物，使患者机体抵抗能力下降，肺卫气虚，易感风寒、风热而见诸症。此时，气虚为宿疾，感邪为卒病，宿疾为本，卒病为标，宜先治其标，兼顾其本。总之，宜遵循急则治标，缓则治本，标本俱急时，则标本同治的原则。《黄帝内经》中云："知标本者，万举万当，不知标本，是谓妄行。"因此，必须把分标本、定缓急作为治疗肾脏病综合征的一大辨证要点来认识。

3. 对症治疗，塞流澄源复本

大量蛋白尿是肾脏病综合征的一个主要表现，而大量尿蛋白的持续丢失，可导致血浆蛋白降低，它不仅能产生一系列临床症状，还能加速肾小球硬化和肾功能减退的进程，造成各种虚损证候，影响疾病预后，因此，对于肾脏病综合征患者的大量蛋白尿，应采取塞流、澄源、复本等针对性治疗措施。塞流，就是消除或减少尿蛋白的丢失；澄源，是指消除发生蛋白尿的病因；复本，是对蛋白尿等精血耗伤虚证所采取的补偿措施。基于此种认识和实践，目前中医药治疗蛋白尿已从早期的单纯应用补肾固涩法，逐步发展至辨证使用或综合应用祛风、活血、清宣、清热解毒、清热利湿诸法。临床研究和实践均证实，雷公藤制剂不仅可减少尿蛋白，还能改善肾脏病综合征的病理变化，具有类激素样治疗作用，而又无激素样副作用，疗效肯定，已在临床广泛应用。在大量蛋白丢失

后，以食疗为主，同时在药物治疗上，可加入血肉有情之品如阿胶、龟甲胶等，最终达到塞流、澄源、复本之功。

4. 提高疗效，重视活血化瘀

现代临床研究证实，肾脏病综合征的高凝状态、高黏滞血症、纤维蛋白在肾小球内沉积、毛细血管内血小板聚集、肾静脉微血栓形成等病理改变，正是中医"瘀血"证的内涵。它不仅存在于肾脏病综合征的水肿期，还可能存在于临床的任何阶段。对瘀血证候，除四诊资料外，还需结合瘀血证的微观指标，进行微观辨证，即将宏观辨证与微观辨证相结合，从而扩大传统的瘀血证范畴和活血化瘀中药的应用范围，可提高临床疗效。活血化瘀应贯穿在整个治疗过程中，而不应该仅仅局限于"久病成瘀"之说。临床常用活血化瘀药物有丹参、川芎、红花、桃仁、水蛭、地龙、三棱、莪术等，还有中成药如川芎嗪注射液、丹参注射液，临床应用甚广。临床经验证实，对肾脏病综合征患者来说，活血化瘀疗法是一个久盛不衰的疗法。

5. 中西并举，扬长避短

临床实践证明，中西医结合治疗肾脏病综合征较单纯西医或中医药治疗效果显著，尤其对一些激素无效型或不能耐受激素治疗的患者而言，更具治疗优势。对使用激素治疗的患者，配合中药治疗，分期、分阶段辨证遣方，可以达到减轻副作用、缩短疗程、减少复发率、降低反跳率、提高临床疗效的作用。

6. 控制感染，注意防护

肾脏病综合征患者常因感染起病，又因感染加重病情。因此，必须告诫患者，做好个人生活防护，避免各种感染因素。对临证治疗效果不佳，病程绵长的患者，要认真查询病因，确认是否有潜在的感染因素影响蛋白尿的消退。一旦发现感染病灶，应予以强有力的抗感染治疗，提高临床疗效。

（二）辨病治疗

1. 一般治疗

对于有严重水肿、低蛋白血症者应卧床休息，并给予正常量 0.8~1.0g/（kg·d）优质蛋白饮食，保证充分热量，每日每公斤体重不应少于 126~147kJ。水肿时应该低盐饮食（＜3.0g/d），低脂饮食。

2. 对症治疗

（1）利尿消肿　可以使用利尿剂如下。氢氯噻嗪 25mg，每日 3 次口服。氨苯蝶啶 50mg，每日 3 次。螺内酯 20mg，每日 3 次。呋塞米 20~120mg/d，分次口服或静脉滴注。羟乙基淀粉，250~500ml 静脉滴注，隔日 1 次。亦可通过静脉滴注血浆或白蛋白以提高血浆胶体渗透压来促进组织中水分的回收。对肾脏病综合征患者利尿的治疗原则是不宜过快过猛，以免造成血容量不足，加重血液高凝倾向，诱发血栓、栓塞并发症。

（3）减少尿蛋白　ACEI 或 ARB 均可有效控制高血压，降低蛋白尿。用于降低蛋白尿时，所用剂量一般应比常规降压剂量大，才能获得良好疗效。

（4）降压治疗　肾脏病综合征患者的高血压常因为水、钠潴留，在限盐利水后即可得到缓解，少数患者需加用降压药物，临床已将 ACEI/ARB 作为一线降压药，ARNI、钙离子拮抗剂、β 受体拮抗剂治疗高血压，亦有较为肯定的疗效。

（5）降脂治疗　高脂血症可以促进肾小球局灶、节段性硬化，还有增加心血管并发症的可能性。目前临床认为羟基甲基戊二酰辅酶 A（HMC-CoA）还原酶抑制剂是肾脏病综合征降脂治疗中比较合理、安全的一类药物，通过降脂，预防及减少深静脉血栓形成。

（6）抗凝治疗　当肾脏病综合征具有明显的血液浓缩、血脂升高，并应用大量糖皮质激素及利尿剂时，应立刻开始预防性抗凝治疗，可短期应用小剂量肝素5000U/12h，或双香豆素类药物，或抗血小板聚集药物双嘧达莫（150~300mg/d）或小剂量阿司匹林（40~80mg，每日一次），对已发生栓塞者尽早给予溶栓治疗，同时配合抗凝治疗。

3. 特殊治疗

（1）糖皮质激素　其使用原则和方案一般如下。①起始足量。常用药物为泼尼松1mg/（kg·d），口服8周，必要时可延长至12周。②缓慢减药。足量治疗后每2~3周减原用量的10%，当减至20mg/d左右时症状易反复，应更加缓慢减量。③长期维持。最后以最小有效剂量再维持数月至半年。激素可采取全日量顿服或在维持用药期间两日量隔日一次顿服，以减轻激素的副作用。根据患者对糖皮质激素的治疗反应，可将其分为"激素敏感型"（用药8~12周内缓解）"激素依赖型"（激素减量到一定程度即复发）和"激素抵抗型"（激素治疗无效）三类，其各自的进一步治疗有所区别。

肾上腺皮质激素治疗中的主要难点是复发率高，按上述经典疗法治疗后随访36个月，复发率高达31%。且本类药物副作用大，其不良反应发生的程度与使用剂量大小和疗程长短呈正相关，常见不良反应有感染、类似肾上腺皮质功能亢进症、抑制生长发育、诱发精神病。长期大量服用会增加钙磷排泄致骨质疏松、无菌性股骨头坏死等。

（2）细胞毒药物　激素治疗无效、激素依赖型或反复发作型，可以用细胞毒药物协助治疗。由于此类药物多有性腺毒性，易损伤肝脏，大剂量使用可诱发肿瘤，因此，在用药指征及疗程上应该慎重。此类药物中，环磷酰胺和苯丁酸氮芥临床应用较多。

（3）免疫抑制剂　目前临床上常用的免疫抑制剂有环孢霉素A、他克莫司、吗替麦考酚酯和来氟米特等。既往免疫抑制剂常与糖皮质激素联合应用治疗多种不同病理类型的肾脏病综合征，近年来也推荐对糖皮质激素相对禁忌或不能耐受（如未控制糖尿病、精神因素、严重的骨质疏松）以及不愿接受糖皮质激素治疗方案的患者，可单独应用免疫抑制剂治疗（包括作为初始方案），某些病理类型的肾脏病综合征，如局灶节段性肾小球硬化、膜性肾脏病、微小病变型肾脏病等，应针对不同的病理类型，制定相应个体化的治疗方案。

（4）其他　对于原发性肾脏病综合征不同的临床病理类型，采用上述治疗方法临床疗效报道不一。目前公认小儿患者用糖皮质激素治疗微小病变性肾脏病综合征反应好（有效率90%以上）而快（2周左右），但在成年患者中反应较慢（需6~20周），有效率在80%左右。对于各种类型的肾脏病综合征患者，在使用糖皮质激素或细胞毒类药物时，若无效，须慎重权衡利弊，扬长避短，不可盲目继续用药，而应采用对症治疗的方法，以提高治疗效果，防止肾小球病变的发展。近年来兴起的生物制剂利妥昔单抗、贝利尤单抗、泰它昔普等，给难治性肾脏病综合征带来了一线希望。

（三）辨证治疗

1. 辨证论治

（1）风热犯肺型

治法：疏风清热，宣肺利水。

方药：麻黄连翘赤小豆汤合越婢加术汤加减。麻黄、连翘、赤小豆、桑白皮、石膏、白术、甘草、生姜。

加减：若咽喉红肿疼痛者，加金银花、桔梗、射干；风热表证明显者，加荆芥、金银花、羌活；咳喘较甚者，加杏仁、前胡；小便热涩短少者，加猪苓、玉米须、白花蛇舌草；汗出恶风、一身悉肿、卫阳已虚者，可加用防己黄芪汤加减。

（2）水湿浸渍型

治法：化湿健脾，通阳利水。

方药：五皮饮合胃苓汤加减。桑白皮、陈皮、大腹皮、茯苓皮、生姜皮、苍术、厚朴、猪苓、泽泻、桂枝、白术。

加减：若上半身肿甚、咳喘气逆者，加麻黄、杏仁、葶苈子；腹胀甚脘痞者，加干姜、花椒；纳呆泛恶明显者，加制半夏、神曲、竹茹；脾气素虚者，加黄芪、党参。

（3）湿热壅盛型

治法：清热利湿解毒。

方药：五味消毒饮合四妙散加减。金银花、蒲公英、野菊花、紫花地丁、天葵子、苍术、黄柏、防己、萆薢。

加减：若大便干结者，加生大黄；若湿盛口苦黏腻者，加藿香、佩兰、薏苡仁；小便短涩不利者，加白茅根、泽泻、玉米须。

（4）脾肾阳虚型

治法：温补脾肾，通利水湿。

方药：真武汤合济生肾气丸加减。附子（先煎）、肉桂、山药、白术、茯苓、白芍、生地黄、山茱萸、牛膝、车前子、泽泻、牡丹皮、生姜。

加减：若气虚明显者，加黄芪、党参；阳虚明显者，加淫羊藿、巴戟天；尿蛋白长期不消者，加金樱子、芡实、益智仁；心悸，唇绀，脉虚数、结代者，宜重用附子，再加桂枝、炙甘草、丹参；若见喘促、汗出、脉虚浮而数者，宜重用人参、蛤蚧、五味子、山茱萸、牡蛎，以防止喘脱之变。

（5）阴虚湿热型

治法：滋阴益肾，清热利湿。

方药：知柏地黄汤加减。生地黄、知母、黄柏、山药、山茱萸、牡丹皮、茯苓、泽泻。

加减：若兼疮疖感染，热毒较盛者，加板蓝根、金银花、蒲公英；大便秘结者，加芒硝、大黄；面红热、手足心热、易出汗者，加地骨皮、女贞子、墨旱莲；口干咽燥者，加麦冬、玉竹、石斛。

（6）瘀水互结型

治法：活血化瘀，利水消肿。

方药：桃红四物汤合五苓散加减。药用桃仁、红花、当归、赤芍、川芎、生地黄、茯苓、泽泻、白术。

加减：若伴气虚者，加人参、黄芪；伴阳虚者，加淫羊藿、巴戟天；伴阴虚者，加生地黄、鳖甲、地骨皮；伴血尿者，加白茅根、藕节炭、蒲黄、大蓟、小蓟；水肿甚者，加猪苓、车前草。

2.外治疗法

（1）针刺治疗　该疗法需辨证使用。阳水患者取肺俞、三焦俞、阴陵泉、合谷、外关。阴水者取脾俞、肾俞、水分、气海、太溪、足三里。有热者加曲池；咽痛者加少商；面部肿甚者加水沟；阴水伴脘痞者加中脘；便溏者加天枢。每次选主穴2~3个，配穴2~3个。阳水针刺用泻法，偏于风寒者加灸法，偏热者可刺出血。阴水一般可用平补平泻手法，并用灸法。留针20~30分钟，中间行针1次。每日治疗1次，10天为1个疗程。

（2）耳针　取肝、脾、肾、皮质下、膀胱等穴，一般留针20~30分钟，每日或隔日1次，10次为1个疗程。适用于水肿明显的患者。

（3）脐疗法　①田螺1个，甘遂5g，雄黄3g，三味药物混合捣烂，制成小形圆饼如五分硬币略大而稍厚。再取麝香0.1g，研为极细末，放入神阙穴内，然后用药饼盖在上面，覆以纱布，胶布固定，1日1换。根据小便通利及水肿消失情况停药。一般2~3次见效。可用于一切水肿。②蝼蛄5个，捣烂，纱布包裹，敷神阙穴，胶布固定，2天换药1次。用于一切水肿，小便不利。③白芥子30g，丁香、肉桂各10g，花椒12~30g，上药烘干，共研细末。用时取药粉适量，用醋调成膏，纱布包裹敷于脐上，胶布固定，每日1次，连敷数日。用于全身水肿属水湿壅盛者。④桂枝、干姜、党参、白术、硫黄、白芍、白矾各等量，研细末备用。每次取药粉0.5~1g，放于脐中，胶布贴固，1周更换1次。用于脾肾阳虚型水肿。

（4）贴敷法　将黄芪、白术、淫羊藿、附子、川芎、三棱加工后，调为药膏，外敷肾俞、神阙、三阴交等穴位，隔日1次，1个月为1个疗程。治疗难治性肾脏病综合征。

（5）药浴法　用生麻黄、桂枝、细辛、红花各30~60g，羌活、独活各30g，荆芥、防己各30~50g，苍术、白术15~30g。热象显著者加薄荷30g，柴胡30~60g，柳枝100g；血压高者加葛根、菊花各30g。用大锅煮沸20分钟后，令患者洗浴，保持水温，以周身出汗为宜，每次15~30分钟，每日1剂，每日1~2次。以水肿消退为准。

3.成药应用

（1）肾炎康复片　具有益气养阴，补肾健脾，清除余毒之功效。适用于气阴两虚，脾肾不足，毒热未清者。每次5片，每日3次，口服。

（2）百令胶囊　具有补肺肾，益精气之功效。适用于肺肾两虚者。每次4粒，每日3次，口服。

（3）黄葵胶囊　具有清利湿热，解毒消肿之功效。适用于湿热证者。每次5粒，每日3次，口服。

（4）肾炎舒片　具有益肾健脾，利水消肿之功效。适用于脾肾阳虚、水湿内停者。每次5片，每日3次，口服。

4.单方验方

（1）水蛭研极细末，装胶囊内，每次3粒，每日3次，口服。适用于治疗肾脏病综合征高凝血症。[《中国中医急症》2011，20（3）：476-477.]

（2）蚕豆衣60kg，红糖2500g，煮成浸膏5000ml，分装50瓶，每次20~30ml，每日2~3次，空腹服。建议尿蛋白（++）以下者，可用蚕豆衣制剂治疗，或患者家中自行制备蚕豆衣糖浆，糖尿病患者应减少红糖用量。[《中华中医药杂志》2019，34（12）：5720-5722.]

（四）医家诊疗经验

1.时振声

时振声教授认为肾脏病综合征属脾肾阳虚。本病有实证、虚证或虚实夹杂之不同。治疗上掌握五点：①虚则补之，补虚之中略佐祛邪。②实则泻之，泻实之中毋忘补虚。③重视气化，注意气虚和气滞的辨证。④久病血瘀，宜活血利水兼顾。⑤水肿消退后，重视巩固疗效。

2.叶传蕙

叶传蕙教授将本病分为风热犯肺、脾肾阳虚、湿热壅盛、阴虚湿热、瘀水交阻5型，分别用麻黄连翘赤小豆汤或越婢汤、真武汤合五皮饮、五味消毒饮合程氏萆薢分清饮、知柏地黄汤、桂枝茯苓丸进行辨证加减治疗。

3.杨霓芝

杨霓芝教授综合本病发生的内外因素，将本病辨证分为风水相搏、脾虚湿困、湿热内蕴、水湿浸渍、阳虚水泛5型，分别运用越婢加术汤、实脾饮、疏凿饮子、五皮饮、阳和汤辨证治疗，并且每一型均加用桃红四物汤。

五、预后转归

肾脏病综合征是由多种原因所引起的一组临床综合征，故其预后转归差异很大，诸多患者经积极治疗后病情可以完全缓解，但部分患者由于病情反复发作，病势渐重，日久可发展为慢性肾衰竭。或在肾功能良好时，由于严重并发症导致死亡。

肾脏病综合征在临床上具有不同的病理类型。一般来讲，微小病变性肾脏病总的预后良好，发展至慢性肾衰竭者罕见，成人约3%发展至慢性肾衰竭，儿童罕见，死亡者多为成人，尤其是老年患者，死亡的主要原因为心血管疾病和感染，而后者往往是不正确地使用激素和细胞毒药物产生。50%以上系膜增生性肾小球肾炎患者用激素治疗后可获得完全缓解，而对标准激素疗程治疗无效者，其病理损害常较为严重，预后多数不好。局灶性肾小球硬化患者，大部分使用激素和环磷酰胺治疗不能缓解，对治疗无效的患者，有发展成肾衰竭的倾向，预后较差。膜性肾脏病是发展相对缓慢的良性疾病，据世界各地报告，10年存活率在80%左右。儿童预后好，成人则会发展至肾衰竭。其易于发生肾衰竭的危险因素如下。①患者为老年男性。②严重蛋白尿。③难以控制的高血压。④严重高脂血症。⑤诊断时GFR已降低。⑥肾活检发现晚期肾小球病变，肾小管萎缩和间质纤维化。系膜毛细血管性肾小球肾炎是慢性进展性疾病，大多数患者预后差，约50%患者在10年内发展至终末期肾衰竭。

肾脏病综合征除大量蛋白尿、低蛋白血症、高脂血症、水肿等典型临床表现外，还会出现诸多并发症，其中最严重的是感染与血栓，栓塞性并发症常为本病严重的、致死性的并发症。肾脏病综合征并发特发性急性肾衰竭，或出现肾小管功能损害且对糖皮质激素治疗反应差者，其长期预后差。

六、预防调护

（一）预防

（1）积极预防感染　肾脏病综合征可因感染而起，也可因感染而加重病情，感染可发生于任何部位，常见上呼吸道、肺部、肠道、尿路、皮肤等各个部位，且感染起病多隐秘，临床表现常不典型，故如何预防感染是重要问题。注意病情观测，善于发现病情的微细变化，加强临床症状、体征和实验室指标的定时监测，一旦发现感染迹象，立即予以抗感染药物治疗。

（2）加强生活防护　肾脏病综合征患者整体表现为免疫功能低下，以致抗病能力、对药物的治疗反应均不佳。生活中应起居有时，及时增减衣被，饮食规律，室内空气流通，定时消毒，减少外出活动。水肿患者更应加强护理，保持皮肤清洁，被褥干燥，内衣宽松舒适，避免皮肤损伤，减少感染概率。

（3）注重饮食调理　本病反复发作，缠绵难愈，故自我调养，尤其是饮食调理就显得很重要，合理的饮食方案是关乎本病预后的一个重要环节。应给患者合理、正确的饮食指导，低脂饮食对肾脏有保护作用。在水肿、大量蛋白尿期，蛋白的摄入量为 $1\sim1.5g/(kg \cdot d)$。

（4）定期追踪观察　肾脏病综合征患者治疗痊愈后往往忽视对本病的定期复查，应指导患者正确了解本病的预后及相关调理问题，至少每半年复查一次。一旦出现上呼吸道感染、腹泻、过度疲劳等情况，更应及时复查尿常规、血生化。平时还需注意避免使用肾毒性药物。

（二）调护

正确的生活调养对本病很重要。由于本病病程长，病情缠绵，患者心理负担较重，很多患者存在着不同程度的悲观、急躁情绪。本病患者常为寻求某种治疗方式四处奔波，难以保证休息调养，影响治疗的进程和效果。故应指导患者做好生活护理，避免一切不利于治疗和预后的有关因素，如过劳、饮食不当、使用肾毒性药物等。

（1）休息　对于尿少而肿甚的肾脏病综合征患者必须彻底卧床休息，这是保证治疗的前提条件和重要措施。待水肿消退，病情明显好转后方可下床适量活动，但以不感觉疲劳为度。若半年后无复发者可做轻体力工作。因为过度疲劳为诱发本病反复的一个常见因素。故避免过劳为生活调护之必需。

（2）饮食　给予优质蛋白饮食，水肿和大量蛋白尿期间每日摄入量应为1~1.5g/kg，非水肿期蛋白摄入量适当减少。饮食以高热量、富含维生素、碳水化合物、低脂肪为主，食物应清淡、新鲜、易消化。根据水肿的程度，给予低盐或无盐饮食，肿消后无须限盐。水肿严重时需限制进水量。食用补益精血的食物，对水肿期及恢复期尤为需要，如鱼、蛋、奶、鲜果、鲜菜等，其中鲫鱼健脾、墨鱼祛风、鲤鱼行水，还对水肿病有益，但须补充得法，防止油腻厚味损伤脾胃，碍湿助满。

（3）情志　由于本病病程较长，浮肿较重，且易反复发作，给患者造成了严重的心理负担。对于有悲观情绪的患者，应引导患者正确认识疾病，向患者讲清治疗经过及康复后可进行正常工作等情况，使其对治疗和预后有一定的了解，对用药过程中可能出现的副作用有正确的认识，积极配合治疗，树立战胜疾病的信心，减轻悲观心理，克服急躁情绪，以有利于疾病的治疗和康复。

（4）皮肤护理　肾脏病综合征患者常以水肿为突出症状，对水肿患者的皮肤护理至为重要，严重水肿患者活动受限，应定时翻身、避免压疮发生。水肿时皮肤嫩薄，易于擦伤，故清洁皮肤应细致、小心，以温水为宜。对于用细胞毒类药物静脉给药者，治疗时应加强无菌操作观念，每次

治疗后，可用如意金黄散调醋外敷，具有消炎作用。

参考文献

［1］时振声. 时氏中医肾脏病学［M］. 北京：中国医药科技出版社，1997：150.

［2］刘玉宁，王立红，郭立中. 叶传蕙教授治疗原发性肾脏病综合征的经验［J］. 中国中西医结合肾脏病杂志. 2002，3（8）：439-441.

［3］杨倩倩. 杨霓芝教授治疗难治性肾脏病综合征的临床经验［J］. 中国中西医结合肾脏病杂志. 2003，9（4）：500-502.

［4］卜慧，朱春燕. 中药联合雷公藤多苷片治疗难治性肾脏病综合征临床研究.［J］. 陕西医药杂志. 2020，49（9）：1111-1113.

第五节　IgA 肾脏病

IgA 肾脏病是 1968 年法国学者 Berger 和 Hinglas 首先描述和命名的，其特征是肾活检免疫病理显示在肾小球系膜区以 IgA 为主的免疫复合物沉积，以肾小球系膜增生为基本组织学改变，因此也称为 Berger 病。

IgA 肾脏病在整个人群中的确切发病率不详，根据该病占原发性肾小球肾炎或肾活检病理的比例推算，发病率为 2550/ 百万人口。德国和法国人群调查资料显示，IgA 肾脏病的发病率为 2/10000。在亚洲和太平洋地区，IgA 是最常见的原发性肾小球疾病，占肾活检患者的 30%~40%，在欧洲占 20%，而在北美只占 5%~10%。在我国 IgA 肾脏病占原发肾小球疾病的 40%~47.2%，近十年来有明显上升趋势。

不同国家和地区的发病率可能与肾脏病的监控时机有关。在日本，对学龄儿童进行尿常规普查，对无症状镜下血尿者进行肾活检；新加坡参军前尿常规异常者亦

行肾活检；而在美国和加拿大，无症状尿常规异常者很少接受肾活检，单纯血尿和轻度蛋白尿的患者，常常在蛋白尿增加或血肌酐升高时才进行肾活检，因此IgA肾脏病所占比例仅5%~10%；在英国IgA肾脏病并非常见的肾小球肾炎。遗传和环境因素对IgA肾脏病的发生有重要影响，亚洲人IgA肾脏病发生率很高，其次为白人，非洲人较为罕见。

IgA肾脏病的临床表现多样，主要表现为血尿，可伴有不同程度蛋白尿、高血压和慢性肾功能受损，是导致终末期肾脏病常见的原发性肾小球疾病之一。根据本病不同的临床表现，可分别归属于中医学"尿血""腰痛""虚劳"等范畴。

一、病因病机

（一）西医学研究

IgA肾脏病的发病机制尚未完全明确，但IgA在系膜区的沉积是诱发IgA肾脏病的关键。此过程要经历多个环节，受到多方面因素的影响。

研究证实系膜区IgA沉积物主要以多聚IgA1（pIgA1）为主，多聚IgA1在肾小球系膜区沉积，触发炎症反应，引起IgA肾脏病。目前认为IgA1分子的糖基化异常可造成IgA1易于自身聚集或被IgG或IgA识别形成免疫复合物，这一过程可能是IgA肾脏病发病中的始动因素，因此，IgA1分子合成、释放及其在外周血中持续存在，与系膜细胞的结合沉积，以及触发炎症反应这三个环节，是IgA肾脏病特异的致病过程，而其后的炎症反应所致的肾小球细胞增生、硬化、小管萎缩和间质纤维化是所有肾小球疾病进展的共同通路。

1. IgA分子的结构特点及其在体内的合成、修饰和清除

人体IgA分子包括IgA1和IgA2两种亚型。与其他免疫球蛋白不同的是，IgA在分子结构上存在独特的不均一性，表现为在不同的体液成分中其结构特征不同。大量研究证实，外周循环中IgA水平提高，并不一定在肾小球系膜区沉积，更与IgA肾脏病的严重程度无关，仅有那些与肾小球系膜组织有特殊亲和力的IgA在循环中蓄积到一定程度，才有可能引发IgA肾脏病。很多研究认为，由于IgA1糖基化异常，不仅导致结构异常，也直接导致功能变化，使IgA1分子更容易自身聚集及与IgG抗体形成抗IgA1聚糖链抗原－抗体复合物，更有助于pIgA1的分子聚集及IgA免疫复合物形成，更有利于IgA在系膜区沉积。

2. IgA分子在肾小球系膜区的沉积

关于pIgA1在系膜区沉积的机制目前并不十分清楚，部分学者认为是通过与系膜细胞的抗原结合，或者是通过植物凝集素样结合体与系膜细胞结合，但均未得到肯定的证实。目前更多的研究显示pIgA1可能通过系膜细胞受体与其结合。

3. IgA1沉积于系膜区后的效应

pIgA1与系膜细胞IgA受体的交联可以使系膜细胞产生促炎症和促纤维化的反应，其表现与肾活检病理标本中所见的系膜细胞增殖相一致。糖基化缺陷的IgA1聚合物与人体系膜细胞亲和力明显大于正常人，并能刺激核转录因子–kB表达，调节激酶磷酸化、DNA合成，分泌IL-6、IL-8、TNF-α、MCP-1、血小板活化因子和巨噬细胞转移抑制因子等，从而诱发系膜细胞增殖和炎症反应。

4. 遗传因素在IgA肾脏病发病中的作用

遗传因素参与IgA肾脏病发病，多年来一直被人们所关注。另有研究者发现部分家族性IgA肾脏病家系分别与3号、4号、17号染色体的位点连锁。这些研究提示家

族性 IgA 肾脏病有多个基因或多因素参与。可见遗传因素可能在 IgA 肾脏病的疾病易感性与病变进展过程中的各个环节都起重要的作用，尤其是亚洲人群中 IgA 肾脏病高患病率具有遗传因素。

（二）中医学认识

中医学对 IgA 肾脏病的认识是以发病过程和临床表现为依据的。本病的发生，多在人体御邪能力不足之时，外感风热之邪，或思虑劳倦伤脾，损伤脾肾，致气血失和，湿热内聚，瘀血阻络，络伤血脉而成。外感风热、饮食劳倦为发病的主要原因，而禀赋不足、体质虚弱则是发病的内在条件。其病位主要在脾肾，病理性质总属本虚标实，虚实错杂。本虚当指气、血、阴、阳不足，因禀赋不足，先天肾气不充，加之后天失于调养，先天不能助后天，后天无以养先天，终致脾肾俱虚，正气不充，不耐邪侵。从临床来看，IgA 肾脏病的致病之邪，常见为外感风邪和饮食劳倦。外感风邪（风热、风燥），侵犯于肺，邪热熏灼，肺失宣发，而热犯下焦，脉络损伤，使血随尿出。饮食劳倦日久必损及脾肾，致气血阴阳亏损，气虚不能摄血，脾虚不能统血，阴虚火旺迫血妄行，肾虚不固，血随尿出。出血既久，必使脾肾更亏，正气大伤。反之，"邪之所凑，其气必虚"，诸病邪常在人体抵抗力下降之时侵入人体，故而出现正虚邪盛、虚实交错的复杂病理过程，使病机变化错综难辨。而邪实必伤正气，正虚易致邪侵，两者互为因果，日久必导致病情向纵深方向发展，疾病缓慢进展，最终必生变证，病机更为复杂。病变由脾肾亏虚而终致五脏俱损，使正气虚衰，脏腑气化不利，湿毒潴留，升降乖戾，而病变由"尿血"转为"虚劳""溺毒"之证。故临床辨证时，须动态观察病情的发展变化。

二、临床诊断

（一）辨病诊断

1.临床表现

IgA 肾脏病多见于青壮年男性，临床表现多种多样，最常见的为发作性肉眼血尿和无症状蛋白尿和（或）血尿。

（1）发作性肉眼血尿 40%~50% 的患者表现为一过性反复发作性肉眼血尿，大多伴有上呼吸道感染，少数伴有肠道或泌尿系感染，个别患者发生于剧烈运动后。

（2）无症状镜下血尿 30%~40% 伴或不伴蛋白尿的 IgA 肾脏病患者表现为无症状性尿常规异常，多为体检时发现。这部分患者的检出与所在地区尿常规筛查和肾活检的指征密切相关。由于疾病呈隐匿性，多数患者的发病时间难以确定。尿常规中红细胞管型少见，尿蛋白多低于 2g/24h。

（3）蛋白尿 IgA 肾脏病患者不伴血尿的单纯性蛋白尿者非常少见。多数患者表现为轻度蛋白尿，10%~24% 的患者出现大量蛋白尿，甚至肾脏病综合征。部分肾脏病综合征出现在病程的早期，病理改变多轻微或伴有明显的活动性系膜增生病变；部分肾脏病综合征患者伴有高血压和肾功能损害，病理上肾小球病变较重，弥漫性系膜增生伴局灶节段硬化，并伴有肾小管间质损害，是慢性肾小球肾炎进展的晚期表现。

（4）高血压 成年 IgA 肾脏病患者中高血压的发生率为 20%，而在儿童 IgA 肾脏病患者中仅占 5%。我国汉族 IgA 肾脏病患者高血压的发生率为 9.1%，起病时即有高血压者不常见，随着疾病的进展高血压的发生率增高，高血压出现在肾衰竭前平均 6 年。

（5）急性肾衰竭 IgA 肾脏病中急性肾衰竭表现者较少（占 IgA 肾脏病的

5%~10%），多见于急进性肾炎综合征、急性肾炎综合征、大量肉眼血尿者三种情况。

（6）慢性肾衰竭　大多数 IgA 肾脏病患者在确诊 10~20 年后逐渐进入慢性肾衰竭期。部分患者第一次就诊时就表现为肾衰竭，同时伴有高血压，既往病史不详或从未进行过尿常规检查，有些患者因双肾缩小而无法进行肾活检确诊。慢性肾衰竭起病的患者在成人中远较儿童常见。

（7）家族性 IgA 肾脏病　家族性 IgA 肾脏病患者的临床表现及病理改变与散发性 IgA 肾脏病相似，但肾功能损害和终末期肾脏病的发生明显高于散发性 IgA 肾脏病患者，尤其在家族性 IgA 肾脏病患者的一级亲属患者中，生存率明显较低。

2. 相关检查

迄今为止，IgA 肾脏病尚缺乏特异性的血清学或实验室诊断性检查。

（1）尿常规检查　IgA 肾脏病患者典型的尿常规异常为持续性镜下血尿和（或）蛋白尿，尿显微镜异形红细胞增多 > 50%，提示为肾小球源性血尿，部分患者表现为混合型血尿，有时可见红细胞管型，多数患者为轻度蛋白尿（低于 1g/24h），但也有患者表现为大量蛋白尿甚至肾脏病综合征。

（2）肾功能检查　IgA 肾脏病患者可有不同程度的肾功能减退。主要表现为肌酐清除率降低，血尿素氮和肌酐逐渐升高，血尿酸增高，同时伴有不同程度的肾小管功能的减退。

（3）免疫学检查　IgA 肾脏病患者血清中 IgA 水平增高，IgG、IgM 与正常对照组相比无明显变化，血清 C3、CH50 正常或轻度升高。

（4）病理学检查　本病的确切诊断有赖于肾活检免疫病理检查，其诊断特征为肾小球系膜区有广泛的 IgA 沉积，呈融合成块或散在颗粒状沉积物。

（二）辨证诊断

IgA 肾脏病临床上是以发病过程和临床表现特征为依据诊断的。其中病变早期以尿中带血为主症者属中医"尿血"范畴。病延日久，小便转清，以腰痛为主症者属中医"腰痛"范畴。病久尿色转淡，以乏力面白、心悸气短为主症者属中医"虚劳"范畴。病名诊断虽有"尿血""腰痛""虚劳"等的不同，但辨证分型均以病机为据，故辨证诊断合而论之。

望诊：小便色红，甚者呈洗肉水样。

闻诊：语言及气味一般无明显异常。

问诊：或咳嗽咽痛，或尿赤不爽，或腰酸腰痛，或纳差神疲。

切诊：或见肌肤发热，或肾俞穴有压痛，脉沉细弱。

1. 气阴两虚型

（1）临床证候　泡沫尿或尿血，腰酸，乏力，口干，目涩，手足心热，眼睑或足跗浮肿，夜尿多，脉细或兼微数，苔薄，舌红，舌体胖，舌边有齿痕。

（2）辨证要点　泡沫尿或尿血，乏力，口干，手足心热。

2. 脉络瘀阻型

（1）临床证候　血尿，腰部刺痛，或久病（反复迁延不愈病程 1 年以上），面色黧黑，肌肤甲错，皮肤赤丝红缕，蟹爪纹络，脉涩，或舌有瘀点、瘀斑，或舌下脉络瘀滞。

（2）辨证要点　血尿，腰部刺痛，面色黧黑，肌肤甲错，舌有瘀点、瘀斑。

3. 风湿内扰型

（1）临床证候　泡沫尿或尿血，全身困重，眩晕，水肿，脉弦或弦细或沉，苔薄腻。

（2）辨证要点　泡沫尿或尿血，全身困重，苔薄腻。

三、鉴别诊断

（一）西医学鉴别诊断

以青年男性为主的患者出现镜下血尿和（或）无症状蛋白尿，有明确的感染病史，在临床上即应考虑 IgA 肾脏病的可能。但确诊 IgA 肾脏病必须有肾活检免疫病理检查，并结合临床，排除下列疾病。

1. 链球菌感染后急性肾小球肾炎

链球菌感染后急性肾小球肾炎与 IgA 肾脏病同样易发生于青年男性，于上呼吸道感染（或急性扁桃体炎）后出现血尿，可有蛋白尿、水肿和高血压，甚至肾功能异常。两者不同之处在于 IgA 肾脏病患者于上呼吸道感染之后很快即出现血尿（一般间歇 1~3 天），部分患者血清 IgA 水平增高。而急性肾小球肾炎多在链球菌感染两周左右开始出现急性肾炎综合征症状，血清 C3 下降，而 IgA 水平正常。两者的预后也不同，IgA 肾脏病患者血尿反复发作，少数患者可进展至肾衰竭，而急性肾小球肾炎患者经休息和一般治疗，8 周左右多可痊愈。

2. 遗传性肾小球疾病

以血尿为主要表现的遗传性肾小球疾病主要有薄基底膜性肾脏病和 Alport 综合征。前者主要表现为持续性镜下血尿，肾脏是唯一受累器官；后者是以血尿、进行性肾功能减退直至终末期肾脏病、感音神经性耳聋及眼部病变为临床特点的遗传性疾病。

3. 继发性 IgA

以继发性 IgA 沉积为主的肾小球疾病需鉴别过敏性紫癜性肾炎，患者表现为镜下血尿甚至肉眼血尿，肾活检可有与原发性 IgA 肾脏病同样广泛的系膜区 IgA 沉积。但过敏性紫癜性肾炎患者常有典型的皮肤紫癜、腹痛、关节疼痛表现，与 IgA

肾脏病临床表现显然有别。此外。慢性乙醇性肝病、强直性脊柱炎、狼疮性肾炎等患者肾脏免疫病理也显示系膜区有 IgA 沉积，但它们都各有其临床特点，不难与 IgA 鉴别。

4. 非 IgA 系膜增生性肾小球肾炎

非 IgA 系膜增生性肾小球肾炎在我国发生率高。约 1/3 患者表现为肉眼血尿。临床与 IgA 肾脏病很难鉴别，需要靠免疫病理检查区别。

（二）中医学鉴别诊断

本病可见于中医的很多病证，而这些病证确诊的主要依据仍为临床典型表现，故一般诊断上没有异议。但由于这些病证与中医的某些病证临床表现相类似，治疗法则亦差别较大，故应注意鉴别。

1. 尿血与血淋

尿血和血淋都以小便带血，尿色赤红，甚则尿出鲜血为共有特征。但血淋者同时伴有小便灼热刺痛，而尿血则无此证。故有无尿痛为二者主要鉴别点。

2. 虚劳与虚证

两者临床表现虽然类似，但虚劳是多种慢性虚弱疾患发展至严重阶段的结果，它比一般虚证严重，病程漫长，病势缠绵，其病变往往涉及多脏甚至整体。

四、临床治疗

（一）提高临床疗效的基本要素

1. 分期施治，辨证遣方

IgA 肾脏病为一反复发作的肾小球疾患，其发作期和缓解期具有不同的临床特点和病理机制，故在治疗中要善抓其变，分期施治。急性发作期常以风、湿、热、火为因，以邪实为多见，病变脏腑重在肺肾，治疗重点在于宣肺、清热、泻火、利湿。缓解期（又称慢性持续阶段）患者尿血减轻，但气血阴阳不足之势渐现，病变重在脾肾两脏，或气血双亏，或阴亏阳伤，或因虚致瘀，以正虚为主，而呈现虚中夹实，虚实错杂之候，治疗重点在健脾、益肾，而不忘化瘀、降火、清热之法。可见病变各期有其各自的临床特殊性，那么治疗中应注意知常达变，恰当立法，辨证遣方，方能提高临床疗效。

2.消除诱因，稳固病情

IgA 肾脏病患者以反复发作性肉眼血尿为特征，追究其原因，大多有诱发因素，如上呼吸道感染、消化道感染、疲劳过度等，以致患者免疫功能障碍而发本病。许多报道采取扁桃体摘除术、抗感染疗法或给患者无麸质饮食，以减少抗原经黏膜进入体内，由此可减轻或控制 IgA 肾脏病的发展。而中医学认为引起 IgA 肾脏病反复发作的因素很多，诸如外感、湿热、饮食、劳倦、情志等，以致影响人体脏腑的正常生理功能，使热盛伤络或气虚不摄，血溢于外。故治疗重在宣肺清热利湿或健脾益肾，方可收到满意疗效。因此，注重清除引起 IgA 肾脏病反复发作的因素，积极维护正气，调整脏腑功能，祛除邪气，才能改善症状，稳定病情。

3.对症治疗，阻滞恶化

通过对 IgA 肾脏病的长期观察和追踪，目前已经证实，它不是一种良性疾病，不少患者日久可进展至肾衰竭。起病年龄较大（40 岁以后）、持续大量蛋白尿、中度高血压及持续性镜下血尿伴尿蛋白，为本病预后不良的主要特征。中医学认为，年高体弱，肾气渐衰，脾肾亏虚，无以固摄，精微外泄，阴虚阳亢，正气渐伤，日久必致阴阳俱损。这是引起 IgA 肾脏病病情恶化的根源。因此，在治疗中注重消除引起 IgA 肾脏病恶化的危险因子，对症治疗，辨证遣方，益气扶正，健脾益肾，平肝潜阳，调补阴阳，实为本病固本之大法，由此才

能固护正气，协调脏腑功能，达到阴平阳秘、气血调和之功，进而阻滞病情恶化，改善长期预后。

4.凉血活血，灵活变通

IgA 肾脏病以小便带血为主要特征，凉血止血之法为临床常用之法，但过用寒凉之品则会损伤脾胃之气，日久必致脾肾更亏，反而加重病情。故在临床上不可一味见血止血。中医认为，IgA 肾脏病患者病情反复发作，病程迁延，且以出血为主要病变，日久必然会形成血瘀，"久必致瘀"，故在治疗中活血化瘀亦为临床常用之法。活血化瘀药物对循环障碍具有良好的疏通作用，并可协助消除免疫复合物，以减轻免疫复合物对机体的损害。因此，临床上恰当选用治血之药，灵活变通，至关重要，要根据病情善用凉血、活血、化瘀、补虚等止血之法，使其发挥最佳治疗效果。

（二）辨病治疗

由于 IgA 肾脏病病因不清，发病机制未明、临床、病理表现的多样化及预后的异质性，所以目前尚缺乏统一的治疗方案。

1.一般治疗

对于反复感染后肉眼血尿发作者，病灶清除术可能有一定疗效。如扁桃体切除术、牙齿病灶清除术等。在上呼吸道感染发作时及时给予强有力的抗生素治疗，可以减少一些 IgA 肾脏病的发生。

2.控制高血压

对于有高血压的患者，应给予合理恰当的降压治疗。少数患者服用 ACEI/ARB 不能控制血压至目标血压时，亦可使用钙离子拮抗剂、利尿剂、β 受体拮抗剂及中枢性降压药等联合治疗。同时应限制钠盐摄入，可改善和增强抗高血压药物的作用。

3.糖皮质激素和免疫抑制剂

有学者报道对 IgA 肾脏病伴肾脏病综合征患者用糖皮质激素治疗，近期总有效

率达 60.9%。在有广泛肾小球新月体形成，临床上表现为急性肾衰竭的 IgA 肾脏病患者，治疗原则同急性肾炎，可以用甲基泼尼松龙冲击、环磷酰胺和强化血浆置换治疗，必要时配合血液透析。而对肾小球损伤的患者，使用抗血小板凝聚药物，如双嘧达莫 75mg、3 次 / 天，可能减少 IgA 免疫复合物，减少系膜 IgA 沉积，但对改善肾功能效果不确定。

4. 其他免疫抑制剂

目前一些新型免疫抑制剂逐渐开始用于治疗 IgA 患者。有关环孢素 A 的临床研究显示：尿蛋白＞1.5g/d，肾功能基本正常的 IgA 肾脏病患者使用环孢素 A 治疗 12 周后，随访 1 年发现患者尿蛋白显著下降，但肾功能也出现了短暂的下降，停药后尿蛋白和肾功能均上升，因此不推荐使用。霉酚酸酯（MMF）在 IgA 肾脏病患者中的治疗作用目前也存在争议。我国的两项研究显示在 ACEI/ARB 有效控制血压的情况下，MMF 能够有效地降低患者尿蛋白，另一项研究提示在病理类型较重的 IgA 肾脏病患者中，MMF 较泼尼松能更有效的降低蛋白尿，由于随访时间短，两项研究均不能提示 MMF 对肾功能的影响。目前一些新型免疫抑制剂在器官移植及自身免疫性疾病中的应用取得了一定的疗效，但在 IgA 肾脏病患者的治疗中尚无肯定的临床试验结果。一些新型生物制剂（泰它西普）也在 IgA 肾脏病中得到初步应用。

（三）辨证治疗

1. 辨证论治

（1）气阴两虚型

治法：益气养阴。

方药：参芪地黄汤加减。生黄芪、党参、当归、杭白芍、生地黄、川芎、怀山药、太子参、女贞子、墨旱莲、金樱子、芡实。

加减：若腰膝酸软、腰部隐痛者，加杜仲、续断、补骨脂；若舌红、口干、肾阴亏耗者，加熟地黄、麦冬、鳖甲。

（2）脉络瘀阻型

治法：活血通络。

方药：桃红四物汤加减。桃仁、红花、熟地黄、川芎、白芍、当归、莪术。

加减：若瘀血现象较重者，重用红花、川牛膝；若久病气血两虚，面色不华者，加黄芪、丹参、当归之类。

（3）风湿内扰型

治法：祛风除湿。

方药：防己黄芪汤加减。汉防己、徐长卿、鬼箭羽、黄芪、炒白术、甘草、生姜、大枣、茯苓。

加减：若湿困中焦、脘腹胀满者，加大腹皮、干姜、川椒等；若面肿、胸满者，加紫苏子、葶苈子等。

2. 外治疗法

（1）针刺疗法　适合于尿血伴淋证表现者。取三阴交、血海、膀胱俞、中极、次髎、阴陵泉、行间、太溪。遇劳即发者去行间，加灸气海、关元。每次选主穴 1~2 个，配穴 2~3 个。实证宜用泻法，虚证则施补法，或平补平泻，亦可加灸。每次留针 20~40 分钟，每日治疗 1 次，10 天为 1 个疗程。

（2）脐疗法　①先将莴苣菜 200g 拭去泥土，不用水洗，和黄柏 100g 混合，捣融入膏。适用于尿血属膀胱湿热者。用时取药膏如枣大一枚，放于适合的胶布之间，贴于神阙穴上，1 日 1 次，10 天为 1 个疗程。②石菖蒲 12g，木通、大黄、五倍子、诃子、杜仲、小茴香各 6g，共研细末。适用于尿血属气阴两虚者。每次取药粉 2~4g，温开水调成稠糊状，填脐，外用纱布覆盖，胶布固定，每天换药 1 次，8~15 天为 1 个疗程。

3. 成药应用

（1）肾炎康复片　具有益气养阴，补肾健脾，清除余毒之功效。适用于气阴两虚，脾肾不足，毒热未清者。每次5片，每日3次，口服。

（2）金水宝胶囊　具有补益肺肾，秘精益气之功效。适用于肺肾两虚，精气不足者，每次3粒，每日3次，口服。

（3）黄葵胶囊　具有清利湿热，解毒消肿之功效。适用于湿热证者。每次5粒，每日3次，口服。

（4）百令胶囊　具有补肺肾，益精气之功效。适用于肺肾两虚者。每次4粒，每日3次，口服。

（四）医家诊疗经验

1. 叶任高

叶任高教授认为IgA肾脏病多具有正虚邪恋的表现。故辨证分型施治从正虚方面进行较好，而邪实方面，则作为兼证处理。正虚者以肝肾阴虚、气阴两虚、脾肾气虚者多见。兼证则以血瘀、热毒、外感为多见。强调兼证治疗，应重视活血化瘀。因为从广义上来讲，IgA肾脏病在病理上属于细胞增生性肾炎的范畴。其病理变化常有系膜增生，或兼有局灶性节段性肾小球硬化。而临证多有血瘀见证如腰部刺痛、舌质暗红或舌边瘀紫等。有些病例实验室检查发现血呈高凝状态和尿FDP阳性。因而应加用活血化瘀药物。有些IgA肾脏病以无症状血尿为主要表现，则应重用白茅根、仙鹤草。仙鹤草除止血作用外，还有补虚益气、治劳伤脱力的功效。白茅根能治劳伤虚羸，IgA肾脏病实为虚证，需加强补虚。止血药如配合活血化瘀药共用，能加强其止血作用。

2. 陈以平

陈以平教授认为综观IgA肾脏病的发病全程，无论是病变初期因肺系外感或肠道染毒等外邪致病；或是病中因复感诸邪而使病变加重；或病程中出现脾肾虚损、水湿泛滥及瘀血阻络等证；甚至病程迁延，浊毒纠结，直至出现肾阳虚衰、肝肾阴虚、阴阳两虚等危重证候。其病变机制总关上、中、下三焦功能紊乱，上下、内外邪毒弥漫，正邪、虚实交错混杂。根据这一病变机转，斡旋三焦、分消内外弥漫之邪毒、调理水火。和解虚实一时之偏颇，是为解决IgA肾脏病，尤其是中、重症IgA肾脏病。具体到潜方用药，更是匠心独运，以小柴胡汤为主，曼妙加减，随症化裁，并适时辅以免疫抑制剂等西药，使很多病理分型较重甚或已经出现肾功能减退的中、重症IgA肾脏病患者病情得到有效的控制，肾功能得到很大程度的改善，或在很长的一段时间内有效地保护了残余肾功能，并在治疗过程中将免疫抑制剂等西药顺利撤减，使患者的生存质量得到了显著的提高。通过熵聚类研究分析常见症状的常用药味组合后发现，常用中药出现频次从高到低分别为白术、苍术、生黄芪、薏苡仁、黄精等20味。以血尿为主，治以滋阴清热、健脾化湿法。以蛋白尿为主，治以疏利少阳、健脾益肾法。以慢性肾功能不全为主，治宜用暖三焦、活血泄浊法。以肾功能不全伴高尿酸血症为主，治以益肾泄浊、活血通络法。将寒温并用、苦辛并进、攻补兼施、疏利三焦的学术思想贯穿IgA肾脏病治疗始终。

3. 时振声

时振声教授通过对IgA肾脏病临床病理与中医辨证分型的相关性研究发现，IgA肾脏病与中医的阴虚密切相关，而属阳虚者较少。由于阴虚内热，热灼血络，血溢脉外，故见尿血。或由于素体阴虚，感受外邪，热毒扰肾，损伤血络，可见肉眼血尿。蛋白属人体之精微物质，肾主藏精。若肾阴亏虚，肾失封藏，精微下流而致蛋白尿。对此，运用滋阴益肾活血清利之法为治疗 IgA 肾脏病，取得了良好的治疗效果，进一步反映了 IgA 肾脏病与阴虚密切相关。

4. 邹燕勤

邹燕勤教授对 IgA 肾脏病采用中医辨证论治，分别采用清热凉血、健脾清利、滋肾解毒、扶正通络之法，并均加用仙鹤草 30g、白茅根 30g、灵芝 30g，治疗效果颇佳。临床治疗证实，滋肾解毒之法所占比例最高，似可说明 IgA 肾脏病的基本病机以肾阴偏虚夹有热毒为多见。

5. 杜雨茂

杜雨茂教授提出本病之病机演变，绝大部分以太阴、少阴为主。太阴脾虚是本病常见的证型。肺脾气虚，运化迟滞，脾失统血，湿热内盛，则临床可见诸多病变。当病不解，深入少阴，每每导致肾阴损伤，形成较为典型的少阴热化证。部分患者则损及肾阳，从而形成肾阳病变见证，采用不同的治法，太阴不足者，补之以气，少阴虚者，滋之以阴，邪实方面，当着重活血化瘀与清利湿热，这是治疗的一般原则。

6. 杨霓芝

杨霓芝教授在 IgA 肾脏病发生发展过程中，认为脾肾为其关键脏腑。一方面脾、肾各为后天、先天气机之本，先天不足、后天脾胃失养，气机生化乏源，正气不足，温煦、濡养功能失调，可导致肾脏病的发生发展；另一方面疾病迁延日久，气机生化乏源，行血功能失调，或肾元亏虚，水不涵木，肝失疏泄，气机郁滞，血脉瘀阻，或脾胃运化乏力，中焦水湿郁阻气机，亦可导致瘀血的发生。瘀血既是病理产物，又是导致 IgA 肾脏病病情变化的重要致病因素，贯穿于 IgA 肾脏病之始终，故有"久病多瘀""久病入络""久瘀必虚"之说。益气活血法是将补气和活血化瘀两大治疗法则相结合，在治疗中既重视气虚，亦不忘血瘀，立足气虚血瘀这一根本，同

时兼顾气滞、血虚、水湿、浊毒等病理因素，临证时需审慎辨证，力求调整机体气血阴阳之平衡。治疗中注重衷中参西，病证结合，虚实为纲，攻补兼施，用药轻灵，以平为期。

7. 占永立

占永立教授认为 IgA 肾脏病的病因有外内两端，感受外邪如风邪、湿邪、热毒等是 IgA 肾脏病的外因；肺脾肾三脏功能失调、劳倦内伤、情志不畅、饮食失常等为发病内因。内外因共同作用导致 IgA 肾脏病发生、发展。将 IgA 肾脏病分为三型进行辨证论治：肺气不足，热毒扰咽证；脾气虚弱，热邪客咽证；肾阴亏虚，余热留咽证。治疗上以清热解毒利咽为主，兼以扶正，根据病情灵活选方用药，取得较好的临床疗效。

五、预后转归

大多数 IgA 肾脏病患者有反复肉眼或镜下血尿。其中仅有少数（4%）可完全自发缓解，不少患者（20%~50%）将进展至肾衰竭，发展的快慢有很大个体差异。根据对 IgA 肾脏病的长期追踪和观察，已证明它并非一种良性疾病。目前在包括我国在内的一些地区，IgA 肾脏病是导致终末期肾衰竭的一个最主要的原因。据统计，在西欧 IgA 肾脏病自诊断后 10 年存活率达 80%~90%，3~40 年以后有 20%~30% 患者发生进行性肾功能不全，诊断后每年 1%~2% 患者进入终末期肾衰竭。通常见突发性肉眼血尿的发生有可能预示急性肾衰竭的开始，但反复肉眼血尿的发作对病程的进展和预后并无明显意义。

大量临床研究显示，肾功能损害、大量蛋白尿是最强也是最可靠的预后不良的临床指标。高的病理损伤积分或病理分级 Ⅳ～Ⅴ 级提示预后不佳，其中肾小球硬化、间质纤维化是最可靠的病理指标。少数研

究显示活动或慢性化的血管炎损伤指标如新月体形成、节段性毛细血管袢坏死、球囊粘连以及节段性硬化均被认为是强有力的危险因子。其他如高血压病、高脂血症和有发作性肉眼血尿均不同程度影响预后。

六、预防调护

（一）预防

（1）加强各部位感染的防治　IgA肾脏病通常于上呼吸道感染（扁桃体炎等）、急性胃肠炎、骨髓炎、腹膜炎、带状疱疹等感染后起病。因此必须加强对各部位感染的防治。有反复发作感染灶者，可行病灶清除，如扁桃体切除术。从我国IgA肾脏病发病机制的特点确认，加强肠道感染的防治，减少肝脏疾病的发生，无疑会有利于我国IgA肾脏病的防治工作。而抗生素预防和及时治疗控制感染则对改善IgA肾脏病的长期预后大有裨益。

（2）积极防治影响预后的有关因素　影响IgA肾脏病长期预后的因素很多，最常见于高龄男性起病者，或持续性血尿伴有大量蛋白尿者，或伴严重高血压患者等，对此类情况，应严密观察，高度重视，并给予及时合理的防护措施，由此才可能减缓IgA肾脏病发展至肾衰竭的进程，达到既病防变的目的。

（3）对于40岁以后起病的男性患者，定期复查血生化肾功能，给予优质低蛋白低磷饮食，生活起居规律，防止发生各种感染，严禁使用肾毒性药物，这些防护措施对改善其预后将有积极的临床意义。

（4）给予合理恰当的降压药物，控制高血压，以减缓肾小球硬化的程度和速度。

（5）积极消除蛋白尿，可根据病情使用免疫抑制剂，或并用抗凝疗法。

（6）注重家族性IgA肾脏病的防治对有家族性IgA肾脏病史之人，加强健康体检，每年至少进行1~2次尿常规检查。一旦出现感染征象，不论有无肾脏病的指标，及早治疗，减少恶化。

（二）调护

（1）休息　IgA肾脏病患者在血尿急性发作阶段，应彻底卧床休息，待病情缓解，进入慢性持续阶段后，方可下床活动，并逐步增加运动量，但以不感觉疲劳为度。

（2）饮食　患者以优质低蛋白、低磷饮食为原则，食物要清淡、新鲜、容易消化，并富有营养，高热量，高维生素，忌食肥甘油腻等高脂食品。

（3）起居　生活规律，居室环境安静、清洁，避免潮湿之居。注意防寒保暖，及时增减衣被，以防感受外邪。

（4）情志　IgA肾脏病患者由于缺少医学知识，而对肉眼血尿恐惧不已，往往思想负担比较重。要劝慰患者正确认识疾病，保持良好的精神情绪，有利于疾病康复。

七、专方选要

（1）疏利三焦方　金银花15g、青风藤12g、蝉蜕6g、白僵蚕12g、桔梗9g、茯苓12g、薏苡仁15g、土茯苓15g、酒大黄9g、三七粉3g、丹参9g、山药15g。水肿明显加冬瓜皮、玉米须；血尿明显者加墨旱莲、大蓟、小蓟；瘀血明显者加地龙、川芎、莪术；纳差者加焦山楂、焦麦芽、焦神曲、鸡内金；腰痛者加桑寄生、炒杜仲、狗脊；易感冒者加焦白术、防风；夜寐不实者加炒酸枣仁、首乌藤、煅龙骨、煅牡蛎；焦虑者加柴胡、郁金、合欢皮。每天1剂，水煎早晚分服。4周为1个疗程。能显著减少IgA肾脏病患者的24小时尿蛋白定量、尿红细胞计数，升高血浆白蛋白、eGFR，并有效改善临床症状。[《现代中西医结合杂志》2020，29（11）：1212–1215.]

（2）益气清解方　蒲公英30g、黄芪、

白术、金银花、茯苓各20g，防风、当归、赤芍、白芍各10g，川芎9g，泽泻15g，车前草6g。蛋白尿者加用白花蛇舌草增强清热解毒的效果；血尿者则加用侧柏叶、生地黄、仙鹤草以凉血止血。该方联合西医常规免疫调节治疗高危IgA肾脏病患者，能够有效缓解患者的临床症状，在短期内能明显降低血肌酐，提高eGFR以及减少24小时尿蛋白定量。[《中国中西医结合肾脏病杂志》2020,21（3）：230-232.]

（3）活血通络方　生黄芪30g，生地黄、赤芍、女贞子、泽兰各15g，当归、水蛭各10g，细辛3g，每日2次，疗程为3个月。能够改善IgA肾脏病患者典型的湿瘀阻络症状，并可以有效降低患者的血肌酐、血尿素氮，从而提高肾小球滤过率，达到保护肾功能的目的。[《山西中医》2019,35（11）：16-19.]

（4）固肾宁血合剂　熟地黄、生地黄、山茱萸、女贞子、墨旱莲、益母草、白花蛇舌草各20g，小蓟、白茅根、仙鹤草各30g。热甚者，加黄连、黄芩各6g；局部红肿热痛明显者，加天花粉、赤芍各15g；小便涩，脐下闷，或大便后重者，加木香、槟榔细末各1.5g；血热伤阴，口干舌燥者，加沙参、玉竹、麦冬；口舌糜烂，小便短黄者，加木通、竹叶；心烦不安难眠者，加龙骨、牡蛎、首乌藤。每3个月为1个疗程。能够显著改善主观症状，提高临床疗效，有效减少IgA肾脏病尿红细胞、24小时尿蛋白定量、尿β2微球蛋白水平，其机制可能与本方能降低IgA肾脏病血清VEGF及TGF-β1表达有关，且安全性较高。[《陕西中医》2019,40（6）：757-759.]

参考文献

［1］王琳. 陈以平教授诊治中重症IgA肾脏病学术思想研究［J］. 中国中西医结合肾脏病杂志，2010,11（12）：1043-1045.

［2］朱逸云，王琳，陈以平. 基于"中医传承辅助平台"分析探讨陈以平教授治疗IgA肾脏病用药规律的研究［J］. 中华肾脏病研究电子杂志，2019,8（5）：201-207.

［3］罗粤铭，李晓朋，胡天祥，等. 杨霓芝运用益气活血法治疗IgA肾脏病经验拾撷［J］. 辽宁中医杂志，2019,46（8）：1605-1607.

［4］李雪，陈静，马放，等. 占永立教授从咽论治IgA肾脏病的理论与实践探析［J］. 世界中医药，2019,14（4）：1002-1005+1010.

［5］宫彩霞，王志强，周凤伟，等. 疏利三焦方治疗IgA肾脏病的近期疗效观察［J］. 现代中西医结合杂志，2020,29（11）：1212-1225.

［6］蔡香香，程高飞，王萍. 益气清解方对治疗高危IgA肾脏病患者Scr、eGFR、UTP变化的影响［J］. 中国中西医结合肾脏病杂志，2020,21（3）：230-232.

［7］李康康，张宇，马鸿杰，等. 活血通络方治疗IgA肾脏病临床观察［J］. 山西中医，2019,35（11）：19-22.

［8］张靖华，梁冰，吴秋杰，等. 固肾宁血合剂治疗IgA肾脏病疗效及对患者血管内皮生长因子及转移生长因子-β1表达的影响［J］. 陕西中医，2019,40（6）：757-759.

第六章　继发性肾脏病

第一节　系统性红斑狼疮性肾炎

系统性红斑狼疮（SLE）是一种因自身抗体及免疫复合物形成而导致多系统、多器官受损的自身免疫性疾病。可累及皮肤、浆膜、骨关节、肾、心血管和中枢神经系统等。

系统性红斑狼疮性肾炎（LN）是SLE损伤肾脏，临床以蛋白尿、血尿、高血压、水肿为主要临床表现，是我国终末期肾衰竭的重要原因之一。中医学根据其临床表现的不同将其归属为"蝴蝶疮""阴阳毒""痹证""血风疮""温毒发斑""肾脏风毒"等范畴。

一、病因病机

（一）西医学认识

SLE和LN的病因及发病机制目前仍未完全明确，可能和遗传、环境因素及雌激素有关。外来抗原（如病原体、药物等）引起人体B细胞活化。易感者因免疫耐受性减弱，B细胞通过交叉反应与模拟外来抗原的自身抗原相结合，并将抗原递呈给T细胞，使之活化，在T细胞活化刺激下，B细胞得以产生大量不同类型的自身抗体，造成大量组织损伤。

（二）中医学认识

中医认为LN的形成有内外两方面因素，内因多因禀赋不足，或饮食起居失调，或七情过度以及经带胎产耗伤阴血等，导致五脏阴精受损。外因为热毒侵袭。其中以肾为本病的病变中心，而以肾阴亏虚、热毒炽盛为病机关键。随着病情的迁延和病程的推移，可渐致气血亏虚，从而出现正虚邪实、虚实夹杂的复杂病机。

二、临床诊断

（一）辨病诊断

1.临床表现

首先确诊为系统性红斑狼疮。目前普遍采用1997年美国风湿病学会修订版系统性红斑狼疮诊断标准。

（1）颊部红斑　遍及颧部的扁平或高出皮肤固定性红斑，常不累及鼻唇沟部位。

（2）盘状红斑　隆起红斑上覆有角质性鳞屑和毛囊栓塞，旧病灶可有皮肤萎缩性瘢痕。

（3）光过敏　对日光有明显的反应，可引起皮疹。

（4）口腔溃疡　口腔或鼻咽部无痛性溃疡。

（5）关节炎　非侵蚀性关节炎，累及2个及以上周围关节，特征为关节肿、痛、渗液。

（6）浆膜炎　①胸膜炎。胸痛、胸膜摩擦音或胸膜腔渗液。②心包炎。心电图异常、心包摩擦音或心包渗液。

（7）肾脏病变　①蛋白尿定量＞0.5g/24h或尿常规蛋白阳性；②管型。可为小管上皮细胞管型或混合管型。

（8）神经系统病变　①抽搐。非药物或代谢紊乱（如尿毒症、酮症酸中毒、电解质紊乱）所致。②精神病：非药物或代谢紊乱（如尿毒症、酮症酸中毒、电解质紊乱）所致。

（9）血液学异常　①溶血性贫血伴网

织红细胞增多。②白细胞减少＜4×10⁹/L，至少检查2次。③淋巴细胞减少＜1.5×10⁹/L，至少检查2次；④血小板减少＜100×10⁹/L（药物影响除外）。

（10）免疫学异常　①抗dsDNA抗体阳性。②抗Sm抗体阳性。③抗磷脂抗体阳性（包括抗心磷脂抗体lgG或lgM水平异常、狼疮抗凝物阳性或梅毒血清试验假阳性至少持续6个月，并经梅毒螺旋体固定试验或梅毒抗体吸收试验证实）。

（11）抗核抗体　未用药物诱发"药物性狼疮"情况下，免疫荧光或相当于该法的其他试验抗核抗体滴度异常。

在上述项目中，同时或相继符合四项及以上者，可诊断为SLE，其特异性为85%，敏感性为95%。

狼疮性肾炎是系统性红斑狼疮造成的肾损伤，确定了系统性红斑狼疮的诊断，加上肾小球疾病的表现和证据，就能诊断为狼疮性肾炎。如果患者免疫学异常，即使临床不能诊断系统性红斑狼疮，也应该继续随访，以免误诊、漏诊或耽误治疗。

2. 相关检查

（1）尿液检查　尿液检查异常是LN的重要实验室证据，尿常规可出现蛋白尿、血尿、白细胞尿、管型尿等。

（2）一般血液检查　血常规可见正色素性红细胞贫血、白细胞减少、血小板减少、血沉增快。血浆白蛋白可降低，γ-球蛋白升高，可出现冷球蛋白血症。

（3）免疫学检查　应用间接免疫荧光法可发现抗核抗体阳性，阳性率为96%，但其特异性仅为70%左右。抗dsDAN抗体多出现在SLE活动期，其敏感性约为72%，但特异性却高达96%，对于判断狼疮活动有一定的价值，其滴度和疾病活动性密切相关。抗Sm抗体特异性可达99%，但敏感性仅有25%，有助于早期和不典型患者的诊断或回顾性诊断。血清总补体CH50、

C3、C4、C1q下降，尤其是C3下降提示狼疮处于活动期。溶血性贫血时抗红细胞抗体阳性，中性粒细胞胞质抗体（ANCA）、抗磷脂抗体也可阳性，后者阳性易造成流产、动静脉栓塞等。

（4）肾活检　可以帮助确诊病理类型，指导治疗和判断预后。狼疮性肾炎的病理表现多种多样。

（二）辨证诊断

系统性红斑狼疮性肾炎临床上一般分为急性期、缓解期和稳定期三个阶段。辨证分型均以病机为依据，故辨证诊断合而论之。

望诊：面赤红斑，肌肤瘀斑，舌质暗红或有瘀点，苔黄。

闻诊：或口气秽臭，或语言及气味无明显异常。

问诊：身热起伏，腰膝酸痛，脱发，反复口舌生疮，头目眩晕，女子月经不调，经色紫暗，或经来腹痛，甚则闭经。

切诊：脉细数。

1. 热毒炽盛型（急性期）

（1）临床证候　皮肤红斑，高热，烦躁，面赤口渴，或狂躁谵语惊厥，或尿血紫癜，舌绛红苔黄，脉细数等。

（2）辨证要点　高热，烦躁，或狂躁谵语惊厥，舌绛红，苔黄，脉细数等。

2. 风湿热痹型（急性期）

（1）临床证候　腰膝酸软疼痛，血尿，四肢肌肉关节游走性疼痛，或关节红肿热痛，屈伸不利，舌红，苔薄白或黄干，脉滑数等。

（2）辨证要点　腰膝酸软疼痛，四肢肌肉关节游走性疼痛，关节屈伸不利，脉滑数等。

3. 阴虚内热型（缓解期）

（1）临床证候　低热或午后夜间潮热，五心烦热，口干咽燥，盗汗，脱发，月经

不调，小便黄，大便干，舌红，少苔或苔薄黄，脉细数等。

（2）辨证要点　低热或午后夜间潮热，盗汗，脉细数等。

4.气阴两虚型（稳定期）

（1）临床证候　神疲乏力，纳差，心浮气短，动则加重，腰背酸痛，脱发，恶风怕冷，自汗盗汗，舌淡苔白，脉细弱或细数等。

（2）辨证要点　神疲乏力，自汗盗汗等。

5.肝肾阴虚型（稳定期）

（1）临床证候　烦热头昏失眠，口干咽燥，胸胁胀痛，腹胀纳差，女子则月经不调，甚至闭经，舌质紫暗或有瘀斑，苔少，脉弦细或沉细而涩等。

（2）辨证要点　烦热头昏失眠，口干咽燥，闭经，脉弦细或沉细而涩等。

6.脾肾阳虚型（稳定期）

（1）临床证候　颜面及四肢浮肿，腰膝酸软，形寒肢冷，面色萎黄，神疲倦怠，腹胀纳少，舌体胖大，质淡，苔薄白，脉沉细弱等。

（2）辨证要点　颜面及四肢浮肿，腹胀纳少，舌体胖大，脉沉细弱等。

三、鉴别诊断

（一）西医学鉴别诊断

1.原发性肾小球肾炎

轻型的狼疮性肾炎早期需要与原发性肾小球肾炎相区分，依据实验室检查和典型表现，一般不难鉴别，若有难度，可做肾脏活检病理。

2.药物性狼疮

药物性狼疮多由于药物如肼曲嗪等诱发，患者有类似SLE的表现，但实验室检查补体正常、抗dsDAN抗体、抗Sm抗体阴性，而且临床表现较SLE轻，受累组织

器官较少，停止相关药物后可恢复，较少复发。

3.类风湿关节炎

关节症状明显时要与类风湿关节炎相鉴别，类风湿关节炎具有关节僵硬畸形和关节影像学变化，抗dsDAN抗体、抗Sm抗体阴性。狼疮的关节炎为非侵蚀性关节炎。

（二）中医学鉴别诊断

根据其临床表现的不同，中医学上将其归属为"蝴蝶疮""阴阳毒""痹证""血风疮""温毒发斑""肾脏风毒"等范畴。其临床特点较明确，比较容易鉴别。

四、临床治疗

（一）提高临床疗效的要素

1.扶正祛邪，标本兼顾

急性活动期以清热解毒为主，同时要兼顾滋阴；缓解期要重点调理脏腑的阴阳气血，以扶正为主，兼顾祛邪。将临床常用治法归纳如下。清热解毒法，用于急性活动期热毒炽盛，方用犀角地黄汤合五味消毒饮加减；滋养肝肾法，主方可用归芍地黄汤加减；健脾益肾法，用于脾肾气虚，方如补中益气汤、五子衍宗丸、实脾饮、真武汤等随证加减；益气养阴法，用于气阴两虚者，方如参芪地黄汤、大补元煎等加减。

2.中西结合，增强疗效

本病是自身免疫性疾病，用中西医结合方法治疗疗效好，又可减缓西药的副作用。以中医中药治疗为主，辨证施治加激素、CTX冲击治疗、雷公藤及单味中药对症处理。中西医结合疗法可增强疗效，控制症状，减少复发，减少激素、CTX毒副作用及并发症，提高机体免疫功能。

（二）辨病治疗

1. 一般治疗

活动期应注意休息，避免日光照射，不用肼屈嗪等药物和含雌激素的避孕药。

2. 糖皮质激素

激素可以抗炎症、抗免疫，是治疗系统性红斑狼疮性肾炎的基本药物。但是，单纯应用激素只能缓解一些狼疮活动的急性炎症免疫反应，对于病理类型较差的系统性红斑狼疮性肾炎，必须和其他抗增殖药物联合应用才能起到持续作用。处于活动期一般采用大剂量激素治疗，如泼尼松 1mg/（kg·d），治疗 8 周后要减量，最后以每天 10mg 维持。对于重症系统性红斑狼疮性肾炎患者临床表现为急进性肾炎综合征（肾功能急剧恶化）、狼疮脑、狼疮肺时，应用甲基泼尼松冲击治疗，每日 0.5~1.0g，静脉滴注，3~5 天为一个疗程。大剂量激素冲击治疗，发挥效应快，不良反应也大，用药过程中要防止激素的副作用。

3. 细胞毒药物

这是将原本治疗恶性肿瘤的药物应用于系统性红斑狼疮性肾炎，是利用这类药物对新生细胞包括淋巴细胞的敏感性来治疗自身免疫疾病。常用而且疗效较好的是环磷酰胺（CTX），此药不但能抑制特异性抗体的产生，还能消除 LN 的非特异性炎症和 T 淋巴细胞介导的免疫作用。CTX 可以口服也可静脉滴注，常用剂量为 2~4mg/（kg·d），静脉滴注剂量为 200mg 加入 20ml 生理盐水中，隔日一次，累积量达到 6~8g 为一个疗程。也可冲击治疗，CTX 用 0.5~1.0g/m^2，静脉滴注，每月 1 次，共 6 次，以后每 3 个月 1 次，共 2 年。CTX 有抑制骨髓、加重感染、抑制性腺功能、脱发、出血性膀胱炎、胃肠道反应等不良反应。

4. 他克莫司及环孢素 A

他克莫司和环孢素 A 是肾移植后抗排斥药物，能抑制 IL-2 的产生，作用于 T 淋巴细胞而影响免疫调控。他克莫司使用剂量为 0.05~0.075mg/（kg·d），环孢素 A 使用剂量为 5mg/（kg·d），与泼尼松联合可减少蛋白尿，改善肾功能，但有肝毒性，需密切监测血药浓度。

5. 霉酚酸酯

霉酚酸酯能明显地减轻肾脏活动性病变，减少肾组织免疫球蛋白及补体沉积。诱导剂量为 1.0~1.5g/d，分两次口服，共六个月，维持量 0.75~1.0g/d，分两次口服，维持 1~1.5 年。不良反应发生率较低，有条件可监测药物浓度，注意监测肺部感染发生。

6. 血浆置换和免疫吸附

可以通过置换患者血浆，将体内的抗体和免疫复合物清除，改善网状内皮系统的吞噬功能，达到缓解病情的目的。免疫吸附疗法多用高度亲和力的蛋白质作为吸附剂，对致病性免疫物质清除效果较好。应用这两种方法时必须同时使用免疫抑制剂，防止体内抗体产生反跳。需要注意一些潜在的风险，如感染、过敏反应等。

（三）辨证治疗

1. 辨证论治

（1）热毒炽盛型

治法：清热解毒，凉血消斑。

方药：犀角地黄汤合五味消毒饮加减。水牛角粉、生地黄、牡丹皮、赤芍、金银花、野菊花、蒲公英、紫花地丁。

加减：抽搐者可加钩藤、白僵蚕、地龙；腹痛明显者，加延胡索、茯苓。

（2）风湿热痹型

治法：祛风化湿，清热和营。

方药：四妙散合白虎桂枝汤加减。黄柏、苍术、薏苡仁、牛膝、知母、甘草、桂枝。

加减：关节红肿者加金银花、忍冬藤、桑枝。

（3）阴虚内热型

治法：养阴清热解毒。

方药：知柏地黄汤加减。知母、黄柏、熟地黄、山茱萸、山药、泽泻、茯苓。

加减：尿热、血尿者，加茜草、白茅根、仙鹤草、大蓟、小蓟。

（4）气阴两虚型

治法：益气养阴。

方药：四君子汤合六味地黄汤加减。生地黄、人参、白术、茯苓、山茱萸、山药、牡丹皮、泽泻、甘草。

加减：如兼瘀血者，可加丹参、泽兰、益母草。

（5）肝肾阴虚型

治法：补益肝肾，活血化瘀。

方药：六味地黄汤合血府逐瘀汤加减。熟地黄、牛膝、山茱萸、山药、当归、生地黄、茯苓、牡丹皮、泽泻、红花、枳壳、赤芍、桔梗、川芎、柴胡、甘草。

加减：如头晕耳鸣者，加天麻、钩藤。

（6）脾肾阳虚型

治法：温肾健脾，化气行水。

方药：肾气丸加减。生地黄、山药、山茱萸（酒炙）、茯苓、牡丹皮、泽泻、桂枝、附子（炙）。

加减：若水肿明显者，加牛膝、车前子

2. 外治疗法

（1）针刺治疗　肾俞、风池、合谷、大椎、间使、足三里。适用于脾肾阳虚证。每次选主穴1~2个，配穴2~3个，留针30分钟，隔10分钟捻针1次，每周针刺3次，10次为1个疗程。一般连续3个疗程。

（2）耳针　针刺肾、心、肺、肾上腺、神门，适应于气阴两虚证。每日1次或隔日1次，留针1小时，每隔3天1次，10

次为1个疗程。

（3）理疗　音频电疗，每日1次，每次10分钟，10次为1个疗程。适用于脾肾阳虚证。

3. 成药应用

（1）百令胶囊　适用于兼有正虚征象者。每次3粒，每日3次。

（2）黄葵胶囊　适用于热毒炽盛兼有湿热者。每次5粒，每日2~3次。

（3）知柏地黄丸　适用于肝肾阴虚者。每次8g，每日3次。

（四）医家诊疗经验

1. 周仲瑛

周仲瑛教授认为本病以肝肾阴虚为根本，热毒伏营是关键，风、湿是发病诱因，从瘀热湿毒、肝肾阴虚、脾肾阳虚、风毒外袭4方面进行辨证治疗，分别以犀角地黄汤、自拟狼疮肝肾方、自拟狼疮脾肾方、秦艽丸随证加减治之，疗效颇佳。

2. 周锦

周锦教授认为应简化辨证，分期论治。本病活动期多由热毒炽盛、气营两燔、肾失气化所致，中医治疗以清热解毒为主；缓解期中医辨证以正虚邪恋、正气亏虚为主，治疗应扶正固本为主，辅以祛邪；恢复期中医辨证多为气阴两虚，也可出现阴阳两虚，治疗当以益气（阳）养阴为主，扶助正气，防邪气来复，始终注重补肾固精、和血宁血、调理肝脾。

3. 邵朝弟

邵朝弟教授认为，系统性红斑狼疮性肾炎的发生多因先天不足，毒邪侵入，正虚邪实是本病的主要病机特点，正虚以阴虚为主，毒邪攻注于肾，肾脏受损，失于固摄，邪实以热毒最为关键。同时重视稳定期的治疗，针对稳定期的特点，方选六味地黄汤加减，常用药物为生地黄、山药、山茱萸、知母、牡丹皮、炙甘草等。兼下焦湿热者，常合小蓟饮子加车前子、益母草、蒲公英等以清热利湿；兼肝火亢盛者，常合一贯煎以滋水涵木，调畅气机；兼脾肾阳虚者，常伍菟丝子、杜仲、怀牛膝、干姜、续断等药，同时配伍少量桂枝。

五、预后转归

感染与尿毒症都是LN死亡的主要原因。随着对LN进行早期诊断、制定合理的治疗方案，LN的预后有了很大程度的改进，5~10年的存活率由20%~40%提高到80%~90%。影响本病预后的因素较多，种族、经济状况、性别、贫血、血小板减少、低补体血症，均被认为是提示预后的临床因素。大量蛋白尿伴肾炎综合征、高血压、治疗前血肌酐升高等预后均不好。细胞性新月体、肾小球硬化的程度、间质纤维化的比例以及肾脏血管病变，也是影响预后的重要病理改变参数。只有控制好系统性红斑狼疮性肾炎的活动、预防其复发和防治系统性红斑狼疮性肾炎的并发症，才能控制系统性红斑狼疮性肾炎的病情，才能从根本上改善系统性红斑狼疮性肾炎患者的生存质量，使系统性红斑狼疮性肾炎的预后更进一步提高。

六、预防调护

（一）预防

系统性红斑狼疮性肾炎患者在日常生活中应避免在强烈的日光下长时间暴晒，必须外出可戴帽穿长袖衣服，以减少紫外线过度照射造成的损害。避免使用肼屈嗪等药物。讲究卫生，应积极防治各种感染，对于有自身免疫病发病基础的系统性红斑狼疮性肾炎患者，包括亲属中有自身免疫病者，一旦患上自身免疫病，应尽早积极治疗。对于育龄期的系统性红斑狼疮性肾炎女性患者，活动期应避免妊娠和分娩，

病情稳定后，可在医生的指导下视病情稳定情况决定是否妊娠及分娩。

（二）调护

适当休息对治疗系统性红斑狼疮性肾炎非常重要，应说服患者注意休息，尽量避免剧烈体力劳动。治疗中应避免一切不利于肾脏的药物与因素。

参考文献

[1]李坤伦，黄集彬，蒋颖钰，等. 自拟狼疮护肾方治疗狼疮性肾炎作用机制探讨［J］. 中国中医急症，2020，29（1）：127-129.

[2]付晋利. 自拟清热祛瘀益肾汤联合环磷酰胺治疗早期狼疮性肾炎的临床价值［J］. 临床医药文献电子杂志，2018，5（36）：165-166.

[3]黄德慧，陈礼平. 左归丸配合西药治疗狼疮性肾炎临床疗效观察［J］. 新中医，2018，50（2）：35-38.

[4]林叶发，甘琴. 参芪地黄汤加减结合泼尼松片治疗气阴两虚证活动期狼疮性肾炎疗效观察［J］. 内蒙古中医药，2019，38（12）：36-37.

[5]白牧鑫，江燕，孙伟. 治疗狼疮性肾炎经验［J］. 辽宁中医杂志，2020，47（5）：56-58.

[6]米佳蕾，何东初，丁晓娟. 中西医结合分期治疗狼疮性肾炎的研究进展［J］. 中医药导报，2015，21（16）：106-108.

[7]高新英. 来氟米特治疗狼疮性肾炎的临床疗效与安全性［J］. 世界最新医学信息文摘，2019，19（98）：249+251.

[8]严小倩，韩梅，刘琴，等. 狼疮性肾炎复发风险的中西医结合预测研究［J］. 中国中西医结合杂志，2019，39（3）：299-304.

[9]徐云. 中西医结合分阶段治疗狼疮性肾炎58例疗效观察［J］. 中国社区医师，2018，34（34）：92-93.

［10］王超，杨翠，汤水福. 汤水福辨治狼疮性肾炎的临床经验［J］. 广州中医药大学学报，2017，34（4）：592-594.

［11］朱月玲. 狼疮性肾炎中医证型分布特征及演变规律［J］. 山西中医，2017，33（7）：48-49+62.

［12］魏素芬. 林昌松教授治疗狼疮性肾炎经验［J］. 光明中医，2015，30（7）：1392-1393.

第二节　过敏性紫癜性肾炎

过敏性紫癜（HSP）是一种以皮肤紫癜、出血性胃肠炎、关节炎及肾脏损害为主要特征的综合征，基本病变为全身弥漫性坏死性小血管炎，伴肾脏损害者称为过敏性紫癜性肾炎（HSPN），简称紫癜性肾炎。肾脏的受累直接影响预后，预后又取决于肾脏受累的病理类型及程度，本病大多呈良性，但也有反复发作或迁延数年，发展至慢性肾衰竭者。本病多发于儿童，成人亦不少见。

其临床表现以皮肤紫癜、血尿、蛋白尿、管型尿为主，部分患者呈肾脏病综合征表现。HSPN属中医学之"溺血""尿血""葡萄疫""紫癜风"等范畴。

一、病因病机

（一）西医学研究

过敏性紫癜性肾炎的病因未完全明确，但大部分患者发病前有明确的诱因。如细菌、病毒和寄生虫感染；牛奶、鱼、虾、蟹等食物过敏；抗生素、磺胺、阿托品、异烟肼、巴比妥、碘化物等药物过敏；植物花粉、寒冷刺激、尘螨、虫咬、疫苗过敏等。本病的发生发展过程被认为是由免疫因素介导的一种全身血管炎症。此外，凝血机制在本病的发生发展中也有重要的作用。近年一些研究发现细胞因子在介导血管炎发生中起重要作用。

（二）中医学认识

中医认为紫癜性肾炎是由于素有血热内蕴，外感风邪，或过食燥热荤腥动风之品，或因药物过敏，素体不受，以致风热相搏，邪毒郁而化热，外溢肌肤而发紫癜，内渗肾脏则尿血。本病的病理性质在于本虚标实，一般早期多为热毒内盛，经脉瘀阻，以实证为主。病至后期，则表现为脾肾虚衰，血脉瘀阻之象，转以正虚为主。

二、临床表现

（一）辨病诊断

1.临床表现

（1）有皮肤紫癜等肾外表现。

（2）有肾损害的临床表现，如血尿、蛋白尿、肾功能不全等。可见高血压。

（3）肾活检表现为系膜增生、IgA在系膜区沉积。

2.相关检查

（1）尿常规查　可见血尿、蛋白尿和管型尿。

（2）凝血检查　除出血时间可能延长外，其他均无异常。

（3）肾活检检查　紫癜性肾炎主要的病变是肾小球系膜细胞增殖，常伴有不同程度的内皮细胞和上皮细胞增殖。上皮细胞增殖处常与球囊粘连，并形成小新月体，被累及的肾小球多在50%以下，在一些很轻的局灶性病变部位，也可有新月体形成。

（二）辨证诊断

紫癜性肾炎的发生主要是由于六淫之邪扰动血络，血分伏热，感风而发，其病因起于反复感冒，误用辛温发散，或因饮食不当，或因虫咬，或因药物过敏，或因化学毒素，以致表虚里实，热毒乘虚而入，外溢肌肤则发紫癜，内渗肾脏则尿血不止。

但人体发病与否取决于正气之盛衰，"正气存内，邪不可干""邪之所凑，其气必虚"。先天禀赋不足，脏腑亏虚，血热内蕴，外感天时之气，极易导致本病。病变过程中易引起气血津液的变化，而致五脏亏损，病情进一步发展则脾肾虚衰。

望诊：皮肤紫癜、尿赤或血尿、舌红或淡胖、苔白。

闻诊：言语及气味无明显异常。

问诊：自觉瘙痒，腹痛、倦怠或关节疼痛。

切诊：脉滑或细。

1.风热搏结型

（1）临床证候　皮肤紫癜，瘙痒，血尿，泡沫尿，发热、咽痛，腹痛或关节疼痛，颜面或肢体浮肿，舌质淡红或略红，苔白或薄黄，脉浮滑有力。

（2）辨证要点　皮肤紫癜，血尿，泡沫尿，腹痛或关节疼痛，颜面或肢体浮肿；舌质淡红或略红，苔白或薄黄，脉浮滑有力。

2.热毒内炽型

（1）临床证候　皮肤紫癜颜色鲜红，弥漫四肢、背臀部，可有痒痛，肉眼血尿或镜下血尿，发热，口干，关节肿痛，腰腹痛，或见黑便，舌质红，苔黄，脉数。

（2）辨证要点　皮肤紫癜颜色鲜红，肉眼血尿或镜下血尿，发热，腰腹痛，或见黑便，舌质红，苔黄，脉数。

3.湿瘀互结型

（1）临床证候　紫癜反复，时隐时现，镜下血尿、蛋白尿，关节肿痛，颜面或下肢浮肿，舌质暗红或有瘀点、瘀斑，苔腻，脉滑。

（2）辨证要点　紫癜反复，镜下血尿、蛋白尿，颜面或下肢浮肿，舌质暗红或有瘀点、瘀斑，苔腻，脉滑。

4.气阴两虚型

（1）临床证候　紫癜消退或反复发作，间断镜下血尿，腰酸乏力，常易感冒，口干咽干，手足心热，舌红苔薄，脉细数或沉细。

（2）辨证要点　紫癜消退或反复发作，常易感冒，口干咽干，手足心热，舌红苔薄，脉细数或沉细。

5.脾肾阳虚型

（1）临床证候　皮肤紫癜消退，蛋白尿、血尿持续，面色㿠白，神疲乏力，腰膝酸软，畏寒肢冷，面浮肢肿，纳差，尿少便溏，舌体胖，边有齿痕，苔白，脉沉细或弱。

（2）辨证要点　皮肤紫癜消退，神疲乏力，腰膝酸软，畏寒肢冷，面浮肢肿，舌体胖，边有齿痕，苔白，脉沉细或弱。

6.肝肾阴虚型

（1）临床证候　紫癜消退或反复发作，镜下血尿持续，腰膝酸软，咽干口燥，手足心热，头晕耳鸣，体倦乏力，心悸气短，舌质红，少苔或无苔，脉细数或弦细。

（2）辨证要点　紫癜消退或反复发作，腰膝酸软，手足心热，头晕耳鸣，体倦乏力，舌质红，少苔或无苔，脉细数或弦细。

三、鉴别诊断

（一）西医学鉴别诊断

1.急性肾小球肾炎

急性肾小球肾炎无皮疹、关节炎及肠绞痛表现，血清C3多数下降，大部分患者于发病8周内可完全恢复正常，肾活检有助鉴别。

2.IgA肾脏病

IgA肾脏病以成年多见，以反复肉眼血尿为主，少有皮疹、关节痛及腹部表现，病理检查多见IgA、IgG、IgM沉积。过敏性紫癜性肾炎多见于儿童和青少年，病变多累及全身多个系统，病理有显著的毛细血管袢改变，预后与患者的发病年龄、临床表现与肾脏的病理改变程度有关。

3. 系统性红斑狼疮性肾炎

狼疮性肾炎好发于青年女性，皮疹有特征性蝶形红斑或盘状红斑，除关节及肾脏受累表现外，还有光过敏、口腔溃疡、浆膜炎、神经系统表现、血液系统检查异常，免疫学检查血清 C3 下降，抗 dsDNA、抗 Sm 抗体、抗核抗体阳性，肾活检肾小球毛细血管壁"白金耳"样改变，免疫荧光示"满堂亮"。

4. 原发性小血管炎

原发性小血管炎多见于中老年，乏力、低热、体重下降等全身症状明显，除有皮疹、肾损害外，上呼吸道、肺部受累多见。血液中抗中性粒细胞胞质抗体（ANCA）阳性，病理检查示皮肤小血管和肾小球常无免疫球蛋白沉积。

（二）中医学鉴别诊断

本病总属虚实错杂，本虚标实，故其辨证，首当明辨虚实、标本之主次。初期往往先出现紫癜，在此阶段属中医学的"葡萄疫"范畴，应与阴阳毒相鉴别。

葡萄疫与阴阳毒葡萄疫的发生主要由六淫之邪扰动血络，血分伏热，感风而发，先天禀赋不足，脏腑亏虚，血热内蕴，外感天时不正之气，而致本病。阴阳毒则先天禀赋不足，外邪侵袭，阴阳失衡，气血凝滞，经络阻隔而致。葡萄疫以尿血、水肿、紫斑为主症。阴阳毒则多以面部斑片，反复发热，关节痛等症。

四、临床治疗

（一）提高临床疗效的基本要素

过敏性紫癜性肾炎的治疗需根据疾病发生发展的不同时期而采用不同的辨证施治原则。

1. 灵活辨治，善用清营凉血

过敏性紫癜早期病因均为风邪袭表，邪热内蕴，病在卫分、营分，应以祛风宣透为主，兼以清营凉血，力图祛邪从肌表而出。"风性，善行而数变"，风邪袭表，故起病突然；邪郁肌肤，正邪相争，故皮肤发痒；血热壅盛，热迫血行，血溢肌表，故皮肤见红色斑点；表邪入里，经络凝涩，则腹痛或关节痛；表邪传经入里，热迫下焦则见尿血赤，苔白脉浮，是邪气在表之象。邪热壅盛故脉滑有力，或见苔薄黄，舌略红，此乃邪完全入里之证。本证营卫同病，卫分证未退，营分证已炽，正邪相争激烈。故散风祛邪、清营凉血之剂应为急性过敏性紫癜性肾炎的首选药物。可清透以逐邪外出，清透与清解并施，方能药中病机，相得益彰。

2. 把握病机，重用活血化瘀

过敏性紫癜性肾炎中期，属正气未虚，邪气旺盛之时，里热燔炽，血热妄行是其主要病机，若抑其亢烈之势，直须清热凉血。血尿暗红，尿常规检查有红细胞，舌质略暗，提示有瘀血之证，故凉血之中应加入活血散血之丹参、赤芍以利瘀血化除，小便涩赤当以利水通淋为宜。

若瘀血现象严重，热灼阴津，瘀血内阻。患者白瞳有紫红色血络，眼睑晦暗，腹痛尤以夜间为甚，舌暗红，脉涩等均为瘀血之候，故治疗上应"见血休治血，去瘀当为先"。又因热病伤阴，故以桃红四物汤合玄参、阿胶滋阴养血化瘀。血分仍有热，故理当用凉血活血之品。本病应紧紧扣住血热致瘀，久病致瘀的病理机制，辨证准确，方能有效。

若病情进一步发展，则肾阴亏损，阴虚火旺，热灼血脉，血溢脉外为其主要病机。治疗上应以滋阴为主，大补阴精，阴精足，虚火自灭，同时注意凉血活血，以消散紫斑，止尿血。

如果脾虚失统，气虚失摄，以致血溢脉外，此时正气大亏，勿用攻伐之品。中焦健运则气血生化有源，气血充足，治疗时应以健脾益气，鼓舞中焦气化为主，有散在紫斑及尿血者，应加入止血消斑之品，方能奏效。

3. 中西结合，标本兼治

中西医结合治疗过敏性紫癜性肾炎效果较佳，也是近年来应用较多的方法。西医无特殊方法，对于重症患者，强调采用肾上腺糖皮质激素、免疫抑制剂、抗凝剂治疗以防止肾衰竭，中医强调整体辨证论治，攻补适宜，如把两者有机结合起来，可以取长补短，既可以减少肾上腺糖皮质激素及免疫抑制剂的毒副作用，又可以提高机体的免疫能力及抗过敏能力，从而协同提高疗效。

从西医学观点来说，本病是一种独特的、自限性的血管炎，患者毛细血管、肾小球系膜组织和小动脉呈急性炎症反应致血管通透性增加，渗出及出血，血管病变处有免疫复合物出现。考虑中西医联合用药，协同发挥治疗作用，提高临床疗效。

（二）辨病治疗

1. 一般治疗

急性期或发作期患者要注意休息，做好保暖防护，预防上呼吸道感染，有明确感染灶的给予抗生素治疗，积极去除可能的过敏原，避免再次接触，必要时可应用抗组胺药氯苯那敏、氯雷他定、左西替利嗪等药物减轻过敏反应。应用维生素C、曲克芦丁等药物可改善血管的通透性。

2. 糖皮质激素

出现肾损害的过敏性紫癜需要应用糖皮质激素治疗，可减轻HSPN的蛋白尿、血尿症状，改善肾功能。泼尼松剂量为1~2mg/（kg·d），清晨顿服，4周后减量。如果患者为大量蛋白尿伴有肾功能进行性减退，肾小球新月体大于50%，可用甲泼尼龙0.5~1.0g静脉滴注冲击治疗，三天后改为口服。对于病情较重或易复发者，临床症状缓解后隔天服用泼尼松，长时间维持治疗。

3. 免疫抑制剂

对于症状较重、反复复发、临床表现为急性肾衰竭、肾脏病理为弥漫重度系膜增生、大量新月体形成伴坏死等改变或激素治疗无效者，可加用环磷酰胺、硫唑嘌呤、环孢素A、霉酚酸酯等药物。

4. 抗凝治疗

HSPN可有纤维蛋白的沉积、血小板沉积及血管内凝血等，可用肝素100~200U/（kg·d），静脉滴注，或低分子肝素皮下注射，4周后改用华法林4~15mg/d，2周后减量至2~5mg/d维持2~3个月。

5. 血浆置换

临床表现为急进性肾炎且肾活检病理显示有大量新月体的HSPN，在激素和细胞毒药物治疗的基础上联合血浆置换可减轻肾损害，延缓肾衰竭的速度。

6. 肾移植

肾衰竭者先做透析治疗，在活动性病变静止一年以后可考虑行肾移植手术。

（三）辨证治疗

1. 辨证论治

（1）风热搏结型

治法：疏风清热，清营凉血。

方药：清营汤加减。荆芥、防风、生地黄、牡丹皮、金银花、连翘、赤芍、柴胡、水牛角、竹叶心、紫草、小蓟等。

加减：咽喉肿痛者，加山豆根、玄参；兼有水肿者，加麻黄、桑白皮、茯苓皮。

（2）热毒内炽型

治法：清热解毒，凉血止血。

方药：犀角地黄汤加减。水牛角、生地黄、赤芍、牡丹皮、黄芩、金银花、连翘、白茅根、小蓟、甘草等。

加减：血尿甚者，加三七、蒲黄炭；热重者，加石膏、知母。

（3）湿瘀互结型

治法：清热除湿，化瘀止血。

方药：三仁汤合桃红四物汤加减。薏苡仁、白豆蔻、杏仁、通草、法半夏、生蒲黄、滑石、桃仁、红花、川芎、当归、赤芍、小蓟等。

加减：血热偏甚者，加紫草、大黄。

（4）气阴两虚型

治法：益气养阴。

方药：参芪地黄汤加减。太子参、黄芪、熟地黄、山茱萸、山药、茯苓、牡丹皮、泽泻、白术、白花蛇舌草、益母草、甘草等。

加减：潮热甚者，加青蒿、鳖甲；血尿明显者，加白茅根、小蓟。

（5）脾肾阳虚型

治法：健脾补肾。

方药：大补元煎加减。人参、山药、黄芪、熟地黄、山茱萸、杜仲、当归、枸杞子、炙甘草等。

加减：水肿甚者，加防己、车前子；腹胀甚者，加陈皮、厚朴。

（6）肝肾阴虚型

治法：滋补肝肾。

方药：知柏地黄丸合二至丸加减。知母、黄柏、生地黄、熟地黄、山茱萸、山药、牡丹皮、茯苓、龟甲、女贞子、墨旱莲等。

加减：尿浊者，加萹蓄、瞿麦。

2. 外治疗法

（1）针灸治疗　取神阙、关元、中极、命门、三焦俞、三阴交、百会、肾俞穴。用艾条温和灸，用于尿潴留、尿少或尿闭者。每次选3~4个穴位，1次20分钟左右，每日1次。

（2）灌肠法　肾衰灌肠液，用于大便干结者。生大黄、生牡蛎、六月雪浓煎250ml，高位保留灌肠，保留半小时，每日1次，连续10天为1个疗程。

3. 成药应用

（1）六味地黄丸　适用于肾阴亏虚者。每日3次，口服。

（2）雷公藤总苷片　适用于有蛋白尿、血尿者。每次20mg，每日3次，口服。

（3）火把花根片　适用于免疫力低下伴血尿、蛋白尿者。2~4片，每日3次。

（四）医家诊疗经验

丁樱

丁樱从瘀论治过敏性紫癜性肾炎，将其分为风热夹瘀型、风热夹瘀型、阴虚夹瘀型、气阴两虚夹瘀型进行治疗。其中风热夹瘀型治疗以清热凉血方，加金银花、连翘、荆芥、防风疏风解表；风热夹瘀型用清热凉血基本方，加水牛角、紫草以凉血止血；阴虚夹瘀型以清热凉血法，加知母、黄柏、黄精以滋阴凉血；气阴两虚夹瘀型治以清热凉血方，加黄芪、太子参、女贞子、墨旱莲、黄精以益气养阴。

五、预后转归

本病的病程一般在2周左右，有自然恢复趋势，预后与年龄、肾组织病理改变有关，儿童预后好于成人。临床症状为肾脏病综合征或急进性肾炎伴肾脏病综合征，起病初期肾功能减退伴高血压，肾活检有大量新月体、间质纤维化、肾小管严重萎缩者，远期预后较差。总之，多数预后较好，少数预后较差，可转为慢性肾炎、肾脏病综合征或慢性肾衰竭。

六、预防调护

（一）预防

加强身体锻炼，提高机体的抵抗力，预

防感冒、感染，避免粉尘、药物等过敏物质的接触，不食用鱼、虾、蟹、牛奶等食物。

（二）调护

（1）饮食护理 低盐、低脂、高维生素、优质蛋白质饮食。避免香燥、辛辣之物及鱼、虾、蟹等易于诱发过敏的食物。

（2）皮肤护理 严密观察出疹的部位、颜色及消退时间，保持皮肤清洁干燥，避免擦伤感染。

（3）生活护理 预防感冒，劳逸适度，节制房事，忌食烟酒。

（4）情志护理 保持心情舒畅，避免烦躁、焦虑等不良情绪。

参考文献

[1]库来娟. 养阴清瘀汤治疗过敏性紫癜性肾炎患儿临床观察[J]. 光明中医，2020，35（2）：200-202.

[2]张勇慧，赵凤华. 从脾论治脾虚湿盛型肾脏病综合征型紫癜性肾炎[J]. 光明中医，2017，32（9）：1282-1284.

[3]刘睿，张晓旭，陈光磊，等. 紫癜性肾炎伴血脂异常临床及病理分析[J]. 中国中西医结合肾脏病杂志，2019，20（11）：995-997.

[4]林苗，任中杰，金晓倩，等. 犀角地黄汤治疗过敏性紫癜性肾炎临床研究[J]. 新中医，2019，51（10）：70-74.

[5]邱家琪，徐闪闪，孙杨，等. 凉血止血和滋补肝肾法治疗紫癜性肾炎[J]. 中国中医药现代远程教育，2018，16（9）：93-95.

[6]冯春丽，蒋秋明，李春香，等. 江顺奎主任医师运用御风扶正法治疗小儿紫癜性肾炎经验[J]. 中医儿科杂志，2019，15（1）：20-23.

[7]覃玉芳，李贵平. 加味犀角地黄汤辨治儿童紫癜性肾炎血热夹瘀证的临床观察[J]. 中国实验方剂学杂志，2019，25（2）：144-149.

[8]王瑞敏，王春丽. 紫癜性肾炎的中医分期辨证施护[J]. 光明中医，2018，33（9）：1349-1350.

[9]丁浏江. 自拟清热凉血解毒方辅助治疗小儿过敏性紫癜性肾炎湿毒内蕴型的临床疗效和对凝血机制的影响[J]. 中医儿科杂志，2019，15（2）：60-63.

[10]徐云. 二至地黄汤加减治疗过敏性紫癜性肾炎24例临床观察[J]. 湖南中医杂志，2018，34（12）：51-52.

[11]刘可先，李红. 益气养阴活血汤治疗气阴两虚型紫癜性肾炎的疗效分析[J]. 临床医学研究与实践，2017，2（19）：115-116.

[12]张楠，王璐璐，徐金星. 中医综合方案治疗小儿紫癜性肾炎的临床观察[J]. 中国卫生标准管理，2016，7（21）：124-125.

[13]周宇，巴元明，关冰. 巴元明教授治疗过敏性紫癜性肾炎经验[J]. 亚太传统医药，2020，16（1）：93-95.

[14]王佛. 自拟消风祛毒汤治疗小儿过敏性紫癜性肾炎的临床观察[J]. 光明中医，2019，34（4）：589-591.

第三节　类风湿关节炎肾损害

类风湿关节炎（RA）是一种慢性、人体自身免疫性、外周关节非特异性炎症的疾病，主要表现为双侧对称性手指关节肿痛伴晨僵，并对患病关节及其周围组织呈现进行性破坏，可致关节畸形及功能障碍。RA患者中可见多种不同的肾脏损害。本病属于中医学"痹证""水肿"等范畴。

一、病因病机

（一）西医学研究

类风湿关节炎可累及肾脏，对肾脏造成不同程度的损害，由于RA患者中可由不同原因引起多种类型不同的肾损害，各型肾损害发病机制也不相同，多数确切的发病机制不明了。可能和以下因素有关。①类风湿关节炎并发肾小球肾炎，与免疫复合物沉着、血管变性及慢性炎症性反应有关。②治疗类风湿关节炎所用药物如镇痛剂、金制剂诱发肾损害。③类风湿关节炎长期慢性炎症病变，可导致血中淀粉样A蛋白增多，继发肾脏淀粉样损害。

（二）中医学认识

患者素体虚弱，正气不足，腠理不密，卫外不固，肌肉、关节、经络痹阻形成痹证，痹阻日久，耗伤气血，致气血亏虚。外邪乘虚而入，或用药不当，致火热毒邪内生，灼伤肾络、闭阻水道，或热毒耗液，致精亏血少，肾脏亏虚，或药毒久伤，暗耗肾气，渐衰败而发病。《诸病源候论》中云："痹者，风、寒、湿三痹杂至，合而成痹……骨痹不已，又遇邪者，则移入于肾，其状喜胀。"《丹溪心法·腰痛》指出："腰痛主湿热、肾虚、瘀血、挫闪、有痰积。"张景岳也指出："或以败精，或以槁血，阻塞水道而不通也。"虽未明确指出药毒所伤，但细究病因也不例外。是痹证后期较为严重的证候之一，其病理性质属邪实伤正。

二、临床诊断

（一）辨病诊断

1.临床表现

根据2010年美国风湿病协会修订的类风湿关节炎的诊断标准确诊为类风湿关节炎的患者，出现肾脏损害表现如蛋白尿、血尿、肾功能异常等，应考虑为类风湿关节炎肾损害。

2.相关检查

（1）血常规　活动期可有贫血。

（2）尿常规　可出现尿蛋白、血尿等。

（3）生化检查　活动期血沉增快，C反应蛋白升高，且与类风湿关节炎病情密切相关；肾功能下降者血肌酐和尿素氮升高。

（4）免疫学检查　类风湿因子（RF）成人75%阳性，儿童只有30%阳性，与病变活动有关。

（5）肾脏病理　肾脏病理多为伴或不伴有IgA沉积的肾小球系膜增生性病变、膜性病变、膜增生性肾小球肾炎、阶段坏死性肾炎伴新月体形成、淀粉样变性等。

（二）辨证诊断

类风湿关节炎的肾损害是痹证后期合并肾脏损害的一组临床病理表现。痹证由内外相合而致病，正气不足，劳逸不当或体质亏虚，感受外来之风、寒、湿之邪气而致病。外因是条件，内因是发病的基础，痹证日久则耗气耗血，气血不足，则整个机体都要受到损害，气机不畅，血失濡养，日久累及五脏而发病。临床上分为肺痹、肝痹、心痹、脾痹和肾痹。类风湿关节炎肾损害的初期多以脾虚为主要症状。水液的代谢受到障碍，渐渐发展影响到肾，水液代谢的失调，致机体对水的利用分布不均衡而出现阴虚或阳虚，气机的阻滞，可进一步加重关节的损害。故而辨证时要注意病因病机及病理的变化，进行整体辨证。

望诊：肢体关节肿胀，行动不利甚至畸形，神疲乏力，纳少，舌质淡，苔嫩，或暗红，苔薄白，脉滑或涩。

闻诊：一般无明显异常气味。

问诊：形寒肢冷，周身乏力，全身关节疼痛，或肢体困重，屈伸无力，或脘闷纳差。

切诊：肌肤温湿度尚可，于关节处可触及关节粗大畸形，凹陷性水肿，有波动感，脉沉缓或沉细弱、细涩。

1. 脾阳不振型

（1）临床证候　面色萎黄，神疲乏力，纳少，四肢倦怠，小便量少，大便稀溏，下肢凹陷性水肿，脘腹鼓胀，舌质淡，苔白滑或腻，脉沉缓无力。

（2）辨证要点　纳差，肢体肿胀或畸形，倦怠乏力，小便量少，舌质淡，苔白腻，脉沉缓无力。

2. 肝肾阴虚型

（1）临床证候　久病缠身，关节肿痛或下肢水肿时轻时重，或酸楚重着，疲劳，气候变化时疼痛加重，水肿按之凹陷久久不起，甚至可触及关节变形，腰膝酸软，小便量少，面色晦暗，畏寒，舌质红，苔少，脉沉细。

（2）辨证要点　关节痛或下肢水肿时轻时重，水肿按之不起，腰膝酸软，畏寒，舌质红，苔少，脉沉细。

3. 气阴两虚型

（1）临床证候　面色萎黄，神疲乏力，自汗，心慌气短，手足心热或肢冷，头晕眼花，少气懒言，四肢关节麻木疼痛，屈伸不利，畸形或强直，下肢凹陷性水肿，爪甲苍白，小便频数或少，大便干结或溏，舌质淡，苔白腻，脉细弱无力。

（2）辨证要点　面黄神疲，少气懒言，自汗，心慌气短，四肢关节麻木疼痛，下肢水肿，按之凹陷，小便频数或少，舌质淡苔白腻，脉细弱无力。

4. 阳虚水泛型

（1）临床证候　水肿不消且日趋严重，腰以下肿甚，两足部肿甚，按之久久不起，心悸，喘促，腰部酸冷，肢体发凉，困重不能动或强直挛缩，活动不利，面色㿠白或晦暗，畏寒，大便溏或干，小便频数，色清，舌质淡或胖嫩，苔白腻，脉沉细或数。

（2）辨证要点　水肿以腰以下为甚，两足部肿甚，腰部酸冷，肢体发凉，心悸、

喘促，面色㿠白或晦暗，舌质淡或胖嫩，苔白腻，脉沉细无力或数。

三、鉴别诊断

（一）西医学鉴别诊断

1. IgA 肾脏病

此病多见于青壮年，男性多于女性，可有肉眼血尿、尿常规异常、肾脏病综合征、高血压、肾功能损害等表现，无肾外损害，病理以 IgA 在系膜区沉积为主。类风湿关节炎肾损害继发的 IgA 肾脏病，除肾小球系膜增生和基质增生外，还存在血管炎改变，IgA 不仅沉积于系膜区，还沉积于血管祥和小动脉。

2. 原发性血管炎（结节性多动脉炎、微型多动脉炎、韦格纳肉芽肿）

临床表现及肾脏病理与 RA 相似，但肾脏病理免疫荧光检查阴性。ANCA 阳性率高，韦格纳肉芽肿为 C-ANCA，抗 PR3 阳性，微型多动脉炎为 P-ANCA，抗 MPO 阳性。

3. 系统性红斑狼疮

除有多系统损害之外，还有血清免疫学异常，C3 下降，抗核抗体阳性，抗 ds-DNA、抗 Sm 抗体阳性，不难鉴别。

4. 痛风

可有关节肿痛，多侵犯跖趾关节，高嘌呤饮食后易发作。侵犯肾脏早期为间质性肾炎，晚期为肾硬化，可表现蛋白尿、血尿、尿毒症。可伴痛风石、肾结石。但无多系统损害。

（二）中医学鉴别诊断

类风湿关节炎的肾损害为正气虚所致，临床上多见是虚证，有水肿。临床上应与痿证及鼓胀相鉴别。

1. 水肿与痿证

本病水肿者多腰以下为甚，两足跗尤

甚，按之凹陷，久久不起，肢冷，困重，并见有肌体关节麻木疼痛、肿胀、重着、强直或畸形、屈伸不利等临床表现；痿证以邪热内伤及阴，五脏精血亏损，筋脉肌肉失养为患，故以肢体痿弱不用为特征。

2. 水肿与鼓胀

鼓胀则见单腹胀大，青筋暴露，四肢不肿，肤色苍黄，面部有赤缕，颈胸可见红斑，与本病鉴别不难。

四、临床治疗

（一）提高临床疗效的基本要素

1. 谨守病机，标本兼治

类风湿关节炎的肾损害是痹证后期耗气耗血而致机体功能紊乱的一组临床病理表现。其主要因素为体质虚弱，故临床治疗要把握这一点，临床治疗主要予补益脾气、益肾填精之剂，以改善机体气血运行，温通经脉。这样才能从根本上有利于水肿的消除和改善肢体关节的功能。此外，由于用药不当及外邪侵袭，故在治本的同时也应治标。治疗上应以扶正为主，并侧重养血和营，培补肝肾。同时对于出现的痰瘀交阻，虚实夹杂之证候，又应散寒除湿，化痰祛瘀通络。体虚受邪甚者尤当注意扶正祛邪。中药方选桂枝五物汤、三痹汤等加减。

2. 中西合用

本病临床治疗原则如下。①祛除风寒湿热之邪。②调节和改善机体的免疫状态。二者缺一不可。痹证属慢性顽固性疾病，故临床上有患者长达几十年，反反复复发作，时轻时重。在治疗时首先辨明病因，停用一切对肾脏有毒性的药物。目前西医治疗本病，作用迅速，疗效较好，但因其副作用大，使用受到限制。中医治疗可兼以扶正祛邪，标本同治，且毒副作用小，临床应用取得了一定的效果。中西结合，可提高临床疗效。

3. 发挥外治特色

外治疗法具有使用方便、禁忌证少、副作用少、肾毒性低等特点。应充分发挥外治疗法这一辅助治疗手段。目前临床应用种类颇多，如热敷疗法、药物蒸气疗法、超声波疗法、光疗、磁疗、拔罐、封闭等，是临床上不可缺少的治疗手段。

4. 巩固防变

类风湿关节炎的肾损害患者在日常生活中应特别注意，本病是由于正气亏虚所致，故而在平时应注意饮食起居，防止并发症的发生，尤其是老年人应特别慎重。

（二）辨病治疗

类风湿关节炎相关肾损害，在控制原发病的基础上应根据肾损害的程度和病理检查结果制定相应的方案，及时、合理地应用抗风湿药物治疗。对严重肾损害者，行血液净化治疗。免疫抑制剂如激素、环磷酰胺、硫唑嘌呤、霉酚酸酯对肾血管炎病变效果明显，血浆置换和免疫吸附也有效果。对于膜性肾脏病可应用他克莫司，有一定疗效。继发性类风湿关节炎肾脏病或单纯系膜增生性病变可使用激素或来氟米特治疗。对于肾功能受损、慢性病变较严重、肾淀粉样变的患者不再使用免疫抑制剂，以对症支持治疗为主。

（三）辨证治疗

1. 辨证施治

（1）脾阳不振，气滞血瘀型

治法：温阳健脾利水，活血化瘀通络。

方药：实脾饮、附子理中汤加减。附子、干姜、白术、茯苓、桂枝、厚朴、木香、当归、川芎、僵蚕、甘草。

加减：肢体不利者，加地龙、全蝎以通络宣痹；下肢肿胀者，加泽泻、花椒以温阳利水；脾气虚甚者，加党参、黄芪以补益气。

（2）肝肾阴虚型

治法：滋养肝肾。

方药：杞菊地黄丸加减。熟地黄、山茱萸、山药、枸杞子、菊花、泽泻、茯苓、黄芪、杜仲、当归、川芎、细辛、甘草。

加减：兼肾阳虚者，加鹿角、肉苁蓉、淫羊藿以温补肾阳；兼肾阴虚者，加生地黄、何首乌以滋补肾阴；失眠、健忘者，加首乌藤、酸枣仁以养血安神。

（3）气血虚弱型

治法：益气养血。

方药：八珍汤加减。当归、川芎、党参、白术、茯苓、白芍、熟地黄、女贞子、甘草。

加减：脾气虚者，加扁豆、黄芪以益气健脾；若肢体关节不利者，可加大活血化瘀药物的用量；若心悸不安者，可加朱茯神、石菖蒲以安神定志；水肿甚者，可加泽泻利水消肿。

（4）阳虚水泛型

治法：温肾助阳，化气行水。

方药：真武汤加减。附子、白芍、陈皮、黄芪、白术、生姜、车前子（另包）、甘草、茯苓、泽泻、党参。

加减：水肿甚者，加大附子用量，并加用桂枝温阳利水；下利者，可加山药、白扁豆以温脾止泻。

2.外治疗法

（1）针灸疗法　根据临床表现辨证分型选用不同的穴位。脾阳不振型取脾俞、中脘、足三里、气海、关元、委中、阳陵泉穴；肝肾亏虚型取肝俞、肾俞、三阴交、曲池、太冲、风池、阳陵泉、委中穴；气血亏虚型取脾俞、中脘、内关、足三里、血海、关元、肾俞穴；阳虚水泛型取脾俞、肾俞、膀胱俞穴。多用捻转法，每日1次，十日为1个疗程。

（2）药物熏洗　以生川乌、生甘草、生附子、生半夏、洋金花、冰片煎汤熏洗，每次30~40分钟，每日2次。寒湿偏胜者，可加生天南星、乳香、丁香、没药、肉桂。适用于各证型关节疼痛甚者。

五、预后转归

本病预后较差，部分病例肾脏病变随原发疾病的发展而出现肾功能损害。

六、预防调护

类风湿关节炎肾脏损害主要由慢性炎症和治疗类风湿关节炎的药物毒性所致，有效预防类风湿关节炎即可防止发生肾损害。加强运动，避免过度疲劳，增强抵抗力，注意保暖，避免受到风寒，防止潮湿环境，预防和控制各种感染。接受专业医师的正确治疗，并耐心地配合医师进行长期的治疗，定时服药，定期复诊，不随意服用偏方，若有任何不舒服情况，应立即告知医生。

参考文献

[1]赵腊梅，高梅，阎磊，等. 类风湿关节炎肾损害的危险因素分析［J］. 中华实用诊断与治疗杂志，2020，34（3）：289-292.

[2]孙素熔，周长江. 来氟米特联合治疗类风湿关节炎合并肾损害的临床疗效及安全性观察［J］. 临床研究，2020，28（1）：109-111.

[3]张寒凝. 类风湿关节炎相关肾损害的临床病理特征［J］. 临床医药文献电子杂志，2019，6（8）：52.

[4]顾玥，张宏涛，王培，等. 类风湿关节肾损害患者血管功能的多因素分析［J］. 医药论坛杂志，2014，35（10）：1-3.

[5]张琳英，姜萍，李建宁. 类风湿关节炎脏腑辨证浅析［J］. 山西中医，2014，30（9）：1-3.

[6]徐峰，曾彩虹. 类风湿关节炎合并膜性肾脏病和节段坏死性病变［J］. 肾脏病与透析

肾移植杂志, 2014, 23 (2): 192-196.

[7] 王朱伟. 温肾化浊汤治疗类风湿关节炎44例 [J]. 中医药临床杂志, 2009, 21 (6): 489.

[8] 秦展宏. 四物开痹汤加减治疗风湿、类风湿关节炎52例临床观察 [J]. 中国临床医生, 2011, 39 (7): 59-60.

[9] 胡建军. 补肾通络汤加减治疗类风湿关节炎128例 [J]. 中医药临床杂志, 2011, 23 (5): 398-399.

[10] 郭苏江, 施光其. 祛风汤治疗类风湿关节炎33例疗效观察 [J]. 河北中医, 2012, 34 (1): 26-27.

[11] 凌雄, 黎萍, 朱峪英, 等. 闷灸配合西药治疗类风湿关节炎临床观察 [J]. 山西中医, 2018, 34 (6): 32-33.

[12] 梅莎莎, 宋恩峰, 项琼. 中西医结合治疗类风湿关节炎疗效观察 [J]. 湖北中医药大学学报, 2016, 18 (1): 76-78.

第四节　干燥综合征肾损害

干燥综合征（SS）是一种常见的弥漫性结缔组织病，好发于女性，以外分泌腺体上皮细胞高度淋巴细胞浸润为特征。

临床上主要表现为干燥性角膜炎、结膜炎、口腔干燥症，同时还可累及其他重要脏器系统，如肺脏、肾脏、神经系统等。在不伴发其他相关的系统性自身免疫病时，称为原发性干燥综合征。有研究报道18%~67%的原发性干燥综合征患者会受累肾脏，也有其他报道称其发生率达50%，且原发性干燥综合征肾脏损害的发病率已占国人自身免疫性疾病肾损害的第2位，仅次于系统性红斑狼疮（SLE）。干燥综合征在中医属于"燥证"范畴。

一、病因病机

（一）西医学研究

确切病因和发病机制不明，大多学者认为感染、遗传、内分泌等多因素参与了本病的发生和发展。易感人群感染某些病毒如EB病毒、丙型肝炎病毒和艾滋病病毒后，通过分子模拟机制诱发自身免疫反应，在Th细胞作用下，B细胞增殖并分化为浆细胞，产生大量免疫球蛋白及自身抗体。同时NK细胞功能下降，进一步通过各种细胞因子和炎症介质损伤组织。

（二）中医学认识

干燥综合征属于中医"燥证"范畴。主要表现为目涩、齿枯、口干等，临床诊断为"燥痹"。干燥综合征是在内因、外因共同作用下，导致机体阴液减少，脏腑功能受损。中医学认为燥有内外之分，外燥是六淫之燥邪，内燥则为素体阴虚羸弱。阴虚之体，复感燥邪，灼津伤阴，阴虚津亏，肌肤孔窍失养，而见口干、眼干、便干、肤干；邪势猖獗，真阴亏耗，可致牙齿枯黑，块状脱落；病久入络，燥气横逆，酝酿成毒，外则阻于经络关节而疼痛，内而蕴伏五脏六腑，肾之固涩、封藏功能失常，出现虚衰、水肿、夜尿增多；脉道失于濡润，久则致瘀，瘀血不去，新血不生，耗伤气血，使阴虚更甚。病邪外损肌肤官窍，内损脏腑经络，致病符合"毒邪"特点，或可称为"燥毒"。本病病程冗长，缠绵难愈，燥毒是本病的最根本原因，阴虚、血瘀、脏损是本病的特点，以阴虚为本，毒、瘀为标，脏损为果。正如《黄帝内经》中云："燥胜则干。"《医学入门》言："盖燥则血涩而气液为之凝滞，润则血旺而气液为之流通。"

二、临床诊断

（一）辨病诊断

1 临床诊断

原发性干燥综合征最常见的肾脏损害，多见于相对年轻的患者，其病理特点为以CD4+T细胞为主的细胞在间质的浸润并伴有肾小管的萎缩和纤维化。临床表现可有尿液浓缩功能障碍导致的低渗尿、完全或不完全性低血钾型远端肾小管性酸中毒，也有少数表现为近端肾小管性酸中毒或Fanconi综合征。相比原发性干燥综合征，原发性干燥综合征患者肾小球肾炎的发病率较低，其发病机制可能与循环免疫复合物的沉积有关。原发性干燥综合征患者肾小球肾炎的肾脏病理表现可为膜性肾脏病、局灶节段性硬化、膜增生性原发性干燥综合征患者肾小球肾炎等不同类型。原发性干燥综合征发生肾损害的临床表现可以为高血压、血尿、蛋白尿，甚至是肾脏病综合征，小管间质损伤为主的患者较少出现上述表现。

原发性干燥综合征合并溶血性尿毒综合征极为少见。典型的原发性干燥综合征合并溶血尿毒综合征以微血管性溶血性贫血、血小板减少和急性肾衰竭三联征为特征，常有腹泻等感染的前驱表现。

（二）辨证诊断

1. 肾气不固，封藏失职型

（1）临床证候　发作性无力，腰膝酸软，尿频量多，小便清长，足跟疼痛，月经量少，脱发，舌淡红，脉沉细。

（2）辨证要点　腰膝酸软，小便清长，足跟疼痛，舌淡红，脉沉细。

2. 气阴两虚，肺胃燥热型

（1）临床证候　口干多饮，饮不解渴，燥热心烦，尿频量多，乏力神疲，大便干燥，舌红苔黄，脉细数。

（2）辨证要点　口干多饮，燥热心烦，乏力神疲，舌红苔黄，脉细数。

3. 肝肾阴虚，肝郁气滞型

（1）临床证候　腰膝酸软，手足无力，多饮多尿，头晕耳鸣，性急易怒，胸闷憋气，失眠多梦，舌红少苔，脉沉细。

（2）辨证要点　腰膝酸软，头晕耳鸣，失眠多梦，舌红少苔，脉沉细。

4. 肾阴不足，燥毒结聚型

（1）临床证候　腮腺反复肿痛发作或舌下腺囊肿，口眼干燥，大便干燥，乏力腰酸，舌红无苔干裂，脉细滑。

（2）辨证要点　大便干燥，乏力腰酸，舌红无苔干裂，脉细滑。

5. 肾阴不足，湿热血瘀型

（1）临床证候　口眼干燥，腰痛腰酸，手足发凉，下肢皮肤紫癜样皮疹，尿频不畅或尿痛尿急，尿路结石，舌红少津，苔黄腻或白腻，脉滑。

（2）辨证要点　腰痛腰酸，尿频不畅或尿痛尿急，舌红少津，苔黄腻或白腻，脉滑。

三、鉴别诊断

西医学鉴别诊断

1. 系统性红斑狼疮

虽然系统性红斑狼疮与SS均为自身免疫性风湿病，抗核抗体、抗RNP抗体、抗SSA抗体和抗SSB抗体阳性，但通过检查抗dsDNA抗体、抗Sm抗体及临床表现不难鉴别。但应注意有60%的患者两病重叠。

2. 类风湿关节炎

两病的共同特点是均可出现类风湿因子阳性，类风湿关节炎的关节病变是一种侵蚀性关节炎，与SS鉴别较易，但应注意有60%~70%类风湿关节炎患者与SS重叠。

3. 感染性疾病

结核、沙眼、淋病、HIV 感染、乙型肝炎、丙型肝炎的患者可有类似 SS 的症状，但这些患者 ANA 阴性，抗 SSA 及抗 SSB 抗体阴性，不难鉴别。

4. 药物副作用

抗高血压药、抗抑郁药、抗心律失常药、抗溃疡药物，都可能引起干燥症，但停药后轻度干燥症可很快改善。

四、临床治疗

（一）辨病治疗

1. 替代和对症治疗

目前尚无法根治，主要是替代和对症治疗。需保持电解质和酸碱平衡。

2. 糖皮质激素和（或）免疫抑制剂

原发性干燥综合征肾损害给予中、小剂量的泼尼松即可取得较好的疗效。在免疫抑制剂中，除了常用的环磷酰胺，酶酚酸酯也可作为治疗选择之一。值得注意的是，肾脏损害的病理类型以及合并不同临床特征的患者对激素和（或）免疫抑制剂的治疗反应不同，治疗选择也应有所不同。一般认为，一旦出现 TIN，应采用糖皮质激素治疗。对于肾间质淋巴细胞、浆细胞浸润明显，或肾功能受累、高丙种球蛋白血症明显、出现肾炎或肾脏病综合征临床表现的患者，主张在用激素基础上加用免疫抑制剂治疗。如肾活检提示肾小球硬化或纤维化提示对激素或免疫抑制剂不敏感。

3. 靶向治疗

近年来，针对原发性干燥综合征潜在发病机制的靶向药物越来越受到人们重视。CD20、CD22 和 BAFF 均为原发性干燥综合征靶向治疗的潜在目标。

4. 治疗方案的选择

目前研究认为，最佳治疗方案的裁定应依据肾穿刺活检病理学结果、近端肾小管功能尿常规指标、肾小球滤过率和尿沉渣检查结果。尤其尿沉渣检查有助于 TIN 的确诊和随访，因而有助于监测肾脏损害有无恶化。

（二）辨证治疗

1. 肾气不固，封藏失职型

治法：补肾固精，益气健脾。

方药：五子衍宗丸合四神煎加减。菟丝子、五味子、枸杞子、覆盆子、车前子、山茱萸、生黄芪、忍冬藤、石斛、牛膝、茯苓、生甘草等。

加减：如兼瘀血者，加丹参、泽兰。

2. 气阴两虚，肺胃燥热型

治法：益气养阴，清热泻火。

方药：玉女煎合增液汤合玉泉丸加减。生石膏、知母、生地黄、熟地黄、麦冬、牛膝、玄参、葛根、山药、茯苓、生黄芪、五味子、生甘草等。

加减：如水肿明显者，加车前子、猪苓。

3. 肝肾阴虚，肝郁气滞型

治法：滋阴补肾，疏肝解郁。

方药：六味地黄丸合逍遥散加减。熟地黄、山茱萸、山药、茯苓、牡丹皮、柴胡、当归、白芍、枳壳、五味子、枸杞子、炙甘草等。

加减：如失眠者，加酸枣仁、远志。

4. 肾阴不足，燥毒结聚型

治法：滋阴补肾、润燥解毒。

方药：增液汤合升降散加减。生地黄、麦冬、玄参、女贞子、墨旱莲、天花粉、柴胡、黄芩、僵蚕、蝉蜕、姜黄、山慈菇、夏枯草、板蓝根、龙葵、生甘草等。

加减：如大便干结者，加大黄、牛膝。

5. 肾阴不足，湿热血瘀型

治法：滋阴补肾，清热利湿化瘀。

方药：五子衍宗丸加味。菟丝子、五味子、覆盆子、枸杞子、车前子、三棱、莪术、皂角刺、王不留行、路路通、石韦、金钱草、滑石等。

加减：如气虚乏力者，加黄芪、太子参。

（三）医家诊疗经验

左振素

左振素教授认为干燥综合征是在内因、外因共同作用下，导致机体阴液减少，脏腑功能受损。本病病程冗长，缠绵难愈，燥毒是本病的最根本原因，阴虚、血瘀、脏损是本病的特点，以阴虚为本，毒、瘀为标，脏损为果。

（1）燥痹辨治，滋阴润燥，解毒活血 干燥综合征临床表现虽然复杂，但其病因病机为素体阴虚，复感燥邪，灼津伤阴，导致阴虚津亏；脏腑孔窍失养，脉道失于濡润，病久入络致瘀，瘀血不去，新血不生，耗伤气血，使阴虚更甚，互为因果。阴虚、血瘀、燥毒、脏损为其病因病机。针对以上特点，审证论治，常以滋阴润燥、解毒活血为治疗大法，拟定基本方。方药组成为生地黄、玄参、五味子、乌梅、白芍、金银花、土茯苓、丹参、当归、枸杞子、黄精、麦冬、石斛、甘草等组成。偏气虚者，常用大剂量的补气药如黄芪、党参、白术、茯苓等补脾益气助运，气行则津行，阴充则燥解；偏血虚者，加鸡血藤、熟地黄、阿胶等；偏气阴两虚者，加太子参、沙参等；兼痰浊内结者，加陈皮、半夏、白芥子、僵蚕、浙贝母等；兼瘀血阻络者，加红花、桃仁等；若眼干涩明显者，多选枸杞子、密蒙花、菊花。

（2）燥痹及肾，滋阴益肾，见微知著 干燥综合征病程日久，邪毒流连，迁延不愈，邪犯五脏六腑，最易累及肾脏。肾为先天之本，内藏真阴真阳。素体阴虚，燥毒损耗，久则真阴亏虚，阴损及阳，出现肾之固涩、封藏功能失常。在常规滋阴活血解毒的基础上，宜再加用益肾涩精方药。症状不明显但化验异常者，可以参考西医尿蛋白、隐血等化验指标，以"见微知著"来指导治疗。治法宜滋阴活血，益肾涩精。常用方为生地黄、玄参、五味子、白芍、金银花、丹参、当归、枸杞子、黄精、益智仁、桑螵蛸、芡实、金樱子、黄芪等组成。益智仁、桑螵蛸、芡实、金樱子补肾固涩；黄芪益气健脾，药理作用提示其还有调整免疫、消除尿中蛋白的作用。肿甚者，加泽泻、猪苓；湿热者，加石韦、半枝莲、白花蛇舌草。肾脏病蛋白尿多以补肾健脾、祛瘀涩精为原则。补肾固涩药用熟地黄、墨旱莲、山茱萸、芡实、金樱子、益智仁；健脾益气药用茯苓、白术、党参、黄芪；祛瘀止血药用丹参、仙鹤草、小蓟、地榆。

五、预后转归

明显持久性肾损害者，预后较差，可导致慢性肾衰竭。对干燥综合征肾损害的防治，关键在于提高认识，提倡早期发现、早期诊断、早期治疗。

六、预防调护

（一）预防

本病发病隐匿，直至出现肾衰竭才就诊者很常见，较难预防。定期体检很重要。发病后要避免使肾功能恶化的因素，如劳累、外感、失水和不洁饮食等。

（二）调护

（1）生活调理 注意休息，避免劳累，注意个人卫生。避风寒，防外感。可适当打太极拳，但应避免剧烈运动。

（2）饮食调理 宜食清淡、富含汁水的食物，如流质、半流质食物。多进食各种新鲜水果、蔬菜，如西瓜、梨、枇杷、鲜藕、白菜、菠菜、冬瓜等。选择具有清热解毒、利尿通淋作用的食物，如菊花藤汤、芥菜汤等。若属于体质虚弱久病者，以滋补为主，加山药、土豆、蛋类、甲鱼等。禁食辛辣刺激之品，如葱、姜、花椒、辣椒等。忌烟酒，忌食温热性食物，如狗肉、羊肉、兔肉、桂皮、八角等。

（3）**精神调理**　保持乐观态度，避免不良情绪刺激。干燥综合征肾损害是一种慢性疾患，应有长期调理、治疗的心理准备。

参考文献

[1] 徐旭东，贺海东，张栋梁. 原发性干燥综合征肾损害药物治疗进展 [J]. 世界临床药物，2018，39（10）：661–665.

[2] 王晓婷，李冰. 原发性干燥综合征肾损害的研究进展 [J]. 中国中西医结合肾脏病杂志，2018，19（5）：469–470.

[3] 王婧，陈丽萌. 原发干燥综合征肾脏损害临床病理特点及治疗进展 [J]. 中国医学科学院学报，2018，40（2）：268–278.

[4] 邹瑶，凌光辉，田静，等. 原发性干燥综合征肾损害研究进展 [J]. 中南大学学报（医学版），2018，43（3）：320–326.

[5] 吕学爱，胡迎春. 中西医结合治疗干燥综合征肾损害的临床疗效观察 [J]. 泰山医学院学报，2017，38（4）：387–389.

[6] 杨小君. 中药联合激素治疗干燥综合征继发肾损害临床研究 [J]. 中国农村卫生，2016（22）：26+28.

[7] 郭鹏，罗静，郭珲. 原发性干燥综合征肾损害临床分析 [J]. 中华风湿病学杂志，2016，20（10）：680–685.

[8] 袁发焕. 要重视特殊表现的干燥综合征肾损害的诊治 [J]. 中国中西医结合肾脏病杂志，2016，17（9）：753–756.

[9] 郑健，竺红. 原发性干燥综合征76例相关性肾脏损害临床分析 [J]. 宁夏医学杂志，2015，37（12）：1140–1143.

[10] 贾军利，王淑萍，李迎婕，等. 尿毒清颗粒治疗干燥综合征肾损害的临床疗效 [J]. 实用医学杂志，2015，31（15）：2566–2567.

[11] 周明爱，左振素老中医辨治干燥综合征肾损害经验撷英 [J]. 福建中医药. 2011，42（2）：24–25.

第五节　肺出血 – 肾炎综合征

肺出血 – 肾炎综合征又称 Goodpasture 综合征，属于抗肾小球基底膜（GBM）病的一种临床综合征。

临床表现为肺出血，急进性肾小球肾炎和血清抗肾小球基膜抗体阳性三联征。本病的早期多有外感及水肿等症状，与"阳水""风水"等证候相似，而随着病情发展，临床症见小便或大便不通、恶心呕吐等危急证候，此时又可按"关格"与"癃闭"等病辨证。

一、病因病机

（一）西医学研究

目前其发病机制尚未完全明确，可能与病毒感染有关，也可能发生于对一些药物如青霉胺过敏之后，偶可发生于重金属中毒、硬皮病、肝炎和巨球蛋白血症。有学者认为是呼吸道感染和（或）吸入某些化学性物质引起，造成肺泡基膜抗原变性，变性的肺泡基膜刺激机体的免疫系统，产生抗基膜抗体，由于肾小球基底膜和肺泡基膜有交叉抗原性，因此，肺泡的抗基膜抗体除了作用于肺泡基膜外，也可以损伤肾小球的基底膜，造成肺和肾脏的双重损害。

（二）中医学认识

本病的早期多有外感及水肿等症状，

故多属于"阳水"与"风水"等证候，而随着病情发展，临床症见小便或大便不通、恶心呕吐等危急证候，此时又属于"关格"与"癃闭"等范畴。本病的形成，多因饮食失节、七情内伤、妊娠、劳倦等因素致内伤正虚而入，首先犯肺，继而直中脾肾，致肺脾肾三脏气化功能失常，水液代谢紊乱，湿浊潴留，浊毒内生，壅塞三焦，升降失序，发为本病。早期以正盛邪实为主，病延日久，正气愈伤，而邪毒更盛，常见正虚邪实并重。整个病情复杂，证候变化极为迅速，各期证候纵横交错，尤须明辨。

二、临床表现

（一）辨病诊断

1.临床表现

凡有原因不明的咯血，如伴有尿常规查异常，短期内出现贫血、进行性肾功能减退者，应高度怀疑本病。肺出血-肾炎综合征的诊断关键是确定机体有无抗 GBM 抗体，肺泡基膜自身体受损。一般来说，符合以下两点即可。

（1）血清抗 GBM 抗体阳性。

（2）肺泡及肾脏基膜有 IgG 呈线样沉积。

典型患者的诊断完全符合下列三联征。①肺出血，肺泡基膜 IgG 呈线样沉积。②急进性肾炎综合征，肾脏有大量新月体形成（毛细血管外增生性肾炎），可伴毛细血管坏死，GBM 有 IgG 呈线样沉积。③血清抗 GBM 抗体阳性。

2.相关检查

（1）一般检查　血常规，电解质，肾功能，动脉血气分析，尿常规等。

（2）抗 GBM 抗体　外周血检测抗 GBM 抗体，超过90%的患者通过酶联免疫吸附法（ELISA）法可以检出抗 GBM 抗体。

（3）ANCA　近1/3的抗 GBM 病患者同时合并血清 ANCA 阳性。

（4）针对肺出血的检查　胸部 CT 可见肺出血或肺间质病变，痰中可发现含铁血黄素细胞。

（5）肾活检　除了常规光镜检查外，通常需要进行直接免疫荧光染色。免疫介导的肺泡出血综合征同时有肾受累时，则肾脏病理为坏死性肾小球肾炎。直接免疫荧光 IgG 沿 GBM 呈线样沉积是 Goodpasture 综合征的典型表现。病变严重者，可仅见 IgG 和 C3 呈间断线样沉积似细颗粒样。光镜多表现为新月体性肾炎，严重者近100%的肾小球有新月体形成且新旧程度一致。

（二）辨证诊断

本病病情复杂，证候变化极为迅速，各期证候纵横交错，尤须明辨。

望诊：颜面或全身浮肿，或腹胀纳呆，或皮肤瘙痒、紫斑，尿红赤或便秘溲黄，舌质红，苔黄或薄白。

闻诊：无异常气味。

问诊：腹胀、恶心、呕吐、咯血。

切诊：脉数或细。

1.外邪侵袭，热毒壅盛型

（1）临床证候　发热头痛，咳嗽咯血，咽干咽痛，颜面或全身浮肿，小便短少，尿色红赤或便秘溲黄，甚则心慌气短，舌质红，苔黄，脉浮数。

（2）辨证要点　颜面或全身浮肿，尿色红赤或便秘溲黄，舌质红，苔黄，脉浮数。

2.湿热蕴结，气阴两虚型

（1）临床证候　面目浮肿，身困乏力，腹胀纳呆，或恶心欲呕，口干咽燥，或咽痛，头晕耳鸣，心烦失眠，尿少色赤或血尿，大便干，舌质红，苔薄黄或黄腻，脉濡数或弦细数。

（2）辨证要点　面目浮肿，腹胀纳呆，

或恶心欲呕，尿少色赤或血尿，舌质红，苔薄黄或黄腻，脉濡数或弦细数。

3. 脾肾阳虚，浊毒上犯型

（1）临床证候　精神萎靡，面色㿠白，面目虚浮，头晕纳呆，泛恶呕吐，腹胀，腰酸，尿少尿闭，大便不调，或见皮肤瘙痒，齿衄，紫癜，尿血便血，甚则神昏抽搐，舌淡，苔薄白，脉细无力。

（2）辨证要点　纳呆，呕吐，腹胀，尿少尿闭，舌淡，苔薄白，脉细无力。

三、鉴别诊断

（一）西医学鉴别诊断

1. 狼疮性肾炎

此病患者表现为急进性肾炎时，可出现急性肾衰竭伴肺出血症状，易与肺出血-肾炎综合征混淆。但该病多见年轻女性，临床上一般有皮肤、关节等全身多系统损害的表现，血清免疫学 ANA、抗 Sm 抗体等检查可助鉴别诊断。

2. 小血管炎肾炎

此类疾病可有肺出血表现易和肺出血-肾炎综合征混淆。但该病多见于 50~70 岁中老年人，有乏力、低热、体重、下降等较明显全身症状，血抗中性粒细胞胞质抗体（ANCA）阳性。

3. 急性肾炎伴左心力衰竭

此病可有血痰及呼吸困难表现与肺出血-肾炎综合征类似，但该病多见于青少年患者，多有链球菌感染史，常因严重高血压、水钠潴留出现充血性心力衰竭，控制心力衰竭后血痰可消失，肾活体病理检查可以鉴别。

4. 特发性肺含铁血黄素沉着症

此病患者咯血痰中含铁血黄素细胞及肺部 X 线表现都极似肺出血-肾炎综合征。但此病多发生于 16 岁以下的青少年，病情进展缓慢，预后好，肺及肾活检可助鉴别。

（二）中医学鉴别诊断

根据本病的早期症状表现，多属于"阳水"与"风水"，而随着病情发展，需要鉴别阳水与阴水。

阳水病因多为风邪、疮毒、水湿，发病较急，每成于数日之间，肿多由面目开始，自上而下，继及全身，肿处皮肤绷紧光亮，按之凹陷即起，兼有寒热等表证，属表、属实，一般病程较短，《金匮要略》中说的风水、皮水多属此类。阴水病因多为饮食劳倦，先天或后天因素所致的脏腑亏损。发病缓慢，肿多由足踝开始，自下而上，继及全身，肿处皮肤松弛，按之凹陷不易恢复，甚则按之如泥，属里、属虚或虚实夹杂，病程较长，《金匮要略》中说的正水、石水多属此类。

四、临床治疗

（一）提高临床疗效的基本要素

1. 早发现、早诊治

本病发展迅速，因肾功能急剧恶化，预后凶险，常因大咯血，呼吸衰竭而死亡。近年来由于治疗措施的改进，本病的存活率显著提高，治疗的关键在于早期确诊，及时治疗。

2. 分期辨证，中西并举

本病总属虚实交错之证，临床辨证时须依据病情发展的不同阶段辨明虚实、标本主次。一般早期热毒壅遏，以正盛邪实为主，当辨湿浊、热毒之偏盛；病至后期，脾肾衰败，浊毒内盛，形成本虚标实、虚实错杂的病理状态，病势沉危，险象环生，出现"关格""溺毒"等证候，预后不良。故在治疗过程中配合西药治疗，采用一系列中西医结合的治疗方法，提高患者存活率。

3.重用活血与化瘀

在病情的各个阶段，由于热毒炽盛，常致毒壅血凝，而出现尿血、呕血、便血、皮肤瘀斑、腰背刺痛等各种出血症状，此出血症状为标，而瘀血为本，故瘀血这一病理变化，常贯穿于本病的始终，故应重用活血化瘀药物。

（二）辨病治疗

1.肾上腺皮质激素联合免疫抑制剂

肾上腺皮质激素联合免疫抑制剂能有效地抑制抗基膜抗体形成，可迅速减轻严重肺出血和控制急剧大咯血。对于新月体性肾炎和肺出血者，仍应采用强化免疫抑制疗法。

（1）糖皮质激素 甲泼尼龙 0.5~1.0g 连续或隔日静脉滴注，连续3次为1个疗程。根据病情可酌情重复应用，此疗法还可防止血浆置换后反馈性抗 GBM 抗体合成亢进。接着口服泼尼松 1mg/（kg·d），至少4周，之后逐渐减量，至6个月停药。

（2）环磷酰胺 可口服，用量 2mg/（kg·d），也可静脉滴注，起始量 0.5g/m²。根据肝肾功能和白细胞计数调整用量。

2.血浆置换与免疫吸附疗法

血浆置换与免疫吸附疗法可去除抗 GBM 抗体，该疗法只有在疾病的早期，新月体处在细胞型或细胞纤维型，患者尚未进入不可逆性终末期肾衰竭时，才有治疗价值。对于急进性发病的患者在尚未发生少尿、Scr 小于 530μmol/L 之前进行血浆置换，疗效较佳，而已进入终末期肾脏病期、Scr 大于 530μmol/L 或需要透析治疗维持生命者，疗效欠佳。血浆置换的持续时间和频率可根据循环抗基膜抗体的水平而定，一般每天或隔天1次，每次置换 2~4L，直至抗体转阴。对于有肺出血的患者，可应用新鲜冰冻血浆输血，病情稳定时可延至每周 2~3 次。联合应用免疫抑制剂和中等

剂量的糖皮质激素疗法，可有效地控制肺出血和改善肾功能。

3.其他疗法

对于常规治疗无效或治疗较迟而进入终末期肾脏病的患者可采用肾脏替代治疗，以血液透析或腹膜透析维持生命。若病情稳定，准备肾移植的患者，一般建议在抗体转阴半年后进行移植。

（三）辨证治疗

1.辨证施治

（1）外邪侵袭，热毒壅盛型

治法：宣肺解表，清热解毒。

方药：银翘散加减。金银花、连翘、蒲公英、桔梗、薄荷、淡竹叶、荆芥、牛蒡子、赤芍、板蓝根、车前子、生甘草。

加减：若便秘者，加生大黄、芒硝；尿血者，加牡丹皮、大蓟、小蓟、白茅根。

（2）温热蕴浊，气阴两伤型

治法：清热化湿，补益脾肾气阴。

方药：知柏地黄汤加减。生地黄、知母、黄柏、生山药、泽泻、牡丹皮、女贞子、墨旱莲、车前子（布包）、甘草。

加减：若咽喉干痛者，加山豆根、连翘；纳呆腹胀甚者，加川厚朴、陈皮或砂仁；血尿重者，重用墨旱莲，加茜草、三七粉、白茅根、蒲黄炭、琥珀粉等活血化瘀止血；恶心欲呕、大便干者，加枳实、竹茹、生大黄。

（3）脾肾阳虚，浊毒上犯型

治法：温肾健脾，解毒降浊。

方药：温肾解毒汤或温脾汤。紫苏、党参、白术、半夏、黄连、六月雪、绿豆、丹参、熟附子（先煎）、生大黄、砂仁（后下）、生姜。

加减：若泛恶，呕吐，舌苔腻者，加竹茹、旋覆花；肤痒者，加地肤子、白鲜皮、苦参；面色苍白、口唇淡者，加黄芪、当归、鸡血藤；神昏者，加石菖蒲、胆南

星、天竺黄；抽搐者，加龙骨、牡蛎、白芍、怀牛膝、夏枯草等。

2.外治疗法

中药直肠灌注法：基本方为大黄20~30g（后下），附片15~30g（先煎），牡蛎30~60g，随症加减。水煎取汁200~250ml。在直肠内灌注中药。滴注前先清洁灌肠，患者取左侧卧位，将导尿管连接于输液皮管远端的玻璃管上，导尿管插入肛门内3~5cm处，将药液缓慢滴入，每分钟滴速30~60次，避免过快，以利吸收。保留30分钟后，由患者自行排出药液，每日两次，10天为一个疗程。适用于血肌酐增高，大便干结者。

五、预后转归

本病预后不良，如未及时治疗，患者多进展至终末期肾衰竭，常有严重肺出血和（或）进行性肾衰竭，平均存活时间仅6~11个月。临床上出现少尿或无尿、血肌酐大于600μmol/L及肾活检中有85%以上的肾小球有大新月体形成是该病预后不好的指标。

六、预防调护

（一）预防

患者要戒烟酒，积极预防各种诱发因素及内毒素（病毒感染、细菌感染、肿瘤、免疫遗传因素）等，避免刺激机体产生抗体，并做好长期随访，定期监测抗GBM抗体滴度和肾脏情况，接受免疫抑制治疗者，要定期检查血常规、肝肾功能、尿液检查和免疫功能测定。

（二）调护

（1）休息　患者应立即卧床休息，密切观察病情变化。

（2）饮食　食物要清淡，易消化，忌食高脂食物、油炸品、辛辣、海腥发物和羊肉等热性食物。

（3）食疗　①三仙饮。生萝卜250g，鲜藕250g，梨2个，蜂蜜250g。将生萝卜、鲜藕、梨切碎绞汁再加蜂蜜。可生服，亦可将汁蒸熟，冷服。3~4日内分次服完。②蜜百合。新鲜百合500g，蜂蜜300g，二者加开水适量拌匀，于锅内微火烧之，至不粘手，取出放凉即可，可每日服200g，分数次食之。

参考文献

[1]张媛媛，袁发焕.急进性肾炎综合征合并肺损伤23例诊治体会[J].临床肾脏病杂志，2019，19（10）：755-759.

[2]陈健梅，黄燕梅.肺出血-肾炎综合征合并重症肺炎的急救护理[J].齐鲁护理杂志，2019，25（19）：113-115.

[3]丁宁，张诏.抗肾小球基底膜抗体合并抗中性粒细胞胞质抗体阳性肺出血-肾炎综合征1例[J].世界最新医学信息文摘，2019，19（76）：278-279.

[4]周明，应美爱，王敏，等.血浆置换和免疫抑制剂联合治疗肺出血-肾炎综合征1例[J].临床输血与检验，2019，21（4）：442-444.

[5]王丽，郑则广，杨峰，等.以咯血为首发症状的肺出血-肾炎综合征老年患者1例并文献复习[J].广西医科大学学报，2018，35（7）：1039-1040.

[6]曹阳，李冰.肺出血-肾炎综合征的临床研究进展[J].中国中西医结合肾病杂志，2017，18（8）：750-752.

[7]杨忠，朱厚明.肺出血肾炎综合征的CT表现[J].实用医学影像杂志，2016，17（4）：355-356.

第六节　乙型肝炎病毒相关性肾炎

乙型肝炎病毒相关性肾炎，简称 HBV 相关性肾炎，它是 HBV 感染后的一种主要肝外脏器病变。

HBV 相关性肾炎可以急性肾炎、慢性肾炎、氮质血症、肾脏病综合征的临床表现形式出现，可见蛋白尿、血尿、水肿，典型病理改变为膜性肾脏病。部分病例可能同时有慢性乙型肝炎、肝硬化等症状。中医学中类似 HBV 相关性肾炎症状见于"水肿""鼓胀""腰痛""虚劳""黄疸"等范畴。

一、病因病机

（一）西医学认识

乙肝患者或 HBV 携带者并发肾脏损害的原因，可能是 HBV 直接感染肾脏或感染导致自身免疫致病。另外，乙型肝炎病毒抗原与抗体可形成免疫复合物，抗原 – 抗体复合物沉积在肾小球滤过膜均可致病。HBV 相关性肾炎中，沉积于肾小球毛细血管壁的主要是 HBsAg 和 HbeAg。

（二）中医学认识

HBV 相关性肾炎的形成，多由情志失和、湿热疫毒所伤，致使正气虚损、肝肾阴亏，病机关键在于湿热壅滞及脾气亏虚和肝肾阴亏，病位在肝脾肾三脏。先天禀赋不足或小儿正气未充，脾胃易伤，易感受湿热毒邪。湿热毒邪累及于肝，肝失疏泄，气机不利。一方面不能助脾胃运化水谷，则出现纳呆、腹胀、乏力等症。另一方面水道失于通调，出现水肿。素体肝肾不足或湿热伤及肾阴。肾阴不足，水湿停滞，亦成水肿。阴虚生内热或湿热伤及肾络迫血妄行则尿血。若素体脾胃虚弱，饮食更伤，脾阳虚损伤及肾阳，以致脾肾阳虚，脾为制水之脏，肾主水，脾肾阳虚，水湿泛滥则水肿，阴阳互根，肝肾阴虚伤及阳气，脾肾阳虚损及于阴，则可形成气阴两虚、阴阳两虚之证。情志不调，肝气郁结，脾失健运，表现为纳呆、腹胀、胁胀等，肝郁气滞，水道失调，发为水肿。若水湿停聚，水病及血，血行不畅，则常伴有瘀血表现。

二、临床诊断

（一）辨病诊断

乙型肝炎病毒相关性肾炎的临床表现呈多样性、多变性，可表现为肾脏病综合征、单纯性蛋白尿、血尿及蛋白尿等。小儿以肾脏病综合征为多见，重症者还可出现急性肾炎综合征或肾衰竭。

1. 临床表现

HBV 相关性肾炎的临床表现在一定程度上与其病理类型相关，根据抗原 – 抗体系统的特异性检查，结合相应的临床症状、体征、肝肾功能等，诊断为 HBV 相关性肾炎并不困难。

（1）泌尿系统症状　儿童患者多数无明显临床表现，体检时偶尔发现镜下血尿和蛋白尿，肉眼血尿者少见。部分儿童患者和大多数成年患者可出现不同程度的水肿、少尿，甚至腹水等，或可出现腰酸、腰痛症状。

（2）消化道症状　可有食欲不振、腹胀或右胁下隐痛不适症状，晚期可出现恶心呕吐等。

（3）全身症状　倦怠乏力、面色无华，伴有急性肝损害时可见巩膜及全身皮肤黄染，尿黄等。

（4）血尿和蛋白尿　在肝炎发作时可以出现无症状蛋白尿和镜下血尿，不同程度的蛋白尿波动性较大，时轻时重，这种无症状性蛋白尿和血尿，可在低蛋白血症前长期存在，大多数肾损害可发展到肾脏病综合征，低蛋白血症可有体液潴留及其他肾脏病综合征表现。

（5）水肿　水肿多不明显，且无明显尿少，但也有少数患儿呈明显凹陷性水肿，并伴有腹水。部分患儿和多数成年患者出现肾脏病综合征时可出现不同程度的全身性水肿，以眼睑和下肢水肿常见，严重者可伴有腹水甚至胸水，小便短少。

（6）高血压　约45%的患者出现血压增高。主要见于膜增生性肾炎患者。

（7）肝、脾肿大　部分患者可出现肝脏肿大，肝区触诊有不适感，或有不同程度的叩击痛，肝病严重时还可扪及肿大的脾脏和肝脏。乙型肝炎病毒相关肾炎患者可表现为非黄疸性急性肝炎发作，或者是临床表现不明显的肝病发作，多数患者肝脏病变呈慢性良性病变。

（8）贫血　HBV相关性肾炎晚期肾功能不全时可出现贫血症状。

（9）腰痛　HBV相关性肾炎可出现腰部酸困或腰部叩击痛。

2. 相关检查

目前对HBV相关性肾炎尚无统一诊断标准。HBV相关性肾炎的诊断，除符合乙型肝炎的诊断外，在临床上确诊应具备以下四条。

（1）有蛋白尿或血尿，肯定有免疫复合物肾炎存在。

（2）乙肝表面抗原阳性，如血清HBsAg阳性。

（3）在肾组织中证实乙肝病毒或其抗原的沉积（如能发现HBV-DNA或HBeAg提示乙肝病毒在肾组织中复制）。

（4）肾活检证实为肾小球肾炎，并可除外狼疮性肾炎等继发性肾小球疾病。

由于我国为HBV的高感染地区，肾活检常规检测HBV标志物，对乙型肝炎相关性肾脏病的早期诊断及合理治疗有十分重大的意义。

（二）辨证诊断

HBV相关性肾炎由于临床表现特点不同，故病名诊断各有不同，但辨证分型均以病机为依据，故辨证诊断合而论之。

望诊：或浮肿，或尿色短少红赤，或神疲乏力，舌红或暗红，苔黄腻或白腻。

闻诊：语言及气味无明显异常。

问诊：胁肋胀痛，肢体浮肿，胸闷，腹大胀满，纳呆，恶心呕吐，便秘或便溏，头痛眩晕，腰痛。

切诊：或肌肤发热，或胁下触及痞块，或胁下有触压痛，或下肢按之凹陷，或脉弦数或弦细数。

1. 气滞湿阻型

（1）临床证候　胁肋胀痛，脘腹痞满，纳食减少，食后胀甚，嗳气，小便短少，甚则肢体浮肿，大便不爽，舌苔白腻，脉弦滑。

（2）辨证要点　胁肋胀痛，纳食减少，嗳气，苔白腻，脉弦滑。

2. 湿热蕴结型

（1）临床证候　胁痛口苦，胸闷纳呆，恶心呕吐，烦热，口干不欲饮，小便短赤，大便或干或溏，甚或通体浮肿，舌苔黄腻，脉弦滑数。

（2）辨证要点　胁痛口苦，烦热，舌苔黄腻，脉弦滑数。

3. 热毒炽盛型

（1）临床证候　黄疸骤起迅即加深，高热烦渴，呕吐频作，胁痛腹满，疼痛拒按，大便秘结，小便短少，甚则尿闭，下肢浮肿，烦躁不安，舌边尖红，苔黄糙，扪之干，脉弦数。

（2）辨证要点　高热烦渴，胁痛拒按，苔黄糙，脉弦数。

4. 肝肾阴虚型

（1）临床证候　腹大胀满，隆起皮紧，面色晦暗，两颧发红，形体消瘦，午后潮热，唇紫口干，心烦不宁，齿鼻时或衄血，小便短赤，舌质红绛，少津，脉细弦数。

（2）辨证要点　腹大胀满，形体消瘦，午后潮热，舌质红绛少津，脉细弦数。

5. 脾肾阳虚型

（1）临床证候　面浮肢肿，按之凹陷，神疲乏力，腰膝酸软，胃寒肢冷，脘腹胀满，纳少便溏，面色苍白，小便短少或尿清长，舌质淡胖，苔白腻，脉沉细无力。

（2）辨证要点　面浮肢肿，胃寒肢冷，脘腹胀满，纳少便溏，小便短少或尿清长，舌质淡胖，苔白，脉沉细无力。

6. 气虚血瘀型

（1）临床证候　面色晦暗，两胁隐痛，神疲乏力，纳差便溏，舌质暗或有瘀点瘀斑，苔白，脉沉涩。

（2）辨证要点　面色晦暗，两胁隐痛，舌质暗或有瘀点瘀斑，苔白，脉沉涩。

三、鉴别诊断

（一）西医学鉴别诊断

1. 系统性红斑狼疮性肾炎

诊断 HBV 相关性肾炎必须排除系统性红斑狼疮性肾炎。系统性红斑狼疮性肾炎的临床与病理表现复杂，多见于青年女性，常表现为多系统的广泛损害，可综合其临床表现，以及检测狼疮细胞、抗核抗体、Sm 抗体和肾组织活检加以鉴别。

2. 原发性膜性肾脏病

多发于中老年人，表现为肾脏病综合征，可有少量镜下血尿，血清补体 C3 正常。肾脏病理为典型膜性肾脏病，IgG 和 C3 沿肾小球基底膜颗粒样沉积。肾组织无 HBV 抗原沉积。可以鉴别。

3. IgA 肾脏病

于感染后数小时至 3 天内出现血尿和（或）蛋白尿，无乙型肝炎病毒血症，肾组织中无乙型肝炎病毒沉积。

（二）中医学鉴别诊断

HBV 相关性肾炎常热毒炽盛，伤及营血而成黄疸。黄疸应与萎黄从病因病机和主症上作鉴别。

黄疸的形成，多由情志失和，湿热疫毒所伤，致使正气虚损，肝肾阴亏，病机关键在于湿热和肝肾阴亏，病机为湿热阻滞中焦或痰、瘀、毒阻滞胆道，致胆液不循常轨，溢于肌肤而发黄。萎黄的病因病机为虫积食滞，导致脾胃虚弱，水谷不能化生精微而资生气血，或失血，病久气血亏耗，气血衰少，既不能滋润皮肤肌肉，又不能荣养脏腑，以致肌肤萎黄无光。黄疸以身黄且黄、小便黄、水肿为主症。萎黄的主症是两目和小便均不黄，仅肌肤呈淡黄色，且干萎无光泽，并常伴有眩晕耳鸣、心悸少寐等症。

四、临床治疗

（一）提高临床疗效的基本要素

1. 祛邪扶正，标本兼治

国内 HBV 相关性肾炎的中医药辨证治疗多以祛邪扶正、标本兼治为其原则，祛邪重点在于清热解毒利湿，扶正以补肾健脾养肝，配合精神调养和食疗，加强疗效。同时还应注意祛邪与扶正，祛邪不可伤正，而扶正又不宜过早。在疾病的初期，应以祛邪为法，后期时应以固护正气与祛除邪实同用，以扶正为主。

2. 祛邪利水，扶正利水

HBV 相关性肾炎依据水肿、胁痛、血尿等辨证，常以祛邪利水和扶正利水为两大法则。其中祛邪利水以发汗消肿、攻逐消肿、祛风利水；而扶正利水法以益气利水、温肾利水、滋阴利水。治疗时均应处理好扶正与祛邪的关系，在具体运用时，或一方独进，或数法合用，或先攻后补，或先补后攻，或攻补兼施，或补而不攻，须依据疾病的轻重缓急灵活运用，不可拘泥于一格。

3. 中西合治，扶正祛邪

乙型肝炎病毒西医治疗以抗病毒为主，中医治疗主要为扶正祛邪。中医药配合西药治疗HBV相关性肾炎是我国的一大优势，为此，中医药治疗乙型肝炎已经积累了丰富的临床经验，各家学说相继崛起。对乙型肝炎病因多认为是湿热毒邪壅滞于肝，肝失疏泄，脾失健运，肾虚精亏，肝体失养致使肝阴虚，瘀血阻滞，其病理变化特点概括为毒侵、正虚、气郁、血阻，治宜清热解毒，疏肝解郁，健脾益气，温补肾阳，滋阴柔肝，活血化瘀。

4. 加强生活防护，巩固防变

如饮食中加强营养，劳逸结合，并应注意预防感染等。出现症状时，及时对症治疗，防止病情反复，并定期随访，追踪观察病情变化，防患于未然。

（二）辨病治疗

对HBV相关性肾炎目前尚无特殊疗法，但HBV感染是HBV相关性肾炎患者肾损害的主要致病因素，故治疗方案主要为抗病毒和治疗进行肾小球肾炎。治疗大多数患者主要是限盐、利尿、控制肾脏病综合征相关症状，本病的治疗应从以下几个方面着手。

1. 免疫抑制疗法

类固醇皮质激素和（或）细胞毒药物可明确缓解膜性肾脏病所致的肾脏病综合征。但对膜增生性肾脏病治疗无效，值得注意的是使用免疫抑制剂可促使T细胞中HBV复制的危险性增加，因此多不主张用免疫抑制剂或细胞毒药物治疗本病，只有在严重低蛋白血症和大量蛋白尿时，且病毒复制指标阴性才可应用，泼尼松1mg/（kg·d），4~6周后逐渐减量，必要时加用环磷酰胺，用药时需要检测HBV复制指标。

2. 抗病毒治疗

（1）干扰素疗法　目前应用干扰素α治疗HBV-GN取得明显效果，且远期作用较好。干扰素α剂量为20万U/kg，隔天肌内注射或皮下注射1次，疗程不少于半年，能收到较好疗效。

（2）核苷酸类抗病毒药物　恩替卡韦在总有效率及降低尿蛋白，降低病毒量，改善肝功能方面效果较佳，目前常为一线治疗药物。阿德福韦酯在抑制病毒和减少蛋白尿方面有明确疗效，但可影响肾小管的重吸收和分泌功能，对肾功能有潜在影响，且长期随访资料不明确，用药时需检测肾功能。拉米夫定疗效肯定，但耐药风险高，故该药为治疗本病的二线用药。

3. 阿糖胞苷合胸腺刺激素疗法

最近用阿糖胞苷合胸腺刺激素治疗本病取得较好疗效。使用方法是阿糖胞苷15mg/（kg·d）用10%葡萄糖液稀释后静脉滴注，共2周。还可并用胸腺素以增加疗效，剂量为0.2~0.5mg/（kg·d），每天1次，疗程半年。值得注意的是阿糖胞苷长期大量使用有一定的毒性（主要副作用表现为全身关节、肌肉疼痛，偶可发生白细胞下降）。

4. 降低蛋白尿

血管紧张素转换酶抑制剂如盐酸贝那普利，血管紧张素受体拮抗剂如缬沙坦和氯沙坦等，可降低肾小球内压，改善肾脏毛细血管通透性，抑制系膜增生，减少蛋白尿。

（三）辨证治疗

1.辨证施治

（1）气滞湿阻型

治法：疏肝解郁，健脾祛湿。

方药：柴胡疏肝散合五苓散加减。柴胡、陈皮、川芎、白芍、枳壳、香附、甘草、白术、云茯苓、猪苓、泽泻、桂枝。

加减：腹胀甚者，加广木香、砂仁；若湿阻化热，症见舌苔黄腻，口干口苦，不欲饮水，小便短赤，脉弦滑数者，可去桂枝、川芎，加栀子、茵陈。

（2）湿热蕴结型

治法：清热利湿。

方药：中满分消丸加减。厚朴、枳实、黄芩、甘草、黄连、知母、半夏、人参、陈皮、茯苓、泽泻、砂仁、白术、姜黄。

加减：若遍体浮肿甚者，可合五苓散；胁痛甚者，合金铃子散。

（3）热毒炽盛型

治法：清热解毒，通腑泄浊。

方药：犀角散加味。水牛角、黄连、升麻、栀子、茵陈、生大黄（后下）、川厚朴、川楝子、车前子（包煎）。

加减：若出现衄血、便血、肌肤瘀斑者，加地榆炭、柏叶炭；小便短少不利、腹水、下肢浮肿者，加木通、白茅根、车前草、大腹皮；若神昏谵语者，可配服安宫牛黄丸或至宝丹。

（4）肝肾阴虚型

治法：滋养肝肾、化瘀利水。

方药：乙癸汤。生地黄、玄参、麦冬、白芍、当归、知母、黄柏、龟甲、鳖甲、牡蛎、五味子。

加减：午后潮热者，加银柴胡、地骨皮；小便短赤者，加猪苓、白茅根、通草；齿鼻衄血者，加葛根炭、牡丹皮、仙鹤草。

（5）脾肾阳虚型

治法：温肾健脾，化气利水。

方药：真武汤加济生肾气丸加减。茯苓、白芍、附子、猪苓、车前子、肉桂、熟地黄、山茱萸、山药、泽泻、牡丹皮。

加减：腰痛者，加桑寄生、川芎、杜仲；肚腹发凉、四肢不暖者，加干姜、肉桂。

（6）气虚血瘀型

治法：益气健脾，活血化瘀。

方药：桃红四物汤加补中益气汤加减。炒白术、升麻、柴胡、当归、陈皮、黄芪、炙甘草、桃仁、红花、熟地黄、川芎、白芍。

加减：下肢浮肿甚者，加大腹皮、益母草、川牛膝；虚烦不眠者，加首乌藤、合欢皮、栀子。

2.外治疗法

（1）掩脐法

连根葱不洗（带土），生姜1块，淡豆豉21粒，盐2匙，同研烂，捏饼烘热，撒脐中，以帛扎定，良久，气透自通，不愈，再换1剂。用于气化失司之尿闭等。

（2）针灸疗法

针灸疗法治疗HBV相关性肾炎仍在探索阶段，但其对乙型肝炎病毒有一定的疗效。其机制主要是通过疏通经络系统，从而调动机体内在联系、激发免疫功能、提高人体免疫活性细胞相互协调，借以清除病毒，改善肝功能，促进肝细胞的再生，保护肾单位。主穴取胆俞、肝俞、至阳、太冲，配穴取足三里、阳陵泉、翳明。肝区痛者，取支沟、胆俞穴，配穴取足三里、太冲穴；恶心呕吐者，主穴取内关，配穴取天突、足三里；纳差者，主穴取合谷、安眠，配穴取肠俞、承山；失眠者，主穴取三阴交、安眠，配穴取神明、翳明；水肿、腹水时，主穴取肝俞、肾俞、太溪、水泉，配穴取血海、三阴交；体虚者，可灸关元、气海穴，也可在腹部膀胱区按摩。一般两侧穴位同时进针，强刺激，不留针，14天为1个疗程，可根据病情治疗 2~3 个疗程。针灸时，其他护肝肾等治疗方法应同时进行，以利增强疗效。

（3）按摩治疗　患者本人或家属采用按摩手法，舒筋活络，调畅气血，改善呕吐，胁痛，水肿，小便不通等症状。①摩腹法。按揉脐周，以左手掌放于脐旁，以肚脐为中心顺时针逐渐向外扩张按摩 2 分钟。也可令患者仰卧，两手掌心自心窝部（剑突下）向下腹部推，共推 32 次。本法具有疏肝利胆、健脾和胃、降逆止呕的功效。②按揉足三里。以拇指按揉同侧足三里穴，顺时针按揉 32 次，再逆时针按揉 32 次。本法具有健脾和胃、扶正培元的功效。③按摩耳轮。以两手搓热，摩擦耳轮，不拘遍数，以热为度。④按摩腰眼。两手握拳，用指关节按腰眼，旋转用力按揉，以酸胀为宜，早晚各一次。

3. 成药应用

（1）雷公藤总苷片　适用于肝功能无明显损害，蛋白尿较多者。每次 20mg，每日 3 次。

（2）参苓白术散　适用于脾气虚弱者。每次 1 袋，每日 2~3 次。

（四）医家诊疗经验

1. 刘玉宁

刘玉宁教授认为本病本虚标实，治疗应标本兼治。①湿热内盛型，治法宜清热化湿，利水消肿。基本方为茵陈蒿汤，湿重于热者上方加五苓散化裁，热重于湿者，上方加黄连解毒汤加减。②瘀血阻络型，治法宜化瘀通络。方药用血府逐瘀汤加减。③肝郁脾虚型，治法宜疏肝健脾。方药用逍遥散合六君子汤加减。④肝肾阴虚型，治法宜滋补肝肾。方药用一贯煎合六味地黄汤加减。⑤脾肾阳虚型，治法宜补肾健脾。方药用五苓散合真武汤加减。

2. 董志刚

董志刚教授将本病分为 2 期 6 型。

（1）发作期　①气滞湿阻型，治法宜疏肝解郁，健脾除湿。方药用柴胡疏肝散合五苓散加减。②湿热蕴结型，治法宜清热利湿。方药用中满分消丸加减。③热毒炽盛型，治法宜清热解毒，通腑泄浊。方药用犀角散加减。

（2）缓解期　①脾肾阳虚型，治法宜温补脾肾。方药用石脾饮或真武汤加减。②肝肾阴虚型，治法宜滋补肝肾，利水消肿。方药用六味地黄丸合一贯煎加减。③气虚血瘀型，治法宜活血化瘀，益气健脾。方药用桃红四物汤合四君子汤加减。

3. 赵玉庸

赵玉庸教授辨证分为虚实两证，虚证责之肝脾肾，肝肾阴虚，治以滋阴补肾，脾肾阳虚，治以温补脾肾；实证责之于风、热、湿、瘀，治以祛风，除湿，清热，化瘀。

五、预后转归

乙型肝炎活动的患者，肾损害可伴随乙型肝炎病毒持续数年。在部分患者中，肾损伤可在数月或数年内加重，最终导致慢性肾衰竭，需要血液透析、肾移植治疗。部分患者可有持续性蛋白尿而无进行性肾损害，蛋白尿严重时可致肾脏病综合征，蛋白尿也可以在一定程度上减轻。

六、预防调护

（一）预防

本病预防关键在于积极防治乙型肝炎，特别是母婴垂直感染。近年来乙型肝炎疫苗研究取得较大进展，并已被列为计划免疫程序广泛应用，为乙肝防治创造了良好条件。

乙型肝炎相关性肾炎的预防基本上等同于乙型肝炎的预防，即控制传染源、切断传播途径、保护易感人群。对有水肿及高血压的患者忌盐。其他可低盐饮食。

肝功能异常，有脾胃症状者，宜忌烟酒、油腻、厚味、辛辣之品。尿血、高血压、水肿明显者，需卧床休息。身体条件允许时，可适当活动，以增强体力。积极预防感染，以减少导致病情恶化的诱因。定期做肝功能、肾功能及尿液检查。

（二）调护

乙型肝炎相关性肾炎患者适当休息非常重要，应嘱咐患者多休息，避免劳累。治疗中应避免一切不利于肝肾的药物与因素。防止感染和感冒，正确对待疾病，保持心情舒畅，树立战胜疾病的信心。

（1）休息　卧床休息是治疗乙型肝炎相关性肾炎的重要措施。尿血、高血压、水肿明显者，需卧床休息。身体条件允许时，可适当活动，以增强体力，宜散步、打太极拳、八段锦、五禽戏。

（2）饮食　对于有水肿及高血压的患者忌盐。其他可低盐饮食。肝功能异常，有脾胃症状者，宜忌烟酒、油腻、厚味、辛辣之品。食物要清淡、新鲜、易消化、并含一定的蛋白质、碳水化合物和维生素B、C，营养治疗应强调高蛋白、高碳水化合物、高维生素、低脂肪。

（3）食疗　菊花、生山楂、决明子10g（打碎）同煎，去渣，调入冰糖，代茶饮。菊花功能清肝明目，山楂有活血化瘀、降脂消食作用，草决明也可清肝明目，降脂润肠。该茶有降压降脂、减少尿蛋白的功效。

七、专方选要

（1）乙肝肾炎煎　黄芪、淫羊藿、连翘、仙茅、白花蛇舌草、紫草、甘草各10g。肝区胀闷不适者加香橼、延胡索、佛手各6g。黄疸明显者加茵陈、紫草各10g；肝肾阴虚者加女贞子、枸杞子、生地黄各

15g。适用于中医辨证为气虚兼热毒内蕴。[《新中医》2011，43（8）：155-156.]

（2）益肝肾汤　丹参30g，黄芪30g，山药30g，白术25g，苦参20g，茯苓、五味子、牛膝、柴胡、甘草各5g。湿热重者加甘露消毒丹，有血尿者可加茜草、白茅根、仙鹤草、小蓟，尿蛋白重者加薏苡仁、芡实，高血压者加用钩藤，阴虚者加女贞子、枸杞子，恶心呕吐者加用陈皮、半夏等。适用于中医辨证为湿热内蕴兼血瘀。[《河南中医》2014，34（6）：1031-1032.]

（3）自拟白水方　生黄芪30g，当归、女贞子、仙鹤草、土茯苓各30g，白花蛇舌草30g，虎杖、水蛭各3g，生地黄30g，丹参20g。适用于中医辨证为脾肾两虚、热毒瘀蕴结。[《北京中医药大学学报（中医临床版）》2013，20（4）：39-40.]

参考文献

[1] 周爽，娄岩，刘树军，等. 中老年乙肝相关性肾炎的临床及病理分析 [J]. 中国实验诊断学，2018，22（10）：1771-1773.

[2] 杜跃亮，郭敏，林静，等. 来氟米特联合甲泼尼龙协同恩替卡韦对乙肝相关性肾炎患者尿蛋白定量及血清学指标的影响 [J]. 药物评价研究，2019，42（8）：1584-1587.

[3] 李莲花，张佩青. 浅析张琪教授中医辨治乙肝相关性肾炎的经验 [J]. 中国中西医结合肾脏病杂志，2020，21（4）：287-288.

[4] 张景凤，关爽，刘树军，等. 乙肝相关性肾炎临床及病理分析 [J]. 中国实验诊断学，2018，22（3）：495-497.

[5] 宋卫国，李庆珍，武雯雯，等. 益肾健脾疏肝活络法联合热敏灸治疗乙肝相关性肾炎42例 [J]. 江西中医药大学学报，2017，29（6）：32-35.

[6] 熊雯雯，殷晨雪，任玉玺，等. 益肾解毒活血汤治疗乙肝相关性肾炎临床研究 [J]. 亚太传统医药，2016，12（22）：110-112.

[7] 程无为. 中西医结合治疗乙肝相关性肾炎
　　40例效果分析 [J]. 光明中医, 2016, 31
　　（17）: 2548–2549.

[8] 陈素枝, 陈文军, 檀金川, 等. 从"肝肾
　　同源"论治乙肝相关性肾炎 [J]. 黑龙江中
　　医药, 2015, 44（4）: 7–8.

[9] 马雷雷, 刘玉宁. 刘玉宁教授治疗乙肝病
　　毒相关性肾炎经验撷菁. 中国中西医结合
　　肾脏病杂志, 2013, 11（11）: 944–946.

[10] 姜岩, 董志刚. 董志刚治疗乙肝相关性肾
　　脏病经验. 湖南中医杂志, 2014, 11（11）:
　　27–28.

[11] 王筝, 许庆友. 赵玉庸辨治乙肝相关性
　　肾炎经验. 西部中医药, 2014, 27（3）:
　　55–58.

第七节　高血压性肾损害

高血压肾损害也称良性小动脉性肾硬化症, 是因长期高血压或由于年老而导致血管老化缓慢发展而来的肾脏小动脉硬化。

高血压肾损害的临床特点是长期高血压病出现轻度蛋白尿, 肾功能进展缓慢减退, 早期常出现夜尿增多等肾小管功能损害的表现, 晚期可出现严重蛋白尿、氮质血症, 最终发展为终末期肾脏病。高血压肾损害临床以眩晕、水肿为主要表现。中医无相应病名, 据其临床演变过程属中医学的"眩晕""水肿""关格"等范畴。

一、病因病机

（一）西医学认识

高血压肾损害与高血压关系密切, 良性高血压持续存在5~10年, 病理检查即可发现肾脏小动脉病变, 其后继发肾实质损害。研究证明, 高血压通过影响肾脏血流动力学, 对肾脏病变的产生和发展起着重要的负面推动作用。高血压肾脏病的发生,

除与血流动力学有关外, 还有遗传及代谢方面的复杂关系。

（二）中医学认识

因七情过度或饮食不节或年老久病导致脏腑功能失调所致。情志失调, 肝失疏泄, 肝阳上亢, 上扰清窍, 可出现眩晕; 肾虚固摄无权, 精微下泄而见蛋白尿; 三焦气化不利或肾虚气化无权, 水湿内停, 溢于肌肤而成水肿; 浊邪不降, 久则格拒而出现关格等证候。

二、临床诊断

（一）辨病诊断

1. 临床表现

（1）症状　临床症状出现比病理改变晚, 常在高血压持续10~15年后才出现, 并发糖尿病、高脂血症或高尿酸血症的老年患者可能出现较早。肾小管对缺血较敏感, 故最早临床症状常为夜尿多, 此时, 测定肾血流量及尿渗透压已有不同程度降低, 但肌酐清除率（最敏感的肾小球功能检查）仍然正常, 尿常规化验蛋白及镜检均阴性。当肾小球缺血性病变发生后, 尿常规化验才开始出现蛋白, 沉渣镜检也逐渐出现轻度异常（少量红细胞及颗粒管型）。尿蛋白量一般不多, 每日常不超过1g, 血压很高时, 尿蛋白量将增加, 但一般不会达到大量蛋白尿范畴（每日3.5g）。随着病情进展将会出现肾功能损害, 血清肌酐（Scr）增高, 直至进入慢性肾衰竭期。伴随肾功能不全亦将出现肾性贫血, 不过本病贫血相对较轻。

良性高血压也常引起其他靶器官损伤, 患者常伴随出现高血压视网膜病变（视网膜动脉硬化, 及出血、渗出等）, 及高血压心、脑并发症等。

（2）体征　早期无特殊体征, 出现

大量蛋白尿时，可出现眼睑、颜面或双下肢浮肿，甚至腹水，有肾衰竭时可出现贫血貌。

2. 相关检查

一般血常规正常，当出现肾衰竭时，可有贫血表现；尿常规可有轻度或中度蛋白尿，一般无红白细胞，尿比重降低；24小时尿蛋白一般不超过1.5~2g；晨尿渗透压测定时可能出现尿渗透压降低；尿圆盘电泳中尿蛋白以低分子蛋白为主，当损及肾小球时可出现中、大分子的尿蛋白；莫氏稀释浓缩试验可出现夜尿增多、低比重尿；生化检查早期尿素氮、肌酐均正常，随着病情进展，可有不同程度地增高，有些患者可有血尿酸增高；通过双肾单光子发射计算机断层成像检查，能客观反映肾血流动力学改变及肾功能情况。

（二）辨证诊断

1. 阴虚阳亢型

（1）临床证候　头晕，头痛或胀，心烦失眠，多梦，面色潮红，可见五心烦热，低热盗汗，大便秘结，小便短赤，或腰膝酸软，健忘，头痛，口苦，泛泛欲呕，肢麻震颤，舌红，苔薄黄，脉弦细。

（2）辨证要点　头晕，头痛或胀，面色潮红，可见五心烦热，低热盗汗，或腰膝酸软，肢麻震颤，舌红，苔薄黄，脉弦细。

2. 痰浊内阻型

（1）临床证候　头晕，头痛昏蒙或头重如蒙，胸脘满闷，恶心呕吐痰涎，食欲不振，舌苔白或白腻，脉濡滑或濡缓。

（2）辨证要点　头晕，头痛昏蒙或头重如蒙，食欲不振，舌苔白或白腻，脉濡滑或濡缓。

3. 瘀血阻络型

（1）临床证候　头痛，头晕，经久而不愈，或痛有定处，痛如针刺，或尿血，心烦少寐，面色发青，唇色紫暗，舌质紫暗或有瘀点、瘀斑，苔薄黄，脉细或细涩或弦。

（2）辨证要点　头痛，头晕，经久而不愈，或痛有定处，痛如针刺，面色发青，舌质紫暗或有瘀点、瘀斑，苔薄黄，脉细或细涩或弦。

4. 气血亏虚型

（1）临床证候　头痛如空，头晕动则加剧，劳累即发，面色苍白，唇甲不华，发色不泽，神疲乏力，心悸少寐，食欲不振，气短懒言，或视物昏花，肢体麻木，筋脉拘急，或筋惕肉瞤，舌质淡，体瘦苔少，脉细弱。

（2）辨证要点　头痛如空，头晕动则加剧，神疲乏力，心悸少寐，或视物昏花，或筋惕肉瞤，舌质淡，体瘦苔少，脉细弱。

5. 肾精不足型

（1）临床证候　头部空痛，头晕不适，动则甚，精神萎靡，少寐多梦，健忘，耳鸣，甚则耳聋，腰膝酸软，四肢乏力，甚则两足痿弱，或口干咽痛，颧红，五心烦热，舌红少津，脉沉细，或面色苍白，畏寒肢冷，多尿或失禁，舌淡胖有齿痕，苔白，脉沉迟。

（2）辨证要点　头部空痛，头晕不适，动则甚，腰膝酸软，或口干咽痛，五心烦热，舌红少津，脉沉细，或面色苍白，畏寒肢冷，舌淡胖有齿痕，苔白，脉沉迟。

三、鉴别诊断

（一）西医学鉴别诊断

1. 慢性肾炎

本病要与慢性肾炎高血压型相鉴别，鉴别要点如下。①在发病年龄方面，慢性肾炎患者年龄较轻，通常少于35岁，而高血压肾损害患者的发病年龄较大（＞60岁）。②在病史方面，慢性肾炎高血压型常有肾脏病史，在高血压的同时或先有尿液异常，高血压肾损害则先有多年的高血压史。③尿蛋白慢性肾炎高血压型较严重，常＞1.5g/24h，常有低蛋白血症，高血压肾损害较轻，常＜1g/24h，较少有低蛋白血症。④肾功能的损害慢性肾炎高血压型出现较早，尤以肾小球功能损害明显，高血压肾损害早期以肾小管功能损害为主，肾小球功能正常或损害轻微。⑤慢性肾炎高血压型贫血较重，高血压肾损害贫血较轻。⑥慢性肾炎高血压型眼底检查以渗出性病变为主，高血压肾损害视网膜动脉硬化较明显，且多有其他器官动脉硬化的表现。

2. 慢性肾盂肾炎

慢性肾盂肾炎患者可伴有轻、中度蛋白尿和高血压，需与高血压肾损害相鉴别。慢性肾盂肾炎以女性多见，常有多次泌尿系感染发作史，尿异常在先而高血压在后，尿白细胞增加，肾区叩击痛（尤以一侧为主），多次尿培养阳性，B超示双肾大小不等，核素肾图不一致，肾盂造影有肾盂、肾盏扩张和变形等影像学改变等。

3. 肾动脉粥样硬化

此病是全身性动脉粥样硬化的一部分，但和全身其他部分的动脉粥样硬化程度未必平行。多见于60岁以上的老年人，患者可出现小量蛋白尿，亦可出现肾功能不全，γ-闪烁肾动态造影和肾动脉造影对诊断有帮助。

4. 原发性高尿酸血症肾脏病

高血压肾损害与原发性高尿酸血症肾脏病二者发病年龄相似，临床上肾脏病表现也有相似之处，如先出现肾小管功能损害后才出现肾功能不全，蛋白尿不多，病程中均可出现高血压及高尿酸血症，二者应予以鉴别。鉴别要点如下。①病史：高血压及高尿酸血症谁先发生是鉴别的关键。阳性家族史可供参考。②伴随症状：原发性高尿酸血症常伴痛风性关节炎及尿路结石，继发性少有。③尿酸化验：原发性高

尿酸血症早期尿酸增高，而高血压所致继发性高尿酸血症，尿酸减少。④必要时肾活检病理检查可助鉴别。

（二）中医学鉴别诊断

依据临床表现本病主要属于中医学的"眩晕""水肿""关格"等范畴。

1. 眩晕与中风

中风表现为突然昏仆、不省人事、半身不遂、失语、言语謇涩等情况，眩晕突然发作常见跌倒情况，昏仆感觉与中风突然昏仆意识不清不同，不伴发言语謇涩、半身不遂、偏瘫等症状，较易鉴别。

2. 水肿与鼓胀

两病均见肢体水肿，腹部膨隆。鼓胀的主症是单腹胀大，面色苍黄，腹壁青筋暴露，四肢多浮肿，反见瘦削，后期或可伴见轻度肢体浮肿。而水肿则头面或下肢先肿，继及全身，面色㿠白，腹壁亦无青筋暴露。鼓胀是由于肝、脾、肾功能失调，导致气滞、血瘀、水湿聚于腹中。水肿乃肺、脾、肾三脏气化失调，而导致水液泛滥肌肤。

四、临床治疗

（一）提高临床疗效的基本要素

本病的基本病机是本虚标实，虚多实少，须详察病情，辨证施治。其治疗方法有治标与治本的不同，急者多偏于表实，以息风、潜阳、化痰为先，缓者以补养精血为主，从本图治。根据各阶段的不同情况可一法独用或几法合用，标本兼治，提高疗效。

1. 辨证论治，补肾为本

高血压肾损害患者多属中老年人，年老肾虚是该病的主要病机。对此在辨证施治过程中应重视补肾，补肾治疗应贯穿于整个治疗过程。

2.重视活血化瘀药的使用

高血压肾损害是慢性疾病，病程较长，发展为肾硬化有一个较长的过程，中医认为"久病必瘀""久病入络"。所以在治疗中要重视活血化瘀药物的应用。当然应用活血化瘀药物时也应顾及正气，有气虚者配合补气，肾虚者也应补肾。

3.兼顾祛痰泄浊

在高血压肾损害中后期，多存在着痰瘀交阻、湿浊内阻的情况，所以治疗上在强调在活血化瘀的同时，应兼顾祛痰，在补肾温阳的同时也应泄浊化湿。

（二）辨病治疗

1.高血压的治疗

（1）一般治疗　注意劳逸结合，保证足够睡眠，适当体育锻炼；吸烟者应戒烟，肥胖者应控制体重，限制饮食；限制钠盐的摄入，每日不超过6g。

（2）早期开始降血压治疗，将血压降达目标值是防治高血压肾损害的关键。20世纪90年代初，美国进行了高血压"多重危险因素干预试验"（MRFIT），结果表明血压正常偏高（135/85mmHg）的个体，发生终末肾衰竭的危险性较正常血压（120/80mmHg）个体高两倍；而高血压为3级（180~209/110~119mmHg）或4级（≥210/120mmHg）的患者，发生终末肾衰竭的危险性较正常血压个体高12倍。随着血压增高，高血压患者发生终末肾衰竭的危险性呈指数上升。所以，为了有效地防止高血压肾损害发生，必须对3~4级高血压患者认真治疗，控制住高血压，对1~2级轻度高血压患者，乃至血压正常偏高的个体也应积极治疗（包括非药物治疗，即减肥、戒烟、限制食盐＜6g/d、限量饮酒、适当增加体力活动及保持乐观情绪等）。1~2级轻症高血压患者数量极大，应该引起重视。

（3）系统高血压所应该降到的水平，以前传统概念是降低至140/90mmHg。但是正如上述这一降压程度不够，并不能完全预防高血压肾损害发生。根据许多临床试验资料，现在认为若要有效预防高血压肾损害发生，平均动脉压（MAP）应控制＜100mmHg，故血压宜降达130/80mmHg。而且对于发生高血压肾损害的人群（并发糖尿病、高脂血症或高尿酸血症的患者），血压还应降得更低。

（4）大多数高血压患者的肾脏小动脉处于收缩状态，肾血管阻力增高，而肾脏小动脉的持续收缩正是导致高血压肾损害发生的重要原因。为此，想最有效地预防高血压肾损害发生，则应选用能明显减低肾血管阻力的降压药进行治疗。现代常用的降血压药，如ACEI、ARB、钙通道阻滞剂（CCB）、β受体阻断剂、α受体阻断剂、中枢作用降压药及血管扩张剂均能减少血管阻力。利尿药具有双向作用，用药早期由于利尿排钠，细胞外容量下降，肾血管可发生收缩。但是，长期治疗后肾血管阻力将下降。因此，上述各种降压药临床均可选用。当高血压肾损害发生后，残存肾小球将出现"三高"，而过度的"三高"能促进肾小球硬化，加速肾功能损害进展。所以，这时选择降压药应首选能最有效降低球内过度"三高"的药物，此即ACEI和ARB。这两类药除了能通过降低系统高血压而间接降低球内"三高"外，它还能通过扩张出球小动脉使其强于扩张入球小动脉，直接作用降低球内"三高"，这一机制为ACEI和ARB降压药所独有。

2.并发症

除降血压外，还应积极治疗糖尿病、高脂血症及高尿酸血症等并发症，以免加重肾损害。在治疗高血压时还应注意降压药物对人体代谢的影响（如长期服用利尿药及β受体阻断剂能增高血糖及血脂，而

ACEI 及 α 受体阻断剂却有助降低血糖及血脂，利尿药增高血尿酸，而 ARB 中氯沙坦却降低血尿酸等）。

若高血压肾损害已进展至肾功能不全，则还应按肾功能不全处理；若已进入终末肾衰竭，则应进行维持透析或肾移植治疗。

（三）辨证治疗

1. 辨证施治

（1）阴虚阳亢型

治法：平肝潜阳，滋养肝肾。

方药：天麻钩藤饮加减。天麻、钩藤、石决明、栀子、黄芩、益母草、桑寄生、茯神、牛膝、香附、熟地黄、枸杞子。

加减：若肝火过盛者，可加龙胆草、菊花、牡丹皮；大便秘结者，可加用当归龙荟丸；若见风动之象者，可加龙骨、牡蛎、珍珠母，必要时加羚羊角粉冲服；若有腰膝酸软、神疲乏力、脉弦细数、舌红苔薄者，可加大定风珠。

（2）痰浊内阻型

治法：燥湿化痰，健脾和胃。

方药：半夏白术天麻汤加减。制半夏、天麻、茯苓、陈皮、白术、厚朴、白蒺藜、蔓荆子、生姜、白豆蔻、龙胆草。

加减：若眩晕较甚、呕吐频作者，加代赭石、竹茹；若脘闷不适者，加砂仁、草果；若耳鸣重听者，加葱白、郁金、石菖蒲；若痰阻气机，症见头痛、目胀、心烦口苦、渴不欲饮、苔黄脉弦者，宜用温胆汤加减。

（3）瘀血阻络型

治法：活血化瘀，疏经通络。

方药：血府逐瘀汤加减。当归、生地黄、赤芍、川芎、桃仁、红花、川牛膝、三七粉、丹参。

加减：头痛者，加全蝎、蜈蚣、土鳖虫；久病气血不足者，加黄芪、白芍、党参；若头晕、健忘、不寐、多梦者，加何

首乌、枸杞子、熟地黄、天麻、酸枣仁。

（4）气血亏虚型

治法：益气补血，健脾养心。

方药：归脾汤加减。人参、黄芪、当归、远志、白术、茯神、龙眼肉、酸枣仁、木香、生地黄、阿胶、白芍。

加减：若食少便溏者，加茯苓、薏苡仁、砂仁、神曲、泽泻；若兼形寒肢冷、腹中寒痛者，加桂枝、干姜；血虚甚者，可重用阿胶、黄芪；若中气不足者，应用补中益气汤加减。

（5）肾精不足型

治法：滋肾阴，补肾阳。

方药：地黄饮子加减。熟地黄、山茱萸、制附子、五味子、肉桂、茯苓、麦冬、枸杞子、杜仲。

加减：如阴虚较重者，加用六味地黄丸或左归丸；阳虚偏盛者，可加用金匮肾气丸或右归丸，同时还可加用龙骨、牡蛎、珍珠母等。

2. 外治疗法

（1）体针疗法　常用穴位为风池、百会、合谷、阳陵泉、三阴交、足三里等。每次取 3~5 个穴位，实邪偏重者用泻法，虚证明显者用补法，每次留针 30 分钟。适用于肾气不固或气虚血瘀型患者。

（2）穴位注射　选双侧足三里，采用黄芪注射液或丹参注射液 4ml，每日 1 次，7 天为 1 个疗程。适用于肾气不固或气虚血瘀型患者。

3. 成药应用

（1）六味地黄丸　适用于肾阴亏损，头晕耳鸣，腰膝酸软，骨蒸潮热，盗汗遗精。每次 9g，每日 3 次。

（2）金匮肾气丸　适用于肾虚水肿，腰膝酸软，小便不利，畏寒肢冷。每次 9g，每日 3 次。

（3）黄葵胶囊　适用于高血压肾损伤尿蛋白较多者。每次 5 粒，每天 3 次。

（4）海昆肾喜胶囊　适用于见高血压肾损伤伴血肌酐增高者。每次2粒，每天3次。

（四）医家诊疗经验

1. 徐佩华

徐佩华教授擅长用天麻五白汤。方用天麻、黄芪、白菊花、白茯苓、白蒺藜、酒白芍、炒白术、泽泻、牡丹皮、山药、丹参、川芎、槐花、茼麻子。每日一剂，早晚分服，并中药保留灌肠。能平肝益肾，养气活血化浊。主治高血压肾脏病尿微量白蛋白增多者，临床疗效转佳。

2. 李莹

李莹教授认为高血压性肾损害分五型论治：阴虚阳亢型方选天麻钩藤饮合杞菊地黄丸加减，痰瘀互结型方选半夏白术天麻汤合桃红四物汤加减，肾精不足型方选左归丸和二至丸加减，脾肾阳虚型方选真武汤合济生肾气丸加减，阴阳两虚型方选地黄饮子加减。

3. 衷敬柏

衷敬柏教授认为对高血压早期肾损伤的治疗，应遵从"专病专方"的理念，要补肾固精、化瘀解毒，以自拟补肾活血解毒汤（由山茱萸、生黄芪、五味子、桃仁、川芎、益母草、连翘、紫花地丁等组成）为基础方，随证加减。若患者有明显肝阳上亢的表现，宜加用黄芩、地龙、夏枯草、代赭石、钩藤等平肝潜阳之品；有明显阴血亏虚的表现，宜加用石斛、女贞子、麦冬、生地黄等滋阴养血之品；有明显冲任失调的表现，宜加用仙茅、淫羊藿、知母、黄柏、香附等调补冲任之品；有明显气机不利的表现，宜加用柴胡、白芍、枳壳、郁金等疏肝理气之品。

五、预后转归

高血压肾损害若能早期诊断治疗，积极控制血压及其他肾损害因素，其预后尚好，只有少数患者发展为终末期肾脏病，因为多数患者在出现肾衰竭之前已合并心脑血管病变，部分患者在出现肾衰竭之前就已经死于心脑并发症。

六、预防调护

（一）预防

高血压肾损害的预防主要是防治高血压，一些措施如避免体重过重、饮食宜清淡、忌肥甘厚味，戒除烟酒等有助于预防高血压。高血压患者应长期服用降压药，有效控制高血压，防治肾硬化的出现。当出现肾硬化后，要继续降压，有高血糖、高血脂者应控制血糖、血脂，以防止肾功能损害。

（二）调护

（1）规律生活　养成良好的生活习惯。避免过度劳累，可适当参加健身活动。戒烟、戒酒，避免风寒，防止外感。

（2）饮食　宜清淡，尽量低盐饮食，忌食肥甘厚味，肥胖者要限制高热量的饮食，患者肾功能不全者应高热量、优质低蛋白及低磷饮食。

（3）情绪　应保持乐观态度，避免不良情绪刺激。患者家人应多与患者交谈，鼓励患者树立战胜疾病的信心。

七、专方选要

（1）补肾化瘀泄浊方　黄芪、菟丝子、枸杞子、覆盆子、车前子、巴戟天、淫羊藿、肉苁蓉、黄连、紫苏叶、砂仁、生大黄、六月雪、当归、丹参、泽兰、三七。适用于中医辨证为肾虚固摄无权，瘀血湿浊阻滞。[《河北中医》2010，32（12）：1773-1775.]

（2）天麻地黄饮　生地黄、熟地黄、制何首乌、白芍、墨旱莲等治疗阴虚阳亢为主证的高血压肾损害患者。水煎 2 次，1 天 2 次，餐前温服。适用于中医辨证为阴虚阳亢型。[《陕西中医》2007，28（7）：835-837。]

（3）益肾活血汤方　生地黄、山茱萸、刺五加、生黄芪、苍术、泽泻、大黄、白蒺藜、防风、水蛭、益母草、葛根、毛冬青、红景天。若阴虚阳亢者，合天麻钩藤饮；气阴两虚者加归脾汤；肝阳化风者，合镇肝息风汤；心肾不交者，合天王补心丹、交泰丸；心肾阳虚、痰瘀内阻者，加越婢汤、半夏白术天麻汤、大黄虫丸；肝肾阴虚、湿热瘀阻者，加龙胆泻肝汤、血府逐瘀汤；蛋白尿甚者，可加雷公藤总苷片，重用黄芪；水肿盛者，加五苓散、实脾饮或真武汤；阴阳两虚多见于疾病晚期，合用滋阴大补丸、中药结肠透析、药浴疗法等，能取得显著效果。适用于中医辨证为肾虚血瘀型。

参考文献

[1] 曾未琪，饶克瑯. 健脾益肾摄精化瘀汤联合厄贝沙坦治疗高血压肾脏病的疗效及对炎症因子的影响 [J]. 广州中医药大学学报，2020，37（4）：600-605.

[2] 房星星，陈冬梅，沈燕，等. 缬沙坦联合氨氯地平治疗高血压肾脏病的疗效评价 [J]. 基础医学与临床，2019，39（12）：1756-1759.

[3] 朱凤齐，李帅，曹子成. 参芪地黄汤加减治疗高血压肾脏病的疗效及其对患者肾功能的影响 [J]. 湖北中医杂志，2019，41（3）：14-16.

[4] 甘盼盼，贺芹，丁念. 中医分期辨证论治高血压肾脏病疗效观察 [J]. 辽宁中医杂志，2017，44（8）：1678-1680.

[5] 俞琳，陆曼婷，戴艳秋，等. 益气活血补肾方联合硝苯地平治疗高血压肾脏病所致肾衰的疗效观察 [J]. 中医药导报，2017，

23（3）：106-108.

[6] 陈龙，岑东，杨律，等. APOL1 基因变异的检测及其与高血压肾脏病的初步关联研究 [J]. 中国病理生理杂志，2017，33（1）：170-173.

[7] 黄新光. 滋阴大补汤治疗 30 例高血压肾脏病致慢性肾衰竭效果观察 [J]. 内蒙古中医药，2016，35（13）：38.

[8] 史耀勋. 李莹教授治疗高血压性肾损害经验介绍 [J]. 中西医结合心血管病杂志，2015，3（16）：75-76.

[9] 禹琪，宋烨闻. 衷敬柏教授诊治高血压早期肾损伤的经验 [J]. 世界中西医结合杂志，2014，9（3）：227-228.

[10] 陆家凤，徐斌，杨铭，等. 不同证型高血压肾脏病中药组方的用药规律 [J]. 中成药，2020，42（3）：813-816.

[11] 邓宝华. 高血压性肾损害早期的中医证治体会 [J]. 光明中医，2009，24（1）：111-112

[12] 黄雯静，吴俊荣，王绪臻，等. 潜镇化瘀汤治疗高血压肾脏病的临床观察 [J]. 湖北中医杂志，2019，41（9）：9-11.

[13] 宜敏，徐佩华，何桂顺，等. 徐佩华主任自拟天麻五白汤论治高血压性肾脏病临床经验撷萃 [J]. 中西医结合心血管病杂志，2017，53（31）：12-13.

第八节　肝肾综合征

肝肾综合征（HRS）是慢性肝病患者出现进展性肝功能衰竭和门静脉高压时，以肾功能不全、内源性血管活性物质异常和动脉循环血流动力学改变为特征的一组临床综合征。

临床上以少尿、无尿、腹部肿大、便血、呕血、血压下降、恶心呕吐等为主要表现。是严重肝病患者晚期出现的一种功能性肾前性急性肾功能不全，预后差，病

死率高。中医学结合其病理演变过程临床表现和预后情况，可将其归属于"鼓胀""水肿""虚劳""关格"等范畴。

一、病因病机

（一）西医学研究

本病的发病机制是一个复杂的问题，至今尚未完全阐明。肝肾综合征的病因可能与有效循环血容量的减少、内毒素血症、心房钠尿肽和前列腺素及肾小球加压素等有关。可能由于严重的肝功能障碍导致肾脏的血流动力学改变所致。病理分型为急性肾小管坏死和功能型二型，以功能型最为常见。肾脏血流动力学改变的特征是：肾内血管收缩，肾血流量减少，肾内血流再分布，血流自肾皮质向髓质分流，肾皮质缺血，肾小球入球小动脉收缩，肾小球滤过率下降。

（二）中医学认识

本病形成的主要病位为肝、脾、肾三脏，气血水瘀积体内，具体的病因主要在于情志郁结，饮酒过多，感染湿热疫毒及肝病初起失治误治。以上诸病因素单独或综合作用于人体，致使人体肝气郁遏，克制脾土，脾胃已病，肝木又乘虚侵侮。肝脾俱病，脾胃运化失职，水谷之精微不能输布以奉养其他脏腑，浊阴不降，水湿也不能转输排出体外，于是清浊相混，同时肝气郁滞，血气凝聚，气机壅塞而成鼓胀。病延日久，肝脾日虚，进而累及肾脏亦虚。肾阴不足，无以温养脾土，肾阴亏虚，肝木也少滋荣，而使肝脾失和，虚者愈虚。另一方面，肾与膀胱相为表里，肾虚则膀胱气化不利，水浊血瘀壅积更甚，故实者愈实，虚实夹杂，即脏腑功能衰竭与浊邪弥漫壅阻互为因果，形成恶性循环，出现肝肾衰竭，使病情陷入危境。

二、临床诊断

（一）辨病诊断

1.临床表现

（1）少尿　少尿是肝肾综合征的重要特征。但也有尿量正常者。少尿常发生在用强利尿剂、大量放腹水或上消化道出血后，亦可在肝病过程中出现。

（2）消化道症状　呕血、便血、恶心呕吐、左胁下疼痛，右胁钝痛。

（3）水肿　以腹部肿大为主，亦可伴有下肢水肿，甚至全身肿大。

（4）全身症状　黄疸、腹壁静脉显露、表情淡漠甚至昏迷、低热、四肢消瘦、乏力。

（5）低血压　多数患者有中度血压下降，少数患者在出现心、肾衰竭时血压才下降。

（6）腹水　患者普遍有腹水，但腹水量差别很大，大量腹水的患者约占75%。

（7）黄疸　多呈进行性加重，但有些患者没有黄疸。

（8）吐血、便血　门静脉高压时腹壁静脉曲张，脾脏肿大，胃部可见食管静脉曲张，甚或食管静脉破裂出血。

（9）神志异常　患者多表现为神志淡漠，或神志异常，扑翼样震颤，甚至神志昏迷，瞳孔对光反射迟钝，呼吸深慢，并有异味。

2.相关检查

（1）尿常规　早期尿液检查可正常，中晚期可有微量蛋白、红细胞、白细胞及少量管型。少尿这一表现常较严重，偶尔轻微。每天尿量＜40~50ml。低尿钠，在大多数患者中，尿钠水平不到10mEq/L。尿中可有微量蛋白存在，蛋白尿的出现并不提示肾损伤加剧。

（2）血生化　肝肾综合征患者不能有

效清除水负荷，特别是缺乏利尿治疗。给予水负荷时，低钠血症将逐渐加重。酸碱失衡，肝硬化伴腹水者最常见的是呼吸性碱中毒。有时为了控制腹水而使用利尿剂，可导致低氯性碱中毒，严重的碱中毒持续进展，可损害肾脏氨分泌机制，使氨返回肝脏，诱发肝性脑病。肝肾综合征伴氮质血症者，由于肾衰竭所致的典型阴离子间隙酸中毒，可与代谢性碱、呼吸性碱合并发生（三重酸碱失衡）。血肌酐浓度轻度升高，尿肌酐与血肌酐比值大于20。黄疸指数异常升高，谷草转氨酶和碱性磷酸酶异常升高。白蛋白与球蛋白比值倒置。

（3）B超检查 可获得肝、肾等器官的切面声像图，能及早了解肝、脾、肾等脏器的病变进展状况，为诊断提供参考依据。HRS患者主动脉内径显著减小，肾动脉舒张末期流速（EDV）亦显著降低，肾动脉阻力指数（RI）显著升高。

（4）其他检查 如放射性同位素肾图、腹水抽取检查，血常规，大便隐血试验等，也可酌情选用。

（二）辨证诊断

本病总属虚实错杂，实者愈实，虚者愈虚，正气衰败，邪气猖獗，预后凶险。重点在于辨别以何为主，或肝郁，或肾败，或邪实，以抓主要矛盾，似可有一线生机。

望诊：或下肢周身水肿，腹胀大，烦躁或四肢抽搐面色晦滞或苍白，舌红苔腻。

闻诊：腹部可闻及有水声、恶心，呕吐。

问诊：尿少或尿闭，烦躁、抽搐、昏迷、神昏谵语。

切诊：脉细或数。

1. 肝郁气滞、水湿内阻型

（1）临床证候 尿少尿闭，恶心呕吐，纳呆厌食，腹胀大且有振水音，下肢或周身水肿，头痛烦躁，甚则抽搐昏迷，舌苔腻，脉实有力。

（2）辨证要点 尿少尿闭，纳呆厌食，舌苔腻，脉实有力。

2. 脾肾阳虚、水湿泛滥型

（1）临床证候 面色晦滞，畏寒肢冷，神倦便溏，腹胀如鼓，或伴肢体水肿，脘闷纳呆，恶心呕吐，小便短少，舌苔白而润，脉沉细或濡细。

（2）辨证要点 畏寒肢冷，面色晦滞或苍白，舌苔白而润，脉沉细或濡细。

3. 肝肾阴虚、湿热互结型

（1）临床证候 腹大胀满、甚则青筋暴露，烦热口苦，渴而不欲饮，小便短少赤涩，大便稀薄而热臭，舌红，苔黄腻，脉弦数或有耳目发黄。

（2）辨证要点 腹大胀满，烦热口苦，小便短少赤涩，舌红，苔黄腻，脉弦数。

4. 浊毒壅滞、胃气上逆型

（1）临床证候 纳呆腹满，恶心呕吐、大便秘结或溏，小便短涩，苔黄腻而浊或厚腻，脉虚数。

（2）辨证要点 纳呆腹满，恶心呕吐，小便短涩，苔黄腻而浊或厚腻，脉虚数。

5. 邪陷心肝、血热风功型

（1）临床证候 头痛目眩或神昏谵语，循衣摸床，唇舌手指震颤则四肢抽搐痉挛，邪宣鼻衄，舌质红，苔薄，脉弦细而数。

（2）辨证要点 头痛目眩，唇舌手指震颤，舌质红，脉弦细而数。

三、鉴别诊断

（一）西医学鉴别诊断

1. 肾前性氮质血症

肾前性氮质血症常有诱因，如心力衰竭和各种原因引起的血浆容量降低等。由于肾血容量灌注不足，可表现为少尿，尿浓缩、比重较高，但尿素氮增高一般较轻，强心药或扩容治疗有明显疗效。肝肾综合征者多有肝病的临床表现和特点，对扩容治疗效果不显著。

2. 急性肾小管坏死

因二者在治疗和预后上明显不同，应加以鉴别。鉴别要点：①肝肾综合征患者不一定有诱因，低血压多在肾衰竭后期出现，肝病夹杂急性肾小管坏死则常有有效循环血量不足等诱因，于肾衰竭前期常有低血压。②肝肾综合征常有明显的肝功能损害，而急性肾小管坏死不一定有。③肝肾综合征尿渗透压与血渗透压比值大于1，尿肌酐与血肌酐比值大于20，尿钠<30mmol/L，尿溶菌酶试验阴性；急性肾小管坏死尿渗透压与血渗透压比值小于1，尿肌酐与血肌酐小于10，尿钠量>30mmol/L，尿溶菌酶试验阳性。④肝肾综合征尿沉渣无明显异常，而急性肾小管坏死常有明显异常，尿常规检查有明显蛋白及管型。急性肾小管坏死时，尿比重低，固定于1.010~1.015，尿钠浓度高，一般为40~60mmol/L。

3. 肝病合并慢性肾炎

慢性肾炎既往有浮肿、高血压等病史，氮质血症病程长，尿常规有蛋白、管型及红细胞。这些特点与肝肾综合征有明显差别。

（二）中医学鉴别诊断

本病根据其临床表现和预后情况，可将其归属于"鼓胀""水肿""虚劳""关格"等病。其临床鉴别诊断应当依据其临床主症、病因病机等相鉴别。

四、临床治疗

（一）提高临床疗效的基本要素

1. 掌握病机，及时辨证治疗

根据肝肾综合征本虚标实的病机，中医辨证治疗应以调肝、健脾、祛邪为法，或以扶正为主，或祛邪为主，或虚实并治，扶正祛邪并施。

2. 中西结合，异曲同工

中医学认为导致肝肾综合征的严重肝病中，湿热是重要的致病外邪，西医学认为病毒性肝炎与肝炎病毒及细胞免疫功能有关，而病毒与细胞免疫功能似与中医学"邪"与"正"有密切关系，可以认为，外邪就是病毒，而正气就是细胞免疫功能及机体免疫调节功能，当细胞免疫功能旺盛时也就是正气旺，机体具有抗邪能力时，邪正激烈斗争，湿热的临床表现也即是邪正相搏的反映。中西医结合治疗，增强疗效。

（二）辨病治疗

HRS本身无特殊治疗，主要为对症处理。鉴于严重肝病是HRS发生的基础，肝功能改善是肝肾综合征恢复的前提，故应首先治疗肝病。对HRS患者应积极选择各种有效改善肝功能的治疗措施，这对预防和治疗功能性肾衰竭也有很大意义。由于重型肝炎引起的肝衰竭具有病情重，发展快、症状复杂，病死率高的特点，故应积极治疗，并遵循以下3个原则：早诊断、早治疗；采用综合措施（药物、人工肝及肝移植）治疗；积极防治各种并发症。

1. 加强肝病治疗

由于肝功能改善是治疗肝肾综合征的前提，故首先应治疗肝病，应用种种有效改善肝功能的治疗措施，对预防和治疗功能性肾衰竭，具有重大意义。

（1）乳果糖　60%乳果糖，每次30ml，每日3次，4周为一个疗程。本品具有明显抑制内源性PAF生成的作用，对肝硬化内毒素防治有良好效果。

（2）血小板活化因子特异性拮抗剂。

（3）钙离子通道拮抗剂　适用于进行性肝硬化，特别是肝肾综合征出现少尿症时，用之可以迅速改善微循环，使门脉压下降，显著减少肝内分流，改善弥散经过肝窦，肝功能和肾功能都可得到改善。

（4）肾上腺皮质激素　有报道称使用肾上腺皮质激素类药治疗功能性肾衰竭获得了显著疗效。这可能是改善了肝功能，继而也使肾功能得到改善，但因观察病例少，可在其他方法无效时作试验性治疗。

2. 防止消化道出血

防止肾衰竭的诱因就是防止消化道出血，避免过量利尿和大量多次的放腹水，预防感染，慎用肾毒性药物如卡那霉素、庆大霉素等。防止电解质紊乱、肝性脑病、低血压，低血容量及电解质紊乱等。

3. 支持疗法

肝肾综合征所出现的肾衰竭应从以下几个方面治疗。

（1）饮食　适当限制液体，纠正电解质紊乱，低蛋白和高糖、高热量饮食。

（2）扩容治疗　扩容治疗包括静脉滴注全血、血浆、白蛋白、低分子右旋糖酐等。具体方案如下。①呋塞米首次剂量 200~500mg 静脉缓慢滴注，观察 1~2 小时如无尿量增多，立即加倍重复使用。② 低分子右旋糖酐 500ml+20% 甘露醇 250ml+ 多巴胺 20~40mg 静脉滴注，每天 1 次，滴注完毕后静脉滴注呋塞米 40~80mg。③山莨菪碱针剂 80~100mg、多巴胺 10~20mg+10% 葡萄糖液 500ml 静脉滴注，滴注完毕后静脉滴注呋塞米 20~40mg。④多巴胺、呋塞米各 20mg 注入腹腔，逐步增大剂量，最大量分别可达 200mg。

（3）缩血管类药物的应用　如特利加压素，鸟氨酸加压素，去甲肾上腺素以及奥曲肽联合米多君等，与白蛋白结合起来进行治疗，有助于增加肾脏血流量，增强肾功能。米多君一种新型的 α2 受体激动剂，能引起血管收缩，增加外周血管阻力，具有升压作用。奥曲肽是长效的生长抑素

类似物，在人体的研究提示奥曲肽有收缩局部血管作用。

（4）血管扩张药物的应用　①八肽加压素。本品加入液体静脉滴注，是一种能纠正和改善血流动力学障碍的血管活性药物，可降低肾血管阻力，增加肾皮质血流量，提高肾小球滤过率。开始可用小剂量，当动脉压上升 5mmHg 以上时，可使肾血流量及肾皮质血流量增加。一般认为适用于有低血压的功能性肾衰竭患者。②间羟胺。是提高全身动脉压的血管活性药物，短期应用能提高尿量，使尿钠排出增加，肌酐率改善，但对肾血流量及肾小球滤过率没有影响。③多巴胺。加入液体静脉滴注，用法同间羟胺。为选择性肾血管扩张药物，多巴胺用小剂量可扩张肾血管，提高肾小球滤过率和尿钠排泄，使尿量增多，但 GFR 无明显改变，对肝硬化腹水无 HRS 者效果好。④前列腺素 A1。本品是一种强烈的血管扩张剂，可解除肾血管痉挛，增加肾血流量和肾小球滤过率，增加尿钠排出量，但对肾血浆流量每分钟 < 150ml 者无效。注意本品剂量若大于 1μg/（kg·min），则会引起血压下降。⑤前列腺素 E1。每次 50~200μg 加入 5% 葡萄糖溶液 300ml 内缓慢滴注，1~2 周，可改善肝肾综合征，使肾血管收缩及肾小球滤过率减低。⑥苯氧苄胺。可使肾血管扩张，肾血浆流量增加，但对肾小球的影响较小。

（5）静脉回输浓缩腹水　近年来通过超滤器（平板型或中空纤维型透析器）将自身腹水浓缩静脉回输，对消除大量腹水有效。腹水回输可补充人血白蛋白，增加血浆胶体渗透压，增加有效循环容量，对治疗顽固性腹水有一定疗效。

（6）血液净化疗法　人工肝支持系统也是治疗本病的主要手段，选择早期应用，对纠正体液负荷过多、高钾血症、氮质血症、酸中毒有一定疗效。

（三）辨证治疗

1. 辨证论治

（1）肝郁气滞、水湿内阻型

治法：疏肝解郁，健脾利湿。

方药：柴胡疏肝散合胃苓汤加减。柴胡、白芍、川芎、苍术、白术、厚朴、泽泻、砂仁、车前子（另包）。

加减：若伴血尿者，加白茅根、茜草根、小蓟。

（2）脾肾阳虚，水湿泛滥型

治法：健脾温肾，化气行水。

方药：附子理中汤合五苓散加减。附子、党参、白术、干姜、泽泻、车前子（另包）、大腹皮。

加减：若肿甚而喘者，加麻黄、葶苈子。

（3）肝肾阴虚，湿热互结型

治法：滋补肝肾，清热祛湿。

方药：一贯煎合茵陈蒿汤加减。北沙参、麦冬、生地黄、枸杞子、猪苓、茵陈、生大黄、山栀子、滑石。

加减：若头晕明显者，加天麻、钩藤、白蒺藜。

（4）浊毒壅滞，胃气上逆型

治法：扶正降浊，和胃止呕。

方药：黄连温胆汤合温脾汤加减。人参、附子（先煎）、生大黄（后下）、黄连、姜半夏、生姜、茯苓、竹茹。

加减：若腹胀大，小便短小，加桂枝、猪苓。

（5）邪陷心肝，血热风动型

治法：凉血清热息风。

方药：犀角地黄汤合羚角钩藤汤加减。水牛角、鲜生地黄、钩藤、菊花、赤芍、白芍、甘草、竹茹、茯神。

加减：若大便干结者，加大黄、柏子仁。

2. 外治疗法

（1）中药保留灌肠法　将辨证后选用的中药浓煎至150~200ml，每日1~2次高位保留灌肠，患者取右侧卧位，药液置于距床面约100cm高度的输液架上，将灌肠插管缓慢送入肛门内径15cm，以每分钟100滴速度灌入，最好保留半小时以上再解便，以增强药效。此法适用于氮质血症阶段的患者。

（2）针刺疗法　取调节全身状态的穴位中脘、气海、膻中、孔最、足三里、三阴交、肾俞、三焦俞、心俞、风池穴；用于增加肾血流量的有中脘、肾俞、三焦俞穴；用于促进排尿的穴位有关元、中极、阴廉、肾俞、三焦俞穴；用于调整血压的穴位有中脘、百会、正营、玉枕、肩井穴。此法主要用于稳定血尿素氮、血肌酐、血压及增加尿量和改善临床症状。

五、预后转归

HRS 多合并失代偿性肝硬化和严重肝病，故常先有肝功能衰竭。HRS 一旦出现，预后极差，死亡率极高，所有 HRS 患者平均中位生存时间大约为 3 个月。终末期肝病模型（MELD）评分高以及 1 型 HRS 的预后非常差。未经治疗的 1 型 HRS 患者中位生存时间约为 1 个月。氮质血症发生后平均寿命少于 6 周。

当 HRS 出现少尿、氮质血症、低血钠、高血钾、低血压、深度昏迷者，罕有存活者。多数死于肝功能衰竭、上消化道出血或严重感染，少数死于肾衰竭。少数存活者先有肝功能的改善，然后肾功能才逐渐得以恢复。如经治疗后肝病能够迅速改善，或能找出肾衰竭的诱因并能及时祛除者，预后较好。如果出现少尿、氮质血症、深度昏迷、低血压、血清钠 < 125mmol/L 或尿钠排出量 < 5mmol/L，并发消化道出血、感染、高血钾等并发症预后差。

六、预防调护

（一）预防

由于肝肾综合征治疗十分困难，因此积极治疗原发肝脏疾病，防止进一步发展成肝肾综合征尤为重要。最根本的预防措施是改善肝脏的损害，加强营养支持疗法，禁止饮酒及应用对肝脏有害的药物，适当应用保肝药物。在治疗中要防止为达到某一目的而导致体循环血流动力学紊乱。如用利尿剂治疗时要防止有效循环血容量的下降；腹腔穿刺放液时应注意扩容治疗；发现电解质紊乱时应及时给予纠正；一旦发现合并感染及早使用抗生素。虽然预防肝肾综合征的发生仍然十分困难，但在肝硬化的治疗中，应防止任何原因引起的有效血容量下降，纠正肾脏血流动力学的异常，对于防止肝肾综合征的发生，具有积极意义。

（二）调护

（1）休息　注意生活起居，中医认为"人卧血归于肝""房劳作肾"。因此，患者要保持充足的睡眠，节制或禁止性生活，适时增减衣被预防感冒，防止因生活起居不慎而使病情加重。

（2）饮食　饮食有节，切勿暴饮暴食，切忌饮茶过量或酗酒，以致过度兴奋，造成失眠、中毒影响预后，中医认为酒可以助生湿热，长期饮酒，湿热内生，对本病预后影响极坏。

（3）食疗　宜服山药扁豆芡实汤。山药25g，扁豆、芡实各25g，莲子20g，白糖少许。将以上四味纳入锅中，加水适量炖熟，调入白糖即可，每日1剂，连用5剂为1个疗程。

（4）情志　保持情绪舒畅，中医认为，情绪的变化对于脏腑的功能有直接影响，如怒伤肝、忧思伤脾、惊恐伤肾等，所以，情志因素对于肝脾肾功能和全身气机的疏调影响较大，患者应当保持心情舒畅，防止病情反复甚至恶化。

参考文献

［1］李霞，刘西洋，李白雪，等. 从关格论肝肾综合征［J］. 时珍国医国药，2019，30（9）：2214-2216.

［2］李海强. 真武汤加味对肝硬化并发肝肾综合征患者肾血流动力学变化的临床研究［J］. 吉林中医药，2009，29（2）：118-120.

［3］武果勤. 中西医结合治疗肝肾综合征40例临床疗效观察分析［J］. 临床医药文献电子杂志，2019，6（14）：44.

［4］曲智威，于明俊，冯雷，等. 补肾健脾法治疗肝肾综合征临床研究［J］. 北华大学学报（自然科学版），2019，20（1）：99-102.

［5］葛建中. 中西医结合治疗肝肾综合征39例［J］. 山西中医，2009，29（5）：26-27.

［6］刘美娟. 温肾利水法联合前列地尔对肝硬化合并肝肾综合征患者肝肾功能及血流动力学的影响［J］. 四川中医，2018，36（12）：96-99.

［7］罗彬，蒲静. 中西医结合治疗肝硬化合并肝肾综合征的临床效果评价［J］. 临床医学研究与实践，2016，1（26）：122-123.

第九节　心肾综合征

心肾综合征（CRS）是指心脏或肾脏中任一个器官的急性或慢性病理生理紊乱引起另一器官急性或慢性功能紊乱，以及其他原因引起心脏和肾脏同时功能异常的一组临床综合征。本病属中医"水肿""喘证""胸痹"的范畴。

一、病因病机

（一）西医学研究

心肾综合征的发病机制是一个复杂多因素影响的病理生理过程。目前认为交感神经及肾素-血管紧张素-醛固酮系统（RAAS）的激活，氧化应激增强和炎症反应是心肾综合征发病的病理生理学基础。

（二）中医学认识

患者正气虚弱，心阳心阴不足，或房劳过度，耗伤肾精；或饮食失节，恣食肥甘厚味，饥饱失常，日久损伤脾胃，气血生化无力，聚痰生湿，上犯于心，心机不畅，心脉痹阻，渐及于肾，至肾元亏虚，水湿不化；或感外来之邪，风寒湿与脏器相搏，脏气受损，不能化气行水。以上均病起于心而及肾，而见肺气失宣，膀胱气化失司，水瘀互患，阻塞脉络，水湿溢于肌肤，停留于窍隙，发为水肿。

二、临床诊断

（一）辨病诊断

1. 临床表现

CRS 的诊断标准尚无统一规定，对于心力衰竭的患者判定其是否存在心肾综合征，主要根据病程中有无肾功能的进行性恶化，起病前后 Scr 升高的百分比较单纯 Scr 升高的绝对值意义更大。

Ronco 等学者按病程启动的时间将 CRS 分为 5 个亚型。该分类方法不仅能确切地反映疾病病理生理机制的全貌及心肾功能不全的进程，而且有助于临床有针对性地治疗。

（1）Ⅰ型 CRS（急性心肾综合征） 为心功能急进性恶化（急性心源性休克、失代偿性充血性心力衰竭）导致的急性肾脏损伤（AKI）。

（2）Ⅱ型 CRS（慢性心肾综合征） 为慢性心功能异常（慢性充血性心力衰竭）导致的慢性进展性肾脏病。

（3）Ⅲ型 CRS（急性心肾综合征） 为肾功能的急进性恶化（急性肾缺血或急性肾小球肾炎）导致急性心功能不全（心力衰竭、心律失常、心肌缺血）。

（4）Ⅳ型 CRS（慢性心肾综合征） 为慢性肾脏病（慢性肾小球疾病）导致的心功能减退，心肌肥厚和（或）不良心血管事件。

（5）Ⅴ型 CRS（继发性心肾综合征） 为全身性疾病（脓毒血症、糖尿病、血管炎、淀粉样变）导致心肾功能不全。

2. 相关检查

（1）肾功能不全和急性肾损伤的标志物 最常见的是检测血肌酐、尿素氮，肾小球滤过率（GFR）在评估肾功能方面比血肌酐更敏感，血、尿微球蛋白是慢性心力衰竭患者早期肾损伤的敏感指标。

（2）B 型利钠肽（BNP） BNP 主要由心室肌细胞合成和分泌，反映心室压力及容量负荷的变化。BNP 可以作为 CRS 的有效诊断和判断预后的指标之一。

（3）心肌肌钙蛋白 心肌受到损伤后开始释放心肌肌钙蛋白（cTnT），在损伤发生后 3~12 小时内就可检测到 cTnT 浓度升高。

（4）Cys-C 是一种半胱氨酸蛋白酶抑制剂，体内以恒定速率产生，含量较稳定，且不受性别、年龄、肌肉容积、药物、炎症等影响，可以灵敏地反映出肾小球滤过率。

（5）中性粒细胞明胶酶相关脂质运载蛋白（NGAL） NGAL 是一种调控肾小管上皮细胞凋亡的蛋白分子。NGAL 可能是急性肾损伤最早在血和尿液中检测到的生物标志物。

（6）超声心动图检查 明确各心腔大

小的变化及心瓣膜结构及功能情况，估计心脏的收缩和舒张功能。

（二）辨证诊断

本病之初主要累及心肺，久病脾肾受损，气化无力，肺气失宣，致膀胱气化失司，水湿内停，则患者常感到胸闷、气喘、水肿，水肿呈指陷性，发生缓慢，由下肢开始。故辨证诊断应以病机为依据。

望诊：面色苍白或萎黄，口唇紫绀，伴神疲乏力，水肿，舌质暗或淡，苔少或白或厚腻。

闻诊：言语、气味无明显异常或口气秽臭。

问诊：头晕、乏力、气短懒言，胸闷，心慌，失眠，尿少，夜尿多。

切诊：脉细数或细弱或滑或结代。

1. 气血亏虚型

（1）临床证候　心悸，气喘，动则加剧，气短懒言，双下肢浮肿，面色苍白或萎黄，头晕乏力，少尿，舌质淡胖，有齿痕，苔白，脉细弱。

（2）辨证要点　心悸，气喘，动则加剧，双下肢浮肿，少尿，舌质淡胖，苔白，脉细弱。

2. 痰浊内阻型

（1）临床证候　胸闷如窒且痛，乏力，头晕，心悸，面浮肢肿，形体略胖，痰多，可有咳嗽，舌质暗淡，苔厚腻或垢浊，脉滑。

（2）辨证要点　胸闷如窒且痛，面浮肢肿，痰多，舌质暗淡，苔厚腻或垢浊，脉滑。

3. 血瘀水阻型

（1）临床证候　面色晦暗，口唇紫绀，两颧暗红，心悸，气喘，动则更甚，下肢水肿，乏力，少尿，舌质暗或有瘀斑，苔白腻，脉沉或结代。

（2）辨证要点　口唇紫绀，心悸，气喘，下肢水肿，舌质暗或有瘀斑，苔白腻，脉沉或结代。

4. 阳虚水泛型

（1）临床证候　周身水肿，形寒肢冷，腰酸尿少，甚至无尿，面色苍白或青紫，心悸气喘，或气喘息高，指甲青紫，舌质淡，苔薄白，脉沉细或结代。

（2）辨证要点　周身水肿，腰酸尿少，心悸气喘，舌质淡，苔薄白，脉沉细或结代。

三、鉴别诊断

在临床中需要与冠心病、心力衰竭等患者因感染、高蛋白质饮食等因素所致短时间内血尿素氮、肌酐升高相鉴别。心肾综合征其诊断有许多生物标志物，但这些生物标志物的循环浓度受肾脏排泄量降低的影响，普遍缺乏敏感性和特异性。eGFR是识别肾功能临床治疗变化的标准指标。然而，它们在一定条件下与真实的 GFR 没有显著相关性，不能提供肾脏损伤部位的线索，滞后于急性肾脏损伤，血肌酐一旦升高表明肾脏大概有 50% 的肾单位已经受损。临床需仔细鉴别尿素氮和肌酐升高的真实原因。

四、临床治疗

（一）辨病治疗

加强慢性心力衰竭的预防和治疗是防止 CRS 发生的根本措施。CRS 的治疗应在注意纠正心力衰竭的同时维护肾功能。目前 CRS 治疗，主要包括以下几类药物和肾脏替代治疗。

1. ACEI 和 ARB

ACEI 和 ARB 对肾脏的血流动力学效果是扩张小动脉，降低肾小球滤过压，减少尿蛋白，降低对肾小球的损伤，保护肾脏，可延缓肾功能损伤的进展。ACEI 与

ARB有利于心血管和肾脏病，但也可能导致患者的肾灌注严重降低从而加重肾功能损害。建议临床上无尿、高血钾、终末期肾脏病未进行肾脏替代治疗的患者禁止使用ACEI/ARB，有慢性肾功能不全和肾动脉狭窄等高危患者应该严密监测肾功能，避免过度利尿和使用肾毒性的药物。对于心力衰竭合并肾功能不全的患者血清肌酐小于265μmol/L需应用ACEI降血压及保护肾功能，但需密切监测血钾及肌酐变化。只要肾功能不是进行性恶化及高钾血症，应尽可能长期应用。

2. 合理使用利尿剂

利尿剂作为缓解心力衰竭症状的常用药，但是在心肾综合征的治疗中存在争议。大剂量利尿剂使用与心源性猝死及泵衰竭的死亡具有独立的相关性，同时大剂量利尿剂使用可加重肾损害。因此，在选择利尿剂时应综合考虑患者循环血量、心力衰竭程度及血压等多方面因素，且应注意个体化原则及耐药性等。大剂量持续静脉滴注袢利尿剂或与噻嗪类利尿剂联用可以增强利尿效果和安全性，与正性肌力药物，如多巴胺等合用也可增加利尿作用。在临床应用袢利尿剂或与噻嗪类利尿剂合用时，需要特别注意监测不良反应，一旦临床状况改善则不建议长期联合治疗。

3. 正性肌力药物

正性肌力药物包括多巴胺、多巴酚丁胺、米力农等。此类药物虽然可以改善短期的血流动力学和肾功能，但对死亡率的影响还有待进一步的证实。因此，正性肌力药在CRS患者中的使用仍存在争议。尽管如此，在血压正常和心输出量相对稳定的患者中，多巴酚丁胺、多巴胺和米力农常被用来改善心功能和缓解心力衰竭的充血性症状。

4. 他汀类药物

阿托伐他汀可明显改善心功能不全患者的肾功能，这可能与改善内皮细胞功能、降低炎性介质、抗氧化、抑制细胞增殖等作用有关。建议有多种心血管危险因素的患者在发展成不可逆转的心肾重塑之前尽早使用他汀类药物。

5. 重组人促红细胞生成素（Rh-EPO）

慢性心肾综合征患者常合并贫血，纠正贫血可影响慢性心力衰竭和肾功能不全组织重塑和纤维化进程，改善心力衰竭患者的活动耐力。Rh-EPO还表现出抗氧化、抗细胞凋亡、调节炎症反应、减轻心肾组织损伤和促进血管新生等多方面的骨髓造血功能以外的作用。对于心力衰竭并慢性肾衰竭的患者，在标准抗心力衰竭和肾衰竭治疗的基础上，无论是否合并显著贫血，只要血红蛋白低于120g/L，均可给予Rh-EPO治疗，平均计量每周为10000U，血红蛋白目标值为130g/L。

6. 重组人脑利钠肽

重组人脑利钠肽（rhBNP），是一种利用重组DNA技术得到的合成型人脑利钠肽，具有强大的利尿、利钠、扩血管作用，还可阻断RAAS，可明显改善心力衰竭患者的血流动力学以及全身症状。

7. 腺苷受体拮抗剂

腺苷受体阻断剂用于治疗CRS的优势主要表现为此类药物通过阻断腺苷A1受体发挥利尿作用，同时能够通过改善肾小球血流量和阻断肾小管球间反馈改善肾小球滤过功能。因此，腺苷受体阻断剂不仅具有维持电解质稳态同时发挥排钠排水的利尿作用，还能够通过调节肾脏血管舒缩状态，改善肾脏血流灌注，从而提高肾小球滤过率，进而保护肾脏功能。

8. 精氨酸血管加压素拮抗剂

血管升压素受体拮抗剂（VRA）是一类新型利尿剂。VRA通过阻滞肾脏血管升压素受体，从而减少肾脏对水分的重吸收，在增加心力衰竭患者排泄水的同时还能保持电解质稳定。目前有非选择性 VRA 制剂盐酸考尼伐坦和选择性阻断 V2 受体的托伐普坦和利希普坦。托伐普坦可有效清除体内多余的水分，显著提高低钠血症患者血钠水平，对 CHF 合并重度水肿和低钠血症的患者更为有益。

9. 连续性肾脏替代治疗

连续性肾脏替代治疗能缓慢、连续、渐进地清除水分，同时清除一些不利的神经体液因子，极大地减轻了患者的心、肾负荷，改善患者心、肾功能，在救治 CRS 方面有其独特的疗效。在早期或预防性采用 CRRT 治疗能更好控制 II 型 CRS 患者血流动力学、水电解质及酸碱平衡、调控炎症反应并阻断其发展。

（二）辨证治疗

辨证施治

（1）气血亏虚型

治法：补气养血，佐以利水。

方药：归脾汤加减。党参、黄芪、白术、茯苓、酸枣仁、龙眼肉、木香、当归、远志、泽泻、炙甘草。

加减：心悸甚或脉结代者，重用炙甘草，并可加桂枝、麦冬以益气健脾，温通心阳；若损及心阴者，合生脉散加减。

（2）痰浊内阻型

治法：温通心阳，祛痰化浊。

方药：宽胸丸合栝楼薤白半夏汤加减。荜茇、半夏、陈皮、枳壳、云茯苓、檀香、细辛、栝楼、薤白、猪苓、甘草。

加减：痰浊较甚、脘腹胀满、胸闷者，加石菖蒲化浊开窍；伴咳嗽、痰多者，加杏仁、胆南星。

（3）血瘀水阻型

治法：化瘀行水。

方药：膈下逐瘀汤合五苓散加减。当归、川芎、桃仁、红花、赤芍、延胡索、桂枝、茯苓、泽泻、丹参、甘草。

加减：若气滞明显者，可加乌药、枳实、香附等理气行气；若失眠心悸者，加酸枣仁、远志等养心安神。

（4）阳虚水泛型

治法：温阳利水。

方药：真武汤加减。附子、茯苓、白术、白芍、肉桂、干姜、泽泻、车前子（另包）、炙甘草。

加减：若阳虚甚者，可重用肉桂；水肿甚者，加猪苓、葶苈子；胸闷气短心气虚者，酌用人参、黄芪；有瘀血证者，可加红花、丹参。

五、预后转归

本病预后不良，如未及时治疗，患者多进展至终末期肾衰竭，有肾功能不全的心力衰竭患者病死率明显高于无明显肾功能障碍的心力衰竭患者。

六、预防调护

（一）预防

自觉养成良好的生活方式，了解更多的疾病相关知识，掌握自我护理方法，调整生活习惯，吃清淡、易消化的食物，遵照医嘱服药，自我管理疾病，积极治疗原发病，消除诱发因素和危险因素，求得更好的预后效果。

（1）预防感染　本病以呼吸道感染发病率为最高，患者应注意定期消毒，湿化空气，适当开窗通风。此外还应减少探视，以减少感染的概率。一旦发现呼吸道感染立即给予强有力的抗生素。

（2）适当锻炼，增强体质。以不加重症状为度。

（3）避免摄入过多的钠盐，严重水肿时可无盐饮食。

（4）严格限制水的摄入，记录 24 小时出入水量。

（5）维持水、电解质及酸碱平衡。定期及时检查。

（二）调护

本病的护理非常重要，要密切观察患者的体温、脉搏、心律、呼吸、血压等生命指征，观察神志、尿量、水肿程度，严格记录24小时出入水量，此外还应注意以下几个方面。

（1）休息 对Ⅰ、Ⅱ度心力衰竭患者需减少活动，增加休息时间，活动时以不诱发和加重心力衰竭为宜。Ⅲ度心力衰竭患者应绝对卧床，严禁下床，体位以半卧位为宜。护理人员要做好皮肤护理，防止发生压疮及擦伤皮肤，并可协助患者床上被动运动。

（2）饮食 可进食低盐、低脂、低蛋白、高维生素及含有微量元素的食物。此外宜进食粗纤维食物，软化大便，防止大便时用力过猛而加重心力衰竭。

（3）其他 护理人员应做好心理护理，鼓励患者保持乐观情绪。并做好药物治疗，及时执行医嘱及观察药物治疗反应及副作用。防止输液过快。

七、专方选要

健心颗粒：由人参、黄芪、桂枝、蒲黄、泽泻、白术、葶苈子、丹参等组成。以人参、黄芪为君，益气温阳以治其本；臣以蒲黄、丹参活血化瘀，通利血脉；佐以猪苓、桂枝温阳化饮利水；泽泻、葶苈子宣肺利水为使药。诸药相伍，共奏益气活血、温阳利水之功。适用于心肾综合征辨证为阳虚水冷兼瘀血内阻。[《福建中医药大学学报》2011，21（1）：61-62.]

参考文献

[1] 樊超男，李荣山. 急性心肾综合征生物标志物的研究进展 [J]. 中西医结合心脑血管病杂志，2020，18（6）：909-912.

[2] 曾菁蓉，翟金海. 益气温阳活血利水方辅助治疗心肾综合征的临床疗效 [J]. 中国中西医结合肾脏病杂志，2020，21（2）：145-147.

[3] 黄琪斌. 参芪附子汤治疗阳虚血瘀证心肾综合征47例临床观察 [J]. 浙江中医杂志，2020，55（1）：29-30.

[4] 杨苑. 基于三焦论治心肾综合征 [J]. 中国中医药信息杂志，2019，26（12）：13-15.

[5] 冯伟，张晶，方芳. 益气温阳活血利水方干预心肾综合征患者心肾功能的临床研究 [J]. 中国循证心血管医学杂志，2019，11（9）：1096-1098+1103.

[6] 欧阳秋芳. 真武汤对心肾综合征患者肾微循环及肾功能的影响 [J]. 中西医结合心脑血管病杂志，2012，10（1）：27-29.

[7] 刘璐，吴旸，崔杰，等. 中老年心肾综合征患者中医证候要素研究 [J]. 北京中医药，2017，36（12）：1106-1108.

[8] 江建军，吴延昊. 温阳利水益气活血法治疗心肾综合征的临床疗效观察 [J]. 中医临床研究，2017，9（28）：65-66.

[9] 杨晓媛，曲黎，曹广，等. 温阳化饮通络法治疗心肾综合征31例. 陕西中医，2007，28（6）：659-660.

[10] 方少凡，陈文忠，唐梁. 真武汤辅助治疗心肾综合征的疗效及预后观察 [J]. 广州医药，2019，50（5）：97-100.

第十节 糖尿病肾脏病

糖尿病肾脏病是糖尿病常见的微血管并发症之一。糖尿病引起的肾脏病变包括糖尿病性肾小球硬化症、肾小管上皮细胞变性、微小动脉硬化症、肾盂肾炎及肾乳头坏死等，其中以肾小球硬化症为主。无论是1型还是2型糖尿病，30%~40%的患者可出现肾脏损害，而2型糖尿病中约有

5% 的患者在确诊为糖尿病的同时，肾脏就已经受到损害。随着生活方式的变化，社会老龄化的加速，糖尿病肾脏病已经成为影响人类健康的一个重大问题。

糖尿病肾脏病临床以不同程度蛋白尿及肾功能的进行性减退为主要表现，在中医学中属"肾消病""消渴肾"等范畴。

一、病因病机

（一）西医学研究

糖尿病肾脏病的发病机制非常复杂，至今尚未完全阐明。目前认为血流动力学改变、代谢紊乱、炎症、自噬、氧化应激、微 RNAs、饮食、运动、肥胖以及吸烟等因素共同参与本病的发生与发展过程。近年来大量研究发现，细胞因子在糖尿病肾脏病的发病中起重要作用，相关的细胞因子包括转化生长因子 β（TGF-β）、结缔组织生长因子（CTGF）、血管内皮生长因子（VEGF）、血小板源性生长因子（PDGF）、肿瘤坏死因子 α（TNF-α）等。

（二）中医学认识

中医学认为饮食不节、情志失调、房劳伤肾、先天禀赋不足或失治误治等是本病发生的重要原因。肾虚不足，阴津亏损，进而阴损及阳，是其基本病理。病变的部位虽与五脏均有关，但主要在肺、脾、肾三脏，尤以肾为重。本病由于"消渴"缠绵不愈，致使津液亏损；或久病服用温燥之品，致使燥热内生，阴津不足，脏腑经络失去营养，功能日渐虚弱，日久"五脏之伤，穷必及肾"，肾脏虚衰，无力蒸化水液，水湿潴留，湿浊内蕴，属本虚标实证。一般初期以燥热为主，热灼阴，燥伤津可致阴虚，久病燥热之势渐退，精气俱损、肝肾两伤，病情迁延反复，可由阴及气，出现气阴两虚的证候，甚可由阴及阳，

出现阴阳两虚的证候。终至正衰邪实，阴竭阳亡。

二、临床诊断

（一）辨病诊断

1. 临床表现

参考 2019 年中华医学会糖尿病学分会《中国糖尿病肾脏病防治临床指南》中糖尿病肾脏病的诊断标准，临床上出现以下 3 条中的任意 1 条应该考虑肾脏损伤是由糖尿病引起。

（1）大量白蛋白尿。尿白蛋白 / 肌酐（UACR）≥ 30mg/g，且在 3~6 个月内重复检查，3 次中至少有 2 次增高，并避免 24 小时内剧烈运动、感染、发热、明显高血糖及高血压、心力衰竭、月经等因素引起的 UACR 增高情况。

（2）糖尿病视网膜病变伴任何一期慢性肾脏病（CKD）。

（3）病程超过 10 年的 1 型糖尿病患者出现微量白蛋白尿。

同时应注意泌尿系感染和多种原发性、继发性肾脏病以及心功能衰竭、高血压病引起的尿白蛋白排泄率和尿蛋白增高等原因。

2. 疾病分期

采用国际通用的 Mogensen 分期标准分为 5 期。

（1）Ⅰ期　肾小球高滤过期。以肾小球滤过率（GFR）增高和肾体积增大为特征，GFR 可高达 150ml/min；尿白蛋白排出率（UAE）正常（< 20μg/min，或< 30mg/24h）；血压正常。病理检查见肾小球肥大，基底膜（GBM）和系膜正常。

（2）Ⅱ期　正常白蛋白尿期。GFR 增高或正常；UAE 正常（< 20μg/min，或< 30mg/24h），应激后可升高，休息后可恢复；血压可正常或轻度升高。病理检查

见肾小球毛细血管基底膜增厚和系膜基质增加。

（3）Ⅲ期　早期糖尿病肾脏病期。GFR大致正常；UAE持续20~200μg/min（或30~300mg/24h），初期UAE 20~70μg/min时，GFR开始下降至接近正常（130ml/min）；血压轻度升高，降低血压可部分减少尿微量白蛋白的排出。病理检查见GBM增厚和系膜基质增加更明显，已有肾小球结带型和弥漫型病变以及小动脉玻璃样变，并已开始出现肾小球荒废。

（4）Ⅳ期　临床糖尿病肾脏病期或显性糖尿病肾脏病期。GFR下降（早期130~70ml/分钟，后期70~30ml/min，平均每月下降1ml/分钟）；大量白蛋白尿，UAE＞200μg/min（或持续尿蛋白＞0.5g/24h），为非选择性蛋白尿，约30%的患者可出现典型的糖尿病肾脏病"三联征"，即大量尿蛋白（＞3.0g/24h）、水肿和高血压。病理检查见GBM明显增厚，系膜基质增宽，荒废的肾小球增加（平均占36%），残余肾小球代偿性肥大。

（5）Ⅴ期　肾衰竭期。GFR进行性下降，多小于10ml/min；尿蛋白量增多或可因肾小球荒废而减少，血尿素氮和肌酐增高，伴严重高血压、低蛋白血症、水肿以及尿毒症症状。病理检查见肾小球广泛硬化、荒废，肾小管萎缩及肾间质纤维化。

3. 相关检查

（1）尿液检查　早期可有微量蛋白尿，继之为大量蛋白尿。

（2）血液检查　未治疗者血糖、糖化血红蛋白可升高，临床糖尿病肾脏病期可有部分患者血浆白蛋白降低，终末肾衰竭期血肌酐、尿素氮升高。

（3）肾活检　可见到弥漫性肾小球硬化、结节性肾小球硬化、肾小球渗出性病变。

（4）查眼底　眼底可有糖尿病视网膜增殖性病变和非增殖性病变。

（二）辨证诊断

糖尿病肾脏病中医无相应病名。糖尿病肾脏病继发于糖尿病，即中医的消渴病。患者既有消渴之表现，又可见水肿之特点，临床须根据舌、脉、症辨别清楚。参照2007年由中华中医药学会肾脏病分会制定的《糖尿病肾脏病诊断、辨证分型及疗效评定标准（试行方案）》的辨证分型制定。

望诊：形体消瘦，面浮身肿，面色黑，或神疲乏力，舌质红或暗淡，苔少，薄黄或白。

闻诊：早期语言及气味无明显异常，病情严重时口中可有烂苹果味。严重水肿或感染时，或有咳嗽、气喘等症。

问诊：烦渴多饮，尿量频多，或疲乏无力，腰膝酸软或眩晕，心悸等。

切诊：肌肤按之凹陷，脉弦细，沉细或数。

1. 气虚型

（1）临床证候　神疲乏力，少气懒言，自汗易感，舌胖有齿印，脉弱。

（2）辨证要点　乏力，少气，舌胖，脉弱。

2. 血虚型

（1）临床证候　面色无华，唇甲色淡，月经量少色淡，舌胖质淡，脉细。

（2）辨证要点　面色无华，舌胖质淡，脉细。

3. 阴虚型

（1）临床证候　怕热汗出，或有盗汗，咽干口渴，大便干，手足心热或五心烦热，舌瘦红而裂，脉细数。

（2）辨证要点　盗汗，手足心热或五心烦热，舌瘦红而裂，脉细数。

4. 阳虚型

（1）临床证候　畏寒肢冷，腰膝怕冷，面足浮肿，夜尿频多，舌胖苔白，脉沉细缓。

（2）辨证要点　畏寒肢冷，夜尿频多，舌胖苔白，脉沉细缓。

5.血瘀型

（1）临床证候　定位刺痛，夜间加重，肢体麻痛，或偏瘫，肌肤甲错，口唇舌紫，或紫暗、瘀斑、舌下络脉色紫怒张，脉弦。

（2）辨证要点　定位刺痛，肌肤甲错，口唇舌紫，舌下络脉色紫怒张，脉弦。

6.痰湿型

（1）临床证候　胸闷脘痞，纳呆呕恶，形体肥胖，全身困倦，头胀肢沉，舌苔白腻，脉沉细。

（2）辨证要点　胸闷脘痞，全身困倦，头胀肢沉，舌苔白腻，脉沉细。

7.湿浊型

（1）临床证候　食少纳呆，恶心呕吐，口中黏腻，口有尿味，神志呆钝，或烦闷不宁，皮肤瘙痒，舌苔白腻，脉沉滑。

（2）辨证要点　食少纳呆，口中黏腻，舌苔白腻，脉沉滑。

三、鉴别诊断

（一）西医学鉴别诊断

临床上出现下列情况时应考虑糖尿病合并了其他肾脏病：①有明显蛋白尿但无明显糖尿病视网膜病变。②急性肾损伤。③肾性血尿，尿沉渣以畸形红细胞为主或有红细胞管型。④不伴高血压的肾脏病综合征。⑤短期内蛋白尿明显增加等。出现上述情况应考虑肾活检以排除外其他原因导致的慢性肾脏病。

1.原发性肾小球疾病

糖尿病患者，如遇下列情况，宜行肾活检排除原发性肾脏病：①肾性血尿或红细胞管型尿。②既往有肾脏病史。③有尿常规异常但无视网膜病变。

2.高血压肾损害

糖尿病患者常常合并高血压，高血压可以引起蛋白尿，但尿蛋白量比较少，很少出现肾脏病综合征样的大量蛋白尿，早期以肾小管功能损害、夜尿增多为主，眼底改变主要为高血压和动脉硬化。

3.肾淀粉样变性

肾淀粉样变性表现为大量蛋白尿，即使肾功能不全肾脏也不一定缩小，眼底检查无糖尿病视网膜病变。

4.肥胖相关性肾脏病

肥胖相关性肾脏病主要表现为肥胖、代谢综合征、轻微蛋白尿、肾小球肥大、局灶节段性肾小球硬化等，如果同时合并糖尿病，与糖尿病肾脏病有时很难鉴别。但是，肥胖相关性肾脏病的蛋白尿在减肥后可以减轻或消失，不合并糖尿病视网膜病变和周围神经病变，没有糖尿病肾脏病的渗出性病变和结节病理改变。

（二）中医学鉴别诊断

本病具有消渴病症状和水肿症状，临床多见多饮、多尿、形体消瘦、肢体浮肿、神疲、蛋白尿，故水肿时应与鼓胀相鉴别。

水肿的特点为全身水肿，可从头面或下肢开始，鲜泽光亮，病变脏器为肺、脾、肾；而鼓胀的特点为单腹胀大，青筋暴露，颜色苍黄，面部有赤缕，颈胸可见红斑，病变脏器为肝、脾、肾。故二者不难鉴别。

四、临床治疗

（一）提高临床疗效的要素

1.早诊断，早治疗

对糖尿病肾脏病目前尚无特效药治疗。最佳治疗方法应以预防为主，控制血糖水平，积极对症治疗，阻止其发生肾损害。因此，早期检查、早期诊断便成为糖尿病肾脏病患者及早治疗、提高疗效的重要途径。患者应经常检查尿微量白蛋白，追踪观察病情变化，一旦出现微量蛋白尿则标志着病情呈进行性进展，此时，许多患者并无明显临床症状，临床极易忽视。目前尚无良好措施能够阻止其发展，只有早检查，方能早期做出诊断，及时予以对症治疗，以延缓肾功能减退的进程。

2. 谨守病机，治病求本

糖尿病肾脏病主要是由于糖尿病日久累及肾脏而致的一组临床综合征。故在治疗上应积极治疗原发病，扶正祛邪，调和脏腑阴阳平衡，使血糖控制在理想水平。并根据辨证选择中药配伍组方。根据病情选用益气养阴、滋肾平肝、温阳利水、益肾填精等治法。以治肾为本，选用研究证实确有降糖作用的中草药，配用人参、五味子、桑椹、山茱萸、黄连等滋补气阴之药，辨证施治可取得事半功倍之效。

3. 中西合璧，扶正祛邪

中医学认为本病由脏器虚损，阴阳失衡而至肝旺、水气、血瘀、湿浊等邪实导致。其中夹湿夹瘀贯穿本病始终，可在治疗本病的基础上，兼用温阳利水、活血化瘀、平肝潜阳、通腑泄浊、滋阴清热之法，以助治本，祛邪安正。并结合西药降低血糖、血压，改善血液流变学，纠正水电解质及酸碱失衡，适当补充营养物质，为机体创造良好的内环境，改善肾小球的血供，减少高灌注、高滤过因素，保护肾脏功能。中西合璧，祛邪扶正，可收到较好疗效。

4. 做好调摄，慎防其变

本病应注意生活的调摄，应严格控制饮食，坚持低脂、低盐、低植物蛋白、低糖、高维生素饮食，调畅情志，适当运动，预防及严格控制感染，慎用对肾脏有损害的药物，延缓糖尿病肾脏病进入终末期肾衰竭的时间，提高患者的生活质量。

（二）辨病治疗

早期治疗糖尿病对预后关系很大，一旦糖尿病患者出现肾脏病，进展至肾衰竭的速度要比一般肾脏病快。所以，当糖尿病患者在微量蛋白尿期，要严格控制血糖、高血压，可以减慢其发展速度，甚至逆转。

1. 一般治疗

适当运动、减肥，严格控制饮食，可降低血糖，执行低蛋白饮食，蛋白质来源中优质动物蛋白要占到 50%~60%。

2. 严格控制血糖

降糖措施除控制饮食外，还包括药物治疗和胰岛素治疗两大类。在糖尿病肾脏病早期，即微量蛋白尿期之前，可口服降糖药，常用口服降糖药有磺脲类、格列奈类、双胍类、α 糖苷酶抑制剂、噻唑烷二酮类、二肽基肽酶－Ⅳ抑制剂（DPP-Ⅳ抑制剂）和钠－葡萄糖共转运蛋白 2 抑制剂（SGLT-2 抑制剂）。降糖注射剂有胰岛素和胰高血糖素样多肽－1 受体激动剂（GLP-1 受体激动剂）。糖尿病肾脏病患者应尽早使用胰岛素，可以有效控制血糖且无肝肾损害。胰岛素根据作用时间可分为：短效胰岛素（普通胰岛素）、中效胰岛素（低精蛋白锌胰岛素）、长效胰岛素（精蛋白锌胰岛素）。随着病程发展，至肾衰竭时，肾脏灭活胰岛素减少，患者容易出现低血糖，要及时调整胰岛素用量。

3. 降血压

治疗糖尿病肾脏病患者高血压，首选 ACEI、ARB。循证医学证实了 ACEI、ARB 在糖尿病肾脏病患者中有控制血压、减少尿蛋白、延缓肾功能的作用。肾衰竭的糖尿病肾脏病患者，治疗高血压可选用长效的钙拮抗剂、利尿剂及 β 受体拮抗剂。

4. 调整血脂

糖尿病患者多伴有高脂血症，应积极纠正血脂紊乱。如以血清胆固醇增高为主，则宜用羟甲基戊二酰辅酶 A 还原酶抑制剂（即他汀类）；若以甘油三酯升高为主则宜选择贝特类降脂药。

5.透析、移植治疗

对于已进入终末期肾衰竭的患者，给予促红细胞生成素纠正贫血，进行透析治疗，有条件的可行肾移植或胰-肾联合移植。

（三）辨证治疗

1.辨证论治

（1）主证

①气阴虚血瘀型（气虚证、阴虚证、血瘀证同见）

治法：益气养阴，补肾化瘀。

方药：参芪地黄汤合清心莲子饮合生脉散加减。生黄芪、沙参、麦冬、生地黄、山茱萸、地骨皮、桑白皮、鬼箭羽、丹参、葛根、土茯苓。

加减：口苦、大便干结者，加大黄、黄芩、厚朴。

②阳气虚血瘀证型（气虚证、阳虚证、血瘀证同见）

治法：益气温阳，补肾化瘀。

方药：参苓白术散合胃苓汤合水陆二仙丹加减。生黄芪、太子参、苍术、白术、山药、莲子、芡实、金樱子、砂仁、肉桂、姜黄、川芎、炒薏苡仁、茯苓。

加减：失眠者，加柏子仁、炒枣仁。

③阴阳俱虚血瘀型（气虚证、阴虚证、阳虚证、血瘀证同见）

治法：滋阴助阳，补肾化瘀。

方药：玉屏风散、肾气丸、五子衍宗丸加减。生黄芪、太子参、山茱萸、山药、枸杞子、菟丝子、肉桂、姜黄、当归、川芎、生薏苡仁、土茯苓。

加减：少尿者，加车前子、益母草、大腹皮。

（2）兼证

①兼气滞型：情志抑郁，胸胁脘腹胀满，嗳气，善太息，腹满痛得矢气则舒，舌暗苔起沫，脉弦。

治法：理气解郁。

方药：可酌用香附、枳壳、陈皮、荔枝核等。

②兼痰阻型：形体肥胖，胸脘满闷，或呕吐痰涎，或咳嗽有痰，肢体困重，舌苔白腻，脉滑。

治法：化痰除湿。

方药：可酌用陈皮、制半夏、荷叶等。

③兼热结型：口渴多饮，多食，大便干结，小便频多，喜凉，舌红苔黄干，脉滑数而实。

治法：清泄结热。

方药：可酌用大黄、黄连、黄芩、知母、桑白皮、夏枯草。

④兼郁热型：口苦，咽干，头晕目眩，心烦眠差，恶心欲呕，食欲不振，胸胁苦满，嗳气，舌略红，舌苔略黄，脉弦或数。

治法：清解郁热。

方药：可酌用柴胡、黄芩、赤芍、白芍、牡丹皮、山栀子、夏枯草等。

⑤兼湿热型：头晕沉重，脘腹痞闷，四肢沉重，口中黏腻，大便不爽，小便黄赤，舌偏红，舌苔黄腻，脉滑数或濡数滑、弦滑。

治法：清化湿热

方药：可酌用苍术、薏苡仁、制半夏、地肤子、石韦、萆薢。

⑥兼水湿型：面目及肢体浮肿，或小便量少，四肢沉重，舌体胖大有齿痕，苔水滑，脉弦滑，或沉。

治法：利水渗湿。

方药：可酌用猪苓、茯苓、陈皮、大腹皮、桑白皮、冬瓜皮、石韦、土茯苓。

⑦兼饮停型：背部恶寒，咳逆倚息不得卧，或胸腹部饱满，咳嗽引痛，或心下痞坚，腹胀叩之有水声，舌苔水滑，脉沉弦或滑。

治法：通阳化饮

方药：可酌用猪苓、茯苓、桂枝、白

术、车前子（包煎）、炒葶苈子、桑白皮。

2.外治疗法

（1）针灸　取肾俞、脾俞、气海、关元、水分、三阴交、曲池、阳陵泉为主穴，每次选主穴1~2个，配穴2~3个，背部穴位用捻转手法，不留针，出针后隔姜灸3~5壮，气海、关元、水分针灸并用，四肢穴位平补平泻，三阴交用补法，间歇留针20~30分钟，每日1次，2周为1个疗程。适用于阳气虚兼血瘀证者。

（2）耳针　取脾俞、肾俞、膀胱俞、神门、肝阳等穴，一般留针20~30分钟，隔日1次，10次为1个疗程，每个疗程间隔3~5天。适用于阴阳俱虚兼血瘀证者。

（3）耳穴法　取王不留行籽，贴于后耳穴后，用纱布覆盖，橡皮膏固定，每日换贴1次，6次为1个疗程。适用于气阴虚兼血瘀证者。

3.成药应用

（1）六味地黄丸　适用于肝肾阴亏者。每次6粒、每日3次，口服。

（2）金匮肾气丸　适用于肾阳不足、命门火衰者。每次6粒、每日3次，口服。

（3）小檗碱片　适用于兼有燥热者。每次1~2片，每日3次，口服。

（4）黄葵胶囊　用于糖尿病肾脏病尿蛋白较多者。每次5粒，每天3次。

（5）肾炎康复片　每次2粒，每天3次。用于糖尿病肾脏病尿蛋白较多者。

（四）医家诊疗经验

1.唐咸玉

唐咸玉教授以温肾健脾、祛毒活血法治疗早期糖尿病肾脏病，拟方药：熟附子、茯苓、白术、干姜、白芍、丹参、大黄、党参、桂枝、红参（另炖）、黄芪、大枣、柴胡、升麻、桃仁，可明显改善血脂代谢紊乱、降低尿微量白蛋白，显著下调血清IL-6、TNF-α水平。

2.王文清

王文清教授用温阳利水法治疗糖尿病肾脏病Ⅳ期患者，拟方用：熟附子、砂仁、白术、肉桂、生姜、茯苓、大腹皮、猪苓、益母草，取得较好的临床疗效。

3.张俊秀

张俊秀教授将本病分为4型。①气阴两虚型：给予益气消渴饮偏方，以益气养阴为主，以活血化瘀为辅。②肝肾不足型：给予杞菊地黄汤偏方，以养肝补肾为主，以益气养阴为辅。③脾肾两虚型：给予济生肾气丸合实脾饮化裁，以重视养脾补肾，加强通阳利水。④肾虚瘀血型：给予参芪地黄汤合补阳还五汤加减以活血补肾、化瘀除湿。

五、预后转归

本病预后不良，一旦发展到临床显性糖尿病肾脏病期，病程将不可逆，往往进行性发展至终末期肾衰竭。

六、预防调护

（一）预防

需做好三级预防。一级预防：防止正常无蛋白尿向微量白蛋白尿的发生、发展。二级预防：防止微量蛋白尿发展至临床蛋白尿。三级预防：防止临床蛋白尿期进展至ESRD。主要预防措施还是积极控制和治疗糖尿病，如长期控制血糖在正常水平，可有效阻止糖尿病肾脏病的发生。在治疗糖尿病期间，慎用对肾脏有害的药物，同时，还要重视其他靶器官的损伤和可能出现的并发症。

（1）控制血压　糖尿病患者的血压应控制在90~120/60~80mmHg，对于高血压者，应用钙离子拮抗剂或血管紧张素转换酶抑制剂等药物降血压。

（2）控制血糖　对于尚未发展到临床糖

尿病肾脏病的患者，空腹血糖宜在4.4mmol/L至6.1mmol/L，HbA1c < 7%。而对于有临床糖尿病肾脏病患者，应争取将空腹血糖降至5.6mmol/L，HbA1c < 6.5%。对于有肾衰竭的患者，空腹血糖应维持在11.1mmol/L以下。

（3）预防感染　糖尿病肾脏病患者易并发感染，以呼吸道感染的发病率最高，如发现后，应及时处理，给予强有力的抗生素，只有早期有效地控制感染才有利于稳定糖尿病肾脏病的病情。

（二）调护

糖尿病肾脏病的调护非常重要，要密切观察患者的神志、胃肠道反应、尿量及水肿程度等。对水肿患者应严格记录24小时的出入水量，并保持室内空气的新鲜，定期消毒。

（1）休息　糖尿病肾脏病的患者，早期应适当做一些轻松运动，中、晚期的患者，活动量应控制，由于平卧有利于改善肾血流量，故应卧床休息。

（2）饮食　优质低蛋白饮食、低盐、低脂、低磷饮食。

（3）情志　保持心情舒畅，避免烦躁、焦虑等不良情绪。

（4）食疗　①山药莲子粥。用山药50g，莲子50g，大米150g，将大米、莲子洗净，同山药一起同煮，至米烂粥浓，去山药吃莲子，喝粥。②栗子红枣汤。用栗子50g，红枣50g，大米150g，将三种洗净，同煮至米烂粥浓，吃栗子、红枣，喝粥。

七、专方选要

（1）益气通络保肾汤　白花蛇舌草、山茱萸、川芎、黄芪，土茯苓、当归、生薏苡仁、黄精、枸杞子、芡实、丹参、益母草、炙大黄。若有水肿者可加茯苓、冬瓜皮、猪苓15g。适用于糖尿病肾脏病辨证为气阴两虚，湿瘀壅阻型。[（《河北中医》2013，35（12）：1798-1799.）]

（2）溶栓克糖胶囊　人参、黄芪、丹参、山药、水蛭、鹿茸、黄精、土鳖虫、地龙、当归、杜仲，不仅可以改善早期糖尿病肾脏病患者的糖化血红蛋白、甘油三酯（TG）、C反应蛋白，也可以改善肾功能，并能显著降低尿蛋白。适用于早期糖尿病肾脏病肝肾阴虚型、阴阳两虚型及肾元亏虚型。[（《实用中医内科杂志》2012，26（13）：41-42.）]

参考文献

[1] 中华医学会糖尿病学分会. 中国2型糖尿病防治指南（2017年版）[J]. 中国实用内科杂志，2018，38（4）：292-344.

[2] 中华医学会糖尿病学分会微血管并发症学组. 中国糖尿病肾脏病防治临床指南[J]. 中华糖尿病杂志，2019，11（1）：15-25.

[3] 中华中医药学会肾脏病分会. 糖尿病肾脏病诊断、辨证分型及疗效评定标准[J]. 上海中医药杂志，2007，41（7）：7-8.

[4] 葛均波，徐永健，王辰. 内科学[M]. 第9版. 北京：人民卫生出版社，2018：482-484

[5] 曹东维，朱大龙. 我国糖尿病患者合并肾脏病的现状[J]. 中国科学：生命科学，2018，48（8）：866-871.

[6] 帅瑜，周红雨，胡秀全，等. 糖尿病肾脏病药物治疗研究进展[J]. 现代中西医结合杂志，2019，28（31）：3527-3531.

[7] 严倩华，邹燕勤. 国医大师邹燕勤教授从脾肾论治糖尿病肾脏病[J]. 南京中医药大学学报，2018，34（2）：109.

[8] 王东，李阳欣，李敬林. 从脾肾亏虚论治糖尿病肾脏病[J]. 辽宁中医杂志，2017，44（1）：61-62.

[9] 白宇，贺云，杨丽霞. 活血化瘀类中药治

疗糖尿病肾脏病机制的研究进展［J］. 中国实验方剂学杂志, 2018, 24(23): 200-206.

［10］张婷, 高彦彬, 易文明. 温肾健脾、化瘀通络法治疗糖尿病肾脏病临床期［J］. 中国实验方剂学杂志, 2015, 21(20): 200-203.

［11］王淑兰, 邹艳萍, 杨华. 加味真武汤治疗Ⅳ期脾肾阳虚型糖尿病肾脏病临床研究［J］. 南京中医药大学学报, 2016, 32(3): 220-223.

［12］陈霞波, 龚文波, 陈民利, 等. 温肾健脾方对糖尿病肾脏病大鼠肾小球足细胞 nephrin 和 podocin 表达的影响［J］. 中华危重症医学杂志(电子版), 2017, 10(4): 224-229.

［13］金丹, 瞿联霞, 戴其军. 益肾活血法改善糖尿病肾脏病患者尿视黄醇结合蛋白、尿 β_2- 微球蛋白临床观察［J］. 中华中医药学刊, 2015, 33(12): 3020-3023.

［14］王世谦, 梅勇, 宋世震. 补肾益气活血类中药联合 RAAS 阻断剂治疗早期糖尿病肾脏病的荟萃分析［J］. 时珍国医国药, 2017, 28(12): 3068-3071.

［15］钟晨, 王佳佳, 王智瑜, 等. 名医名家治疗糖尿病肾脏病经验集萃［J］. 中国中医药图书情报杂志, 2020, 44(2): 70-73.

第十一节 尿酸性肾脏病

尿酸性肾脏病(UAN)是由于血尿酸产生过多或排泄减少形成高尿酸血症所致的肾损害, 通常称为痛风肾脏病, 临床表现可有尿酸结石、小分子蛋白尿、水肿、夜尿、高血压、尿酸升高及肾小管功能损害。临床可分为慢性尿酸性肾脏病(痛风肾)、急性尿酸性肾脏病(肾小管尿酸沉积)、尿酸性肾结石。

中医学虽无尿酸性肾脏病的病名, 但按其不同的病理阶段和主要临床表现, 可分别归入"痹证""历节""尿血""淋证""腰痛""水肿""关格""虚劳"等范畴。

随着社会生活水平的改善, 有数据表明我国高尿酸血症(HUA)患者已达到 1.2 亿, 10 年间 HUA 的患病率增加近 10 倍, 目前中国 HUA 发病呈现流行性、年轻化、男性高于女性、沿海高于内地的趋势, 且无明显的季节性。据统计, 痛风患者 40% 以上可以发展为慢性肾脏病。近年来, 由于国内人群摄入的蛋白及富含嘌呤成分的食物增加, 使痛风发病率增高。痛风多见于肥胖、喜肉食及酗酒者, 男性明显高于女性, 男女发病比例约为 9:1, 其中 85% 为中老年人, 发作的平均年龄为 45 岁, 而痛风肾脏病的发生多在患痛风病 10 年以后。

一、病因病机

(一)西医学认识

引起尿酸性肾脏病的病因是血和(或)尿中尿酸浓度增高, 使尿酸浓度增高的因素如下。

1. 尿酸生成增加

(1)遗传因素 酶基因突变, 如次黄嘌呤-鸟嘌呤磷酸核糖转移酶缺乏。

(2)获得性因素 骨髓增生异常、高嘌呤、过度肥胖、高三酰甘油血症、饮用果糖含量过高的饮料等。尿酸是嘌呤代谢的最终产物, 尿酸是三氧化嘌呤, 主要由细胞代谢分解的核酸和其他嘌呤类化合物, 食物中嘌呤经酶的分解产生尿酸, 内源性尿酸生成过多的原因中以次黄嘌呤、鸟嘌呤核糖转换酶(HGPRT)活性下降, 磷酸核糖焦磷酸酰胺移换酶(PRPP)和次黄嘌呤、黄嘌呤酶(XO)活性升高最重要。HGPRT 缺乏时次黄嘌呤鸟嘌呤不能生成相应的核苷酸, 体内次黄嘌呤大量转变为尿酸。PRPP合成酶活性升高可提高细胞内PRPP，它是嘌呤转化为尿酸的一个关键酶，最终使尿酸生成增加。XO使次黄嘌呤转化为黄嘌呤。

2. 尿酸排泄减少

（1）遗传因素　尿酸排泄减少。

（2）获得性因素　药物如噻嗪类利尿药，水杨酸盐代谢产物如乳酸、酮体、血管紧张素和加压素，血浆容量减少，高血压和过度肥胖。尿酸在体内没有生理功能，在生理状态下尿酸2/3~3/4由肾脏排出，其余由肠道排出。肾脏排泄是调节血尿酸浓度的重要脏器，影响肾脏排泄尿酸的因素有以下几点。①慢性肾功能不全早期有健全的肾单位的代偿，尿酸浓度上升不显著，与肾小球滤过率降低不一致，当GFR每分钟10ml时才会产生显著的高尿酸血症。②血容量减少时如限制钠盐摄入、利尿药使用则尿酸清除率降低。相反，钠盐负荷、抗利尿激素分泌使血容量增加，尿酸清除率上升。③有机酸影响肾小管对尿酸的排泄。有机酸从体内排出需借助于肾小管阴离子泵，尿酸也需要通过肾脏排出体外；或由于有机酸积聚于近端肾小管使其代谢障碍限制了尿酸的排泄。有机酸增多见于酒精中毒、剧烈运动乳酸堆积和糖尿病酮症酸中毒等严重代谢失调。④利尿药、抗结核药、阿司匹林、儿茶酚胺等均能影响尿酸的排泄。利尿药物减少肾小管对尿酸的排泄还是增加其重吸收目前还不清楚。抗结核药物如乙胺丁醇和吡嗪酰胺均能抑制肾小管排泄尿酸。阿司匹林小剂量抑制肾小管排泄尿酸，当剂量增加到2~3g时可以抑制肾小管对尿酸的重吸收，起清除尿酸的作用。儿茶酚胺减少了肾血流量影响尿酸。⑤铅可抑制肾小管对尿酸的排泄。慢性铅中毒尿酸清除率减退较肌酐清除率减退更为明显。

（二）中医学认识

中医对尿酸性肾脏病的认识是以发病过程及临床表现为依据的，一般多将其成因分为内伤、外感两端，其中，内伤因素如先天禀赋不足、年老体弱、饮食肥甘、七情内伤、体虚劳倦及他病累及等；外感因素有风、寒、湿、热、毒等邪气侵袭机体，内外合因，致使脾失健运、肾失开合、肺失宣发，水湿、热毒、痰浊等停于脏腑、经络、关节、血脉等，反复为患。其基本病机为本虚标实，病位在肾、经络、关节，涉及肝、脾、肺、膀胱、血脉等，本虚以气阴两虚多见，标证多以湿热、瘀血、热毒、寒湿、痰浊等多见。

二、临床诊断

（一）辨病诊断

1. 临床表现

（1）多见于30岁以上男性或绝经期的妇女，常有家族遗传史，既往有痛风性关节炎或痛风性结节、尿酸性尿路结石等病史。

（2）临床可见慢性间质性肾炎的表现，早期可仅有轻至中度的蛋白尿及尿浓缩功能减退，肾小球滤过率正常，晚期可有高血压和氮质血症。

2. 相关检查

（1）实验室检查　成年男性血尿酸值为208~416μmol/L（3.5~7.0mg/dl），女性为149~358μmol/L（2.5~6.0mg/dl），绝经后接近于男性。血尿酸存在较大波动，应反复监测。肾脏组织学表现主要为肾小管间质病变，于肾间质及肾小管内发现双折光的针形尿酸盐结晶。尿沉渣检查可有呈双折光的尿酸结晶、血尿（肉眼或镜下）和脓尿。

（2）影像学检查　影像学诊断提示受

损关节有圆形或不整齐的穿凿样透亮缺损影，尿路结石分析成分为尿酸，X线能透过，故有阴性结石之称。

（二）辨证诊断

中医对本病的认识，不外乎外感和内伤两方面，临床辨证时应根据病因病机辨证论治，发挥中医整体辨证结合辨病特色，从根本上控制本病的发生、发展。

望诊：或面色苍白，或神疲乏力，或形成痛风石，或关节红肿变形，或肌肤甲错，身有瘀斑，舌红苔黄腻或白腻，边有齿痕，或舌质紫暗。

闻诊：或气味无明显异常，或言语低微。

问诊：或畏寒怕冷，或头晕耳鸣，或口燥咽干，手足心热，口干喜饮，或腰膝酸软，或关节刺痛，屈伸不利，或胸脘痞闷，口干不欲饮，或纳呆便溏，或小便黄赤，或尿血、尿少等。

切诊：或腰痛，或关节疼痛拒按，或肌肤发热。脉细数或弦滑。

1. 脾肾气虚型

（1）临床证候　神疲乏力，面色无华，腰膝或其他关节酸软或酸痛，纳差，便溏，舌质淡红，边有齿痕，苔薄，脉细。

（2）辨证要点　面色无华，腰膝或其他关节酸软或酸痛，纳差，便溏，舌质淡红，边有齿痕，苔薄，脉细。

2. 脾肾阳虚型

（1）临床证候　面色苍白或黧黑，浮肿，畏寒肢冷，腰膝关节酸痛或冷痛，足跟痛，精神萎靡，纳呆或便溏，遗精，阳痿，早泄或月经失调，夜尿频多，舌嫩淡胖，边有齿痕，脉沉细或沉细无力。

（2）辨证要点　面色苍白或黧黑，浮肿，畏寒肢冷，腰膝关节酸痛或冷痛，足跟痛，舌嫩淡胖，边有齿痕，脉沉细或沉细无力。

3. 气阴两虚型

（1）临床证候　面色无华，少气无力，口干咽燥，午后低热，或手足心热，腰膝酸软，筋脉拘急，屈伸不利，夜尿频多，大便干结，舌质红，舌体胖大，脉弦细无力。

（2）辨证要点　面色无华，少气无力，腰膝酸软，舌质红，舌体胖大，脉弦细无力。

4. 肝肾阴虚型

（1）临床证候　目睛干涩或视物模糊，头晕耳鸣，颧红口干，关节痛，局部关节变形，昼轻夜重，五心烦热或手足心热，腰膝酸软，肌肤麻木不仁，步履维艰，筋脉拘急，屈伸不利，尿赤便干，舌质红少苔，脉弦细或细数。

（2）辨证要点　目睛干涩或视物模糊，头晕耳鸣，颧红口干，关节痛，局部关节变形，昼轻夜重，舌质红少苔，脉弦细或细数。

5. 阴阳两虚型

（1）临床证候　疲乏无力，畏寒肢冷，头晕目眩，手足心热，腰膝酸软，潮热盗汗，口干欲饮，夜尿清长，大便稀溏，舌淡白胖润，边有齿痕，脉沉细。

（2）辨证要点　疲乏无力，畏寒肢冷，手足心热，腰膝酸软，舌淡白胖润，边有齿痕，脉沉细。

6. 湿热内蕴型

（1）临床证候　四肢沉重，关节灼热肿痛，颜面或下肢浮肿，皮肤疖肿、疮疡，咽喉肿痛，关节痛风石形成，局部红肿疼痛，小便黄赤、灼热或涩痛不利，大便黏滞不爽或干结，舌质红，苔黄腻，脉濡数或滑数。

（2）辨证要点　四肢沉重，关节灼热肿痛，颜面或下肢浮肿，舌质红，苔黄腻，脉濡数或滑数。

7. 瘀血阻络型

（1）临床证候　腰及全身关节刺痛，痛有定处，疼痛拒按，脉络瘀血（口唇、齿龈、爪甲紫暗、肤表赤缕，或腹部青筋外露等）。面色黧黑或晦暗，肌肤甲错或身有瘀斑，肢麻屈伸不利，久病关节变形，舌质紫暗或有瘀点、瘀斑，脉涩或细。

（2）辨证要点　腰及全身关节刺痛，痛有定处，疼痛拒按，脉络瘀血，舌质紫暗或有瘀点、瘀斑，脉涩或细。

8. 寒湿痹阻型

（1）临床证候　畏寒肢冷，关节冷痛重着，遇寒加重，得热痛减，局部酸麻疼痛，昼轻夜重，常于天寒雨湿季节发作，或皮下硬结，红肿不甚，夜尿频多，舌质淡胖，苔白滑，脉弦紧或迟缓。

（2）辨证要点　畏寒肢冷，关节冷痛重着，遇寒加重，得热痛减，舌质淡胖，苔白滑，脉弦紧或迟缓。

9. 痰浊内阻型

（1）临床证候　面色萎黄，关节肿痛不红，肢体困重或麻木，屈伸不利，头重昏蒙，脘腹痞闷，纳呆恶心，口干不欲饮，口中黏腻不爽，咯白黏痰，舌质淡胖，苔白厚腻，脉滑或弦。

（2）辨证要点　面色萎黄，关节肿痛不红，肢体困重或麻木，屈伸不利，舌质淡胖，苔白厚腻，脉滑或弦。

三、鉴别诊断

（一）西医学鉴别诊断

1. 继发性尿酸性肾脏病

首先应注意有无骨髓增生性疾病，恶性肿瘤放射疗法或化学疗法或应用噻嗪类利尿剂病史。此外，原发性高血压、心肌梗死、外伤或大手术后，均可使血尿酸在短期内急剧升高，造成急性尿酸性肾脏病。

2. 慢性肾盂肾炎

多伴有尿频、尿急、尿痛等症状，而尿酸性肾脏病约60%合并有尿路感染，尤其是尿酸结石梗住引起感染者更为常见，但慢性肾盂肾炎血尿酸正常，可以鉴别。

（二）中医学鉴别诊断

本病属于中医的"痹证""历节"等范畴，需与痿证鉴别。

痹证后期，由于肢体关节疼痛，不能运动，肢体长期废用，亦有类似痿证的瘦削枯萎者，故须加以鉴别。痿证病因以虚和湿热为主；痹证以风寒湿热为主。痿证以热耗津液，或气血不足，致筋脉失养，故临床表现为肢体瘦弱，不痛不用为特点，多属虚证；痹证为邪气阻滞，经络不通，故临床表现以关节疼痛为主，多属实证。两者不难鉴别。

四、临床治疗

（一）提高临床疗效的要素

1. 治以培补脾肾为主

痛风的发生与脾虚不能运化水湿、肾虚湿热滞留关节有密切关系，湿浊蕴结肾络发为水肿、虚劳，治病必求其本，治疗时当以培补脾肾为主，参芪地黄汤、济生肾气丸、左归丸或右归丸均可使用。患者若能坚持服药，不但蛋白尿可以消失，肾功能也能改善，不少患者可以稳定10余年，病情仍未发展，尿酸性肾脏病在慢性肾衰竭中的预后相对较好。

2. 治疗上应注意活血化瘀，适当加用利湿药物

尿酸性肾脏病主要以肾间质性损伤为主，活血化瘀是非常重要的治则，凡是对防止肾间质纤维化的药物都会对尿酸性肾脏病有利，常用的药物有当归、桃仁、红花、鸡血藤、也可加用莪术、积雪草等活

血破瘀的药物。利湿药物有利于尿酸的排泄，许多医家根据自己的经验选用土茯苓、萆薢、虎杖、玉米须、秦皮、蚕沙等，临证时可配伍应用。

3. 治养结合

尿酸性肾脏病的预防与饮食控制密切相关，告知患者限制高嘌呤饮食的重要性，平素多饮水，以碱化尿液，这些措施有利于控制病情。血尿酸高时可用促进尿酸排泄的药物，肾功能不全时（内生肌酐清除率＜20ml/分钟），不宜使用此类药物，血尿酸高时还可选用抑制尿酸合成的药物，如别嘌醇。急性痛风性关节炎时应暂缓上述两类药物的应用，因其可延长痛风发作时间或引起转移性痛风发作，此时可使用秋水仙碱抑制白细胞，以减轻痛风的发作。

（二）辨病治疗

1. 控制饮食

严格低嘌呤饮食，大量饮水，保持尿量＞2000ml/日。

2. 碱化尿液

口服或静脉滴注碳酸氢钠。避免使用抑制尿酸排泄的药物如噻嗪类利尿剂。

3. 应用抑制尿酸生成和增加尿酸排泄的药物

（1）抑制尿酸生成药物　别嘌呤醇为治疗高尿酸血症的首选药物，别嘌呤醇通过抑制黄嘌呤氧化酶来降低尿酸；如果肾功能正常，别嘌呤醇的初始剂量应该为100mg/d，逐渐加量至300~400mg/d，最大剂量不超过800mg/d；如果有肾功能不全，应随时调整剂量，300mg/d的剂量对于85%的患者都是有效的，痛风石在血尿酸降至300~360μmol/L（5~6mg/dl）后6~12个月可逐渐溶解。

（2）促进尿酸排泄的药物　这类药物可促进尿酸从尿中的排泄，从而减低血尿酸水平，在使用过程中一定要保持足够的尿量使尿液碱化，防止尿酸结晶和结石的形成。对于治疗肿瘤时使用细胞毒药物或组织大量溶解引起的急性高尿酸血症，不宜应用足量的促尿酸排泄药物，以防止大量尿酸在肾脏中由于过饱和析出结晶而导致急性肾衰竭。常用的药物有丙磺舒、苯溴马隆、磺吡酮、碘苯呋酮、氯沙坦等。

4. 其他治疗

有肾结石和积水者请外科协助治疗，急性肾衰竭及终末期肾衰竭患者应行血液透析治疗。

（三）辨证治疗

1. 辨证论治

（1）脾肾气虚型

治法：益气健脾补肾。

方药：参苓白术散合济生肾气丸加减。党参、黄芪、生白术、山药、茯苓、薏苡仁、川续断、桑寄生、枸杞子等。

加减：若元气大亏者，加人参、紫河车粉，以大补元气，填补精髓；气虚水肿甚者，去茯苓，加茯苓皮、防己。

（2）脾肾阳虚型

治法：温补脾肾。

方药：补气运脾汤和右归丸加减。党参、生黄芪、生白术、茯苓、熟地黄、山茱萸、附子（先煎）、肉桂（后下）、杜仲、薏苡仁、土茯苓等。

加减：若畏寒肢冷甚者，加淫羊藿、仙茅，以加强温补脾肾之功；便溏次数多者，加炮姜、补骨脂，以温阳涩肠止泻。

（3）气阴两虚型

治法：益气养阴。

方药：参芪地黄汤加减。太子参、黄芪、生地黄、紫河车、山茱萸、山药、枸杞子、制何首乌、墨旱莲等。

加减：大便干结者，加肉苁蓉、玉竹，以润肠通便；阴虚内热者，加地骨皮、鳖甲（先煎），以清退虚热；面色无华、体倦乏力者，加黄芪、当归，以益气补血；夜尿频多者，加金樱子、芡实，以补肾固摄。

（4）肝肾阴虚型

治法：滋肝益肾。

方药：归芍地黄汤加减。当归、白芍、何首乌、杜仲、牛膝、枸杞子、菊花、白蒺藜、怀牛膝、牡蛎（先煎）、磁石（先煎）、生地黄等。

加减：阴虚阳亢头痛者，加龟甲、川芎；痰多者，加石菖蒲、郁金，以清热化痰通窍；筋脉拘急者，加伸筋草，以伸筋活络。

（5）阴阳两虚型

治法：温补元阳，补益真阴。

方药：全鹿丸加减。鹿角片、巴戟天、紫河车、冬虫夏草（粉冲）、菟丝子、淫羊藿、黄芪、熟地黄、枸杞子、当归、怀牛膝等。

加减：若肾虚血亏，肤燥失养者，加补骨脂、骨碎补、磁石，以补肾养血，润燥止痒；元气大亏者，加人参以大补元气。

（6）湿热蕴结型

治法：清热利湿。

方药：四妙丸加减。苍术、焦栀子、黄柏、怀牛膝、瞿麦、萹蓄、大黄、六一散（包煎）、鸡内金、车前草、海金沙、金钱草、络石藤等。

加减：若湿重者，加大苍术用量，配薏苡仁、蚕沙等，以健脾祛湿泄浊。

（7）瘀血阻络型

治法：行气活血通络。

方药：桃红四物汤合四妙丸加减。桃仁、红花、丹参、黄芪、牛膝、苍术、黄柏、蚕沙、秦艽、薏苡仁、茯苓、桑枝等。

加减：若瘀血重者，加当归、川芎、鸡血藤，以活血通络。

（8）寒湿痹阻型

治法：散寒祛湿，泄浊止痛。

方药：乌头汤加减。川乌（先煎）、桂枝、细辛、羌活、防风、薏苡仁、苍术、白术、茯苓、土茯苓等。

加减：若寒甚者，可加附片、炮姜，以温阳散寒通脉；肿甚者，加防己、泽泻，以利水消肿；兼有瘀血者，加桃仁、红花，以活血化瘀。

（9）痰浊内阻型

治法：化痰泄浊通络。

方药：二陈汤加减。法半夏、陈皮、茯苓、益母草、竹茹、大黄、泽泻、黄芪、甘草等。

加减：肿甚者，加防己、泽泻，以利水消肿；兼有瘀血者，加桃仁、红花、当归、以活血化瘀。

2. 外治疗法

（1）药物外敷　①金黄散。主要适用于湿热蕴结夹瘀血证。取适量酒调外敷局部或蜜水调敷局部，每日1次，1周为一个疗程。②六神丸。主要适用于湿热蕴结证。每次10粒，冷开水化开调敷患处，每日2次，1周为一个疗程。③痛风膏。主要适用于寒湿蕴结夹瘀血证。芒硝60g，青黛20g，雄黄6g，共研末，蛋清调敷患处，2小时1次，7~15天为一个疗程。④栀黄止痛散。主要适用于湿热蕴结夹瘀血证。适量蜜水调敷局部，每日1次，1周为一个疗程。⑤苦参30g，当归、乳香、没药、紫花地丁、黄芩各15g，海桐皮、乌梅、土茯苓各20g，栀子15g，青白矾各6g。每日1剂，水煎冷敷或浸泡患处，每次30分钟，每天3次。主要适用于湿热蕴结夹痰浊证。

（2）灌肠疗法　如出现肾功能不全时，可灌肠，方药用生大黄30g，蒲公英30g，生牡蛎30g，六月雪30g，附子10g，川芎30g，皂角刺30g。煎煮30分钟，取汁200ml，保留灌肠，每日1次，10~15天为一个疗程。功能清热泄浊，祛瘀生新，适用于尿酸性肾脏病并有肾功能不全的患者。

3. 成药应用

（1）黄葵胶囊　具有清利湿热，解毒消肿功效。适用于尿酸性肾脏病之湿热证。常用剂量成人每次 5 粒，每日 3 次。

（2）金水宝胶囊　具有补益肺肾功效。适用于尿酸性肾脏病肾功能受损证属肺肾气虚者。常用剂量每次 4 粒，每日 3 次。

（3）火把花根片　具有祛风除湿，舒筋活络，清热解毒功效。适用于尿常规蛋白、血尿者。常用剂量每日 3~5 片，每日 3 次。

（4）疏血通注射液　具有活血化瘀，通经活络的功效，适用于尿酸性肾脏病证属血瘀证，一次 6ml，加入 5% 葡萄糖注射液 200ml 中，静脉滴注，每日 1 次，15 天为 1 个疗程。也可选用血栓通注射液等。

（四）医家诊疗经验

1. 邹燕勤

邹燕勤教授治疗尿酸性肾脏病常采用益肾活血，通络排酸法，其基本方为菟丝子、何首乌、桃仁、红花、苍术、生薏苡仁、黄柏、川牛膝、赤芍、鸡血藤、虎杖、威灵仙、玉米须、丝瓜络。气虚水肿明显者，加生黄芪、防己、茯苓皮、车前子；湿热明显者，加苍术、生薏苡仁、草薢、蚕沙等；疼痛明显者，加羌活、独活、知母、忍冬藤、秦皮、蜈蚣、全蝎等；肾功能不全者，加六月雪、土茯苓、凤尾草、蒲公英，并用金黄散外敷于疼痛部位。

2. 高建东

高建东教授认为本病病因病机为脾肾不足，痰瘀互结。治疗时急则治其标，清热利湿，凉血止痛；缓则治其本，化痰祛瘀，兼补脾肾。急性期证型多见痰湿阻络及湿热瘀滞，前者治以祛瘀通络，健脾除湿，方以桃红四物汤合三妙丸加减，药用桃仁、当归、熟地黄、白芍、川芎、苍术、黄柏、牛膝、益母草，后者治以清热利湿、活血通络止痛为主，方以四妙散加味，基本药物有黄柏、苍术、防己、粉草薢、防风、生薏苡仁、威灵仙、金银花、牛膝、地龙、泽兰、赤芍。缓解期当以化痰祛瘀，兼补脾肾为法，常采用上海市名中医郑平东教授经验方——降尿酸方，其组成为王不留行 10g、白芥子 10g、车前子 15g、生山楂 10g、威灵仙 15g、制大黄 10g（便秘者改为用生大黄 5g）、粉草薢 15g，并根据证型加减变化。脾肾气虚者，加党参 15g、白术 10g、薏苡仁 30g；脾肾阳虚者，加熟附片 10g、肉苁蓉 10g、巴戟天 10g；湿热偏重者，加苍术 10g、黄柏 10g、冬葵子 15g；寒湿偏重者，加桂枝 5g、川芎 10g、淫羊藿 15g；脉络瘀阻者，加桃仁 15g、虎杖 15g、牛膝 10g；痰浊较重者，加紫苏 15g、皂角刺 10g；水肿者，加猪苓、茯苓、泽兰、玉米须各 15g；血尿者，加茜草 15g、炒蒲黄 15g；蛋白尿者，加石韦 15g、薏苡仁 30g。

五、预后转归

本病如能早期诊断并给予恰当的治疗（控制高尿酸血症和保护肾功能），肾脏病变可减轻或停止发展，如延误治疗或治疗不当，则病情可恶化并发展为终末期肾衰竭而需要透析治疗。

六、预防调护

（一）预防

由于饮食中的嘌呤含量对血尿酸水平影响非常大，因此应严格控制高嘌呤食物的摄入。

（1）补充水分　多食西瓜等含水量高的食物，有利于尿酸的排泄，多饮水，多排尿，使尿量保持在 2000ml 以上。

（2）严格控制高嘌呤食物的摄入　一般认为动物内脏、肉汤（长时间炖肉使大部分嘌呤进入汤中）、啤酒等嘌呤含量较高。其次包括大部分鱼类、贝类、肉类及禽类，蔬菜中以菜花、菜豆、菠菜、蘑菇、花生等含量较多。而奶、蛋、米面制品和其他大部分蔬菜嘌呤含量较低。蔬菜、水果多属碱性食物，可以增加碱储量，使体液 pH 值升高，可防止尿酸结晶形成和促其溶解，增加尿酸的排泄量，防止形成结石或使已形成的结石溶解。

（3）长期低嘌呤饮食，限制了肉类、动物内脏及豆制品的摄入，应适当补充铁剂、维生素 B 族、维生素 C、维生素 E 等。

（4）痛风患者多肥胖，注意控制体重。

（5）肿瘤放化学疗法患者更应注意预防，注意大量饮水等。

（二）调护

痛风性关节炎急性期应卧床休息，非急性期可适当活动，防止受凉或过度劳累。饮食宜清淡，戒烟戒酒。保持大便通畅，有利于部分嘌呤代谢产物的排出。

七、专方选要

（1）益肾四妙汤　本方是在《张伯臾医案》补脾益肾汤及《丹溪心法》四妙汤基础上加减而成。方中保留了补脾益肾汤中党参片、黄芪片、萆薢、茜草、黄柏等药以健脾化湿、利湿祛浊、清解血热，四妙汤中苍术、薏苡仁、牛膝以利湿祛浊，并加用当归尾、赤芍、川芎以活血化瘀、行气通络，车前子利湿通淋并引药入肾，全方共奏健脾补肾、利湿祛浊、活血化瘀之效。有研究表明本方治疗痛风性肾脏病合并肾衰竭疗效确切，可减轻肾小管损伤，改善肾功能，改善微炎症状态，且安全性高。本方适用于尿酸性肾脏病之脾肾亏虚、湿浊瘀内阻证。[《中国实验方剂学杂志》2019，25（17）：70-75.]

（2）复方萆薢汤　本方出自甘肃省名

中医赵健雄教授，其药物组成为萆薢、秦皮、巴戟天各 15g，生薏苡仁、土茯苓各30g。方中萆薢有降尿酸、调节免疫等功能；巴戟天有强筋骨、补肾阳、祛风湿之效；生薏苡仁有补肺、健脾、利湿之效，与萆薢配伍可增强治疗尿酸性肾脏病的临床效果；秦皮可清热燥湿；土茯苓可清热解毒、除湿。诸多中药联用，可起到清热解毒、健脾补肾等功效，具有肾功能保护作用。本方适用于尿酸性肾脏病之脾肾亏虚、湿热阻络证。[《中外医疗》2016，35（13）：168-169.]

参考文献

[1] 刘永红，张琨. 大黄牡蛎汤灌肠治疗痛风性肾脏病的临床观察 [J]. 云南中医中药杂志，2017，38（7）：45-47.

[2] 吴燕升，李瑞玲，高建东. 高建东分期论治尿酸性肾脏病临床经验 [J]. 上海中医药杂志，2018，52（4）：26-28.

[3] 张蔚，廖晓琴，邓术一，等. 益肾四妙汤加减治疗痛风性肾脏病合并肾衰竭的疗效及机制 [J]. 中国实验方剂学杂志，2019，25（17）：70-75.

[4] 中国医师协会肾脏内科医师分会. 中国肾脏病高尿酸血症诊治的实践指南（2017 版）[J]. 中华医学杂志，2017，97（25）：1927-1936.

[5] 郭永平，汪年松. 高尿酸血症肾脏损害的药物治疗进展 [J]. 世界临床药物，2018，39（10）：649-654.

第十二节　肿瘤相关性肾损害

肾脏肿瘤分类比较复杂，一般可分为良性和恶性两大类。肾脏恶性肿瘤中成人最多见的是肾癌，其次为肾盂移行细胞癌，肾母细胞瘤儿童最常见。肾肉瘤较罕见。肾脏良性肿瘤包括腺瘤、错构瘤、血管瘤、血管外皮细胞瘤、肾素瘤等。肾脏转移肿瘤亦并不少见。肾脏肿瘤多数为恶性肿瘤。而原发性肾恶性肿瘤中，肾癌占85%，肾盂癌为7%~8%，肾母细胞瘤5%~6%。因此本章重点讨论肾癌。

肾癌是指发生于肾实质的癌瘤，属于腺癌，又叫肾上腺样瘤、肾腺癌、肾细胞癌等。肾癌临床表现多种多样，症状无特征性，常易误诊。间歇性无痛性全程肉眼血尿是肾癌的主要症状，但非早期症状。既往常把血尿、疼痛、肿块称为肾癌典型的"三联征"，但三者俱全者极少。根据本病的临床表现和体征，可归属于中医学"尿血""腰痛""积聚""虚劳"等病证范畴。

一、病因病机

（一）西医学研究

1.流行病学

肾癌为最常见的肾脏恶性肿瘤，虽然与其他器官的恶性肿瘤相比，它的发病率不算高，占全部肿瘤的1%~2%，但根据临床统计资料看，近数十年来有明显升高的趋势，当然这与影像学的迅速发展和普及不无关系。其发病率并不十分清楚。据美国有关资料统计，美国每年新增20多万肾脏、尿路和前列腺肿瘤病例，仅肾癌就有2万多例，发生率每年递增1.9%，且其发生率有明显的地区性差异。美国北、中部发生率最高，城市高于农村。发病年龄多在40~60岁，平均就诊年龄为50岁，30岁以内者较少见，主要发生于老年患者。肾癌占原发性肾恶性肿瘤的85%左右，男比女多3~5倍。近年来随着超声及CT检查的普及，一些无症状的肾癌患者常于体检时偶然发现，且比例日见增多。

2.病因及发病机制

其病因同其他大多数肿瘤一样，至今未明。人们做了许多研究，认为与下列因素有关。

（1）吸烟　近20年来流行病学研究发现吸烟可使肾癌发生率增高，且至少是非吸烟者的2倍，这可能与烟中含有N-亚硝基二甲胺有关。另外，吸烟者尿中有β-萘胺，这些物质已证实可致膀胱癌和肾癌。吸烟作为一种危险因素已被人们发现。

（2）致癌物质　对动物肾有致癌作用的物质有亚硝基化合物、芳香胺类、烷基联苯化合物、铝、镉、联胺等。药物如抗癌药、非那西汀、安非他明、利尿剂，还有咖啡及某些食物添加剂等。这些物质的致癌作用已在动物实验中证实，但对人是否有致癌作用尚未肯定。

（3）遗传因素　遗传性明显的视网膜血管瘤、多囊肾患者，肾癌发病率均高，可能与遗传缺陷有关。

（4）放射线　肾上腺皮质肿瘤放射疗法后，可发生肾癌。胶质二氧化钍有很弱的α射线放射，可诱发肾癌。

（5）实验室中病毒、大量孕激素等可使动物致癌，但对人的影响尚未证实。

（6）有学者认为染色体3短臂上可能有抑制癌的基因，抑癌基因缺失可导致癌的发生。

3.病理

肾癌可发生于肾脏任何部位，但常为单侧和单发性，左右侧发病率相似，约2%为双侧病变，多见于肾上极。多数体积较大，甚至大于肾脏本身，有时多个块状表面呈结节状，被扩张的静脉所覆盖。肿瘤无组织学包膜，多数伴有出血、坏死、纤维化斑块，中心坏死区形成囊肿。肿瘤钙化于青少年肾癌更多见，呈斑块、壳状。肿瘤可侵犯邻近脂肪、肌肉、血管、淋巴管，且易形成静脉内癌栓，伸入肾静脉下腔静脉甚至右心房，但其预后较肾周组织及淋巴扩散好。同侧肾上腺受累者占10%，远处常见有肺、脑、骨、肝、皮肤、甲状腺等转移。本病镜下可分为透明细胞癌、颗粒细胞瘤及梭形细胞癌三型，常混合存在，镜下分级不甚容易，同一切片可见不同分级。

未治疗肾癌自然转归观察，3年生存率4.4%，5年生存率1.7%。有多发远处转移者，无论是否切除肾，生存周期均不超过2年。

（二）中医学认识

肿瘤是一种全身性疾病，中医认为人体是一个有机整体，局部病变可以影响全身，全身性损害可以先表现于局部。中医学对肿瘤的认识不外乎内因和外因两个方面。肾脏肿瘤中以湿热、热毒、血瘀，及正虚为其发病原理。湿热，是指湿聚日久，蕴而成为湿热，湿热内蕴机体脏腑经络，郁久不散，易致湿热下注，注而不去则迫血妄行，继则出现血尿。又因湿热易化热毒，毒滞难化，积聚不泄，久之渐成积，此时往往是癌肿较晚期的阶段，血瘀是指人体某处瘀滞着一定量的有形之血。寒凝、热结皆可致瘀。"不通则痛"，正气虚弱，抗病能力低下时可出现持续性疼痛。综上所述，因虚致实，因实致虚，本虚标实，虚实夹杂为本病主要发病机制。

二、临床诊断

（一）辨病诊断

临床表现

（1）特殊表现　肾癌中有55%的病例产生症状，45%无明显不适。患者主诉和临床表现多样，容易误诊。血尿是肾肿瘤最常见的症状。过去常把血尿、腰部肿物和疼痛称为肾肿瘤"三联"征，但"三联"征俱全者仅占10%左右，且已是晚期的标志，半数已有远处转移。①血尿。多

数为无痛性、全程性、间歇性肉眼血尿，部分为镜下血尿。②疼痛。可有可无，尤其是中老年人。疼痛性质多为持续性钝痛。③腰部肿块是晚期症状，若肾癌位于下极多数能触及肿块。性质坚硬，表面光滑或不光滑，无压痛或有压痛。④急性精索静脉曲张。⑤与转移相关的症状。截瘫、病理性骨折、阴道出血、黑粪、阴茎异常勃起等。⑥体征有肝肿大，下肢水肿，甲状腺和皮肤结节，左锁骨上淋巴结肿大和搏动性骨肿物等。

（2）非特异性类肿瘤综合征　肾癌的非特异性全身表现与某种体液或内分泌活性有关，肾切除后消失，发生转移时再度出现。无其他方面症状的患者，这些非特异性表现也有重要的临床意义。较常见的有厌食（16%），发热（11%~14%），贫血（28%~88%）。尚有高血压、肝功能异常（肝酶、碱性磷酸酶、球蛋白等升高，凝血酶原时间延长）、肝脾肿大、肾淀粉样变等。

（3）特异性类肿瘤综合征　包括肾性和非肾性的内分泌异常。前者是指有些肾癌患者出现高肾素血症、血清促红细胞生成素或前列腺素升高。后者包括甲状旁腺素或甲状旁腺激素相关蛋白升高，使血钙明显增高。还有绒毛膜促性腺激素、催乳素、肠高血糖素、促肾上腺皮质激素等亦可升高，因而出现相应的临床表现。

（4）实验室检查　①尿常规。50%可见肉眼或镜下血尿，无血尿者确诊慢、预后差。②血液常规。20%~25%的患者可有贫血，3%的患者有红细胞增多症，血球压积＞50%，血红蛋白＞15.5%。肿瘤扩散时可表现为白血病反应。③血生化。肝功能异常，碱性磷酸酶升高，低凝血酶原血症，球蛋白升高，高钙血症。④血液特殊检查。C反应蛋白阳性，癌胚抗原升高等。

（5）仪器诊断　①B超。是最简单易

行的普查和过筛的重要检查手段，诊断效果超过动脉造影，已能诊断 0.5~1.0cm 直径的肾实质性肿块，准确性达 90%~95%。②X 线检查。尿路平片、肾盂造影、肾断层造影、肾动脉造影、腹主动脉造影、腹膜后完全造影等对肾肿瘤的诊断都有一定的帮助。③CT 扫描。CT 对明确诊断肾肿块有极大价值，对肿块的定位准确率极高。④核磁共振（MRI）。⑤放射性核素检查。包括同位素肾扫描和同位素 $^{99m}Tc-$ 葡萄糖酸盐肾扫描。后者主要用于检测早期的骨转移，较 X 线摄片灵敏。

（6）肾癌的临床分期　一期限于肾实质；二期限于肾筋膜囊内；三期在肾静脉或下腔静脉有癌栓，或局部淋巴结转移；四期累及邻近器官或发生远处转移。B 超、CT 扫描、癌标准测定可增加术前分期的正确性。

（二）辨证诊断

本病主因先天不足，兼七情过激，气机阻滞，血行不畅而致气滞血瘀，日积月累，日渐增大，而成积聚。饮食内伤，运化无权，湿浊凝聚成痰，痰阻经脉与气血搏结，或因寒温不适，脏腑气血失和，正虚邪侵，浊毒蓄积而为病。

望诊：面色苍白，神疲乏力、消瘦、痛苦面容或面色黧黑，舌淡胖、边有齿痕，苔白腻或舌暗紫、苔少。

闻诊：时有口气秽臭、呻吟声。

问诊：腰痛身困，渴而不欲饮水，口中黏腻或有甜味，或恶呕不适，伴头眩或视物不清。

切诊：腰部触痛或可触及肿块，下肢凹陷性水肿，脉细弱或细涩。

1. 瘀血内阻型（多见于中晚期患者）

（1）临床证候　面色晦暗，腰痛加剧，多呈刺痛或钝痛，痛处固定，日轻夜重，腰腹肿块，血尿或伴血块不止，可兼发热、口渴、纳差等，舌质紫暗或有瘀斑、瘀点、苔白、脉弦或涩或结代。

（2）辨证要点　面色晦暗，腰刺痛，痛处不移，腰腹肿块，血尿或伴血块，舌紫暗有瘀点，脉弦。

2. 湿毒蕴结型（中晚期患者或术后复发）

（1）临床证候　腰部坠胀不适，小便短赤或血尿不止，腰腹肿块日渐增大，时有低热，伴发热口渴、纳呆、恶呕、舌苔白腻或黄腻，舌体胖或质暗，脉滑数或弦滑。

（2）辨证要点　腰部坠胀，腰腹肿块日渐增大，舌苔白腻或黄腻，舌体胖或质暗，脉滑数或弦滑。

3. 气血双亏瘀毒型（多见晚期恶病质者）

（1）临床证候　气短乏力，贫血消瘦，心悸气促，腹部肿块或转移灶增大，纳差，恶呕或腹胀，低热，口干，舌淡瘀点，苔白或黄，脉沉细无力。

（2）辨证要点　气短乏力，面色无华，贫血消瘦，腰痛肿块，低热，脉沉细无力。

4. 肾虚余毒型（手术切除后）

（1）临床证候　肾癌切除后，仍有腰痛，乏力，神疲形体消瘦，纳差或腹胀，有低热，舌淡红，苔薄白，脉细滑或沉细无力。

（2）辨证要点　肾癌术后腰痛，伴神疲乏力，低热，纳差，舌淡红，苔薄白，脉细滑。

三、鉴别诊断

（一）西医学鉴别诊断

1. 肾肉瘤

罕见，占肾恶性肿瘤的 10%~30%，女性较男性多发，肿物生长快，巨大，易转移到肝肺，肾动脉造影肿物部血管少为其特点。

2.肾转移癌

多种恶性肿瘤可发生转移到肾脏，如肺癌、乳腺癌、黑色素瘤等，通过B超或CT检查可发现多个小肿物，肾动脉造影示肿物内血管较少。

3.错构瘤

错构瘤又称肾血管平滑肌脂肪瘤，为遗传性家族性疾病，80%合并有脸部蝴蝶状皮脂腺瘤及咽部、脑、眼、心、肾、肺部病变，易出血。肾动脉造影可见多个小动脉瘤，无动静脉瘘。

4.肾腺瘤

肾腺瘤为常见的肾实质上皮性良性肿瘤，男性多见，易发于40岁以上，单发或多发，直径0.1~2cm，肾动脉造影无皮质血管，也无新生血管。

5.肾盂肿瘤

肾盂肿瘤占肾肿瘤的26%~28%，可发生在肾盏、漏斗部或肾盂，静脉肾盂造影示肾盂充盈缺损，可见不规则肿块。

（二）中医学鉴别诊断

肾脏肿瘤之发生主要为脾肾气虚，水湿不化，湿毒内生，结于腰府，或由于感受六淫之邪，寒凝蕴湿，化热蓄毒，气滞血瘀，内外合邪，阻结水道而成癥积。

1.积聚与癥瘕

积聚是腹内结块，或痛或胀的病证。积和聚有不同的病情和病机，积是有形，固定不移，痛有定处，病属血分，乃为脏病，病情较重，为时较久，积而成块故难治。聚是无形，聚散无常，痛无定处，痛属气分，乃为腑病，病情较轻，为时尚暂，较易治。《难经·五十五难》说："故积者，五脏所生；聚者，六腑所成也……"癥瘕大抵属于积聚之类，如《诸病源候论·癥瘕候》中说："癥瘕者，皆由寒温不调，饮食不化，与脏器相搏结所生也。其病不动者，直名为癥，若病虽有结瘕，而可推移者，名为瘕。"由此可知，癥与积都具有形、坚硬不移的特点，瘕与聚皆有聚散无常的症状。因此，积与癥，聚与瘕均为同一类的疾病。

2.痞满

此外应与痞满鉴别。痞满是一种自觉症状，感觉腹部（主要是胃脘部）痞塞不通，胀满难忍，但不能触及实物，不难鉴别。

四、临床治疗

（一）提高临床疗效的基本要素

1.早期发现，至关重要

肾癌同其他大多数恶性肿瘤一样，早期临床症状常不典型，或隐匿发病，或为非特异性表现，以至难以早期诊断，往往发现时已进入中晚期，甚者丧失了治疗时机。因此，如何早期发现肾癌成为提高临床疗效的关键。临证时应抓住疾病的细微变化，认真追根求源，探究病因，力求早日明确诊断。如对无痛性全程肉眼血尿患者，尤其是年过五十者，应高度警惕，务求明确病因。再者许多肾癌患者可全无肾脏症状，而转移灶的继发症状却首先出现，肺部为其最常见的转移部位。因此，对肺部不明原因的疾患，诸如胸闷、咳喘、发热等应想到肾癌转移的可能，B超检查常可明确诊断，脱落细胞的检查亦不可忽视。

2.中西医并行，减毒增效

及早手术是肾癌患者最根本的治疗措施，根据病情，亦可同时配合化学治疗、放射治疗，以提高疗效。但这三大治疗手段在临床运用中却存在着对人体正气、气血阴阳不同程度的损伤。但若配合中医中药治疗，可有效改善这些弊端。遵循"虚则补之"的原则，用益气扶正固本法增强患者的体质，提高患者对手术的耐受程度，并可间接抑制癌细胞的生长和转移。而益气养血、健脾和胃、养阴滋水、活血化瘀等法，可扶助正气，增强体质，在短时期内降低化学疗法毒性，减轻放射疗法对正常组织器官的损伤，加强放、化学疗法的抗癌作用，达到减毒增效之功，并可提高远期疗效。

3. 扶正补虚，提高生存质量

肾癌系全身慢性消耗性恶性疾病。中医学认为人是一个有机的整体，天人相应，治疗肿瘤的特色便在于根据全身情况辨证论治。从肾癌实质讲，属中医"癥瘕""积聚"范畴，为气滞血瘀所致，治宜活血化瘀，宜攻，但同时患者还有气血阴阳虚损之证。"虚者补之"，应扶正固本，宜用补法。本病临床以中晚期患者居多，治疗中多采用攻补兼施，以补为主的治疗方针，益气养血，扶正祛邪，行气血，破癥瘕，使患者体质恢复，机体抗病能力提高，并得以弥补手术、化学疗法、放射疗法之创伤，达到延长生存时间，提高生存质量之目的。

（二）辨病治疗

1. 治疗原则

Ⅰ期：行根治性肾切除，术后一般不需化学疗法及放射疗法。

Ⅱ期、Ⅲ期：尽可能行根治性肾切除，术前术后辅助性放射疗法。

Ⅳ期：主要为放射及化学疗法，有可能时行姑息性肾切除术。远处转移灶也可做放射疗法。

复发病例：以化学疗法为主，配合放射治疗。肾癌的孤立性转移灶可行手术切除。

2. 手术

手术切除有肿瘤的肾脏、肾周围脂肪、肾上腺及区域淋巴结是治疗肾癌的根本措施。这种根治术较单纯肾切除10年生存率有显著提高，手术的死亡率也比较低。有

学者对于淋巴结清扫有不同看法，认为这有可能削弱机体对肿瘤的免疫防卫。

肾癌有远处转移时，手术指征无一致意见，少数研究认为肾切除后转移灶有自然缓解的可能，姑息性肾切除后机体细胞免疫功能也有改善，肾及淋巴结切除可能有利于化学疗法或免疫治疗的实施。对孤立的转移灶和解剖部位允许根治且无大出血的危险时，必须行手术切除。双侧肾肿瘤时可做双侧肾切除，然后做肾移植。

3. 对有转移的病例

（1）化学疗法　据目前所知，化学疗法有效率较低，联合用药可提高疗效。

（2）免疫治疗　①干扰素。肌内注射，每1~3日1次，剂量可逐渐增加，总量视疗效和副作用而定。②转移因子（TF），成人每次10000U（1支），皮下注射或局部淋巴结内注射。开始每周1~2次，1个月后改为2周1次。与卡介苗或黄体酮联合使用时可增强疗效。③卡介苗（BCG）为非特异性免疫制剂。以卡介苗5mg于大腿内侧作皮内注射，每周1次，连用6周。

（3）栓塞疗法　不能手术的肾癌患者有大量血尿时，可经导管做肾栓塞姑息疗法。对血管丰富的肿瘤，术前也可做栓塞疗法以减少出血。

（4）放射疗法　放射疗法的疗效有争论，有学者认为基本无效，但不少人认为术前放射疗法可使瘤体缩小50%以上，显著减少不可手术的肿瘤数目，术后放射疗法可避免局部复发，术后孤立的转移灶及肿瘤生长引起的出血或严重疼痛也可用放射疗法。

（5）生物治疗　大剂量IL-2（人白细胞介素-2）治疗肾癌经过临床观察已显示有明确的缓解率，被2009版NCCN肾癌诊治指南中国版推荐为肿瘤体积较小或以肺转移为主患者的一线用药。另外在分子靶向治疗方面，索拉菲尼与舒尼替尼已被国

内批准为治疗肾癌的靶向药物，而其他分子靶向药物如贝伐珠单抗、帕唑帕尼、坦罗莫司、依维莫司、厄洛替尼等已在国外指南中被推荐为一线或二线药物，近年来在国内也开始用于临床，取得了很好的治疗效果。

（6）激素治疗　首选苯体酮制剂，与化学疗法和免疫疗法联合应用，然后可依次选用雄激素、雌激素和一般激素。例如：醋酸甲羟孕酮，每日3次，每次100mg，口服，若6~8周无效，可改用丙酸睾酮，每次100mg，肌内注射，每日1次，每周3~5次。若仍无效，再改用己烯雌酚，每次5~10mg，口服，每日3次，再无效时，最后改用泼尼松，每次5~10mg，口服，每日4次。

（7）肾癌痛的治疗　①肾癌止痛散。冰片3g，藤黄3g，麝香0.3g，天南星20g，共为细末，酒醋各半调成糊状，涂布于腰区癥块处，药干后换掉。②冰香止痛液。朱砂15g，乳香15g，没药15g，冰片30g，捣碎。装入盛有500ml米醋的瓶内，密封两天取上清液装入小瓶备用，用棉签或毛笔蘸药水涂痛处，稍干后再用几遍，一般用药后10~15分钟疼痛消失，可维持2小时以上。③高乌甲素针是从毛茛科植物高乌头中分离出的一种生物碱。每次4~8mg，肌内注射，或加入5%葡萄糖250ml静脉滴注，每日1~2次，总有效率为87%。④后期出现强烈疼痛时，可配合西药止痛剂如布桂嗪、哌替啶、盐酸二氢埃托菲片、曲马朵胶囊（或针剂）等。

（8）肾癌合并大出血的治疗　①止血散。煅花蕊石30g，煅龙骨、煅龙牡各15g，阿胶珠30g，代赭石30g，大蓟、小蓟各30g，侧柏叶炭20g，焦山栀子9g，茜草炭20g，上药共研细末，加入云南白药18g，调匀，每次6g，每日3~4次，温开水送服。②化学栓塞止血法，用特制的丝裂霉素微胶囊，经动脉导管行肾动脉内化学栓塞术，即可止血，又可直接杀死癌细胞，且全身副反应小，据报道有效率达100%。

（三）辨证治疗

（1）瘀血内阻型

治法：活血化瘀，理气散结。

方药：桃红四物汤加减。桃仁、红花、赤芍、丹参、川芎、延胡索、木香、枳壳、香附、瞿麦、马鞭草、白花蛇舌草、紫河车。

加减：若血尿较多者，酌减桃仁、红花，加三七、花蕊石；若发热甚者，加牡丹皮、丹参。

（2）湿毒蕴结型

治法：解毒利湿，活血散结。

方药：龙蛇羊泉汤加减。龙葵、蛇莓、白英、半枝莲、瞿麦、黄柏、延胡索、土茯苓、大蓟、小蓟、仙鹤草、竹茹、竹叶。

（3）气血双亏瘀毒型

治法：补气养血，化瘀解毒。

方药：八珍汤加减。黄芪、太子参、云茯苓、猪苓、生地黄、当归、赤芍、白芍、女贞子、地骨皮、蟾酥、僵蚕、半枝莲。

加减：若畏寒肢冷、便溏者，可合附子理中汤，加炮附子、党参、炮姜。

（4）肾虚余毒型

治法：益气滋肾，解毒通淋。

方药：左归丸加减。生地黄、熟地黄、山药、枸杞子、女贞子、川牛膝、龟甲胶、生黄芪、当归、白术、云茯苓、太子参、瞿麦、土茯苓、半枝莲、马鞭草。

加减：若便秘者，加火麻仁、郁李仁；若心悸失眠者，加酸枣仁、柏子仁、五味子；若遗精者，加芡实、金樱子；若月经不调者，加香附、当归。

五、预后转归

一般肾癌切除治疗后 5 年生存率 35%~40%，10 年生存率 17%~30%，北京大学泌尿外科学研究所统计分别为 37% 及 30%，文献中亦有术后 30 年出现转移灶者。

六、预防调护

（一）预防

（1）戒除不良的饮食及生活习惯，如烟酒，忌食高脂肪、高胆固醇食物等。

（2）增强体质，积极预防和治疗病毒感染，积极治疗肾脏病。

（3）减少与化学工业药品的接触，多呼吸新鲜空气。

（4）对于 40 岁以上的无痛性血尿患者要高度重视，及时检查。

（二）调护

（1）做好思想工作，加强心理护理，鼓励患者提高勇气，战胜病魔，积极配合治疗。

（2）对重症患者要正确调整体位，减轻肾癌疼痛，如卧位时使病侧在上，并可轻轻揉按腰腹肿块，但不可用硬物来顶。

（3）饮食宜清淡，多食新鲜蔬菜和水果，多喝温开水，忌食辛辣刺激之品，戒烟酒。

参考文献

Rini BI, Plimark ER, Stus V, et al. Pembrolizumab plus axitinib versus sunitinib for advanced renal-cell carcinoma［J］. N Engl J med, 2019, 380: 1116-1127.

第七章　间质性肾炎与肾小管疾病

第一节　急性间质性肾炎

急性间质性肾炎（AIN）又称急性肾小管-间质性肾炎，是由多种病因引起的，以急性肾小管间质炎症为基本特征的一组肾脏病，临床通常表现为肾小球滤过率突发下降，血清尿素氮、肌酐进行性增高，可伴有恶心呕吐、消瘦、疲乏无力、发热、皮疹、关节痛等症状。在急性肾衰竭的病例中，AIN 占 10%~20%。近年来，随着各种新药的研发及使用药物的增加，国内外报道 AIN 的发病率差异较大。根据国外资料，尸检时 AIN 的检出率为 1.7%，在因肾脏病性肾活检患者中的检出率为 1%~22%，而在不明原因的急性肾衰竭肾活检患者中，AIN 的检出率为 15%~20%。国内大样本文献报道，在有肾脏病临床表现的肾活检患者中，AIN 的检出率占 0.6%~3.4%。在因急性肾衰竭而行肾活检的患者中，AIN 的检出率占 12.5%~17.4%。

AIN 临床表现复杂多样，常表现为不明原因的肾功能突然下降，肾小管功能损伤和尿沉渣异常，甚至出现肾衰竭。中医学虽无 AIN 的病名，但按其不同的病理阶段和主要临床表现，可分别归入"温病""淋证""腰痛""尿血""癃闭"等范畴。

一、病因病机

（一）西医学认识

本病可由多种损伤因素引起，最常见的原因是药物和感染。部分找不到病因者，称为特发性间质性肾炎。此外，自身免疫性疾病如系统性红斑狼疮、干燥综合征、移植排斥、恶性肿瘤、代谢、遗传、理化等因素也可引起。免疫炎症反应（包括细胞及体液免疫反应）在 AIN 发病中具有重要作用，在各种因素的作用下，诱发机体免疫炎症反应，引起补体活化和细胞因子释放，导致肾组织损伤。光镜下主要表现为肾间质水肿，灶性或弥漫性炎细胞浸润。可伴有不同程度的肾小管上皮细胞变性、坏死及再生。肾小球和肾血管正常或病变轻微。免疫荧光检查多为阴性，有时可见 IgG、C3 沿肾小管基底膜呈线样或颗粒状沉积。电镜下肾小管基底膜不连续，部分增厚，基底膜分层。

（二）中医学认识

中医对 AIN 的认识是以发病过程及临床表现为依据的，一般多将其成因分为内因、外因两端。本病病位在肾、膀胱，病理机制是热毒侵袭，湿热弥漫三焦，湿浊血瘀，气机失调，脏腑损伤。其中风湿热毒是发病的主要原因，脏腑损伤，湿浊血瘀是发病的内在条件。邪正相搏，内外合邪是本病发生的主要机制。

外感热病，邪热内陷，病势沿卫气营血规律传变，由于本病大多发病急，传变快，因此临床多见卫营同病或卫气同病表现，甚则伤阴动血，若外邪内陷，肾络闭阻，水湿内停，湿浊上泛出现神昏等邪入心包表现。感受湿热毒邪，湿热之邪沿三焦传变，阻遏气机致上焦失于宣发，中焦不能转输，下焦不得开阖，湿热充斥，而致发热、尿痛、腰痛甚则尿闭，表现为温病、淋证、腰痛、尿血、癃闭等病。邪热不去内归于肾，损伤肾阴而表现为阴虚火旺，继之损伤脾肾可发展为脾肾两虚。

二、临床诊断

（一）辨病诊断

急性间质性肾炎由于其发病因素是多方面的，诊断需详细询问病史，并结合临床表现及辅助检查综合判断。

1. 临床表现

（1）急性感染症状　败血症及全身严重细菌感染所致的急性间质性肾炎常有高热寒战、乏力、食欲减退等症状，血中多形核白细胞增高。

（2）过敏反应症状　主要见于药物过敏引起的 AIN，可表现为皮疹、发热及外周血嗜酸性粒细胞计数增多，部分病例还可有关节痛、淋巴结肿大等。皮肤损害以多形态的、瘙痒及颜色鲜红的斑丘疹为主。皮肤可出现红斑、出血性紫癜，严重者出现剥脱性皮损。特发性 AIN 的特异性表现为反复发作性"红眼病"，患者可伴有程度不等的发热、皮疹、肌炎、乏力、食欲减退、体重减轻等症状，部分可见骨髓、淋巴结的肉芽肿病变。AIN 肾损害的表现，主要是迅速发生的急性肾衰竭（少尿型或非少尿型）。

（3）体征　腰痛及肾区叩击痛，过敏反应者可有皮疹。

2. 相关检查

可见血清肌酐及尿素氮升高。尿常规异常包括血尿、白细胞尿及蛋白尿（多为轻度蛋白尿，以低分子蛋白尿为主）。白细胞尿通常为无菌性白细胞尿，有时可发现嗜酸性粒细胞，偶见白细胞管型。常伴有明显肾小管功能损害，出现肾性糖尿、低渗透压尿。有时可有远端或肾小管性酸中毒，偶见 Fanconi 综合征（糖尿、氨基酸尿、磷酸盐尿、尿酸尿等）。少数患者血清学检查可见 IgE 增高或抗 TBM 抗体阳性。特发性 AIN 患者在病变活动期可有贫血、血沉快、C 反应蛋白阳性和蛋白电泳时 γ-球蛋白增高等异常。影像学（B 超等）检查常发现患者双肾体积增大或正常。诊断困难时，肾活检可明确诊断。

（二）辨证诊断

急性间质性肾炎在中医中可分别归入"温病""淋证""腰痛""尿血""癃闭"的范畴，但辨证分型均以病机为依据，故辨证诊断合而论之。急性间质性肾炎因感染所致者多参考外感热病辨证，以外感邪热为主症者多从卫气营血辨证。临床发病急，传变快，可有卫分、营分、血分直入。感受湿热邪气发病者多从三焦辨证。药毒致病严重者，肾络闭阻，呈关格表现。

望诊：或斑疹隐隐，或皮肤黄染，或面色萎黄，或神疲乏力，舌红苔黄腻或白腻。

闻诊：或口中尿臭味，或语言无明显异常。

问诊：发热，恶寒或寒战，畏寒怕冷，或头晕耳鸣，或口燥咽干，口干喜饮，或身困乏力，胸脘痞满，或小便黄赤，或尿血，或腰痛、关节痛，尿少等。

切诊：或肌肤发热。脉细数或弦滑。

1. 热毒炽盛型

（1）临床证候　头痛身热，或寒战高热，腰部酸痛，小便黄赤，咽干口燥，胸闷腹胀，或伴尿少，尿闭，口中尿臭，或伴斑疹隐隐，或见皮肤黄染，或伴恶心、呕吐，腹痛便秘，或伴有关节痛，舌质红，苔黄燥，脉弦细数。

（2）辨证要点　头痛身热，小便黄赤，恶心，便秘，舌红苔黄燥，脉细数。

2. 湿热蕴结型

（1）临床证候　小便黄赤，灼热或涩痛不利，腹痛腰痛，口干不欲饮，大便不爽，或伴发热恶寒，口苦呕恶，舌质红，苔黄腻，脉滑数。

（2）辨证要点　腰痛，小便黄赤，口干不欲饮，大便不爽，舌红苔黄腻，脉滑数。

3. 阴虚火旺型

（1）临床证候　头晕耳鸣，五心烦热，腰膝酸软，肢体麻木，尿黄，尿频，或尿血，口干欲饮，舌质红，苔薄黄或少苔，脉细数。

（2）辨证要点　五心烦热，尿黄，口干欲饮，舌红苔薄黄，脉细数。

4. 脾肾气虚型

（1）临床证候　面色萎黄，体倦乏力，腰膝酸软，头晕耳鸣，腹胀纳差，夜尿频多，或小便清长，舌质淡胖，苔白，脉沉细无力。

（2）辨证要点　面色萎黄，腰膝酸软，头晕耳鸣，夜尿多，舌淡苔白，脉沉细。

三、鉴别诊断

（一）西医学鉴别诊断

1. 急性肾盂肾炎

急性肾盂肾炎与急性间质性肾炎均有发热、尿液异常和肾小管功能异常。但急性肾盂肾炎一般尿路刺激征明显，尿白细胞以中性粒细胞为主，嗜酸性粒细胞不高，肾小管功能损害较轻，尿培养可发现致病菌；而急性间质性肾炎一般尿路刺激征不明显，尿液异常以血尿为主，药物性间质性肾炎尿嗜酸性粒细胞和血 IgE 升高，肾小管功能损伤明显。两者临床上不难鉴别。

2. 肾小球肾炎

肾小球肾炎感染以上呼吸道感染为多见，一般不合并皮疹、嗜酸性粒细胞升高等全身过敏性表现。肾小球肾炎也可有肾小管功能损害，但以肾小球功能损害为主，主要表现为血肌酐、尿素氮的升高等。肾小球肾炎可伴有酸中毒，但酸中毒的程度较少超过血肌酐、尿素氮潴留的程度，肾

穿刺活检以肾小球病理改变为主，可资鉴别。

3. 系统性红斑狼疮性肾炎

系统性红斑狼疮性肾炎为自身免疫系统疾病，多见于青年女性。临床以发热、皮疹、紫外线过敏、贫血、关节痛、脱发、浆膜炎、肾及多脏器损伤为主要表现。面部蝶形红斑为本病特征性表现，理化检查可于血中发现狼疮细胞，抗核抗体阳性，血沉增快，尿常规可见白细胞、红细胞，肾组织活检以肾小球损伤为主，约64% 患者可同时伴有肾小管损伤。

（二）中医学鉴别诊断

本病可见于中医多种病证，而这些病证的诊断是靠疾病临床表现制定的，因此诊断并不困难。但其中有些病证与其他病理临床表现有类似，治疗方法不同，临床应注意鉴别。

1. 热毒还是湿热

因感染引起的患者临床多按温病辨证，但临床需辨清热毒还是湿热，热毒所致急性间质性肾炎的病理变化多遵循卫气营血传变，湿热所致的急性间质性肾炎的病理变化按上中下三焦传变，再根据临床症状特点，辨清是热毒致病还是湿热致病并不困难。

2. 癃闭与关格

急性间质性肾炎患者轻者小便减少，重则表现为癃闭小便闭塞并出现恶心、呕吐，诊断时应加以鉴别。关格，张仲景在《伤寒论》中正式作为病名提出，该书《平脉法》篇曰："关则不得小便，格则吐逆。"认为关格是以小便不通和呕吐为主证的疾病，属于危重证候。二者皆有小便不通，癃闭一般无呕吐症状，而关格必有呕吐。不过癃闭可发展为关格，而关格并非都由癃闭发展而来，亦可由水肿、淋证发展而成。

四、临床治疗

（一）提高临床疗效的要素

1. 审因论治，当辨热毒与湿热

急性间质性肾炎表现为外感热病时临床当细察证候，辨清是因热毒所致还是因湿热所致，因二者的治疗方法有根本区别。若属热毒者中医辨证论治主要是依据卫气营血辨证，采取清热解毒或清热泻火之法，而对于因湿热所致急性间质性肾炎者，辨证当依据三焦辨证，采取清热利湿之法。

2. 知常达变，谨守病机

中医认为，肾为先天之本。肾藏精气，精气可以充养五脏六腑，肾精充足，则各脏腑功能正常，若肾精不足，则三焦气化失司，水湿内停，气滞血瘀，水湿、瘀血等又成为继发因素影响人体功能。致病因素有先天禀赋和后天不足两方面。急性间质性肾炎临床表现差异很大，其形成多由于感受湿热、热毒之邪，内陷入里，蕴结三焦，伤及脏腑，阻滞气机，致使肾失开阖，膀胱气化失司、脾胃升降失调而为病；或素体虚弱，加之饮食失调，寒温失宜，感受寒凉之邪，损伤肾脏，邪气内聚，阻滞气机，致使开阖不利。治疗时应谨守病机，知常达变，在辨证论治的基础上进行辨病论治。临床上本病起病较急，早期以实证、热证为多见，故早中期以清热利湿为主，配合排毒泄浊之法，后期以补肝肾健脾为主，调整机体恢复正常功能。

3. 中西合璧，权衡祛邪与扶正

急性间质性肾炎主要是药物、感染或其他系统性疾病等引起的，故其治疗原则是祛除诱因和调节改善机体免疫状态，二者缺一不可。目前，西医的对因治疗是必要的，而中医中药在这方面的应用同样显露出其独特的优势。清热解毒类、活血化瘀类及扶助正气类中药的现代药理作用相当广泛：有的能抗感染消炎；有的能抑制或杀灭病毒；有的能增强吞噬细胞功效；有的能改善血液循环；有的能抗氧化；有的能保护肾小管；有的能调节免疫功能等。实际上许多清热解毒药具有抗病原微生物和解热作用，部分药物有增强机体特异性和非特异性功能、抗变态反应等作用，而具有扶助正气的中草药则是通过增强宿主免疫调节功能来抑制细菌繁殖的。本病如为药物过敏引起的急性间质性肾炎，应停用相关药物，避免再次使用同类药物，中医在辨证的基础上可选用清热解毒地黄汤合知柏地黄汤。对于感染性急性间质性肾炎，应合理应用抗生素，根据辨证，一般实证选用黄连解毒汤、五味消毒饮、清瘟败毒饮等清热泻火方剂加强抗感染能力，虚证重视健脾和胃、补气益肾利湿，防止双重感染，保护肾功能。

4. 见微知著，巩固防变

急性间质性肾炎是一种临床表现和预后差异较大的病种，临床上要辨别疾病的轻重缓急，患者出现相关临床症状应及时诊断并区别不同的病因，要合理干预治疗，最大可能保护患者的肾功能。对于此类患者应密切观察，防止发展为慢性间质性肾炎。

（二）辨病治疗

临床治疗时重点在于对症处理。急性间质性肾炎的治疗目标是祛除病因、促进肾功能恢复以及防治并发症。

病因治疗针对引起急性间质性肾炎的不同病因进行相应的处理。对药物过敏性AIN一旦临床诊断确立，应立即停用可疑致病药物。若无法确定致病药物时，应及时停用所有的可疑药物。对于其他原因引起的急性间质性肾炎，可针对不同的情况进行针对性的治疗，如治疗感染和原发病等。同时应给予支持及对症治疗，维持水、电解质及酸碱平衡，以及加强营养支持，合理给予蛋白质、热量、维生素等。

在 AIN 早中期，可给予肾上腺糖皮质激素治疗。有关研究证实，4~6 周的糖皮质激素治疗可使药物过敏性 AIN 患者的肾功能恢复加快，尤其是肾间质弥漫的炎症细胞浸润、肾功能急剧恶化者，或肉芽肿性间质性肾炎患者。一般可予泼尼松，疾病好转后逐渐减量，大多数可以应用 4~6 周后停用，通常不超过 3 个月。在肾间质病变严重、伴有肉芽肿且肾功能急剧恶化的情况下，可考虑静脉给予甲基泼尼松龙进行冲击治疗。特发性 AIN 也是应用糖皮质激素治疗的指征，激素治疗不仅促进肾功能恢复、减少炎症细胞浸润和水肿，同时预防和减少肾间质纤维化。

对严重急性肾衰竭（尤其是少尿型）具有透析治疗指征时，应尽快给予血液净化治疗，一般为血液透析，个别特殊情况下可考虑连续肾脏替代治疗（CRRT），以帮助患者度过危险期。

（三）辨证治疗

1. 辨证论治

（1）热毒炽盛型

治法：清热解毒，凉血化瘀。

方药：清瘟败毒饮加减。石膏（先煎）、知母、水牛角（先煎）、山栀子、黄芩、赤芍、玄参、牡丹皮、竹叶、猪苓、黄连、连翘、甘草等。

加减：尿少或尿闭者，加大黄灌肠煎，药用生大黄（后下）、附子（先煎）、龙骨（先煎）、牡蛎（先煎）、蒲公英。浓煎 200ml 以保留灌肠，每日 1~2 次；伴皮肤出斑疹者，加紫草、大蓟、小蓟，以凉血止血；伴便秘腹痛或黄疸者，加大黄，以通腑泄浊；伴恶心、呕吐者，加半夏、陈皮、川厚朴，以行气降逆止呕。

（2）湿热蕴结型

治法：清热利湿通淋。

方药：八正散加减。车前草、萹蓄、瞿麦、通草、石韦、滑石、生地黄、黄柏、栀子、大黄、墨旱莲等。

加减：若气滞腹痛者，加川楝子，以理气止痛；伴见纳差者，加砂仁、白豆蔻，以渗湿健脾；伴有恶心呕吐者，加竹茹、半夏，以和胃止呕；口干明显者，加玄参、麦冬，以养阴生津止渴。

（3）阴虚火旺型

治法：滋阴降火，兼凉血止血。

方药：知柏地黄汤加减。知母、黄柏、地黄、山茱萸（制）、牡丹皮、山药、泽泻、大蓟、小蓟、藕节、淡竹叶等。

加减：若心烦失眠者，加炒酸枣仁、远志，以宁心安神；伴有潮热盗汗者，加鳖甲、地骨皮，以滋阴清虚热。

（4）脾肾气虚型

治法：益气健脾补肾。

方药：四君子汤合金匮肾气丸加减。党参、白术、茯苓、熟地黄、山药、山茱萸、桂枝、附子（先煎）、牡丹皮、炙甘草等。

加减：伴有食欲不振者，加砂仁、麦芽，以理气和胃；腹胀明显者，加厚朴、陈皮，以行气消痞；面色萎黄、体倦乏力者，加黄芪、当归，以益气补血；夜尿频多者，加金樱子、芡实，以补肾固摄。

2. 外治疗法

（1）针刺治疗　取合谷、阳陵泉、足三里、中封、阴陵泉为主穴。湿热熏蒸配大椎、太溪、太冲穴；湿浊壅滞配脾俞、阳纲穴；毒热蕴郁加劳宫、涌泉、十二井。每次选主穴 1~2 个，配穴 2~3 个，用提插补泻法先泻后补，留针 30 分钟，隔 10 分钟捻针 1 次。每日针刺 1 次，2 周为 1 个疗程。

（2）灌肠疗法　①生大黄 30g，六月

雪 30g，煅牡蛎 30g，煎至 200ml，保留灌肠，每日 1 次，用于热毒壅盛伴有肾功能不全的患者。②大黄 20g，草果 15g，加水 250ml，煎至 60ml，每次取 20ml，加 5% 碳酸氢钠 5ml，经输液管瓶于 5 分钟内快速点滴，由肛门灌入结肠，每日 3~4 次，用于湿热中阻证的患者。③结肠灌注液（大黄、红花）保留灌肠。用时加入 5% 碳酸氢钠 10~20ml，保留 30 分钟后排出。成人每次 100ml，小儿按体重 2ml/kg 计算用量。本方能益气活血、利水化浊、清热解毒，用于湿热蕴结下焦者。

3. 成药应用

（1）滋肾通关丸 具有滋阴清热，化湿通关功效。适用于热在下焦，湿热蕴肾者。常用剂量成人每次 9g，每日 2 次，温水送服，小儿酌减。

（2）无比山药丸 具有补肾填精，收摄肾气功效。适用于肾虚精亏者。常用剂量每次 1 丸，每日 2 次，温水送服。

（3）茵陈五淋丸 具有健脾和胃，清热利湿功效。适用于湿热蕴结，脾胃运化失常者。常用剂量每日 10g，每日 3 次，饭后温开水送服，小儿酌减。

（4）肾康注射液 具有降逆泄浊、益气活血、通腑利湿的功效。适用于肾衰竭，属湿浊血瘀证。肾康注射液 60~80ml，加入 5% 葡萄糖注射液 200ml 中，静脉滴注，每日 1 次，15 天为 1 个疗程。

（四）医家诊疗经验

1. 孙伟

孙伟教授认为，先天禀赋不足、脾肾气虚为本病发病之本。治疗本病不忘从本虚证出发，体现了"治病必求其本"的思路，临床得到很好的疗效。用药上以六君子汤为主方加减，以调补脾肾，培补肾元。方中重用黄芪为君联合党参补脾肾之气，配伍白术、茯苓、法半夏、陈皮化湿浊调

脾胃，同时常加用枳壳以防补气碍滞中焦气机，加用川续断、桑寄生、枸杞子等药补益肾元，配合怀牛膝引药下行。同时，孙伟教授总结本病的邪实主要为药毒、湿邪、血瘀，治疗时善用药对广郁金与川芎，能活血而不动血、行气兼能化瘀，可缓解急性间质性肾炎出现的小便量少、周身浮肿症状。药毒是本病中最典型的外邪因素，故常用土茯苓与六月雪两味药物配伍淡渗解毒利湿。

2. 张改华

张改华教授采用和解法治疗急性肾损伤，不但能改善患者临床症状、缩短病程、恢复肾功能，还减少了终末期肾脏病的发生。采用小柴胡汤剂加减（柴胡，黄芩，党参，姜半夏，藿香梗，厚朴，茯苓等）和解少阳、通利三焦，以祛除三焦湿热治疗急性肾损伤。

3. 李培旭

李培旭教授认为本病病位在肺肾，肺肾气虚、卫外失司是前提，药毒伤肾为诱因，气阴不足为本，毒热壅盛为标。李培旭教授根据急性间质性肾炎的疾病特点，将本病归纳为感染型、过敏型和迁延型，强调分型分期论治，创立了急间解毒益肾汤（板蓝根、鱼腥草各 30g，金银花、连翘各 15g，山药 20g，生地黄、黄柏、生晒参、焦栀子、炒大黄各 10g，甘草 6g）、急间脱敏益肾汤（蝉蜕、防风、生地黄各 10g，徐长卿、地肤子、玄参各 15g，板蓝根、鱼腥草、黄芪各 30g，太子参 20g，甘草 6g）和慢间补肾双通解毒汤（菟丝子、益智仁、丹参各 15g，沙苑子、络石藤各 20g，当归、炒大黄各 10g，忍冬藤、土茯苓、板蓝根各 30g，炙甘草 6g），分别治疗急性间质性肾炎感染型、过敏型和迁延型。初期以毒热、标实为主，气阴虚弱、本虚为次，治疗宜治标、祛邪为主，兼以扶正，多采用清热解毒、补益气阴之法，方用急

间解毒益肾汤或急间脱敏益肾汤加减应用；恢复期以气阴虚弱、本虚为常见，兼有毒热内蕴，治疗以治本、扶正为主，兼顾祛邪，多采用补益气阴为主，辅以清热解毒之法；迁延期正虚毒恋，宜通腑注重缓降，药用炒大黄，且用量不宜过大，取泻下而不伤正。病本在肾，肾为人体阴阳之根本，用菟丝子、益智仁、沙苑子补肾固摄，肾之阴阳恢复正常，机体阴平阳秘，卫气充盈，正气存内。久病必瘀，迁延日久，瘀血阻滞，络脉不通，常用当归、丹参活血化瘀，络石藤、忍冬藤清热通络。

五、预后转归

急性间质性肾炎治疗及时、得力，大多数病例预后良好。药物性（毒物性）急性间质性肾炎，在即刻停用有关药物（或毒物）后，症状可缓解，病情较稳定，部分遗留不同程度的肾功能不全。尿道梗阻所致者解除尿路梗阻后肾功能常能迅速恢复，梗阻无法解除或延误时间可发展为慢性肾功能不全。感染性急性间质性肾炎及时控制感染、纠正代谢异常等，均有利于疾病控制和肾功能恢复，但若延误时机，误诊误治，亦可发展为不可逆的肾间质纤维化，少数重症患者死于全身感染或少尿型急性肾衰竭。

六、预防调护

（一）预防

（1）感染引起的急性间质性肾炎，可根据感染的途径和特点加以预防。首先明确何种致病菌所致，从而选择敏感抗生素对症治疗，控制感染，从而进一步减少肾小管间质性肾炎的发病率，对已有肾小管间质性肾炎的患者亦能阻止病情的发展，保护肾功能。

（2）防止药物过敏引起的急性间质性肾炎，在服用可能导致本病的药物期间，观察患者的反应，应定期检查血、尿常规等，一旦发现异常，立即停药。同时也应限制钠盐和水的摄入。

（二）调护

（1）生活调理　注意休息，避风寒，勿劳累，注意个人卫生。

（2）饮食护理　多食新鲜蔬菜、水果，如荠菜、白菜、鲜藕、冬瓜、苹果、梨、西瓜等；少盐少油，多喝绿豆汤、赤小豆粥；禁食辛辣刺激之品如葱、姜、蒜、辣椒等；忌温热性食物如狗肉、羊肉、兔肉等；忌烟酒。

（3）食疗　赤小豆鸡内金粥：赤小豆50g、鸡内金15g、粳米100g，煮烂服用，用于本病早期，可助排出体内毒素。

七、专方选要

（1）健脾益气利水汤　本方由五苓散加黄芪等中药组成，具体为黄芪15g、白术10g、桂枝6g、茯苓10g、泽泻10g、猪苓10g、党参10g、甘草3g。五苓散为张仲景针对气化不利、水蓄下焦病证而立，临床多用于治疗急慢性肾炎水肿证属水湿内停者。该方中的茯苓、泽泻、猪苓通过抑制肾小管对钠的重吸收而利尿；黄芪有益气利水作用，对正常人体及实验动物均有明显利尿作用；白术能健脾化湿；党参能健脾益气；桂枝能温阳化气。全方合用有健脾益气利水之效。此方为经方新用，对预防高剂量顺铂肾毒性和治疗化学疗法性肾衰竭有显著疗效。适用于治疗肾毒性药物引起的急性间质性肾炎之脾肾虚弱、水湿内停证。[《中国中西医结合杂志》1994，14（6）：331.]

（2）和解分消汤　本方为小柴胡汤合藿朴夏苓汤加减，具体为党参15g、柴胡10g、黄芩15g、姜半夏9g、藿香梗10g、厚朴 6g、茯苓 15g、大黄 9g、车前草 15g、泽泻 15g、丹参 15g。方中取小柴胡汤和解少阳、调达上下、宣通内外从而和畅气机的同时，结合藿朴夏苓汤以加强清热利湿泻浊之力，通利三焦。此方经临床研究证实可以明显改善患者临床症状、恢复肾功能，并减少终末期肾脏病及死亡的发生，具有较好的临床疗效。适用于急性间质性肾炎之湿热阻肾证。[《中国中医药信息杂志》2015，22（10）：31-34.]

参考文献

[1] 张艳燕，李星锐，华琼. 李培旭论治急性间质性肾炎经验介绍 [J]. 新中医，2018，50（10）：244-246.

[2] 汤日祥，叶庆邦，何敏锋. 促红细胞生成素联合甲泼尼龙治疗急性药物性间质性肾炎效果及安全性分析 [J]. 白求恩医学杂志，2018，16（1）：58-59.

[3] 张改华，李深，游梦祺，等. 和解分消汤治疗急性肾损伤疗效观察 [J]. 中国中医药信息杂志，2015，22（10）：31-34.

[4] 李蔚，刘琼，孙伟. 孙伟教授治疗急性间质性肾炎经验介绍 [J]. 内蒙古中医药，2017，36（3）：53-54.

[5] 吴冰，戴晓霞，王敏. 中西医结合疗法治疗肾小球肾炎合并间质性肾炎的疗效 [J]. 中国卫生标准管理，2020，11（13）：86-88.

第二节　慢性间质性肾炎

慢性间质性肾炎（CIN），亦称慢性肾小管 - 间质性肾炎，是一组以肾小管萎缩、间质纤维化和不同程度细胞浸润为主要表现的疾病，相应的肾小球及血管病变较轻微。临床上，特别是疾病早期，以肾小管功能损害为主要表现，可见小分子蛋白尿，至疾病后期则表现为慢性进展性肾衰竭。临床发展过程越隐匿，其病变间质纤维化的程度也越严重。导致慢性间质性肾炎的原因很多，在我国除最常见的慢性肾盂肾炎引起的慢性间质性肾炎外，近年来由于药物引起的慢性间质性肾炎的报告也在增多。

中医学虽无慢性间质性肾炎的病名，但按其不同的病理阶段和主要临床表现，可分别归入"虚劳""关格""癃闭""肾风""劳淋"等范畴。

一、病因病机

（一）西医学认识

慢性间质性肾炎可由多种病因所致。①原发于肾间质的疾病，即狭义的间质性肾炎，临床常见的是慢性肾盂肾炎、肾结核、坏死性乳头炎、重金属中毒肾脏病（如镉、锂、铝、金、铍等长期接触）、放射性肾炎、原因不明的慢性肾间质肾炎。②先有肾小球、肾血管及其他泌尿系统疾病，而后波及肾间质，如肾小球硬化、肾动脉狭窄、梗阻性肾脏病及反流性肾脏病等。③继发于全身性免疫性疾病的间质性肾炎，如系统性红斑狼疮、多发性骨髓瘤、干燥综合征等。④药物或化学毒物（两性霉素、止痛剂、顺铂、马兜铃类中药等）长期应用，亦可引起慢性间质性肾炎。⑤代谢障碍：高尿酸血症、胱氨酸增多症、高钙血症、低钠血症等。⑥遗传因素：如遗传性肾炎、髓质海绵肾、髓质囊性变、多囊肾等。⑦理化或环境因素：如放射性肾炎，地方性巴尔干肾脏病等。发病机制可能是在各种原因的作用下，肾小管结构破坏、肾间质慢性缺血以及免疫异常共同作用下导致肾间质纤维化发生。

（二）中医学认识

中医对慢性间质性肾炎病因病机的认识是基于其临床表现为依据的。慢性间质性肾炎临床表现为小便频数疼痛、尿血，系淋证表现，或多尿烦渴，甚者为少尿恶心、呕吐，系关格表现。常将其归入中医学"肾劳""肾风""虚劳""劳淋""腰疼""关格"等范畴。中医认为"正气存内，邪不可干"，本病是基于先天禀赋不足，加之外邪侵袭肾脏或毒物损伤肾脏所致。外邪屡犯，侵袭肾脏，淋证反复发作，或久治不愈，正虚邪恋，每因劳累而发作，日久脾肾俱伤。长期服用某些具有肾毒性的药物，或接触环境毒物，初病渐微，肾脏损伤不明显，日久损伤肾脏，肾气亏虚。肾为先天之本，脾为后天之本，先天肾精有赖于后天脾胃运化水谷的不断充养，方能保持肾精的充沛，而后天之脾有赖于先天肾精所化及肾气的温煦推动。肾虚日久必然伤及于脾，造成脾肾两虚。

本病外邪主要为湿热之邪，湿邪侵袭日久损伤脾肾之阳气而见脾肾阳虚。邪热日久损伤脾肾之阴，或肾阴虚水不涵木致肝阴虚而见肝肾阴虚。肾精亏虚，不能主骨生髓化生气血，脾虚不能运化水谷，气血生化乏源，日久而见气血亏虚表现。脾肾亏虚，其主水的功能失调，肾失开阖，脾失运化，水湿浊毒不得排泄，小便不通下为之关。水湿浊毒，上犯影响脾胃升降而致恶心呕吐，上之为格，终成关格危证。

二、临床诊断

（一）辨病诊断

1. 临床表现

（1）病史　有原发于肾间质的疾病，如慢性肾盂肾炎、肾结核、坏死性乳头炎；继发于肾血管或泌尿系统的疾病，如肾小球硬化、肾动脉狭窄、梗阻性肾脏病；或继发于全身性疾病的间质性肾炎，如系统性红斑狼疮、干燥综合征等；或有使用肾毒性药物史（如含有马兜铃酸的中药、镇痛药）；或长期的痛风史等。

（2）临床表现　可无任何症状，常隐匿起病，常在体检或因其他疾病就诊时发现，可见贫血、高血压及轻度尿常规化验改变，重者可发现肾功能减退、肾性骨病。在病程较早期出现肾小管功能损害，而有肾小管性酸中毒（如多尿、肌无力等）、肾浓缩功能减退（如多尿，夜尿增多等）等表现为主，有少量蛋白尿。晚期肾功能不全时可出现乏力、厌食、恶心、呕吐、贫血等症状，贫血常较严重，与肾功能减退的程度不一致。

2. 相关检查

（1）实验室检查　肾浓缩功能减退（尿比重或尿渗透压下降等）、肾小管性酸中毒（低血钾、代谢性酸中毒、低钙等）、尿蛋白电泳以肾小管性蛋白尿为主。尿液检查常表现为轻度蛋白尿（往往以低分子蛋白尿为主），定量一般 < 1.5g/24h，且多 < 0.5g/24h，尿沉渣中有少量白细胞，偶有红细胞和管型。肾小球滤过功能可正常，但很多患者就诊时已有不同程度的肾小球滤过功能降低。

（2）影像学（B超、X线、放射性核素等）检查　可见双肾体积正常或缩小。

（3）肾活检　主要可见不同程度的间质纤维化、肾小管萎缩、间质弥漫淋巴细胞和单核细胞浸润。部分患者肾小动脉内膜增厚、管腔狭窄及肾小球缺血性皱缩及硬化。

（二）辨证诊断

慢性间质性肾炎临床上一般由多种因素诱发，或饮食起居失调，或感受湿热之邪，或久服止痛药或肾毒性药物，或情志不畅，或久病不愈，或房事不节，或劳倦内伤等等。分别归属于中医的"虚劳""关格""癃闭""肾风""劳淋"等范畴，病名诊断虽有别，但辨证分型均以病机为依据，故辨证诊断合而论之。

望诊：精神疲惫，或面色不华，或腰膝酸软，或浮肿，舌淡或红，苔白。

闻诊：或语言低微，恶心呕吐。

问诊：或头晕耳鸣，或目睛干涩，或畏寒肢冷，或五心烦热，或口燥咽干，或小便不利，大便溏。

切诊：或肌肤发热，或下肢凹陷性水肿，或肾区有叩击痛。脉沉细或弦滑。

1. 肝肾阴虚型

（1）临床证候　目睛干涩或视物昏花，头晕耳鸣，腰酸胁痛，肢体麻木，五心烦热，口燥咽干，失眠多梦，梦遗或月经失调，舌质红，少苔，脉弦细数。

（2）辨证要点　头晕耳鸣，腰酸胁痛，五心烦热，舌红，脉细数。

2. 气阴两虚型

（1）临床证候　神疲乏力，面色无华，咽干咽痛，手足心热，腰膝酸软，纳差，失眠，舌质红，苔薄白，少津，脉细弱。

（2）辨证要点　神疲乏力，手足心热，腰膝酸软，舌红，脉细。

3. 脾肾阳虚型

（1）临床证候　面色苍白，形寒肢冷，腰膝酸软，少腹冷痛，面目肢体浮肿，甚则腹胀如鼓，小便不利，下利清谷或五更泄泻，舌淡胖，边有齿痕，苔白滑，脉沉细或沉而无力。

（2）辨证要点　形寒肢冷，腰膝酸软，浮肿，舌淡胖苔白滑，脉沉细。

4. 热毒侵袭型

（1）临床证候　发热，咽痛，咽红，颜面及双下肢水肿，小便黄赤或尿血，小便干，舌质红，苔白少津或苔黄，脉浮数或滑数。

（2）辨证要点　发热，咽痛，水肿，小便黄，舌质红苔黄，脉数。

5. 邪毒浸淫型

（1）临床证候　神疲倦怠，气短乏力，腰酸痛，口燥咽干，五心烦热，尿频、尿急，小便淋漓涩痛，颜面浮肿或轻度水肿，舌边尖红苔白，脉滑数或洪大。

（2）辨证要点；气短乏力，腰酸痛，五心烦热，小便淋漓涩痛，浮肿，舌红苔白，脉滑数。

6. 水湿停滞型

（1）临床证候　面色㿠白，面浮肢肿，按之凹陷，畏寒肢冷，身体困重，小便不利，大便溏泄，舌质淡胖，苔白润，脉沉弱。

（2）辨证要点　面浮肢肿，身体困重，小便不利，舌淡胖苔白润，脉沉弱。

三、鉴别诊断

（一）西医学鉴别诊断

慢性间质性肾炎起病隐匿，病因多样化，临床表现各异，其导致肾间质纤维化的程度也不一样，患者常在出现显著肾功能下降时才会就诊，因而明确慢性间质性肾炎的诊断有一定的困难，对于此类患者应详细询问病史及其他有关情况，结合相关检查及肾穿刺活检，判断有无慢性肾间质疾病的可能；对于由急性期迁延而来的、临床表现典型、病因明确的病例，根据实验室检查及临床表现即可做出诊断。

1. 慢性肾小球疾病

本病早期常伴有水肿、高血压；而慢性间质性肾炎早期一般无症状。慢性肾小球疾病尿蛋白以中大分子的肾小球性蛋白尿常见，且伴有各种病理管型尿，24小时尿蛋白定量多大于1.5g；而慢性间质性肾炎以肾小管性小分子蛋白尿为主，24小时尿蛋白定量多小于1.5g，且常小于0.5g，尿沉渣仅有少量白细胞，管型少见。慢性肾小球疾病的肾小球功能损害显著，至晚期才出现肾小管功能损伤；慢性间质性肾炎则以肾小管功能损害为主，肾穿刺活检可提供鉴别依据。

2. 慢性肾盂肾炎

慢性肾盂肾炎和慢性间质性肾炎临床上均有尿路刺激征，但慢性肾盂肾炎在病史及细菌学上有确凿的尿路感染证据，且很少引起慢性肾功能减退；而慢性间质性肾炎多伴有尿路梗阻，或膀胱输尿管反流，且常伴有肾功能进行性减退。可以鉴别。

（二）中医学鉴别诊断

本病有时表现为尿频、尿急、尿痛等淋证表现，临床当先辨清不同的淋证，然后根据临床表现，还需审查证候的虚实，一般来说，本病多表现为虚证或虚实夹杂证候，早期多为湿热留恋兼有气阴两伤，至后期则主要表现为邪毒伤肾、气阴两虚或脾肾阳虚等。

四、临床治疗

（一）提高临床疗效的基本要素

1. 知常达变，谨守病机，活用益气活血

临床上，慢性间质性肾炎多属于中医的"虚劳""劳淋"的范畴。临床辨证多以肾虚为主、血瘀为标，多辨证为气虚血瘀证，治疗以益气活血通络为主，益气活血是治疗关键。常选用黄芪、党参大补元气，当归、丹参、桃仁、红花、川芎、赤芍等活血祛瘀，意在气旺而血行，行血而祛瘀，活血祛瘀的同时又不伤正气。现代药理研究分析，益气活血方法有助于改善微循环、改善血液流变学、改善血流动力学、抗氧化、抗炎和调节机体免疫等作用，更有助于改善肾脏血流，抗肾缺血、缺氧，恢复肾小管功能。所谓恰当应用，关键是根据病情选定药味，用准药量，并非越多越好。

2. 中西合璧，权衡祛邪与扶正

慢性间质性肾炎的发生机制可涉及免疫损伤、感染、中毒、代谢紊乱、尿流机械梗阻和遗传因素等方面，造成肾小管萎缩、间质纤维化等病理损伤。故其治疗原则一是延缓肾间质纤维化，二是调节和改善机体免疫状态，二者缺一不可。目前，西医的治疗要点为早预防、早诊断、早治疗，再者是重视病因治疗与对症治疗相结合，尽量做到控制和去除病因。早期病因治疗是提高疗效的关键。明确慢性间质性疾病的发病因素，积极寻找致病的常见诱因与加重因素，充分利用现代科学技术手段尽早确诊，及时停用一切有可能损害肾脏的药物，或脱离有害物质的接触，或积极治疗原发病，尽可能地保护肾脏，阻止疾病的进一步发展。对于致病因素，如服用了含有马兜铃酸的中药、镇痛药等，除了停药、洗胃的方法外，也应积极给予灌肠、导泻等中医药的方法，以提高疗效。如用大黄、大黄炭等吸附毒素，或服用甘草、绿豆、生姜等解毒药物减弱毒副作用。祛邪扶正，辨证施治，促使疾病向好的方面转化，保护肾功能。

再者，中医中药是我国治疗肾脏病的特色，在这方面的应用显露出其独特的优势。中医辨证治疗在改善慢性间质性肾炎患者的症状及延缓病情进展方面均有良好的远期疗效。许多单味中药或复方制剂具有保护肾小管、改善肾脏血流、抗炎、抗纤维化、调节机体免疫等诸多功效。

3. 稳定内环境，调整阴阳

慢性间质性肾炎容易出现水电解质及酸碱平衡紊乱，晚期出现高血压、水肿、贫血等，应积极给予纠正，中西医结合治疗，延缓病情。西医给予补液等对症支持治疗，配合中药调整脏腑气血阴阳，使机体处于平衡状态。运用益气养阴类中药，如太子参、黄芪、玄参、麦冬、沙参、枸杞子、白术、五味子、生地黄、山茱萸等，但必须顾护胃气，用药轻灵，不可滋腻，

保护肾脏，改善预后。

4.见微知著，巩固防变

本病早期症状不典型，起病隐匿，早期多无症状，易被延误治疗，所以一经发现即有一定程度的肾功能损伤。本病及早发现，及早去除病因，以期尽早做出明确诊断，积极治疗，以便获得较好的疗效。争取做到既病防变，改善患者症状，避免肾功能进一步的恶化，延缓生命。

（二）辨病治疗

临床上重点在于对症处理。

首先应当强调早预防、早诊断、早治疗，再者是重视病因治疗与对症治疗相结合，尽量做到控制和去除病因。

（1）病因治疗　对感染性或系统性疾病累及肾脏者，应当及时积极控制感染、治疗原发性疾病，防止病情迁延不愈或发展。对于肾毒性药物（镇痛药、关木通等）引起的应严格掌握临床用药指征，避免滥用中西药物，避免用药过量及用药疗程过长，以防止药物性间质性肾炎的发生。对于梗阻引发的慢性间质性肾炎应及时解除尿路梗阻及反流。

（2）对症治疗　首先需注意纠正水电解质和酸碱平衡紊乱，包括水钠潴留、容量不足、代谢性酸中毒、低钾血症或高钾血症等。对出现慢性肾衰竭的患者，应当按慢性肾衰竭治疗原则进行处理，积极治疗贫血、高血压、肾性骨病、心血管病、感染等并发症。对晚期慢性肾衰竭（尿毒症）患者，需及时进行替代治疗（透析和肾移植）。

（三）辨证治疗

1.辨证论治

（1）肝肾阴虚型

治法：养血柔肝，滋阴益肾。

方药：三甲复脉加减。生地黄、熟地黄、白芍、麦冬、阿胶（烊化）、火麻仁、龟甲、鳖甲、龙骨、牡蛎、玄参、枸杞子、甘草等。

加减：若心悸动者，加人参、炒酸枣仁以养心安神；伴有发热者，加青蒿、白薇以养阴退热。

（2）气阴两虚型

治法：补脾益肾，益气养阴。

方药：补中益气汤和六味地黄汤加减。黄芪、白术、党参、麦冬、生地黄、山茱萸、茯苓、五味子、泽泻、女贞子、甘草等。

加减：纳呆食滞者，加焦三仙、枳壳以消食导滞；气虚下陷者，倍用黄芪以补气升清；若胸部满闷、体倦乏力者，加苍术、木香以健脾燥湿理气。

（3）脾肾阳虚型

治法：温补脾肾。

方药：金匮肾气丸加减。熟附子（先煎）、肉桂（后下）、熟地黄、山茱萸、山药、茯苓、白术、车前子（包煎）、泽泻、牡丹皮、黄芪、炒杜仲、牛膝、甘草等。

加减：若兼有气血虚者，加当归、鹿角胶、黄精以补血；若腰酸痛甚者，加巴戟天、菟丝子、淫羊藿以补肾强腰。

（4）热毒侵袭型

治法：滋阴降火，凉血止血。

方药：知柏地黄丸和小蓟饮子加减。知母、黄柏、生地黄、牡丹皮、山茱萸、山药、茯苓、泽泻、小蓟、淡竹叶、通草、栀子、藕节、滑石（包煎）、甘草等。

加减：若小便涩痛、湿热偏重者，加蒲公英、瞿麦、萹蓄、车前草以清利湿热；若手足心热者，加麦冬、鳖甲以养阴清虚热；若神疲乏力、面色无华者，加黄芪、太子参以补气养血。

（5）邪毒浸淫型

治法：清热解毒，养阴利水。

方药：清心莲子饮加减。黄芩、麦冬、

地骨皮、车前子（包煎）、莲子、茯苓、太子参、白花蛇舌草、苦参、泽泻、甘草等。

加减：若药毒伤肾者，可酌加绿豆、土茯苓、防风，以祛风解毒；伴发热者，加柴胡、薄荷以发散风热；若气虚甚者，加太子参，重用黄芪以健脾补气。

（6）水湿停滞型

治法：温阳理气，利水消肿。

方药：五皮饮合真武汤加减。桑白皮、大腹皮、陈皮、茯苓、生姜皮、桂枝、白术、白芍、生姜、厚朴等。

加减：若肾阳虚者，加肉桂、制附片以温肾阳利水；若脾阳虚者，加党参、姜半夏、苍术以益气健脾燥湿；若小便短少者，加泽泻、薏苡仁、车前子以淡渗利水。

2. 外治疗法

（1）针刺治疗　主要适用于脾肾阳虚证。取肾俞、命门、气海、足三里为主穴。脾气虚者配三阴交、关元等穴；肾虚者可沿足少阴肾经取穴。每次选主穴 1~2 个，配穴 2~3 个，以补法为主，留针 30 分钟，隔 10 分钟捻针 1 次，每日针刺 1 次，2 周为 1 个疗程。

（2）灸法　主要适用于气阴两虚证。取气海、关元、肾俞、命门穴，每日灸 1~2 次，每穴灸 3~5 次。若脘痞者，加足三里；便秘者，加天枢。

（3）拔罐法　主要适用于脾肾阳虚证。取肾俞、气海、关元、命门、腰俞、脾俞、足三里穴。每日 1 次，15 天为 1 个疗程。

3. 成药应用

（1）甘露消毒丹　具有清热解毒，化湿利浊的功效。适用于湿热内蕴，气化不利者。成人每次 6~9g，每日 3 次，口服，小儿酌减。

（2）滋肾丸　具有滋阴清热，化气利水之功效。适用于肾水不足，湿热蕴结下焦者。成人每次 9g，每日 3 次，口服。

（3）知柏地黄丸　具有滋阴降火，清利湿热之功效。适用于肾阴已伤，湿热留恋者。成人每次 9g，每日 3 次，口服。

（4）无比山药丸　具有补肾填精，摄纳元气的功效。适用于脾肾两虚者。成人每次 9g，每日 3 次，口服。

（5）七味都气丸　具有补肾滋阴，摄精缩尿的功效。适用于肾精不足者。成人每次 9g，每日 3 次，口服。

（6）金水宝胶囊　具有补益肺肾的功效。适用于肺肾两虚，精气不足所致的久咳虚喘、神疲乏力、不寐健忘等。每次 3 粒，每日 3 次，饭后服。

4. 单方验方

（1）红参 60g，黄连 60g，泽泻 120g，黄精 250g，天花粉 120g，上药为末，混合装入 2000 粒胶囊，每日 3 次，每次 3 粒，口服。主要适用于糖尿病引起的慢性间质性肾炎。

（2）白芍、怀山药、甘草各等份研末，每次服 3g，每日 3 次，温水送服，饭前服，7 日为 1 个疗程，用于口渴而饮不止，久病百药无效时。

（3）甘草 10g，徐长卿 15g，青蒿 15g，水煎取汁 200ml，口服，每日 2 次，适用于慢性间质性肾脏炎者。

（4）黄芪 30g，白术 10g，茯苓 30g，泽泻 10g，猪苓 15g，水煎服，每日 1 剂，分两次温服，此为健脾益气利水方。

（四）医家诊疗经验

盛晓茜

盛晓茜教授认为慢性间质性肾炎病理性质总属本虚标实，初期为湿热下注，或毒邪伤肾，或他脏病及于肾，以邪实为主，病至后期，肾脏虚损较为严重，累及肝、脾，而封藏失司，导致肝风内动，气血虚衰，湿浊化生，转以正虚邪实为主。治疗的目的在于减轻肾小管间质损伤程度，延缓患者病情发展。盛晓茜教授采用柴苓汤结合金蝉补肾汤治疗本病。方为柴胡、黄芩、莪术各 10g，蒲公英、茯苓、山茱萸、黄精、猪苓、赤芍、泽泻各 15g，金银花 30g，石韦 60g，炙甘草 3g。若患者气虚症状表现明显者，加入党参 15g；若患者阴液不足症状表现明显者，加入麦冬 20g、生地黄 15g；若患者脘腹气滞症状表现明显者，加入陈皮、苏梗、砂仁各 10g；若患者瘀血内阻症状表现明显，加入丹参 15g，川芎 10g。本方可降低肾小管间质损伤程度，促进肾功能恢复，具有较高的临床应用与推广价值。

五、预后转归

因该病绝大多数起病隐匿，进展缓慢，早期不易被识别而容易漏诊，且造成慢性间质性肾炎的原因较多，包括感染、药物毒性、免疫介导、代谢异常、重金属中毒、肿瘤、遗传缺陷等，因此，总体来说其预后不好，绝大多数患者病情可能会持续进展，也有一部分患者可能长期保持肾功能相对稳定。近年来研究发现，肾间质纤维化是各种肾脏病发展至慢性肾衰竭的共同途径，10%~30% 终末期肾脏病患者由慢性间质性肾炎发展所致。

六、预防调护

（一）预防

（1）积极治疗原发病　对于较易引起慢性间质性肾炎的疾病，在肾小管未出现症状时，即采取积极有效的预防措施，防患于未然，防止肾小管的进一步损伤，预防肾功能不全的发生。

（2）早诊断，早治疗，防止肾功能损伤　慢性间质性肾炎病因较多，发病隐匿，患者一经发现即出现肾功能不全的情况，因此，定期体检是关键。早期诊断，早期治疗，显得尤为重要。对于病程较长的患者，应尽早预防肾功能的损伤。

（3）慎用对肾脏有毒性的药物　特别应注意应用止痛药、含有马兜铃酸的中药及其制剂等，避免长期服用带来的肾功能的损伤。

（二）调护

（1）休息避风寒，畅情志，慎起居，避免剧烈的运动。

（2）饮食食物要清淡、新鲜、易消化；并宜多食新鲜蔬菜、水果。注意多饮水，以利小便，促进代谢，加速毒素排泄。患病期间忌食高脂食物、油炸品、辛辣、海腥发物和羊肉等热性食物，并绝对禁酒。

（3）食疗　服用赤小豆鸡内金粥、小米粥、绿豆水取汁冲白糖、生山楂煎水代茶饮、鲜金银花竹叶茶、赤小豆粥等。

（4）情志护理　保持乐观心态，避免不良情绪刺激。本病是一种慢性疾病，需长期调理，治疗上需做好心理准备。

参考文献

[1] 蒋伟芳. 柴苓汤合金蝉补肾汤治疗慢性间质性肾炎临床研究 [J]. 国医论坛，2017，32（2）：31-32.

[2] 方东行，何立群，郑贤国. 中医药治疗慢性间质性肾炎研究概况 [J]. 中医学报，2015，30（9）：1357-1359.

[3] 黄鹏，王洁，黄美英，等. 糖皮质激素对慢性间质性肾炎患者尿液生物学指标的影响 [J]. 右江民族医学院学报，2018，40（1）：38-40+45.

第三节　肾性尿崩症

肾性尿崩症（NDI）是指血浆抗利尿激素（ADH），又称精氨酸加压素（AVP）正常存在或增高的情况下，肾脏不能浓缩尿液而持续排出大量稀释性尿液的病理状态，是一种肾小管对水重吸收功能障碍的罕见的肾小管功能异常性疾病。中医学并无"肾性尿崩症"之名，根据其临床表现可归属为中医学之"消渴""小便失禁""虚劳"等范畴。

NDI 为 X 连锁遗传、常染色体隐性遗传及散发性发病。根据病因可分为遗传性和继发性。遗传性 NDI 病情较重，儿童较成人多见，一般出生后不久即发病，也有迟至 10 岁才出现症状者，其中 90% 发生于男性，多为"完全表现型"，女性遗传者一般无症状，或有不同程度尿浓缩功能障碍。继发性无相关流行病学资料。

一、病因病机

（一）西医学认识

NDI 常表现为多尿、烦渴及持续性低张尿。病因可分为遗传性和继发性，遗传性系遗传性肾小管疾病，又称为先天性或遗传性抗加压素尿崩症，临床较少见，其机制主要是由于垂体后叶分泌的 ADH 的受体或受体后信号转导途径缺陷，导致肾远端小管及集合管对 AVP 反应不敏感或无反应。继发性肾性尿崩症，又称为获得性肾性尿崩症，可发生于各种慢性肾脏病（如梗阻性肾脏病、间质性肾炎、慢性肾盂肾炎、高钙血症、失钾性肾脏病、肾结核、肾髓质囊性病等）、多发性骨髓瘤、肾淀粉样变、药物损害（如地美环素、甲氧氟烷、长春新碱）等，多由于肾脏或肾外疾病致肾小管损伤，使尿液浓缩受到影响。

（二）中医学认识

肾性尿崩症可归属于中医"消渴""小便失禁""虚劳"等范畴。中医认为本病的发生与先天因素密切相关，古代医家早在春秋战国时期就已认识到先天禀赋不足是引起本病的重要内在因素。《灵枢》中说"五脏皆柔弱者，善病消瘅"。其中尤以阴虚体弱者最容易染病。先天因素中或因父母体弱多病、年老体衰、精血亏虚或胎中失养、孕育不足等均可致禀赋不足，罹患本病，在病后多形成久病不复的状态，迁延难愈。另一方面，久病伤肾、暴饮暴食、饮食无度、嗜欲偏颇、营养不良等，导致脾胃受损，运化无力，水谷精微不能正常化生气血，脏腑经络失于濡养，致罹患本病。或多种肾脏病迁延不愈或有毒药物损伤肾脏或他脏疾病经久不愈，伤及肾脏阴阳，亦可致肾脏固摄尿液功能减退而发本病。本病的病位主要在肾，涉及肺脾等脏器，基本病机为肾精亏虚，病理性质多虚少实。

二、临床诊断

（一）辨病诊断

1.临床表现

（1）病史　多有阳性家族史，男性显示症状。先天性 NDI 的患儿一般于出生后不久即有多尿症状。

（2）症状　多尿多饮为本病突出的临床表现。先天性 NDI 可在出生时即有多尿多饮症状，在出生前即表现为羊水过多。

2.相关检查

（1）低渗尿　①尿比重常持续低于1.005，或尿渗量低于 200mmol/L。②血浆精氨酸加压素浓度正常或增高。

（2）禁水及加压素试验无反应　正常人禁水或注射加压素后，血浆抗利尿激素浓度升高，尿量减少，尿比重明显升高；而 NDI 患者禁水或注射加压素后，血浆抗利尿激素浓度虽明显增高，但无效应，尿量不减少，尿比重及渗透压不增加。

（3）高渗盐水实验无反应　正常人静脉快速静脉滴注高渗盐水（2.5% 氯化钠溶液）后，尿量迅速减少；而肾性尿崩症患者尿量并不减少。

（二）辨证诊断

肾性尿崩症分为原发性和继发性，根据其临床表现可归属于中医学之"消渴""小便失禁""虚劳"等范畴。病名诊断虽有"消渴""小便失禁""虚劳"之别，但辨证分型均以病机为依据，故辨证诊断合而论之。

望诊：形体消瘦，或气短懒言，神疲乏力，小便清稀，舌淡苔薄或苔少。

闻诊：或语声低怯，或二便气味无明显异常。

问诊：烦渴，多饮，多尿，或口干少津，或食少腹胀，或五心烦热，或发育迟缓，智力障碍，怕冷，遗精等。

切诊：或肌肤干燥，或腰膝不温，脉弱或细数。

1. 肺脾气虚型

（1）临床证候　神疲乏力，少气懒言，食少腹胀，小便量多，质清，大便稀，舌质淡，苔薄白，脉弱。

（2）辨证要点　少气懒言，食少腹胀，小便量多，舌质淡，脉弱。

2. 气阴两虚型

（1）临床证候　神疲倦怠，气短乏力，烦渴多饮，肌肤干燥，口干乏津，小便量多，大便干，舌质淡红，边有齿痕，苔少，脉细弱。

（2）辨证要点　烦渴多饮，口干乏津，小便量多，舌质淡红，边有齿痕，脉细弱。

3. 肾阴不足型

（1）临床证候　口燥咽干，渴喜冷饮，头晕耳鸣，腰膝酸痛，五心烦热，失眠多梦，或发育迟缓，智力低下，多尿，大便干结，男子兼见遗精，女子经少或经闭等，舌红少津，苔稍黄，脉细数。

（2）辨证要点　渴喜冷饮，五心烦热，多尿，大便干结，舌红少津，苔稍黄，脉细数。

4. 肾阳衰微型

（1）临床证候　面色苍白，精神萎靡，动则气喘，身体极度羸弱，伴有智力障碍，腰膝酸软，畏寒肢冷，阳痿，遗精，滑精，小便量多，溲清如水，五更泄泻，舌淡，少苔，脉弱迟部沉微。

（2）辨证要点　精神萎靡，腰膝酸软，畏寒肢冷，小便量多，溲清如水，大便干结，舌淡，少苔，脉弱迟部沉微。

三、鉴别诊断

（一）西医学鉴别诊断

1. 糖尿病

糖尿病亦可出现多饮、多尿，但其血糖升高及糖耐量异常可与肾性尿崩症鉴别。

2. 垂体性尿崩症

垂体性尿崩症多见于青年，起病急，多尿、烦渴、低比重尿和低渗尿，可分为特发性和继发性，肾性尿崩症在临床上无明显的病因可查，垂体性尿崩症常由下丘脑垂体损害引起。临床上可伴有视力障碍、偏盲、颅内压增高或其他神经系统表现，对加压素试验反应良好，而静脉滴注高渗盐水后，尿量并不减少，甚或增多。血浆 AVP 多低于正常水平。

（二）中医学鉴别诊断

本病临床表现为多饮多尿，中医归属于"消渴"等病证，与其他疾病如瘿病的临床症状相似，易于混淆，应予以鉴别，详见"肾性糖尿"。

四、临床治疗

（一）提高临床疗效的要素

1. 知常达变，谨守病机

调整先天肾脏和后天的脾脏功能。本病的基本病机为肾精亏虚，辨证治疗时尤应注意养肾精的同时顾护脾气。脾乃后天之本，补中益气可使脾气健，脾健则水谷精微得以布散有序，从而肾精得以充养。治疗时切不可单纯养阴清火而忽视补中益气，也不可专事蛮补而不予清泄，须运用育阴清热、健脾摄津之法，以调整体内水液的正常输布及代谢，使多尿症状得以改善。

2. 善治未病，把握时机

肾性尿崩症病程长，变化多端，难以治愈。所谓"善治未病"者，即疾病早期治疗之意，本病早期以气虚、阳虚为主，晚期阳损及阴，出现阴虚甚者阴液枯竭之危象，医者临证当不失时机，把握病机，辨证施治，早期温补阳气，病有转机，可望治愈。若失治误治，延误时机，阳损及阴，阳衰阴枯则病情恶化，预后不良。

3. 中西合璧，提高疗效

优先选择其中一种方法或是联合应用。西医主要是对症治疗，补足水分，维持水平衡，减少糖、盐等溶质的摄入，并可给予氢氯噻嗪和吲哚美辛。氢氯噻嗪可影响远端肾小管产生负钠平衡，刺激近端小管对钠的重吸收，增加对水分的吸收，可给予氢氯噻嗪25~50mg，每日3次，可减少尿量约50%；吲哚美辛减少肾脏血流量及对抗前列腺素抑制cAMP的作用，与氢氯噻嗪联用效果更好。而中医药在这方面的应用显露出其独特的优势。扶助正气与滋阴清热类中药的现代药理作用相当广泛：有的能调节免疫功能；有的能抗感染消炎；有的能增强吞噬细胞功效。实际上许多滋阴清热类中药是通过免疫调节以增强垂体肾上腺皮质系统功能，以提高机体适应性的，而具有扶助正气的中草药则是通过增强机体免疫调节功能来提高机体的抗病力，二者可谓异曲同工，殊途同归。

（二）辨病治疗

1. 调节水量

调节水的摄入量原则上既要保证入量，防止脱水，又要控制多饮多尿症状，每昼夜水的摄入量一般不多于每昼夜尿量，以控制"多尿"发展。同时，需限制钠盐的摄入量，每天可按0.5~1.0g给予食盐，以减少水的需求。

2. 纠正电解质紊乱及酸碱平衡失调

对患者存在的低钾血症、高钠血症、代谢性酸中毒、代谢性碱中毒等，均应及时纠正。低钾血症的治疗对缓解病情起重要作用。尿崩症的患者由于自由水的摄入减少，偶尔会表现出高钠血症，此时治疗的关键是纠正水的缺失，输注生理盐水，高钠血症会自然缓解。

3. 噻嗪类利尿剂

噻嗪类利尿剂常用的有效剂量为50~100mg/d。由于有发生低血钾的风险，必要时补充钾剂；也可与前列腺合成酶抑制剂（吲哚美辛）合用。

4. 垂体加压素类药物

此类药物主要应用于中枢性尿崩症，对肾性尿崩症疗效有限，有些患者可短期使用。本药主要为抗利尿作用，副作用小，因而更适合临床。服用此类药物应逐渐增加剂量以减少夜尿和保证充足的睡眠。如精氨酸加压素，皮下注射，起效时间1~2小时，作用4~8小时。

5. 定期评估

应定期评估多饮多尿症状、血电解质、血尿渗透压、泌尿系超声及生长发育等情况，对于指导生活习惯和临床用药具有重要意义。

（三）辨证治疗

1. 辨证论治

（1）肺脾气虚型

治法：补益肺脾，化气行水。

方药：补中益气汤加减。黄芪、党参、白术、陈皮、当归、升麻、柴胡、葛根、黄精、玉竹、桂枝、炙甘草等。

加减：若食少腹胀明显者，可加焦三仙、鸡内金；口干明显者，可选用玉液汤以益气生津；平素易感冒者，选用玉屏风散以补气固表。

（2）气阴两虚型

治法：益气养阴，敛津固摄。

方药：生脉散合六味地黄汤加减。生地黄、麦冬、山药、山茱萸、茯苓、牡丹皮、党参、五味子、芦根、石斛、炙甘草等。

加减：若口燥咽干明显者，加石膏、知母以清心除烦生津；口干唇焦者，可合用沙参麦冬汤以养阴润肺。

（3）肾阴不足型

治法：滋阴益肾，固津缩尿。

方药：左归饮加减。熟地黄、山茱萸、枸杞子、怀山药、茯苓、黄精、桑螵蛸、五倍子、甘草等。

加减：口干渴严重者，可合用玉女煎以清热润燥止渴；便秘者，加用生地黄、玄参、麦冬以养阴通便；骨蒸潮热、遗精盗汗者，可选用知柏地黄丸加减以清虚热；失眠多梦者，可加合欢皮、首乌藤、炒酸枣仁以养血安神。

（4）肾阳衰微型

治法：温补肾阳，缩尿固摄。

方药：右归饮合缩泉丸加减。熟地黄、山茱萸、山药、杜仲、附子、菟丝子、肉桂、乌药、益智仁、补骨脂、肉苁蓉、甘草等。

加减：夜尿甚多者，合用桑螵蛸散、加味龙骨牡蛎汤以加强气化功能以缩尿；小儿发育迟缓、智力低下者，可合用河车大造丸以填精益髓；气血阴阳俱虚者，可合用鹿茸丸以大补气血阴阳。

2.外治疗法

（1）针刺治疗　取三阴交、气海、关元、命门为主穴。肺脾气虚证配阴陵泉、肺俞、足三里穴；肾虚证配肾俞、腰俞、太溪穴。每次选主穴 1~2 个，配穴 2~3 个，手法以补法为主，留针 30 分钟，隔 10 分钟捻针 1 次。每日针刺 1 次，1 周为 1 个疗程。

（2）灸法　主要适应于肾阳虚证。取气海、关元、命门、肾俞、足三里、三阴交等穴，每日灸 1~2 次，每穴灸 3~5 壮。若便秘加天枢；神疲乏力加气海、胃俞；大便溏泄加关元。

（3）耳针　主要适应于肾阴不足证。取肾穴、膀胱、脾、胃、三焦、缘中、尿道等穴。每次选 2~4 穴，一般留针 20~30 分钟，留针期间可捻针以加强刺激。每日 1 次，10 次为 1 个疗程。

（4）水针　主要适应于肾阴不足证。取穴三阴交（双），阴陵泉（双）。每穴注入 0.5~1ml 蒸馏水，两穴交替使用。每日 1 次，10 天 1 个疗程。

（5）拔罐　主要适应于气阴两虚证。取气海、关元、命门、肾俞、足三里、三阴交穴。每日 1 次，1 周为 1 个疗程。

2.成药应用

（1）六味地黄丸　具有滋阴益肾功效。适用于肾阴不足者。成人每次 1 丸，每日 3 次，口服。

（2）左归丸　具有滋阴补肾，填精益髓之功效。适用于肾精亏虚者。成人每次 9g，每日 3 次，口服。

（3）右归丸　具有温补肾阳，填精益髓之功效。适用于肾阳不足者。成人每次 9g，每日 3 次，口服。

4.单方验方

（1）甘草 10g，泽泻 6g，水煎成 200ml，每次 100ml，早晚各 1 次，症状明显减轻后，剂量减半直至症状全无。

（2）浮小麦 15g，黄芪 10g，党参 10g，伏龙肝 10~30g，水煎服，每日一剂，适用于脾肾亏虚证。

（3）天花粉、葛根、怀山药、黄芪各

5~10g，知母 5~10g，五味子 3~6g，水煎服，每日一剂，适用于气阴两虚证患者。

（四）医家诊疗经验

1.徐蓉娟

徐蓉娟教授认为上热下寒是尿崩症的主要病机，治疗以上清肺胃燥热、下温肾中虚阳为主。"清上"多取石膏为主药，辅以知母、山药、百合，内蕴仲景"白虎汤"之意，共清肺胃之燥热。以山药代粳米，既可清尿崩症上盛之实火，又可滋下虚之肾阴而灭上炎之虚热。"温下"多先以附子为主药，配合益智仁、桑螵蛸、蚕茧等，待病情稳定后常改附子为淫羊藿、仙茅等温补肾阳之药，以图"少火生气"之效。益智仁合山药有"缩泉丸"之意，蚕茧一味为缩泉固摄之要药。治疗时亦可配合温滋、温潜法，尤其在患者症状得到一定改善后运用，可使疗效得以巩固，能育阴潜阳，阴阳双补，从而阴平阳秘，避免病情反复。

2.林兰

林兰教授指出尿崩症的病机为津液代谢失调，气血运行失常。病初多表现为气阴两虚证或阴虚燥热证。病程日久阴损及阳，可表现为阴阳两虚证。津凝成痰、津枯血瘀则可表现为夹痰、夹瘀证，治疗常中西药联合，中药以益气养阴为主，结合相关病变脏腑辨证论治，常以金匮肾气丸、六味地黄丸为基础方。若肺胃燥热明显者合白虎汤、竹叶石膏汤加减；脾气虚者合四君子汤加减；肝肾阴虚者合一贯煎加减；肾阳虚者合右归饮、真武汤、保元汤加减；脾阳虚合大小建中汤加减；夹痰者合二陈汤加减；夹瘀者合桃红四物汤加减。

五、预后转归

肾性尿崩症患者的预后，首先取决于病因。先天性尿崩症与遗传因素有关，若早期诊断，早期治疗，不影响身体及智力发育，并可继续存活，但不能治愈。继发性尿崩症预后与原发病有关，症状较轻，可继发于肾脏病，如多囊肾、慢性间质性肾炎、慢性肾盂肾炎、肾衰竭等；系统性疾病，如干燥综合征、肾淀粉样变等；药物性损害，如秋水仙碱、两性霉素等。积极有效地治疗原发病后可望治愈。

六、预防调护

（一）预防

（1）有家族遗传病者积极预防，本病多见于男性，要早期发现，及时对症治疗。

（2）积极有效的治疗原发病，以免病情发展演变成本病。

（3）慎用对肾脏有毒性的药物，特别应注意应用含有马兜铃酸的中药及其制剂，如关木通、广防己、青木香、天仙藤、龙胆泻肝丸等。如必须使用时须严格掌握适应证，按规范短期使用，同时密切检测肝肾功能。

（二）调护

（1）休息　应注意休息，避免过度劳累，同时应补充足够的水分，防止脱水。

（2）饮食　宜低盐、低蛋白饮食，适量摄入蛋白，补充营养；注意多饮水，防止脱水等并发症出现；患病期间忌食肥甘厚腻、油炸、辛辣、海腥发物和羊肉等热性食物，并绝对禁烟酒。

（3）情志　本病由于多饮多尿，常年不易恢复，患者受疾病折磨、周围环境及人为的影响，情绪悲观，态度消极，要做好患者的思想工作，树立战胜疾病的信心，有利于疾病早日康复。

七、专方选要

益肾固崩汤：熟地黄 20g，生地黄

20g，山茱萸 30g，枸杞子 30g，生山药 30g，女贞子 30g，五味子 20g，益智仁 20g，桑螵蛸 15g，菟丝子 20g，麦冬 20g，天冬 20g，金樱子 20g，覆盆子 20g，五倍子 15g，煅龙骨 30g，煅牡蛎 30g，芡实 20g，黄柏 10g，知母 20g。水煎 3 次，取汁 450ml，每次服 150ml，每日分 2 次服。1 个月为一个疗程，不愈者继续下一个疗程。综观全方，共奏滋肾阴以补肾水，温肾阳以助气化，缩肾关以固尿崩之效，可收阴平阳秘、标本兼顾之功，适用于由肾之气阴两亏引起的尿崩症。适用于治疗继发性尿崩症之肾气阴两虚证。[《辽宁中医杂志》2009，36（4）：562.]

八、研究进展

NDI 在临床中较少见，然而关于 NDI 的研究却从未停止。随着基因技术的成熟，先天性 NDI 受到越来越多人的关注，先天性 NDI 是一组遗传异质性单基因疾病，多见于儿童，常在出生后的第 1 年发病，临床表现包括多尿、多饮、呕吐、喂养困难、食欲减退、便秘、发热和生长发育迟滞等。研究显示先天性 NDI 主要是 *AVPR2* 和 *AQP2* 基因突变所致。关于先天性 NDI 的诊断目前还是以临床诊断为主，如有条件或临床诊断有困难时，基因检测是更好的选择，通过检测 *AVPR2* 和 *AQP2* 基因不仅可以早期明确诊断，使患者得到及时治疗，防止出现智力障碍、发育落后等严重并发症，并为家族性病例提供遗传学帮助及为突变基因携带的成年女性提供产前筛查。

参考文献

[1] 徐乃佳. 加味缩泉丸联合隔姜灸治疗肾性尿崩症 36 例 [J]. 云南中医中药杂志，2013，34（2）：25.

[2] 彭欣，徐蓉娟. 徐蓉娟以清上温下法治疗尿崩症经验 [J]. 上海中医药杂志，2018，52（12）：2-4+1.

[3] 郑亚琳，黄达，苏城练，等. 林兰辨治尿崩症经验 [J]. 中医杂志，2013，54（12）：1000-1001.

[4] 康慧萍. 益肾固崩汤治疗尿崩症 32 例临床疗效观察 [J]. 辽宁中医杂志，2009，36（4）：562.

[5] 付丽媛. 孟澍江先生治疗尿崩症经验 [J]. 时珍国医国药，2007，18（7）：1797.

[6] 陈瑞华. 吕宏生教授治疗尿崩症的经验 [J]. 中医临床研究，2014，6（25）：111-112.

[7] 刘晓景，李春枝. 儿童尿崩症病因及临床特点分析 [J]. 中国卫生标准管理，2016，7（8）：53-55.

第八章　肾脏血管性疾病与血栓栓塞性疾病

第一节　肾血管性高血压

正常人血压靠血液循环容量及外周血管阻力两大因素维持，肾脏是体内最重要的排泄器官，所以它在调节这两大因素上具有极为重要的作用。

肾血管性高血压是指因单侧或双侧肾动脉的主干或其分支狭窄性病变，使受累肾缺血引起的高血压，肾血管的损害还可引起受累肾生成尿液及内分泌功能异常。本病发病率占高血压的 0.2%~10%。归属于中医学"头痛""眩晕""中风""脉痹"等范畴。

一、病因病机

（一）西医学认识

1. 病因

（1）动脉粥样硬化性肾动脉狭窄　欧美多见，是西方国家肾动脉狭窄的首要病因，约占全部肾动脉狭窄病例的90%。自1990年后，动脉粥样硬化性肾动脉狭窄已经成为我国肾动脉狭窄的首要病因。病变好发于肾动脉主干开口处及近端 1/3 处，且多为双侧性，多呈进行性病变，临床多表现为进行性肾功能减退。

（2）大动脉炎　我国多见，在1990年前是我国肾动脉狭窄的首要病因，目前排第二位。大动脉炎患者70%合并有肾动脉狭窄。多发于青年女性，病变可累及主动脉各段及其主要分支。是一种非特异性炎症，可能与细菌感染后免疫异常相关。急性期主动脉外膜和中膜外层有浆细胞和淋巴细胞浸润，之后累及动脉全层。基本病理改变是显著的纤维组织增生，瘢痕形成，中膜弹力纤维变性和不同程度的小圆细胞浸润。晚期则是动脉管壁增厚、弹性消失、管腔狭窄。病变多发生在起始部。

（3）纤维肌性发育异常　在年轻肾血管性高血压患者中多见。根据动脉壁发育异常部位分为内膜、中层和动脉周围（外膜）的纤维肌性发育异常。成人约70%为中层纤维组织增生，动脉造影显示为典型的串珠样改变。

（4）其他　结节性大动脉炎可侵犯肾动脉主干。外伤可引起肾动脉内膜损伤致内膜增生，导致肾动脉狭窄。肾动脉内血栓形成或栓塞，先天性多发生肾动脉瘤、神经纤维瘤、嗜铬细胞瘤等压迫肾动脉，放射线引起的肾动脉周围组织纤维化均可成为肾血管性高血压的病因。

2. 病理生理

肾血管性高血压的发病机制因病因不同、发病急或缓、单侧或双侧肾脏血管病变、病变进展快慢等诸多因素的影响而非常复杂且不完全一致。高血压程度与肾动脉狭窄进展的速度具有一定的相关性。急性肾动脉栓塞或血栓形成，很快引起血浆肾素水平升高伴严重的高血压。动脉粥样硬化等原因致慢性进行性狭窄，则仅产生轻至中度高血压，当病变逐渐进展为高度狭窄时血压严重升高。一般来说在肾血管性高血压初期，肾素–血管紧张素系统的激活是肾血管性高血压发生的始动机制，肾素是引起血压增高的主要因素，激肽释放酶、激肽、前列腺素系统亦受影响，随后水钠潴留，容量扩张。当肾功能逐渐减退，分泌肾素及产生各种降压物质的能力也随之减低，加之全身间质顺应性下降，此时肾动脉狭窄因素虽可解除，高血压亦不能明显改善。

（二）中医学认识

本病归属于中医学"头痛""眩晕""中风""脉痹"等病的范畴。最早记载于《素问》曰："头痛巅疾，下虚上实。"《证治准绳》论曰"医书多分头痛、头风为二门，然一病也……浅而近者名头痛，其痛卒然而至，易于解散速安也；深而远者为头风，其痛作止不常，愈后遇触复发也"。这些论述与本病表现的顽固性头痛类似。

本病发于年轻者，初起多由于风、寒、湿三气杂至，外客经脉，内舍脏腑，故多责之于阳虚寒凝；久病加之西医学应用激素等药治疗，邪郁而化热、毒，凝于肾脉，闭塞不通，气血运行不畅，脏腑功能紊乱。阴阳不能维系故见肝阳暴涨，发为头痛、眩晕，甚有中风之虞。临床多发于青壮年女性，与女性经期及妊娠期耗伤阴血，体虚易感外邪，血虚阴亏，肝阳更迭约束有关。发于老年者，多与年老体弱、脾失健运有关，脾主运化水谷精微，水液不化，痰饮内生，气血生化乏源，气虚血亏，血行滞涩而生瘀血，血不养肝，肝阳失约，上亢于颠顶而发病；或因情志不畅，肝失条达，气郁化火，肝阳暴涨，引动痰饮瘀血，阻于肾脉，上冲颠顶，而见诸症。病位在肾，涉及肝脾，病机关键在于肾脉闭阻、肝阳上亢和痰饮瘀血壅滞。

二、临床诊断

（一）辨病诊断

1.临床表现

诊断本病从两个方面着手。①高血压患者是否有肾动脉狭窄。②明确肾动脉狭窄是否为高血压的原因，然后根据以下要点对本病做出初步诊断。

（1）年龄与性别　30岁以下者占80%，45岁以上者占10%，女性患者占42%~48%。

（2）病程及家族史　病程短，发病突然，多无家族史。

（3）临床特征　①高血压。突然发生的中度或重度高血压，或原有高血压，突然恶化，舒张压增高更为明显，且一般降压药疗效不佳。②腹部或胁腹部连续性高音调杂音，在空腹深吸气末期易听到。③视网膜病变。恶性高血压患者常见视网膜出血、渗出或视盘水肿明显。④低钾血症。应用噻嗪类利尿剂后易引起低钾血症为本病特点。⑤肾脏损害。有不同程度蛋白尿，少数患者发生氮质血症。

（4）并发症　45岁以上由动脉粥样硬化所致者，易并发高血压心脏病、心力衰竭、高血压脑病及脑卒中。

2.现代仪器诊断

（1）筛选性检查　①周围血浆肾素活性（PRA）测定与卡托普利试验：本病可见PRA增高，治疗后降低。应用卡托普利后PRA增高。②数字减影血管造影（DSA）：显示肾动脉解剖病变。③肾图：可见分泌段及排泄段延长。④超声多普勒检查：直接探测肾动脉情况。

（2）确诊性检查　①肾动脉造影：是诊断肾动脉狭窄的"金标准"，不仅可以明确肾动脉狭窄的存在，还是介入治疗的必要手段。②分测肾静脉肾素活性测定：能确诊有无肾动脉狭窄、判定肾动脉狭窄有无功能意义、了解单侧或双侧病变以预测手术效果。

（二）辨证诊断

本病归属于中医学"头痛""眩晕""中风"等范畴。辨证诊断合论。

望诊：面色红赤，可有抽搐或昏迷。

闻诊：或有剧烈呕吐。

问诊：头晕、头痛，心烦多梦。

切诊：脉弦有力或弦细数。

1. 肝阳上亢型

（1）临床证候　头晕头痛，心烦易怒，失眠多梦，面色红赤，舌质暗红，苔黄，脉弦有力或弦细数。

（2）辨证要点　头晕头痛，心烦易怒，面色红赤，舌质暗红，苔黄，脉弦有力或弦细数。

2. 痰饮上犯型

（1）临床证候　突发剧烈头痛，喷射状呕吐，或便秘，或抽搐，或昏迷，舌边红，苔厚腻，脉弦有力或滑数。

（2）辨证要点　剧烈头痛，舌边红，苔厚腻，脉弦有力或滑数。

三、鉴别诊断

（一）西医学鉴别诊断

肾素瘤

肾血管性高血压和肾素瘤均有难治且严重的高血压、血浆肾素活性升高、血醛固酮继发性升高、尿醛固酮高及低血钾，故须鉴别。肾素瘤其分侧肾静脉肾素测定显示一侧明显升高，肾动脉造影正常，肾素瘤部位血管分布可能异常，双肾功能正常，B超、CT检查可能发现占位性病变。

（二）中医学鉴别诊断

本病主要表现为头晕痛，归属于"头痛"范畴，属内伤头痛。临床当区别外感头痛及内伤头痛。

外感头痛

外感头痛多因起居不慎，坐卧当风，感受风、寒、湿、热等外邪发病，而以风邪为主，多属实证；内伤头痛则与肝、脾、肾三脏功能失调相关，多属虚证。外感头痛，一般发病较急，痛势较剧，多表现为掣痛、跳痛、灼痛、胀痛、重痛、痛无休止；内伤头痛一般起病缓，痛势不剧，多表现为隐痛、空痛、昏痛，痛势悠悠，遇劳加剧，时作时止。

四、临床治疗

（一）提高临床疗效的基本要素

1. 祛邪气，勿忘补虚

本病进展迅速，头痛、眩晕剧烈，甚则变生他症，如出现中风、昏迷，以祛邪气为第一要务。然病本在肝肾阴亏、阴不制阳，或脾肾阳虚、蕴生痰浊。一味重镇潜阳或导下逐痰，必致阴阳更亏，形成恶性循环。故病在急性期，宜在平肝潜阳、化瘀逐痰的基础上佐以滋补肝肾或温补脾肾药。当病情稳定时，则治其本，佐以治标。

2. 中西合璧，活血解毒

西医学治疗多发性大动脉炎主要应用糖皮质激素及免疫抑制剂。中医对本病的复杂表现分别按眩晕证、无脉证、痹证等论治，常忽视其共性的病理变化。而中西医结合是取两者之长。中医治疗以扶正祛邪通络为原则，从而改善血液循环，增强新陈代谢，改善功能，减轻症状。近代医学研究也证明活血化瘀药有镇痛、增加外周血流量、改善毛细血管通透性、恢复机体免疫及调节免疫异常等作用。丹参等活血药能清除血清中过剩的抗原，抑制免疫复合物的产生，对沉积的抗体免疫复合物有促进吸收和清除作用。清热解毒药有抗感染、抗病毒作用，还能控制免疫复合物的产生。补气养血药能提高机体免疫功能。但单纯用活血化瘀等药并不能解决本病的错综复杂、交替出现的证候。所以还要配合西药治疗。对活动期患者用肾上腺皮质激素或非类固醇抗炎药加清热解毒药以抗炎、抗病毒、抗变态反应，配合丹参治疗，能很快控制病情，改善症状。对慢性炎症中间期患者重用活血化瘀药，佐以补气养血扶正药，配合西药对症治疗，以调整机体免疫功能，阻止病情进展，保持病情稳定。对慢性炎症瘢痕期患者重用活血软坚通脉药，西药对症处理或外科手术治疗。

3. 术前术后，注重病机变化

西医学认为本病可以手术根治，但有严格的适应证，危险性大。中医学重在整体调节，无严格适应证。二者结合，可取长补短。临床发现术前患者一般血压过高，阳亢之标盛，治疗以扶正清肝潜阳，可在一定程度上降压，防止术后血压突然降低、组织器官供血不足，并发他病。若术后血压突降，阴虚更甚，治当滋补肝肾，活血补血。

（二）辨病治疗

1. 介入治疗

经皮腔内肾动脉成形术（PTRA）及放置支架（PTRAS）是20世纪90年代以后迅速发展的治疗方式。注意预防介入治疗的并发症，如造影剂肾脏病、再狭窄等。

2. 外科手术治疗

（1）肾动脉搭桥术　主要为脾动脉吻合术或附近脏器血管吻合术。

（2）动脉内膜切除术　适用于肾动脉开口处的粥样硬化病变。

（3）自体肾移植术　适用于主动脉难以搭桥而髂内动脉相对正常者，以及肾动脉狭窄段过长难以进行原位血管再建者。

（4）肾切除术　适用于一侧病变，且已无法保留肾脏者。

3. 内科治疗

适用于如下患者。①双侧广泛及（或）阶段性病损，不能做扩张术或重建术者。②患者不愿做手术者。③手术危险性大，且其病变又不能扩张者。治疗方法与原发性高血压基本相同。着重应用抑制肾素血管紧张素作用的降压药，如ACEI及ARB类，在临床应用时应密切监测肾功能，并且避免与利尿剂合用。

（三）辨证治疗

辨证论治

（1）肝阳上亢型

治法：平肝潜阳，滋阴补肾，佐以化瘀。

方药：天麻钩藤饮加减。天麻、钩藤（后下）、石决明、栀子、黄芩、杜仲、牛膝、茯神、益母草、桑寄生、首乌藤、水蛭、夏枯草、白蒺藜。

加减：若肝风盛、呕吐者，加生龙骨、生牡蛎、猪苓、珍珠母。

（2）痰饮上壅型

治法：导下逐痰，淡渗利尿，佐以育阴。

方药：大承气汤合猪苓汤加减。大黄（后下）、厚朴、枳实、芒硝、猪苓、泽泻、茯苓、滑石、生甘草、阿胶、益母草。

加减：头痛剧烈者，加川芎、菊花、钩藤；抽搐者，可选用止痉散加减治疗；昏迷者，可选用安宫牛黄丸、紫雪丹鼻饲。

五、预后转归

肾血管性高血压因病因不同、发病急或缓、单侧或双侧肾脏血管病变以及病变进展快或慢等诸多因素的影响，发病复杂且不完全一致，预后也有很大差别。若外科手术及PTRA可使病变血管重新通畅，高血压可获治愈，受累肾功能减退情况可以逆转。但若粥样硬化致肾动脉主干形成粥样硬化斑块，从而在原有原发性高血压的基础上并发了肾血管性高血压，治疗效果不好。另PTRA治疗中10%左右的患者出现并发症，如穿刺部位出血、导管所经过动脉穿孔破裂、肾动脉血栓形成、球囊破裂及造影剂过敏等。其中4%为严重的并发症。

一般来说，在肾血管性高血压初期，肾素是引起血压增高的主要因素，解除病因预后良好。当肾功能逐渐减退，分泌肾素及产生各种降压物质的能力也随之减低，加以全身间质顺应性下降，此时虽解除了肾动脉狭窄，但降压效果亦可能不明显。

六、预防调护

（一）预防

（1）控制高血糖、高血脂等引起及加重动脉粥样硬化因素。

（2）尽早确诊本病及其原发病，早日治疗。

（二）调护

（1）限盐　我国国民每日钠摄入量过多，这与我国膳食含盐高和膳食结构有关。首先是副食少，主食多，为了配合主食就得在副食中多加盐。其次是食品供应保鲜条件差，为了保证在冬季或淡季能有一定量的副食，就得用盐腌的方法来保存食物。

（2）增加钾　我国膳食普遍低钾，钠/钾比值高。在限盐的同时，增加膳食钾，降低钠/钾比值，是预防高血压的重要措施。低钾的原因是新鲜蔬菜水果少，品种单调。

（3）增加钙　国内有研究提示钙摄入量与血压水平呈负相关。并且，我国人群普遍钙摄入量不足，大部分人群尚未达到我国营养学会过去建议的每日600mg供给量标准，距现在建议的每人每日800mg的新标准相差更远。钙不仅与血压有关，还与儿童少年生长发育，老年人预防骨质疏松等密切相关。在我国膳食中增加钙摄入量是重要保健措施。

（4）防止超重和肥胖　超重和肥胖不是单纯的营养问题，除遗传因素外，他还取决于机体摄入热量和消耗能量是否平衡。因此改变此观念的方法不外乎以下两方面：一是防止摄入过多的热量；二是增加体育活动。通过以上途径，使体重减轻。有关研究表明减轻体重可使血浆容量和心输出量减少，心律减慢，最终使血压下降。

（5）食疗　①肉片番茄汤。猪瘦肉片200g，番茄200g。猪瘦肉切片，番茄切块。锅中加肉汤，放肉片和少许盐煮一会，放入番茄烧开后加味精装碗即成，分1或2次吃完，可以经常服用。②紫菜汤：紫菜250g，黄瓜100g。紫菜切段，黄瓜切片。加水烧开后加盐、酱油、姜末、黄瓜，再次烧开后放紫菜加味精，淋上麻油即成。③鲍鱼芦笋汤。鲍鱼100g，芦笋100g，青豆25g。鲍鱼洗净切片，芦笋切成小段，一起放入汤中加盐烧开，去浮沫，放味精，加入少许鸡油即成，当菜肴，分1~2次吃，1周为1个疗程。④双菇竹荪。水发竹荪50g，水发冬菇40g，绿菜叶50g，鲜番茄50g，蘑菇40g。竹荪洗净沥干，切长方块，双菇切片，番茄去皮切片，绿叶菜切片，锅中放油烧至五成热加汤料、冬菇、蘑菇、竹荪、番茄，烧开后加盐、味精、姜末、绿菜叶略煮一下，浇上麻油，装入大汤碗，当菜肴，可常服。

第二节　肾动脉血栓及栓塞

肾动脉血栓与栓塞是指肾动脉主干及其分支的血栓形成或栓塞，导致肾动脉管腔狭窄或闭塞不通，继而引起肾功能恶化。肾动脉血栓与栓塞临床表现各异，肾动脉小分支堵塞，临床上可无症状和体征，但肾动脉主干及其大分支堵塞时常出现典型肾梗死的临床表现，如突然剧烈的腰痛、腹痛、背痛、发热、恶心、呕吐、少尿及血压升高等。

中医学并无肾动脉血栓与栓塞的病名，按其临床表现可归入"腰痛""癃闭"等范畴。

一、病因病机

（一）西医学认识

肾动脉血栓包括创伤性和非创伤性肾动脉血栓两种类型。

1. 创伤性肾动脉血栓

腹部钝器伤是急性肾动脉血栓的主要原因，其中车祸、体育运动、打斗是典型的诱因。肾动脉主干或分支血管损伤产生撕裂或挫伤，易形成血栓。血栓最常见为单侧，常是左侧，但也可能为双侧。肾动脉血栓在严重腹部钝器伤的病例中占1%~3%。对250例创伤性肾动脉手术患者的研究发现，肾动脉血栓发生率高达52%，肾蒂撕脱12%，肾动脉分支损伤4%。双侧肾动脉损伤22%，合并肾外腹部脏器损伤45%。除钝伤外，刺伤、医源性外科或经皮血管内导管操作损伤、主动脉或肾动脉造影以及肾移植术后等均可发生肾动脉血栓。急性肾动脉血栓可引起严重肾缺血并可快速进展到肾梗死。早期研究显示，肾对缺血的最大耐受时间为60~90分钟，超过耐受时间会发生不可逆损害，但确切时间有待进一步研究。

2. 非创伤性肾动脉血栓

（1）内皮损伤或撕裂（动脉粥样硬化、肾动脉瘤、夹层动脉瘤和纤维肌性发育不良）。

（2）血管炎（结节性多动脉炎、大动脉炎和白塞综合征）。

（3）感染相关原因（梅毒等）。

（4）高凝状态　一是后天性原因。如抗磷脂抗体、肝素诱发血小板减少、高同型半胱氨酸血症、肾脏病综合征。二是先天性或遗传原因。如抗凝血酶缺乏，蛋白C缺乏，蛋白S缺乏。

（5）其他方面原因　镰状细胞贫血、肾盂膀胱上皮癌、高强度有氧训练、汽车安全带压迫等。

肾动脉内皮表面损伤和破裂促使血小板黏附和聚集，导致血栓形成。动脉血栓由血小板和少量纤维蛋白组成，血栓在损伤血管壁一侧发生，见于动脉粥样硬化、纤维肌发育不良、肾动脉瘤、夹层动脉瘤等。其中动脉粥样硬化斑块血栓最常见。

肾动脉血栓之后致肾动脉痉挛，出现明显的腰痛、恶性呕吐、尿少等症状，肾脏缺血，严重者致肾组织坏死，首先是肾小管上皮细胞的坏死，肾小球毛细血管扩张瘀血和漏出性出血，最后机化形成瘢痕。同时由于肾动脉供血不足致肾素释放，血压升高，肾功能的改变与梗死大小及一侧梗死还是双侧梗死有关。急性双肾或孤立性肾动脉阻塞常可导致急性肾衰竭。慢性一侧肾梗死由于正常肾单位的高滤过代偿，肾功能常可无改变。但双侧慢性肾梗死，常有肾功能不全。

3. 肾动脉栓塞原因

肾动脉栓塞原因包括心脏病、动脉瘤及并发症等其他因素。肾动脉栓塞的栓子来源如下。

（1）肾动脉栓塞的栓子90%以上来自心脏。一是心律失常，特别是心房纤颤；二是心肌梗死；三是充血性心脏病；四是风湿性瓣膜病；五是人工心脏瓣膜；六是细菌性心内膜炎；七是异常血栓栓子。上述原因导致心房血栓脱落形成栓子引起肾动脉栓塞。

（2）主动脉瘤、肾动脉瘤和夹层动脉瘤。

（3）动脉内导管插入术并发症。

（4）肿瘤栓子。

（5）脂肪栓子。

（二）中医学认识

中医学没有对急性肾动脉血栓及栓塞的专门论述，近年的临床研究亦未见报道，但根据其临床表现发现与腰痛证中的瘀血腰痛型和癃闭证中的尿路阻塞型的病机相似。其病机为外伤损伤经脉或久病气血运行不畅致经络气血阻滞、瘀血留着腰部而发为腰痛。或瘀血、痰浊，阻塞肾络，肾络不通，肾失气化发为癃闭。

二、临床诊断

（1）临床表现　突然腰痛、腹痛、发热、呕吐、腹壁静脉怒张、血压升高。

（2）实验室检查　白细胞升高，镜下血尿甚至肉眼血尿，尿蛋白突然增加，肾功能突然下降。

（3）肾动脉无损伤性检查　静脉肾盂造影、放射性核素检查、B超检查、彩色多普勒检查、CT及MRI对肾动脉梗阻诊断均有重要意义。

（4）肾动脉有创伤性检查　目前最可靠的诊断手段仍为肾动脉造影。

三、临床治疗

（一）辨病治疗

（1）外科治疗　外科手术治疗越早越好，大多数研究认为应在梗死12~18小时内进行。这样有望恢复肾功能。

（2）溶栓治疗　肾动脉插管局部灌注尿激酶或链激酶，此方法安全可靠。

（3）抗凝治疗　对于因肾脏病综合征呈现的高凝状态，可使用肝素、双香豆素类抗凝剂。

（4）抗血小板治疗　血小板与肾动脉血栓形成有重要联系，应用抗血小板制剂有可能减少动脉血栓形成。

（5）对症治疗　高血压时可用ACEI降压，肾衰竭时应及时透析治疗。

（二）辨证治疗

因中医对本病的研究文献较少，临床治疗，根据肾动脉血栓的临床表现及发病的特点，提供以下辨证思路及方药。

（1）对于因肾脏病综合征、肾动脉硬化等原因引起的慢性肾动脉阻塞以腰痛为主要表现者可参考腰痛的中医辨证论治。根据病种的性质或为寒，或为湿热，或为瘀血，或肾虚等不同病机采用散寒行湿、清热利湿、活血化瘀、补肾之法。处方选用甘姜苓术汤、四妙丸、身痛逐瘀汤，以及左归丸、右归丸等。

（2）急性肾动脉阻塞患者出现剧烈腰痛、腹痛、恶心呕吐、进行性少尿或无尿等表现时可按癃闭辨证论治，其病机为瘀血内阻所致。治当行瘀散结、通利水道。方用代抵当丸，加用利水之剂。

四、预后转归

肾动脉血栓的预后与致病原因、肾动脉阻塞范围有关，同时亦与有效治疗开始的早晚时间密切相关。因外伤所致的肾动脉血栓，其死亡率达44%，25%的患者死于急性发作期，其死因主要是并发症，如心肌梗死、心力衰竭、脑梗死、败血症等。

年轻患者创伤后肾动脉血栓若在数小时内不及时手术取出，肾功能很难恢复。而老年患者若在动脉粥样硬化基础上发生的肾动脉血栓，预后较好，肾功能多有所恢复。

第三节　肾静脉血栓

肾静脉血栓是指肾静脉主干和（或）分支内形成血栓，导致肾静脉部分或全部阻塞而引起的一系列病理生理改变和临床表现。慢性肾静脉血栓形成，可没有任何急性受累的症状。但发生急性肾静脉血栓的患者可有严重腰痛和腹痛，受累肾脏肿大，出现蛋白尿、水肿和肾功能损害。

肾静脉血栓可发生于一侧肾脏，也可

发生于双侧肾脏。可见于肾静脉主干，也可见于一个分支或数个分支，或分支与主干同时发生。本病的临床表现因血栓形成的部位不同、程度不同，临床表现不尽一致。血栓形成发生于肾静脉主干或大的分支处，常可出现典型临床表现。而肾脏小静脉小血栓少量逐渐形成且其侧支循环形成良好者常无症状，难以识别。

肾静脉血栓，多由肾脏病综合征引起，另外，感染、创伤、恶性肿瘤、重度脱水引起高凝状态阻碍肾静脉血流后也可发生。本病典型的临床表现为剧烈腰胁疼痛或腹痛，并伴有肾区叩击痛或见发热、尿血、少尿、尿闭，可归于中医学的"腰痛""脱证""癃闭"范畴。

一、病因病机

（一）西医学认识

肾静脉血栓可见于多种肾脏病如肾脏病综合征、硬化肾、移植肾，亦可见于肾外疾病如产后、脱水、肿瘤、脓肿、腹部外伤。其发病常与以下三种因素有关。①血液高凝状态。②肾血流障碍。③外伤导致血管壁损伤。

肾脏病综合征时的高凝状态所致的肾静脉血栓发病率最高。现重点论述如下。

（1）凝血及抗凝系统　肾脏病综合征时可见血液中凝血因子及纤维蛋白原增多，抗凝因子减少，二者比例失调促进血液高凝。发病率在20%~40%。

（2）纤溶系统　纤维蛋白溶解系统是维持正常人体生理所必需的。使体内产生的局部或一过性的纤维蛋白凝块随时得到清除，从而防止血栓形成。清除伤口或炎症的局部纤维蛋白凝块以促进伤口愈合等。纤溶系统异常表现为纤溶活性增高引起出血和纤溶活性降低导致形成血栓。肾脏病综合征时纤溶酶原激活剂的活性测定结果不一致，可以增高，但因纤溶酶原分子量小，从尿中大量丢失，合成不足以代偿，而常导致血浆浓度下降。纤溶酶生成不足，致血栓形成。另一方面纤溶酶活性受抑制，纤溶酶作用减弱。

（3）其他致高凝的因素　肾脏病综合征时血小板数量可增加或正常。主要在于其功能变化，表现为血小板对腺苷二磷酸及胶原蛋白的聚集功能增强。

此外医源性导致的高凝状态如过度脱水、长期利尿、血容量减少，都会加重高凝，促使血栓形成。长期大量糖皮质激素治疗易并发高凝状态，产生肾静脉血栓。

北京大学第一医院研究提示肾脏病综合征时抗纤溶酶增高，血浆黏稠度增加，与肾静脉血栓发生关系密切，是主要影响因素。

（二）中医学认识

（1）高热、汗出过多、吐下过度等原因致真阴耗损气血亏虚，脉道不利，瘀血内停而发为本病。

（2）外伤或劳累过度损伤血脉，或久病入络，脉络不畅，均可引起气滞血瘀，阻滞脉道而成本病。

二、临床诊断

（一）辨病诊断

（1）全身表现　发热，白细胞增高，高血压，恶心，呕吐。

（2）局部症状　一过性腰胁部疼痛、肿胀感或腹痛，可有剧烈疼痛，伴肾区叩击痛。慢性肾静脉血栓者可无典型性表现。

（3）尿液检查　可见一过性血尿，尿蛋白突然增加。慢性表现者可有无菌性白细胞尿。

（4）肾功能　急性肾静脉血栓常伴血尿素氮及血肌酐升高，肌酐清除率下降，双侧急性肾静脉血栓甚至可以出现少尿和急性肾衰竭。慢性肾静脉血栓还可出现肾小管功能障碍，表现为肾性糖尿或肾小管性酸中毒。

（5）慢性肾静脉血栓，病变侧可见肾脏体积增大。

（6）B超、CT检查、核磁共振和肾核素扫描有助于本病的诊断。

（二）辨证诊断

望诊：神志不清，面色苍白，呼吸微弱，尿血，舌质紫暗或见干红。

闻诊：气血微弱或气粗气喘。

问诊：腰痛、痛处固定不移拒按。

切诊：发热或汗出肢冷，脉涩或芤数无力。

1.血瘀气滞，肾脉不通型

（1）临床证候　突然出现腰胁部刺痛或胀痛，痛处固定不移，拒按，或见闷喘，或尿血，少尿甚至无尿，恶心呕吐，舌质紫暗或有瘀斑、苔黄、脉结或涩。

（2）辨证要点　突然腰部疼痛，痛处不移、拒按。

2.气虚阴亏，腰失濡养型

（1）临床证候　腰痛肢软，面色苍白，口唇无华，四肢震颤或自汗肤冷，呼吸微弱或伴神志昏迷，舌红，脉数或无力。

（2）辨证要点　腰痛肢软，面白自汗，脉虚数。

三、临床治疗

（一）提高临床疗效的基本要素

1.详察病因病机，施治首推活血化瘀

肾静脉血栓的形成，主要是由于血液的高凝状态及肾血流障碍所致。对于本病的治疗要针对"血栓"这一病机关键来辨证用药。中医认为本病主要病机为血瘀。近年来用中药治疗血栓性疾病已取得了很好的临床疗效。因此对于本病的治疗，活血化瘀或化痰祛瘀治法的应用，贯穿于本病治疗的全过程。为治疗本病的基本大法。

2.审病明证权缓急，勿忘标本兼治

瘀血痹阻肾络是本病之标，临床除治标外还要针对瘀血形成的原因进行施治。辨清是因为气虚，还是因为阴虚，或是因为血热等因素。针对不同病因采取益气、养阴、凉血等治法，标本兼治方可取得良好的效果，针对原发病所表现的不同证候，采取相应的治法，才有望彻底治愈本病。

（二）辨病治疗

（1）抗凝治疗　口服抗凝药物具有溶解血栓作用，同时，还可阻止已形成的血栓蔓延。一般选用肝素或低分子肝素。

（2）纤溶治疗　急性患者用尿激酶或链激酶有效。

（3）血小板解聚药物　可口服阿司匹林、吲哚布芬等。

（4）扩容治疗　因严重脱水、有效循环血容量不足者，可采取扩容，纠正脱水，纠正血液浓缩。

（5）必要时可采取外科手术摘除血栓。

（三）辨证治疗

1.辨证论治

（1）血瘀气滞，肾脉不通型

治法：活血祛瘀，行气止痛。

方药：抵当汤加减。当归、水蛭、虻虫、桃仁、酒大黄（后下）、乳香、没药、牛膝、土鳖虫、丹参。

加减：如胀痛甚者，加木香、枳实；血尿者，加三七粉；少尿、恶心者，加泽泻、木通、川牛膝、泽兰、半夏。

（2）气虚阴亏，腰失濡养型

治法：益气滋阴，柔脉通络。

方药：生脉散合四物汤加减。人参、五味子、生地黄、当归、川芎、白芍、赤

芍、麦冬。

加减：若腰痛乏力、食少便溏、脏器下垂者，加黄芪、党参、升麻、柴胡、白术。

四、预后转归

肾静脉血栓的预后与下面两个因素有关。一是栓塞时并发症的出现情况。二是梗死对肾功能的影响。凡肾静脉大血栓或多发性血栓伴有肺栓塞，肾功能损伤严重者预后不佳。慢性肾静脉血栓及时发现、及时治疗预后都较好。但对于慢性肾静脉血栓是否加速肾脏病进展还不明确。有学者认为充分抗凝治疗对慢性肾静脉血栓患者的病程进展无显著影响。

五、预防与调护

（1）脱水严重时，要补充足够水盐，保证肾脏供血。

（2）肾脏病综合征使用激素的患者，要注意抗凝治疗，低蛋白血症严重水肿者禁止滥用、过用利尿药，以免诱发肾静脉血栓。

（3）认真观察病情变化，及早发现。凡有下列情况之一者要警惕可能有肾静脉血栓形成　①肾脏病综合征患者出现上腹部或腰部疼痛者，肉眼或镜下血尿，尤其是反复发作肺梗死者。②肾脏病综合征患者腹壁有静脉侧支循环者。③肾脏病综合征患者肾功能异常迅速下降者。

第九章　肾脏囊性疾病

第一节　多囊肾

多囊肾（PKD）系肾脏的皮质和髓质出现囊肿的一种遗传性肾脏病，按遗传方式分为两型：①常染色体显性遗传型，此型一般到成年才出现症状，可生存到老龄阶段，故又称成人型多囊肾（ADPKD）。ADPKD临床较常见，全世界每1000~2500人中就有1名患者，并且占终末期肾脏病患者的5%~10%，它是人类发病率最高，代价最昂贵的遗传病之一。②常染色体隐性遗传型，又称婴儿型，发病率约在1/20000。患儿多在出生后不久死亡。能度过新生儿期患者，50%~80%在15岁前能保持正常肾功能。本节主要讨论成人型。中医学无多囊肾这一病名，根据其临床所见，本病属于"积聚""腰痛""尿血"等范畴。

一、病因病机

（一）西医学认识

ADPKD遵循常染色体显性遗传规律。①男、女患病概率相等。②父母有一方患病，子女50%可能患有囊肿而发病，如父母均患病，子女发病率增加到75%。③不患病的子女不携带囊肿基因，如与无ADPKD的异性婚配，其子女（孙代）不会发病，亦即不会隔代遗传。

近年来对本病的认识有极大的进展，主要表现在以下两个方面：一是发现了本病基因在染色体上的定位，为发病前基因诊断及产前基因诊断提供了可能，进而指导预防，有基因治疗的前景；二是了解影响本病发展的各种因素，由此指导治疗，防止或延缓向肾衰竭的方向发展。

约60% ADPKD患者主要病因是上代将致病基因遗传给下代，其余40%无家族遗传史，系患者自身基因突变所致。数年来，对ADPKD的分子遗传学研究和基因诊断取得了重要进展。目前已知引起多囊肾脏病的突变基因主要有两个，按照发现先后分别命名为PKD1和PKD2。PKD1位于第16染色体短臂上。PKD2位于第4染色体长臂上。PKD1和PKD2的蛋白表达产物称为多囊蛋白，另外，有肝囊肿、颅内小动脉瘤患者做基因检查也可能发现ADPKD。但约5%呈假阴性。据报道，2%~3%ADPKD患者第16对染色体上没有上述连锁，称为Ⅱ型ADPKD，而有连锁者为Ⅰ型ADPKD。

多数学者认为，ADPKD的发病机制有三种。①"二次打击"和"三次打击"学说。"二次打击"学说即体细胞等位基因突变学说。该学说认为，ADPKD患者肾小管上皮细胞遗传了父代的PKD1或PKD2突变，基因型为杂合子，此时并不引起ADPKD。只有在感染、中毒等后天因素作用下，杂合子的正常等位基因发生了突变（体细胞突变），丢失正常单倍体才会发生ADPKD。而"三次打击"学说是发现缺血再灌注损伤、肾毒性药物可明显加重PKD动物模型囊肿表型，表明在基因突变基础上叠加肾损伤因素是导致肾囊肿发生、发展的重要因素。②纤毛致病学说：纤毛是一组结构上高度保守，由微管蛋白为主构成的古老细胞器，广泛存在于大多数哺乳动物细胞表面。按其结构功能可分为运动纤毛和初级纤毛，肾脏纤毛属于初级纤毛。初级纤毛由肾小管上皮细胞伸入管腔，与尿接触但不推动其流动，在肾脏发育过程中发挥重要作用，纤毛结构功能异常直接导致肾脏囊性疾病的发生。

囊肿基因在毒素、感染等外界因素作用下，引起细胞周期调控和细胞内代谢异常，上皮细胞增殖，形成微小囊肿，阻塞肾小管腔，液体积聚。基底膜成分异常，顺应性差，易扩张形成囊肿。囊液中含有囊肿衬里上皮细胞分泌的促分裂因子，与肾小管腔面膜移位的受体结合，形成自分泌、旁分泌环，刺激囊肿持续增大。

常染色体隐性多囊性肾脏病（ARPKD）：遗传方式为常染色体隐性遗传，即患者为纯合子，其父母是杂合子，是致病基因的携带者，其子代患 ARPKD 的概率为 25%。患儿双肾呈对称性增大，达 500g 多，平均 300g 左右。

（二）中医学认识

中医无多囊肾之病名，但根据本病腹内结块，或胀或痛的临床特征来看，多归属于中医"积聚"范畴。常因正气亏虚、脏腑失和、气血凝聚、痰浊蕴积腹内所致。其中正虚与邪结是本病的两个基本病因，气血凝聚为重要的病理变化。本病病位在肝、脾、肾三脏。

本病的发生多由于素禀不足，正气亏虚，加之后天劳倦太过，以致肾精亏虚，经络气血阻滞不通，瘀血留着于腰部而发病，或因饮食内伤，七情郁结，致令肝脾受损，痰瘀交阻，血行不畅，脉络滞塞，痰浊与气血搏结于肾之府，乃成本病。一般而言，病初以肾气不足、络脉不和为主，临床症状常较轻微或如常人。病深日久，气血不和之势渐现，必将累及肝脾，或为脾肾两虚，或为肝肾不足。脾肾亏虚以水湿运化失司、气血生化乏源为主要征象；肝肾不足以阴虚阳亢、气滞血瘀为主要表现。病情逐渐发展，必将出现全身脏腑功能亏损、气血阴阳失调的虚劳征象。此时

病机复杂，症状危重，治疗较为棘手。在整个疾病进展过程中，正气不足、脏腑虚损为病变之本，贯穿于病机之始终，而气滞血瘀、痰聚水积为病变之标。气、血、痰、瘀既是本病的病理产物，又是致病因素，本病具有本虚标实、虚实错杂的证候特性。

二、临床诊断

（一）辨病诊断

ADPKD 的诊断主要根据家族遗传史、临床诊断、现代仪器诊断及基因诊断。

1. 临床表现

本病发展缓慢，发病前多无症状。临床症状绝大多数出现于 35~45 岁之间，但也有迟至 70~80 岁才发现，男女性别无明显差异，常有家族史。当出现症状后，病情可以发展很快，是引起成年人终末期肾脏病常见原因之一，也是最常见遗传性肾脏病之一。

（1）腰、腹局部不适　主要表现为隐痛、钝痛，如果出现突然加剧的疼痛常为囊肿破裂出血或继发感染，合并结石或出血后血块堵塞输尿管可引起肾绞痛。

（2）泌尿系症状　间歇性或持续尿血，夜尿多，少尿或无尿，或伴有尿频、尿急、尿痛等症状。

（3）消化道症状　晚期可有食欲不振，恶心呕吐，严重者可出现消化道出血等。

（4）全身症状　脱水，头晕乏力，贫血，水肿，或昏迷、肢体瘫痪等。

（5）肾脏肿大　肾脏肿大早期需影像学检查才能发现，严重者腹部触诊即能触及。触诊手感呈海绵样，有不同程度触压不适感或压痛，可使上腹部饱满或膨隆。

（6）原发性高血压　是本病常见的早期表现，并直接影响预后。有学者报道，无氮质血症患者近 60% 发生原发性高血压，

肾功能正常的患者中，合并高血压的肾脏明显大于正常血压患者。

（7）蛋白尿和白细胞尿　20~40岁患者中20%~40%有轻度持续性蛋白尿；24小时尿蛋白定量一般在1g以下。白细胞尿比较多见，不一定意味着尿路感染，有研究发现40%女性和33%男性患者有轻度白细胞尿，但尿培养阳性者仅7%。

（8）镜下或肉眼血尿　常呈发作性，主要原因是囊壁血管牵扯破裂所致，常伴有腰痛加重。

（9）18% ADPKD患者有心血管系统异常，最常见的是主动脉根部扩张、尖瓣脱垂、二尖瓣脱垂和主动脉缩窄，其他还有主动脉瘤或夹层、三尖瓣狭窄。

（10）ADPKD患者肾石症的发生率有所增加（18%~34%），但有时囊壁钙化会误诊为肾结石。结石成分与一般无差别，有草酸钙、磷酸钙和尿酸结石等，尚未见代谢异常诱发的结石。本病患者结石的高发病率与结构紊乱引起的尿液淤滞和感染有关。

（11）输尿管梗阻常见的原因有结石、血块和囊肿压迫等。因无特异性症状及肾盏有扭曲，梗阻常难以发现。由于囊肿内出血压迫和梗阻肾盂，极少数可导致单侧或双侧肾脏丧失功能。

（12）肝脏肿大　约1/3的患者同时存在肝肿大，肝脏突出右肋下和剑突下，并可使肝上界升高，横膈膜升高和右下胸廓隆起。

（13）贫血　为晚期表现，呈进行性，但贫血程度较其他原因轻。

（14）肾功能损害　一般在30岁以前很少发生慢性肾衰竭，至59岁时约有半数患者已丧失肾脏功能而需替代治疗。随着治疗水平的提高和对患者密切随诊和指导，尿毒症的发生年龄在后移。

（15）多囊肾其他体征　约30%患者有肝囊肿；10%患者伴有脾囊肿；不足5%伴有胰腺囊肿；10%~20%患者有脑基底动脉瘤；80%患者有消化道憩室；膈疝亦常见。

2. 相关检查

（1）B超检查　B超是诊断ADPKD最常用的方法，2009年有学者发表了ADPKD的超声诊断及排除标准。有阳性家族史者，15~39岁，双肾囊肿数需≥3个；40~59岁，每侧肾囊肿数需≥2个；年龄≥60岁，每侧肾囊肿数需≥4个。排除标准为：40岁以上，如果双侧肾囊肿数＜2个，即可排除。

（2）CT扫描　CT诊断最为准确，不仅能区分实质性与囊性肿块，还可清晰分辨囊肿的大小和分布状况，对肝肾等脏器是一种分辨率极高的非侵入性检查方法，并能避免多囊肾合并癌变的漏诊。

（3）静脉肾盂造影　可显示肾影大小、外形是否规则，肾盂肾盏有无伸长狭窄，其边缘有无新月状压迹，有助于多囊肾的诊断。

（4）其他检查　如尿常规、尿比重、血生化、肾图、肾动脉造影、腹部平片、MRI等，也可酌情选用。

（5）基因诊断　目前基因诊断越来越多应用于症状前诊断和产前诊断，主要包括基因连锁分析和直接突变基因检测，而直接突变基因检测中的变性高效液相色谱方法灵敏度高，特异性强，成本较低，是近年来较为成熟、应用最普遍的ADPKD基因诊断方法。

（二）辨证诊断

多囊肾属中医学的"积聚""腰痛""尿血"等范畴。如《灵枢·本脏》说："肾大则善病腰痛，不可俯仰，易伤于邪。"《施今墨临证经验集》中云："腰肾虚，虚则不固，下渗而为血尿，治宜滋肾阴，清虚热，利尿活血法。"在古代文献中还有不少类似的描述与多囊肾的表现相似。该类病证的形成，主要因先天不足，肾气虚弱，气血瘀阻，水湿痰浊凝聚腰部，发为积聚。一般初期多属实证，中期多虚实夹杂，晚期则以正衰邪实为主。

望诊：中晚期或面色萎黄，小便赤，或神疲乏力，舌淡苔白腻，或唇色青紫，舌红苔黄。

闻诊：早期无异常，晚期或口气秽臭，或有尿臊气。

问诊：腰、胁、腹部隐痛或绞痛，或少尿、无尿、夜尿多，或有呕吐、恶心、食欲减退，或头晕头痛等。

切诊：腰胁部触及肿块，或腹部触痛。脉弦数或沉细。

1. 痰瘀互结型

（1）临床证候　腰肾部囊肿逐渐增大，局部重着，或酸胀疼痛，间断血尿，舌质淡紫，苔薄稍腻，脉沉细涩。

（2）辨证要点　多见于成人型多囊肾早期，腰酸，间断血尿，舌质淡紫，脉沉细涩。

2. 阴虚阳亢，热灼血络型

（1）临床证候　腰部肿块明显，肿而不坚，难以俯卧，尿赤带血或尿频、尿急、尿痛，或五心烦热，舌红少苔，脉弦细数。

（2）辨证要点　多见于成人型多囊肾中期，腰腹部肿块增大，腰痛重着，头晕、舌红少苔，脉弦细数。

3. 脾肾阳虚型

（1）临床证候　神疲乏力，面色苍白，畏寒肢冷，全身浮肿，脘腹胀闷，纳呆呕恶，尿少尿闭，舌淡而胖，苔腻或黄，脉沉细弦。

（2）辨证要点　多见于婴儿型及成人型多囊肾晚期，面色萎黄或苍白，腹部肿块巨大，恶心呕吐，舌暗苔腻，脉沉细弦。

三、鉴别诊断

（一）西医学鉴别诊断

1. 单纯性肾囊肿

为肾小管憩室发展而成，大部分患者无症状和体征，囊肿可发生于单侧肾，亦可见于双侧肾，囊肿数单个或数个不等，位于肾下极较大的囊肿偶可触及。本病绝大多数见于成年人，有外伤时可有血尿、蛋白尿，感染时可有腰痛、发热、脓尿等。但B超检查除见肾实质内的数个边缘清楚的液性暗区外，其他部位仍呈正常肾实质光点，有助于鉴别。

2. 髓质海绵肾

为先天畸形，而非遗传病，病变多在双侧肾的椎体部，由肾盏前小管扩张或集合管囊性扩张所致。囊内或伴有含钙结石，患者大多无症状，结石梗阻或尿路感染时可有肾绞痛。静脉肾盂造影呈刷状或放线状，腹平片也可见到多个肾内小结石，有助于鉴别。

3. 肾肿瘤

可有血尿、腰腹疼痛及肿块，但病程较短且呈进行加重，无肾功能损害表现。静脉肾盂造影示肾盂变形、破坏或消失。肾动脉造影可出现肿瘤血管，肿瘤区散在斑点状造影剂聚积。B超检查呈边缘不清楚的实性暗区。CT检查肾实质内有肿瘤影像，可助鉴别。

4. 肾积水

肾积水表现为单侧或双侧腰腹部囊性肿块，但尿路造影或肾穿刺尿路造影显示肾盏扩大，各肾盏呈程度不等的均匀性扩张。超声检查示肾影增大，实质变浅，中间为液性暗区，可资鉴别。

5. 肾窦多囊病

多为双侧肾脏病变，肾脏增大。但尿路造影示肾窦扩大，有多处透光区，肾盏移位，漏斗部伸长，变形，呈百合花样改变。B超检查肾门处有多个边缘光滑的圆形或椭圆形无回声暗区。CT检查可见肾窦内多个囊性肿块。

6. 获得性肾囊性病

是指尿毒症或经透析治疗后，在无囊肿的肾脏出现囊性变。有人认为系体内致囊物质不能为血透清除所致。透析器和管道的增塑剂亦可能致囊，可根据尿毒症及血透前后的B超结果对比加以鉴别。

7. 髓质囊性病

致病基因为髓质囊性病基因，常染色体显性遗传，发病率较低，多于成年起病，肾脏囊肿仅限于髓质，肾脏体积缩小。B超、CT检查有助于诊断。

8. von Hippel-Lindau病（VHL病）

常染色体显性遗传病，双肾多发囊肿，VHL病常伴肾脏实体瘤（如肾细胞癌、嗜铬细胞瘤）、视神经和中枢神经肿瘤，可与ADPKD鉴别。不伴实体瘤的VHL病与ADPKD相似，需要检测突变基因进行鉴别。

（二）中医学鉴别诊断

成人型多囊肾符合中医古籍中"积聚"的描述。鉴别上主要分为积与聚的鉴别和积聚与痞满的鉴别，具体如下。

1. 积与聚

积和聚均是指腹内有结块，或痛或胀的病证。二者虽然病因有相同之处，病机也有联系，但其病机和证候必须严格区别，辨证治疗。《景岳全书·积聚》说："盖积者，积垒之谓，由渐而成者也；聚者，聚散之谓，作止不常者也。"又说："故有形者曰积……无形者曰聚。"《张氏医通·积聚》中说"李士材曰，按积之成也，正气不足，而后邪气踞之""然攻之太急，正气转伤，初中末之法，不可不讲也"。《丹溪心法·积聚痞块》中说："凡积病不可用下

药，徒伤真气，病亦不去，当用消积药使之融化。"

2. 积聚与痞满

痞满是一种自觉症状，感觉腹部（主要是胃脘部）痞塞不通，胀满难忍，但触不到块物。若有"痞块"则属于积聚范围。

四、临床治疗

（一）提高临床疗效的基本要素

1. 理气化瘀，分期施治

多囊肾的发生，无论因何为患，均为积块积于肾中而成。其病机特点为气滞湿阻、痰聚血瘀，故治疗重在理气化瘀、软坚散结。而积之所成，非一朝一夕之事，病程往往绵长，病变常由气分深入血分。在病变早期，积块初聚，软而不坚，以邪气亢盛为主，病机特点为气滞血瘀，故治疗应理气活血、祛湿通络以消积块；病至中期，积块渐硬，瘀血内结，正气亦伤，治应祛瘀软坚，益气健脾；而病至后期，病延日久，积块坚硬，且正气大伤，虚损之势必现，故治以大补气血、化瘀软坚。由此可见，理气活血、化瘀软坚虽然贯穿于疾病治疗的始终，但如何正确适度地运用，至关重要，这亦是提高临床疗效的基本要素。治疗用药灵活变通，根据病情的演绎变化，采用理气行气益气、活血养血等法，使气血调和，则诸邪不生，湿无以聚，痰无以生，化瘀软坚，积块自消。

2. 谨守病机，扶正祛邪

多囊肾发病以脏腑虚损为本，气滞血瘀、水蓄停积为标，病机特点为本虚标实，虚实交错。在疾病发展过程中，脏腑虚损的程度与病情轻重及预后转归有密切关系，而气滞血瘀、痰湿结聚又贯穿于疾病的整个发展变化过程中，以致病情复杂，病机多变，故在治疗过程中应辨明正虚邪实、标本缓急，掌握急则治标，缓则治本的原

则，补虚不留邪，祛邪不伤正，随着病机转变，恰当辨证，方能有条不紊，把握方寸，挥戈克敌。

3. 早发现，早诊治

多囊肾为先天遗传性疾病，目前尚无根治方法，故及早发现，及时诊治，方可延缓肾损害的进程，这也是提高临床疗效的关键。多囊肾患者应做家族史调查，对其家庭成员定期检查和随访。患者宜 3~6 个月复查 B 超一次，以便早期发现，早期诊断，及时采取相应治疗措施，并加强生活防护，减少并发症的发生，方可大大推迟进入终末期肾衰竭的时间，从而延长寿命。

4. 消除诱因，加强防护

本病常因情志内伤、过度劳累或饮食失节等因素使病情加重，因此，合理的生活调养至关重要。患者要保持情志舒畅，树立战胜疾病的信心和勇气，避免气郁致气滞痰瘀之势加重。饮食上宜清淡新鲜，摄入优质低蛋白饮食，少食生冷油腻辛辣食物。并注意劳逸结合，避免过度劳作，加重病情。高血压是肾小球高滤过的重要因素之一，合理积极地控制高血压是保护肾功能、延缓肾衰竭进程的重要措施之一，但治疗本病之高血压，一般不主张同用降压药与利尿药，因利尿药可能促进囊肿的增大。此外，感染是本病之大敌，一旦合并感染，即应予以合理有效的抗生素治疗，防止病情加重。只有积极及时地消除各种诱因，加强生活防护，方能稳定病情，减轻症状，以免肾功能进一步恶化。

（二）辨病治疗

先天性多囊肾是基因遗传性疾病，无特殊治疗方法。治疗的目标是防止肾脏并发症，保护肾功能，延长生存期，减轻痛苦。为达此目标，"一般处理""积极对症治疗""替代治疗"是三个主要准则，具体治疗方法如下。

1. 一般处理

早期和无症状的成人型多囊肾无须特殊治疗。一般嘱患者避免剧烈的体力运动和腹部撞伤，避免做压迫腹部的运动。肾脏肿大显著时，宜穿吊带裤，以免束腰过紧引起囊肿破裂。夜尿增多者除非伴有肾结石和泌尿系感染，一般不必增加饮水量，亦不必过度限制钠摄入。肾囊肿破裂引起血尿的患者，一般卧床休息数日可自行缓解。

2. 手术治疗

对肾皮质表面比较大的囊肿，尤其是伴有顽固性疼痛、急进性高血压以及肾功能减退者，可做肾囊肿去顶减压手术，有助于减轻疼痛，降低血压，延缓病情发展。对尿血不止、保守治疗无效者，以及伴有肾结石、癌肿和顽固感染者，也可考虑行肾动脉栓塞治疗或肾切除手术，但宜慎重。

3. 对症治疗

（1）积极防治尿路感染　先天性多囊肾患者尤其是女性患者易合并尿路和囊肿感染。致病菌多为大肠埃希菌、产碱杆菌、变形杆菌，甲型溶血性链球菌和葡萄球菌等。由于抗生素经过囊腔弥散很慢，故大的囊腔内很难达到足够的抗感染药物浓度。据观察，直径大于 2cm 的囊肿，抗生素从边缘到达中心约 10 天才相当于血浓度的 50%。因此，用抗生素时疗程必须较长才能见效。选药时应注意青霉素类、氨基糖苷类、头孢类抗生素仅能进入近端肾小管的囊肿，但不易进入远端肾小管的囊肿，均非首选药。可根据血、尿培养结果选用喹诺酮类、复方磺胺甲噁唑及甲硝唑等脂溶性抗生素，易进入肾小管近端和远端囊肿。单纯膀胱炎可选用诺氟沙星等，上尿路感染亦可联合应用青霉素和红霉素，以防止感染加重肾损害，保护肾功能。应注意避免选用有肾毒性的药物，防止加重病情。

尿路感染多见于女性，预防方法如下。①洗澡选淋浴，不用盆浴。①勿憋尿，养成勤排尿习惯。③解大便后手纸向后擦。④经常注意外阴卫生。⑤性生活前服诺氟沙星0.2g，事后立即排尿并清洗外阴。⑥尽量避免导尿或其他尿路器械检查。

（2）控制高血压 这在保护肾功能中能起决定性作用。基于本病高血压的发生机制，ACEI是首选的降压药物。有研究报道患者在应用卡托普利6周后有效肾血浆流量增加，肾小球滤过率稳定，肾血管阻力下降。虽提倡用利尿剂降压，但基于此药会抑制钠重吸收使囊液增加；造成低血钾可促进肾囊肿生长；使血容量降低刺激肾素-血管紧张素系统的分泌，所以也有学者反对使用本药。其他降压药如钙离子拮抗剂、血管扩张药和β受体阻断剂的应用均与其他肾性高血压相同，还要积极改善生活方式，使血压低于140/90mmHg。

（3）肉眼血尿发作的处理 一般在减少活动和卧床休息后即可缓解。严重血尿不能控制时可用肾动脉栓塞技术，近来还有用胰蛋白酶抑制剂和去氨加压素成功治疗的报道。

（4）高尿酸血症者 可服别嘌呤醇或非布索坦对症治疗。

（5）合并结石和颅内动脉瘤的治疗 合并结石时，由于囊肿压迫，肾盂扩张不全，以及尿路器械介入易发生感染，此时应积极控制感染。至于结石处理，经皮肾切开和碎石技术难度都较大，需由有经验者操作。对无症状的颅内动脉瘤直径小于1cm者可继续观察，如直径超过1cm，尤其有脑部症状者，应考虑手术治疗。

（6）多囊肝 中重度多囊肝患者禁用雌激素，如症状严重影响生活质量时需要治疗，治疗方法包括外科手术和药物治疗，手术方法包括穿刺硬化治疗、去顶减压、部分或节段肝切除、介入治疗以及肝移植等，药物治疗主要是生长抑素类似物，可缩小或稳定严重多囊肝患者囊肿体积。

4.肾保护措施和慢性肾功能不全的治疗

在传统护肾治疗的基础上，包括饮食、调整生活方式、锻炼和运动、控制血脂、纠正酸碱失衡、患者的教育和关怀等一般治疗，几种新型的药物显示了良好的治疗前景。①精氨酸血管升压素V2受体拮抗剂（托伐普坦），先后在日本、加拿大、欧盟、韩国和瑞士获批临床使用，成为首个上市的多囊肾脏病治疗药物。美国梅奥多囊肾脏病研究中心于2018年制定了托伐普坦治疗ADPKD的临床实践指南，推荐进展较快的成年ADPKD患者使用托伐普坦进行治疗。目前，该药已在国内上市，但适应证仅限于高血容量性和正常血容量性低钠血症。尚无大规模应用治疗ADPKD的临床实践报道，且经济花费巨大，可选择性推荐使用，托伐普坦建议分两次服用，间隔8小时以上，起始剂量45mg/15mg（早上45mg，下午15mg），根据耐受情况逐渐增加到60mg/30mg或90mg/30mg，保证每天饮水2.5~3L。使用托伐普坦需要定期监测肝功能。②生长抑素类似物：已在三个随机对照试验研究中证实有效，但研究患者人数较少、随访时间短。③羟甲基戊二酰辅酶A还原酶抑制剂（如普伐他汀）：在儿童多囊肾脏病患者中开展的一项随机对照试验证实普伐他汀可减慢肾体积增大速度和减少肾功能丢失，但在另一项成人多囊肾脏病患者中开展的为期两年研究却没有发现普伐他汀具有肾脏保护作用。因此，该类药物的疗效有待进一步证实。其他的治疗同肾功能不全患者相同，低盐、低蛋白、低磷、低脂肪以及充分必需氨基酸和热量的饮食，同样适用于本病所致的肾功能受损患者。

5. 透析治疗

透析治疗适用于晚期先天性多囊肾患者，替代疗法选择血液透析为宜，尽可能不做腹膜透析，因腹膜透析易并发腹膜炎。血液透析中注意不宜过度脱水。若透析中或透析间期出现血尿，可能是囊肿破裂所致，透析时可少用或不用肝素，血尿可自行缓解。

6. 肾移植治疗

先天性多囊肾肾移植效果与其他尿毒症患者无异。由于本病常合并感染、出血、高血压，加上肾移植者使用免疫抑制剂，更易并发感染，故目前主张移植前要先切除病肾，然后再维持透析，等待肾移植。另外，伴有脾肿大者应检查有无脾功能亢进，以免影响免疫抑制剂的应用。婴儿型由于肝纤维化和门静脉高压，除非同时行肝移植，否则，肾移植术后存活时间亦不长。

（三）辨证治疗

（1）痰瘀互结型

治法：祛痰化瘀，软坚散结。

方药：膈下逐瘀汤加减。当归、桃仁、红花、牡丹皮、赤芍、延胡索、枳壳、陈皮、茯苓、鳖甲、生龙骨、生牡蛎。

加减：若腰痛久治无效者，加桑寄生、杜仲、淫羊藿以固本；若尿中带血者，可加三七、墨旱莲止血。

（2）阴虚阳亢，热灼血结型

治法：滋阴潜阳，凉血止血。

方药：建瓴汤加减。生地黄、白芍、怀牛膝、生龙骨、生牡蛎、鳖甲、牡丹皮、血余炭、炒蒲黄、茜草、香附。

加减：若见恶心、呕吐、口苦者，合黄连温胆汤，或选加黄连、竹茹、胆南星、制半夏以化痰清热；兼见头痛眩晕者，可加钩藤、羚羊角粉以平肝潜阳。

（3）脾肾阳虚型

治法：温补脾肾。

方药：金匮肾气丸加减。熟附片、干姜、炒白术、吴茱萸、法半夏、砂仁、人参、山药、茯苓、泽泻、肉桂。

加减：若便秘者，加大黄、肉苁蓉；若腹中疼痛者，可加白芍，木香、厚朴以缓中理气，腹痛可消。

（四）医家诊疗经验

杨洪涛

杨洪涛教授认为，本病的病机特点为虚实夹杂，以肝脾肾虚为本，水湿、痰浊、血瘀为标，早期为气滞血瘀、肾气不固、下焦湿热，中期则多为瘀血内阻、肝阳上亢、精血不足、湿热下注，晚期以正虚瘀结、肝风内动、湿热关格为主。治疗上早期为理气化痰，软坚散结，清利湿热，兼以健脾补肾以达去邪而不伤正；而中期则以祛瘀软坚，益气健脾补肾为主；病之后期应滋补肝肾，补益气血，化瘀软坚，清利湿热以固本去邪。[《中国民族民间医药》2012，21（8）：145-146.]

五、预后转归

常染色体显性遗传型多囊肾患者，绝大部分于35~45岁之间才被发现，且大多发展缓慢，进入肾衰竭时已接近老龄期。带 *PKD1* 基因者预后较 *PKD2* 基因者差，男性预后差。起病早者预后差。其他可人为控制的影响预后因素有高血压、妊娠次数、继发泌尿系感染的频率等。ADPKD 患者个体差异大，其病程的差异在于是否有并发症及进行性尿毒症。若不做透析疗法及肾移植，平均死亡年龄 50 岁，即一般于症状出现后存活 10 年。但若血肌酐从未升高过，且无结石、感染和严重高血压，可存活 30~40 年。透析或肾移植的 ADPKD 患者，其寿命基本与其他透析和肾移植患者相近。另外可采用 PRO-PKD 评分系统（表2），根据患者的临床特征和基因突变类型预测多囊肾脏病的预后。根据得分，将患者进展至 ESRD 的风险评为低（0~3分）、中（4~6分）、高（7~9分）3组，其发生 ESRD 的平均年龄为70.6岁、56.9岁和49岁。

表2　ADPKD 预后的 PRO-PKD 评分系统

分值	特征
1	男性
2	35 岁前出现高血压
2	35 岁前出现第一次泌尿系统事件（肉眼血尿、腰痛或囊肿感染）
0	*PKD2* 突变
2	*PKD1* 非截短突变
4	*PKD1* 截短突变

六、预防调护

（一）预防

（1）对有 ADPKD 风险的家族系，可通过优生优育，禁止近亲婚配，产前检查和诊断基因等来控制患婴出生。

（2）对成年人或有腰酸不适的人，做肾脏 B 超普查，以期早发现早诊断，早期采取有关防护、治疗措施。

（3）对 ADPKD 患者要注意预防感冒和各种感染。

（二）调护

（1）一旦发现患有多囊肾，教育患者不必惊慌，正确对待，加强心理护理，学习和掌握有关疗养知识。

（2）戒除烟酒，忌高脂肪、高胆固醇食物。

（3）无症状的患者应定期体检复查，如肾功能、血常规、尿常规、血压等，B 超宜 3~6 个月复查一次。

（4）对体重较大的多囊肾患者，睡眠时要调整正确体位，避免患处受压，更要防止碰撞患部，避免挤压，以免囊肿破裂，发生变证。

（5）对有肾衰竭并发症的患者，要严格遵守饮食疗法，给予优质低蛋白、低磷、低盐饮食，多食蔬菜、水果。做好生活调摄，起居有节，劳逸结合。

参考文献

[1] Pei Y, Obaji J, Dupuis A, et al. Unified criteria for uhrasono graphic diagnosis of ADPKD [J]. J Am Soc Nephrol, 2009, 20（1）: 205-212.

[2] Chebib FT, Perrone RD, Chapman AB, et al. A practical guide for treatment of rapidly progressive ADPKD with tolvaptan [J]. Am Soc Nephrol, 2018, 29（10）: 2458-2470.

第二节　肾囊肿

肾囊肿又称孤立性肾囊肿或单纯性肾囊肿，是临床上最常见的囊肿性肾脏病，主要见于成人，尤其是在老年人中更为常见，50 岁以上的人尸检时，有 50% 以上的成人至少有一个囊肿，40 岁以上的病患因与肾脏无关的疾病做腹部 CT 时，24% 的患者肾脏有囊肿。囊肿可为单个也可为多个，常无症状，很少发生并发症。其临床意义在于需要与肾上腺样瘤鉴别，当数目较多时与 PKD 鉴别。本病一般不会导致肾功能减退。本病属中医"积聚"范畴，《难经》中"肾积"之称多指本病。

一、病因病机

（一）西医学研究

1. 发病机制
大多数临床和病理研究认为单纯性肾

囊肿是获得性的，早期的实验研究认为肾小管梗阻和缺血可能与本病有关，多数人认为是肾小管憩室发展而成。衰老相关的髓质和乳头间质纤维化引起的肾小管梗阻可促使囊肿发生。

显微镜解剖研究提示囊肿可能产生于肾小管壁局部缺陷处，先形成憩室，继之进展至单纯性囊肿。20 岁以后常可在远曲小管发现憩室，数目随年龄增加而增加。肾小管基底膜也因衰老而变化。这些变化是衰老时胶原蛋白成熟和交叉联结方面变化的结果，从而使基底膜力量减弱，形成小管憩室和单纯性囊肿。如这一理论正确的话，单纯性肾囊肿的形成不仅由控制结缔组织代谢的遗传因素来决定，还与环境因素如接触改变胶原蛋白代谢的药物也有关。

与 PKD 不同，单纯性肾囊肿囊液成分与间质液相似，另一差别是给单纯性肾囊肿患者静脉滴注小分子示踪剂如菊粉、对氨基马尿酸、碘 –131– 邻碘马尿酸钠和高锝酸钠后，抽吸的囊液中没有这些物质。因而，单纯性肾囊肿似乎与肾小管腔不相通。这可能是囊状的肾小管憩室不断扩张形成单纯性肾囊肿后颈部不断变窄，最终与肾小管完全断开。

2. 病理

病变可以一侧，也可以两侧，每个肾脏有一个或少数几个囊肿。囊肿一般孤立呈球形，位于肾皮质浅表者可改变肾脏外形，也可位于皮质深层或髓质。直径一般 2cm，也有直径达 10cm 的囊肿，囊壁薄而透明，内含草黄色透明液体（偶呈血性）、较黏稠，如有过炎症，囊壁可增厚、纤维化，甚至钙化。囊肿与肾盂不相通，囊壁对低分子物质和抗生素通透性均较差。

多数学者认为本病与多囊肾不同，不是由先天遗传而是后天形成的。随年龄增长，远端小管和集合管憩室增加，所以单纯性肾囊肿的发生率亦随之增加。

（二）中医学认识

中医学认为本病的发生多因情志郁结，饮食所伤，寒邪外袭，以及病后体虚，或黄疸、疟疾等经久不愈，以致正气不足，肝脾受损，脏腑失和，气机阻滞，导致气血亏损及痰瘀水浊停留体内，上述内外合邪，结于肾中，发为肾积。正如《灵枢·百病始生》中所说："卒然外中于寒，若内伤于忧怒，则气上逆，气上逆，则六输不通，湿气不行，凝血蕴裹而不散，津液涩渗，着而不去，而积皆成矣。"

二、临床诊断

（一）辨病诊断

诊断主要依靠 B 超和 CT。必要时还可在 B 超引导下穿刺囊肿，吸取囊液进行化验，以及做肾动脉造影协助诊断和鉴别诊断。个别患者有时还需做手术探查。

本病一般不出现症状，常常只因其他目的做尿路 X 线、腹部 B 超或 CT 检查时无意中被发现。可以出现血尿或局部疼痛，也可出现肾盏梗阻和继发感染。个别患者因囊肿压迫邻近血管，造成局部缺血和肾素增加而出现高血压，偶尔还可伴发红细胞增多症。两肾发生单纯性肾囊肿的概率均等，囊肿多位于肾的下极，其次是上极，最后是中段。单纯性肾囊肿多见于男性。发现囊肿后不影响更为重要的肾内或肾外疾病的诊断。大的囊肿可引起腹部或腰部不适，常为沉重或钝痛感。然而疼痛更多的是由并存的疾病如肾结石所引起。

囊肿扩大腐蚀血管在个别患者中可出现肉眼血尿，但大多数有血尿的患者常会发现其他引起血尿的原因。个别孤立的单纯性肾内囊肿可引起肾素依赖性高血压，其机制可能是囊肿压迫肾动脉，引起节段性缺血，手术切除囊肿或经皮引流吸取囊液减压后高血压可治愈。囊肿感染少见，但有重要意义，一般表现为发热、腰痛及压痛，常有交感性胸腔积液。感染多发生在女性，大肠埃希菌是最常见的致病菌。尿培养常为阴性。超声检查有助于诊断，与无并发症的单纯性囊肿不同，感染的囊肿内部回声边缘不规则。但感染的单纯性囊肿与原发性肾脓肿可能难以区别，经皮肾膀胱造影术见囊肿内面轮廓平滑，可以鉴别。

（二）辨证诊断

根据单纯性肾囊肿的西医辨病临床特点，分阶段进行辨证，以便配合中医中药治疗，提高疗效。该病以腹部出现囊肿，早期一般不出现症状，除现代仪器发现外，中医似无证可辨。但从整体观念出发，详察之，还是可以分辨的。如腰腹部酸胀不适，有沉重或钝痛感，有时有肉眼血尿，或尿路感染症状，有时伴消化道症状，有时出现高血压，当囊肿压迫胆道时，还可出现梗阻性黄疸等。

望诊：中晚期或面色晦暗，神疲乏力，小便赤黄，或身黄目黄，或唇色紫暗，舌淡苔白或舌红苔黄。

闻诊：早期无异常，晚期或呻吟不止，或口气秽臭。

问诊：或腰腹胀满，或隐痛、钝痛，或恶呕纳差，或头晕头痛。

切诊：中晚期腰腹部可能会触及肿块，或有触痛，脉弦细或细涩。

1.气滞湿阻型

（1）临床证候　腹部按之有肿块，肿而不坚，胁下痞胀或胀肿，纳食减少，食后胀甚，恶心呕吐，嗳气，苔白腻，脉弦等。

（2）辨证要点　腰胁胀满，肿块按而不坚，如按气囊感，纳食减少，呕恶，嗳气，脉弦。

2.气滞血瘀型

（1）临床证候　尿血，血色较暗，少腹刺痛拒按，或可触至痞块，舌质紫暗或有瘀点瘀斑，苔薄，脉细涩或沉涩等。

（2）辨证要点　尿血，少腹刺痛，舌质紫暗而有瘀点，脉细涩或沉涩。

3.瘀血阻络型

（1）临床证候　眩晕，头痛，或兼见健忘，失眠，心悸，精神不振，腰膝酸软，面或唇色紫暗，舌有瘀斑或瘀点，脉弦涩或细涩等。

（2）辨证要点　眩晕，头痛，精神不振，面唇紫暗，舌有瘀点瘀斑，腰痛，脉弦涩。

4.积聚血瘀型

（1）临床证候　身目发黄，腹部及肋下有痞块胀痛，烦躁不安，舌质紫或有瘀斑，脉弦涩等。

（2）辨证要点　由于囊肿压迫胆道，致黄疸，腹胀痛，舌质紫有瘀斑，脉弦涩。

5.脾肾阳虚型

（1）临床证候　偏脾阳虚者少气乏力，面色无华，唇甲苍白，形寒腹胀，晨起头面浮肿，下午脚肿明显，纳呆，恶心呕吐频作，尿量减少或水肿，舌淡，苔薄，脉濡细；偏肾阳虚者神疲、面色苍白而晦滞，四肢不温，膝软，浮肿，不思食，泛恶，呕吐，少尿或无尿，舌淡苔薄，脉沉细等。

（2）辨证要点　脾阳不振者少气乏力，面色无华，形寒腹胀，纳呆呕恶，尿少水肿，舌淡苔黄，脉濡细。肾阳不足者腰膝酸软，四肢不温，浮肿，少尿或无尿，舌淡苔薄，脉沉细。

三、鉴别诊断

本病主要需要和以下疾病鉴别：肾脏实体肿瘤坏死液化；在肾囊肿基础上发生癌变，这种情况罕见；常染色体显性多囊肾脏病。

四、临床治疗

（一）提高临床疗效的基本要素

1. 谨守病机，理气化瘀

单纯性肾囊肿的临床症状常不典型，从其所形成的临床证候看，病机特点以邪实为主，气滞湿阻，血瘀水停，结聚于肾而成。故治疗重点在于疏理气机，祛湿化瘀，软坚散结。气机畅达，则血运有序，气血调和，诸邪不生，故理气化瘀为祛湿散结的关键所在。但理气与活血两类药物久用损伤人体的正气，而肾囊肿的形成本身与人体正气强弱有很大的关系。邪客之处常为正虚之所。正气强盛之人，气血畅行，则积块无以生；而形体虚弱，正气不足之人，气血皆虚，运行迟缓，每遇邪犯，易致郁滞为患。正气的强弱无不关乎着积块的形成，且与病机演变也有密切的关系。故处理好正虚与邪实、祛邪与扶正的关系至关重要。病变早期，邪气亢盛，重在理气除湿化瘀，治在肝脾；病延日久，邪实正伤，虚实交错，则宜扶正与祛邪兼顾，补气行气，培补脾肾，活血化瘀，消积安正。由此可见，理气化瘀虽然贯穿于治疗的始终，但适度运用，灵活施法，至关重要。

2. 加强防护，预防感染

肾囊肿为临床常见的囊肿性肾脏病，由于患者大多无明显临床症状，且自然变化缓慢，故一般不影响肾功能，预后良好。但若遇外伤、感染等，则常诱发本病，出现显性症状，或使囊肿发生变化。故加强生活防护至关重要，尽量避免意外挫伤、感染、劳累等有关因素。应定期复查，对囊肿变化者追踪观察，以早期发现病变苗头，及时给予合理恰当的治疗。

（二）辨病治疗

由于单纯性肾囊肿大多体积不大，无症状，不影响肾功能，而且自然变化缓慢，故一般无须治疗，但应每半年至1年复查一次。对直径超过5cm的囊肿，可考虑穿刺抽液，然后注入硬化剂（四环素或无水乙醇等）防止囊液再生。

对于诊断不明确，怀疑恶性病变的单纯性囊肿，或直径超过8cm，囊液超过500ml，治疗效果不佳的复杂性囊肿，和经皮引流后症状很快复发的囊肿应手术切除。抗生素如青霉素、四环素和利福平对囊肿的穿透力较差。手术引流和经皮引流同样有效。经皮肾囊肿引流操作容易，当囊肿可能与疼痛、梗阻或高血压有关时可做诊断之用。有些患者，抽吸后囊液不再积聚，还有治疗价值。有人主张在囊内滴注某些物质如碘苯诱导囊壁炎症反应，使肾囊肿变小。

（三）辨证治疗

1. 气滞湿阻型

治法：疏肝理气，除湿消痞。

方药：柴胡疏肝散合平胃散。柴胡、赤芍、川芎、香附、苍术、厚朴、枳壳、陈皮、桃仁、红花、沉香、生牡蛎、大腹皮。

加减：若尿少者，可加车前子、泽泻；若泛吐清水者，加半夏、干姜；若腹胀甚者，加木香、砂仁。

2. 气滞血瘀型

治法：行气化瘀，养血止血。

方药：茜根散合蒲黄散。蒲黄、郁金、茜草根、当归、甘草、贝母、侧柏叶、瓜蒌、红花、生地黄、三七、琥珀。

加减：若有胃气上逆、恶心呕吐者，可加竹茹、旋覆花；若口渴明显者，加麦冬、天花粉。

3. 瘀血阻络型

治法：祛瘀生新，行血清经。

方药：血府逐瘀汤。当归、生地黄、桃仁、红花、赤芍、川芎、枳壳、柴胡、桔梗、牛膝、黄芪。

加减：若兼寒凝、胃寒肢冷者，可加附子、桂枝以温经活血；若兼骨蒸劳热、肌肤甲错者，可加牡丹皮、知母、黄柏等。

4. 积聚血瘀型

治法：活血通瘀，疏肝退黄。

方药：鳖甲煎丸。鳖甲、大黄、土鳖虫、桃仁、红花、厚朴、柴胡、蛴螬、瞿麦、石韦、干姜、人参、黄芩、阿胶、白芍、半夏、蜂巢。

加减：若兼烦热口干、舌红、脉细弦者，加牡丹皮、山栀子。

5. 脾阳虚型

治法：脾阳虚者，健脾温中。

方药：理中丸合黄芪健中汤。人参、干姜、白术、甘草、桂枝、白芍、黄芪、防己。

加减：若腹中冷痛、畏寒喜温、舌苔白、脉缓者，重用肉桂，加吴茱萸、当归。

6. 肾阳虚型

治法：肾阳虚者，温肾固本。

方药：肾气丸或右归饮脾。地黄、山药、山茱萸、茯苓、牡丹皮、泽泻、肉桂、附子、杜仲、白术、人参。

加减：若出现疼痛者，加五灵脂、延胡索；若舌苔白腻者，加白芥子、半夏、苍术。

五、预后转归

单纯性肾囊肿为临床上最常见的一种囊肿性疾病，虽然其发病率随年龄而增加，但它与多囊肾不同，不是由先天遗传而是后天形成的，其自然变化非常缓慢，大多数囊肿体积不大，故一般不出现临床症状，健康人群中出现概率相当高，所以本病不会发展为肾功能不全，预后良好。

六、预防调护

本病虽为良性进展过程，病变发展极为缓慢，但对囊肿数目较多，或有临床症状的患者，仍须提高警惕。

（1）做好生活护理，尽量避免疲劳、外感、局部挤压碰撞等诱因促使病情突变。

（2）囊肿数目较多者应定期复查B超，若发现数目增加或囊肿体积有变化时，更应及时行B超检查，追踪观察，防患于未然。

（3）对临床出现血尿或高血压的患者，及时对症处理，加强病情观测。

（4）尽量避免使用肾毒性药物。

参考文献

张涛，张沂南，夏庆华，等. 腹腔镜肾盂旁囊肿切除术与去顶术疗效比较［J］. 泌尿外科杂志（电子版），2011, 3（1）: 25-27.

第十章 梗阻性肾脏病

梗阻性肾脏病简称梗阻肾，为尿路受阻，尿液逆流向上致肾内压力增高，引起的肾实质损害及肾功能障碍。

本病是比较常见的疾病，总发病率在3.8%，男女发病率无明显区别，发病年龄呈双峰特点，儿童和老人高发，成年人低发。20岁以前男女肾盂积水的发病率无明显差异，20~60岁之间女性肾盂积水的发病率相对较高，60岁以后男性发病率有上升的趋势。

本病因梗阻可发生在尿路的任何部位，上自肾小管，下至尿道终末。临床表现复杂多样，主要取决于梗阻的部位、急性或慢性、完全性或不完全性、单侧或双侧、肾功能损害程度以及是否并发尿路感染等而临床表现多样。中医学虽无梗阻性肾脏病的病名，但按临床特征，可归于"关格""癃闭"等范畴。

一、病因病机

（一）西医学认识

梗阻性肾脏病的分类法有多种，按病变性质、起病缓急、梗阻程度和部位等，将尿路梗阻分为先天性和后天性、急性和慢性、完全性和不完全性、上尿路和下尿路、单侧和双侧、机械性梗阻和功能性梗阻等。

引起梗阻性肾脏病的常见病因如下。①先天性畸形：如尿道口（包皮口）狭窄、后尿道瓣膜、膀胱输尿管反流、输尿管口囊肿、先天性巨输尿管和肾盂输尿管连接部畸形等。②结石：如肾、输尿管、膀胱、前列腺和尿道结石。③肿瘤：膀胱癌、前列腺癌、原发性输尿管肿瘤，还有膀胱或盆腔肿瘤直接浸润或压迫输尿管。④炎症、肾和输尿管结核、外伤或淋巴性尿道狭窄。⑤前列腺结节状增生。⑥神经源性膀胱。⑦医源性尿路梗阻：如手术结扎输尿管、输尿管镜检损伤、止痛药致肾乳头坏死脱落引起梗阻等。⑧其他：如原发性腹膜后硬化、邻近器官病变压迫尿路等导致尿液排出受阻，肾盂及肾小管压力增高，肾盂等集合系统扩张，肾间质水肿，局灶性炎性细胞浸润，最终导致肾间质纤维化及肾萎缩。有关梗阻性肾脏病发病机制目前尚未完全清楚，在这演变过程中，涉及一系列细胞因子和组织学改变，特别是多种调节因子通过不同途径、不同机制发挥重要作用。目前大多数学者认为本病发生是以梗阻为启动因素所诱导的多种血管活性物质、生长因子、细胞因子、化学趋化蛋白、反应氧代谢产物等综合作用的结果。总之，梗阻性肾脏病的发病机制错综复杂，迄今尚未完全阐明，仍有很多问题有待深入研究。

（二）中医学认识

中医对梗阻性肾脏病的认识是以临床特征为依据的，一般多将其归属为"关格""癃闭"范畴。古代医家认为正虚和邪气亢盛都可以导致本病的发生。《素问·宣明五气论》中指出："五气所病，膀胱不利为癃。"《素问·五常政大论》中指出："涸流之纪，其病癃闭，邪伤肾也。"朱震亨在《丹溪心法》中指出："小便不通，有气虚、血虚，有痰风闭实热。"本病有虚实之分，辨证应分清虚实。病初多以邪实为主，有实热、浊瘀和砂石；病情迁延或治疗不及时时以正虚为主，或虚实夹杂，应从脾虚、肾虚及气血阴阳之不足处着手辨证论治。

二、临床诊断

（一）辨病诊断

1.临床表现

（1）症状诊断　由于梗阻性肾脏病的病因、性质、部位、时间长短以及有无并发症的不同，其临床表现较为复杂。①下尿路症状。因下尿道狭窄、前列腺病变、膀胱颈梗阻、神经源性膀胱等所致者，常表现为排尿不畅、下尿路刺激症状、血尿、脓尿。②上尿路症状。因输尿管狭窄、结石、血块堵塞等导致梗阻性肾脏病者，可出现肾绞痛、血尿，合并感染时，除尿路刺激征外，可伴寒战、高热及胃肠道症状。③全身症状。尿量增加或减少交替出现，若有肾功能不全，可出现纳呆、恶心、呕吐、乏力、精神不振、嗜睡等。

（2）体征诊断　①下尿路梗阻。前尿道狭窄，局部可触及尿道的硬化或瘢痕区；前列腺病变时，肛门指诊可触及肿大的前列腺，神经源性膀胱者可表现为会阴部感觉消失、肛门括约肌松弛，梗阻严重者可触到潴留尿液过量的膀胱。②上尿路梗阻。可触及患侧肿大的肾脏，肾区叩击痛，合并感染者，腹部可有压痛。因腹部肿瘤或炎性包块压迫者，有时可触及相应部位的包块。③全身表现。可出现高血压、腹水征，少数病例可出现樱桃唇（红细胞增多症）。

2.相关检查

（1）尿液　尿中可出现蛋白或管型，早期尿渗透压升高，晚期尿比重低且固定。合并感染者可见红、白细胞，尿培养（清洁中段尿或膀胱穿刺尿）可检出致病菌。

（2）血液　合并感染时，血常规可增高，双侧梗阻致肾功能不全时，可有不同程度的贫血、血尿素氮和肌酐增高、二氧化碳结合力及血钙降低、血磷增高。

（3）B超　为首选，可了解尿路扩张积水的程度、部位，肾脏大小，皮质厚度，膀胱有无残余尿，尿路周围有无肿块压迫，并可间接推测残余肾功能。

（4）放射性核素肾图　梗阻肾可出现典型的高水平延长线，还可了解单侧肾梗阻的程度。

（5）X线平片　X线腹部平片可帮助发现肾、输尿管阳性结石，了解肾脏大小、恶性肿瘤影及有无骨转移，如发现脊柱裂提示可能有神经源性膀胱。

（6）静脉肾盂造影及逆行造影　了解积水的部位、程度，并可发现阴性结石及占位病变。

（7）CT及核磁共振　CT及核磁共振可准确诊断梗阻的部位、原因及肾脏情况。

（8）尿道、膀胱及输尿管镜　可直接发现下尿路及输尿管病变的存在部位、性质，部分患者可借此解除梗阻。

（二）辨证诊断

梗阻性肾脏病将急性梗阻解除后配合中医药辨证治疗。

望诊：痛苦面容，辗转反侧，或神疲乏力，面色无华，舌红或舌质紫暗，苔黄腻或白腻。

闻诊：或口气秽臭，或语言及气味无明显异常。

问诊：尿频，尿急，尿痛，或小腹胀痛，或腰部疼痛，口干口苦，或身困乏力，排尿无力。

切诊：或肾区叩击痛，脉弦数或弦滑。

1.湿热蕴结型

（1）临床证候　尿频，尿急，尿痛，或小便点滴难解，小腹胀满，口苦口黏，舌质红，苔黄腻，脉濡数。

（2）辨证要点　尿频，尿急，尿痛，舌红，苔黄腻，脉数。

2.血瘀阻滞型

（1）临床证候　腰痛固定，刺痛，小便点滴不通或小便中夹有血块，舌质紫暗或有瘀斑、瘀点，脉细涩。

（2）辨证要点　腰痛，小便点滴夹有血块，舌质紫暗，脉细涩。

3.气阴两虚，邪毒结聚型

（1）临床证候　面色无华，口干咽燥，小腹胀满，小便点滴不通，尿频，尿急，尿痛，舌质偏红或淡，苔黄，脉细数。

（2）辨证要点　小腹胀满，小便点滴，舌质偏红，苔黄，脉细数。

4.脾肾两虚，湿热内蕴型

（1）临床证候　腰酸痛，神疲乏力，纳呆，排尿无力，尿痛尿急，口苦，舌淡，苔黄，脉细。

（2）辨证要点　腰酸痛，排尿无力，尿痛尿急，口苦，舌淡，苔黄，脉细。

三、鉴别诊断

（一）西医学鉴别诊断

梗阻性肾脏病应与反流性肾脏病、先天性肾畸形合并尿路感染、梗阻肾引起的肾衰竭相鉴别。

1.反流性肾脏病

反流性肾脏病是间质性肾脏病的一种，以肾表面不规则粗大瘢痕、受累肾盏杵状肥大和扩张变形、受累皮质萎陷退缩、膀胱输尿管反流（VUR）为特征，以往称为"慢性萎缩性肾盂肾炎"。在探测到瘢痕时膀胱输尿管反流可能不明确或已经消失，部分病例的特征是反复尿路感染（UTI）。由于瘢痕形成的程度不同，肾损害可为局限性和弥漫性。鉴别时可做排泄性膀胱输尿管造影，当患者有排尿动作时可见有尿液反流入输尿管内，结合X线断层造影，可见肾瘢痕及无梗阻的肾盂积水，即可诊断本病。

2.先天性肾畸形合并尿路感染

肾脏可以发生多种多样的畸形，畸形的肾脏对其他器官可以产生压迫，肾脏本身则可以发生感染、出血、结石，也可导致肾实质性或肾血管性高血压，应行B超、CT等以明确病因，对症治疗。

3.梗阻肾引起的肾衰竭

梗阻肾引起的肾衰竭应先排除细胞外液丢失、肾皮质坏死、急性肾小管坏死、肾动脉和肾静脉闭塞、药物中毒等。

（二）中医学鉴别诊断

癃闭与淋证

癃闭与淋证均属膀胱气化不利，故皆有排尿困难、点滴不畅的症状。但癃闭无尿道刺痛，且每日尿量少于正常，甚或无尿排出；而淋证则见小便频数短涩，滴沥刺痛，欲出未尽，但每日尿量正常。

四、临床治疗

（一）提高临床疗效的要素

1.早期强调解除梗阻

早期应解除梗阻，使尿路通畅或减轻梗阻症状，防止尿路感染，保护肾功能。梗阻解除后1小时至1日内出现多尿，每日尿量可达4~5L，容易引起电解质紊乱，故应注意中西医结合，防止脱水、低钾、低钠、低氯等的发生。

2.梗阻解除后配合中医药治疗

通过中医的辨证施治，促进肾功能的恢复。根据不同的原发病因，不同的解除梗阻方法，结合患者的体质，辨证应用相应的组方能够取得满意的疗效。

（二）辨病治疗

临床上重点处理原发疾病。针对原发疾病采用相应的治疗方法，解除尿路梗阻。如因结石引起的梗阻采用体外碎石或手术取石的方法使梗阻解除；如因肿瘤压迫可结合实际情况手术减压或放、化学疗法使瘤体缩小实现尿路通畅。

（三）辨证治疗

1.辨证论治

（1）湿热蕴结型

治法：清热利湿，利尿通闭。

方药：八正散加减。车前子（包煎）、瞿麦、萹蓄、滑石（包煎）、山栀子、炙甘草、木通、大黄等。

加减：若心烦、口舌生疮者，合用导赤散以清火；阴伤口干、燥热、手足心热者，改用滋肾通关丸加生地黄、车前子、牛膝等养阴利尿；湿热蕴结三焦、气化不利者，可用黄连温胆汤加车前子、白茅根以清热利湿。

（2）血瘀阻滞型

治法：活血化瘀，泄浊通滞。

方药：桂枝茯苓丸加减。桂枝、茯苓、牡丹皮、赤芍、桃仁等。

加减：尿有沙石者，加用金钱草、海金沙、鸡内金、萹蓄、瞿麦等以排石；有血尿者，可以加用三七粉、琥珀等化瘀止血，尿闭胀甚者，加麝香吞服以通窍。

（3）气阴两虚，邪毒结聚型

治法：益气养阴，清热解毒。

方药：大补元煎加减。人参、山药、熟地黄、杜仲、当归、山茱萸、枸杞子、升麻、鹿角胶等。

加减：若偏于中气不足者，可选用补中益气汤合用清热利湿解毒之品；若肾阴不足者，可选用六味地黄汤加用清热解毒类药物。

（4）脾肾两虚，湿热内蕴型

治法：补肾健脾，利湿祛浊。

方药：无比山药丸合温胆汤加减。炒山药、肉苁蓉、五味子、菟丝子、杜仲、牛膝、泽泻、生地黄、山茱萸、茯神、巴戟天、赤石脂、竹茹、枳实、厚朴等。

加减：阳虚者，合用右归丸；阴虚者，合用左归丸；脾气虚者，合用补中益气丸；若湿浊弥漫三焦，而现高热、神昏等症者，合用清瘟败毒饮。

2.外治疗法

（1）针刺治疗　用于治疗实证湿热蕴结证。取足三里、中极、阴陵泉等穴。反复提插捻转，强刺激。若有兼证时，可辨证取穴。

（2）灸法　体虚可灸关元、气海、足三里等穴。主要用于脾肾两虚证。

3.成药应用

（1）前列康片　主要用于脾肾两虚，湿热内蕴证。每次4片，每日3次，口服。

（2）排石颗粒　主要用于湿热内蕴证。每次1袋，每日3次，口服。

（3）左归丸　主要用于肾阴虚证。每次8g，每日3次，口服。

（4）右归丸　主要用于肾阳虚证。每次8g，每日3次，口服。

（5）补中益气丸　主要用于脾气不足证。每次8g，每日3次，口服。

（6）无比山药丸　主要用于肾气亏虚证每次8g，每日3次，口服。

4.单方验方

（1）牛蒡煎　新鲜牛蒡叶汁、鲜生地黄等份，煎汤服，治疗阴虚癃闭证。

（2）倒换散　大黄（小便不通减半）、荆芥穗（大便不通减半）等份为末，每次3~6g，温开水送服，主治癃闭不通，小腹急痛，肛门肿痛。

（四）其他疗法

经尿道前列腺电切术（TURP）是当下良性前列腺增生微创手术治疗的"金标准"，其属于单极设备。操作步骤如下：患者取截石位，进行常规的消毒铺巾后，采取连续硬膜外麻醉，边进镜边观察前列腺尿道部、尿道膜部、尿道球部，同时注意观察膀胱内是否出现结石、憩室等。然后在6点部位切出一标志沟，将前列腺中叶切除，再在12点部位将另一标志沟切出，然后沿着腺体与包膜向1点及11点部位切一条纵沟至6点部位，将两侧叶切除。彻底止血后将电切镜拔出，留置三腔导尿管进行引流，对膀胱持续冲洗2~3天，术后常规应用抗生素，术后5~7天将导尿管拔除。TURP手术存在一定的局限性，例如对于并发症多的患者不宜使用。等离子双极电切（B-TURP）设备是对TURP的一种改良，亦属于TURP。前列腺等离子电切术又分为传统逐步切除法（C-TUPKP）和前列腺等离子剜除法（TUPEP）这两种。C-TUPKP与TURP在切割方式上类似，但其使用的是等离子双极电切系统，术中采用生理盐水冲洗，作为TURP的一种改良，C-TUPKP的主要优点在于术中、术后出血少，输血率低，术后导尿和住院时间更短，远期并发症与TURP相似。TUPEP改变了C-TUPKP的逐步切除方式，将增生的腺体在前列腺外科包膜内完整切除或者剥离后粉碎，达到类似开放手术摘除增生前列腺体的目的，更符合前列腺解剖结构，具有切除更加完整、术后复发率低、术中术后出血少等特点。对于前列腺体积大于80ml的患者，两种术式均可采用，且疗效相当。但对施术者而言，TUPEP学习曲线长，术后早期尿失禁发生率较C-TUPKP高。

（五）医家诊疗经验

1.邵朝弟

邵朝弟教授认为肾积水的病机关键在于肾气亏虚，气化不利。治疗上予以益气健脾、补肾利水，临床采用萆薢分清饮加减治疗，疗效颇佳。该方由黄芪、茯苓、萆薢、石菖蒲、乌药、益智仁、车前子、川牛膝等组成。若有结石者，加金钱草、海金沙、鸡内金以通淋化石；有肿瘤者，加海藻、昆布以消瘰散结；有感染者，加土茯苓、败酱草、蒲公英、白花蛇舌草等清热解毒；有血尿者，加白茅根、茜草、小蓟、仙鹤草、女贞子、墨旱莲等止血；偏于湿热者，加萹蓄、瞿麦清热利湿；偏气滞者，加木香、川楝子等行气；偏血瘀者，加丹参、川芎、益母草等活血化瘀；阳虚重者，加巴戟天、肉苁蓉补肾阳、益精血；气不足者，加党参、太子参增强益气扶正之功；兼阴虚者，加知母、黄柏以滋肾阴、清相火；兼腰痛者，加杜仲、续断强筋骨止痛。

2.刘旭生

刘旭生教授认为泌尿系结石梗阻性肾脏病的基本病机为肾虚湿热，在治疗时采用健脾补肾、活血清热祛湿法保护肾功能，溶石、排石法减少泌尿系结石复发。常用黄芪、淫羊藿、菟丝子、牛膝、黄精、山茱萸、怀山药、茯苓等健脾补肾，扶助正气，提高抵抗力；丹参、郁金、泽兰、当归、三七等活血清热祛湿。常用的排石中药有金钱草、海金沙、石韦、萹蓄、滑石、琥珀、瞿麦、车前草、玉米须、大黄、虎杖、番泻叶等；常用的溶石中药有石韦、金钱草、海金沙、鸡内金、威灵仙、琥珀、陈皮、夏枯草、玄明粉、满天星等。同时应用行气通腑的大黄、厚朴、枳实等增强肠道蠕动，从而带动输尿管平滑肌蠕动对结石形成向下的推动力，可达到促进结石排出的作用。

五、预后转归

梗阻性肾脏病预后与原发性疾病有密切关系，与梗阻解除时间的早晚亦有关系，越早解除梗阻因素，患者越早获益。同时性别、高血压、高尿酸血症、低钙血症、蛋白尿、低蛋白血症、贫血等因素也可影响预后。这些因素的持续存在，可导致肾脏功能衰竭，导致不良事件发生。出现肾萎缩时，预后较差。

六、预防调护

（一）预防

加强原发疾病的治疗，尽快解除梗阻因素，可以预防梗阻性肾脏病的发生。

（1）及早诊断、及时手术解除梗阻是治疗本病的关键。

（2）透析疗法仅适用于病情特别重、有高血钾和严重尿毒症的患者。急诊行1~2次透析后，一旦病情改善，应抓紧时机手术解除梗阻。透析疗法只是作为过渡治疗，不应该常规应用。而且长期透析仍不解除梗阻，会加重感染和肾实质损害，失去手术时机。多次透析后再解除梗阻时，肾功能的恢复亦会受到一定的影响。

（3）注意防治感染，梗阻与感染常常并存，互相促进并进一步损害肾功能。

（4）慎用利尿剂，梗阻未解除以前使用利尿剂会使肾盂内压力升高，肾间质水肿增加而加重肾损害。

（5）注意梗阻解除后多尿期的处理，梗阻后多尿的原因如下。①梗阻时体内潴留过多的水和电解质。②体内潴留的高浓度氮质溶质引起的渗透性利尿作用。③肾小管新生上皮浓缩功能差。多尿期易引起水、电解质紊乱和低血容量，必须严密监测，及时补充与纠正。

（6）避免使用各种肾毒性药物，保护肾功能。

（二）调护

适当休息非常重要，应说服患者不要为了寻求某种药物而四处奔波。治疗时应避免一切不利于肾脏的药物与因素。

（1）饮食　饮食上应注意少食动物内脏、豆制品、巧克力、浓茶等。

（2）食疗　①芡实茯苓粥。芡实、茯苓等份以粳米煮粥常服，适用于中气不足之癃闭。②薏苡仁土茯苓粥。先将大米150g、薏苡仁50g洗净，土茯苓洗净用纱布包好，同煮至米烂粥浓，去土茯苓，喝粥。大米甘平，健脾和胃；薏苡仁甘淡微寒，健脾利湿；土茯苓甘凉，解毒祛湿。全方清热利湿。

七、专方选要

肾康注射液：由大黄、丹参、红花、黄芪等组成，是一种中成药现代制剂，具有降逆泄浊、益气活血、通腑利湿的作用，已广泛应用于慢性肾衰竭患者的临床治疗。其中大黄具有降低尿素氮、血肌酐，消除水肿，抑制肾小球膜细胞增殖的作用，还可对脂代谢紊乱起到纠正效果，有效地改善肾小管间质纤维化；黄芪具有降血压，扩张血管，调节免疫，增加肾血流量的作用，能改善和保护残余肾单位；丹参和红花具有通络活血、改善微循环等作用，能降低肾小管及肾小球的损伤，促进肾功能的恢复，另外红花还有抑制肾脏纤维化的效果。[《疑难病杂志》2019，18（11）：1113-1117.]

参考文献

[1] 于景思. 经尿道等离子前列腺电切术治疗良性前列腺增生的临床观察 [J]. 中国医药指南, 2020, 18（8）: 122.

[2] 曾宪涛, 翁鸿. 中国良性前列腺增生症经尿道等离子双极电切术治疗指南（2018简化版）[J]. 巴楚医学, 2018, 1（3）: 1-5.

[3] 丁霓, 巴元明, 胡锦庆, 等. 邵朝弟治疗肾积水经验 [J]. 中国中医药信息杂志, 2017, 24（8）: 115-117.

[4] 马伟忠, 梁星, 刘旭生. 刘旭生教授治疗泌尿系结石梗阻性肾脏病的中医对策 [J]. 中国中西医结合肾脏病杂志, 2018, 19（8）:

[5] 杨小杰, 李友芳, 王茜, 等. 肾康注射液联合还原型谷胱甘肽对梗阻性肾脏病患者肾功能、尿 L-FABP、NGAL 水平及预后的影响 [J]. 疑难病杂志, 2019, 18 (11): 1113-1117.

[6] 李峰, 吴文正, 赵仕佳, 等. 贝前列腺素钠对梗阻性肾脏病再通大鼠的疗效及机制研究 [J]. 临床泌尿外科杂志, 2019, 34 (9): 721-724.

[7] 柴亚男, 马雪莲, 郝娟, 等. 依普利酮抑制盐皮质激素受体活化减缓梗阻性肾脏病细胞自噬的研究 [J]. 中国药理学通报, 2020, 36 (2): 256-260.

[8] 杜玲玉, 王玉筵, 王秀芬, 等. 雷公藤多苷下调脂肪因子 Chemerin 在梗阻性肾脏病中的表达 [J]. 中华生物医学工程杂志, 2018, 24 (1): 17-21.

第十一章　老年肾脏病

我国老年人口规模庞大，人口老龄化进程正在加速并逐渐走向峰值。根据国家统计局公布的数据，2018 年末我国 60 岁及以上老年人口规模为 2.49 亿人，占全国总人口的 17.9%。目前，我国是世界上唯一一个老年人口规模两亿的国家。到 2040 年，我国老年人口总数预计将达到 3.74 亿，占全国人口总数的 24.8%，届时 80 岁以上高龄老人也将达到 1 亿，中国正在迅速向老龄化社会的高峰期行进。

年龄是慢性肾脏病（CKD）发病的主要危险因素之一，CKD 的发病率随年龄增加逐渐增加。根据我国发布的"中国肾脏病年度数据报告"显示，随着年龄的增长，CKD 占比逐渐增加，60 岁及以上的患者可达 6.2%，且可能伴有多种并发症。CKD 患者男性较多（58.9%），近一半的 CKD 患者年龄在 60 岁及以上。

美国联邦肾脏病数据系统（USRDS）2018 年提供的流行病学数据显示，年龄 ≥ 65 岁的人群中，超过一半的人至少患有 CKD、心血管疾病（CVD）和糖尿病（DM）3 种疾病中的一种，而 19.9% 的人患有 2 个或以上。2016 年，65 岁及以上 CKD 患者医疗保险支出超过 670 亿美元。

衰老是一种不可避免的自然生物学过程，会导致很多器官系统发生结构性及功能性改变。肾脏功能会随着衰老而系统性丧失。除了老年人中常见的特定肾脏病，如糖尿病肾脏病，肾脏还会发生生理性衰老，对于健康老年人也是如此。肾脏衰老性改变一般开始于 40 岁，50 岁左右进入加速期，表现为肾单位逐渐丢失、肾小球硬化、肾小管萎缩及肾间质纤维化，肾小球、肾小管功能及血流动力学改变，水电解质紊乱等。肾脏衰老对老年人健康状况构成了严重的威胁。

一、老年肾脏的特点

（一）老年肾组织形态的变化

人类肾脏在出生时重约 50g，随生长发育肾脏重量在逐渐增加，至 30~40 岁时可达到 250~270g。40 岁以后，肾脏逐渐萎缩，重量减轻，大约每 10 年自然缩小并减重约 10%，男性比女性更为明显。至 80~90 岁时可降至 185~200g，减少 20%~30%。

老年肾组织的丧失主要表现为肾皮质变薄及功能性肾单位数目减少。随着年龄增长，肾单位的数目仅为青年人的 1/2~2/3。青年人做肾切除后（一侧），对侧肾肥大、增生，功能增加 60%，而老年人一侧肾切除后，不见增生，只有肥大，肾功能仅增加 30%。

1. 肾小球的变化

随着年龄的增加，肾小球分叶状逐渐消失，其长径亦逐渐减小，肾小球的毛细血管周围出现病变，毛细血管塌陷，显微镜检查可发现肾小球基底膜出现皱缩并明显增厚，肾小球局灶节段性硬化，少数全球性硬化，肾小球内每单位面积的毛细血管襻也逐渐减少，而系膜组织增多。由于肾小球硬化和异常肾小球的增加，最终导致功能健全的肾小球减少 20%~30%，甚至减少 50%。老年肾血管及毛细血管水平的老化也会导致肾小球硬化。

2. 肾小管的变化

老年肾小管细胞数目减少，肾小管萎缩、脂肪变性、基底膜增厚。肾小管细胞内还可见顶端囊泡、异常空泡和蛋白吸收微粒的增加。远端肾小管的主要变化是管腔扩张，常见憩室或囊肿形成，部分小管有许多囊肿形成。

3. 肾血管的变化

老年肾血管硬化，血管内膜增厚及轻度玻璃样变，可同时存在动脉粥样硬化。肾小球毛细血管水平的变化有两种类型。①在肾皮质，肾小动脉进行性纤维组织堆积及内膜增厚逐渐累及肾小球毛细血管丛，加之毛细血管基底膜的皱缩及增厚，造成管腔的缩窄及闭塞，从而使肾小球萎缩塌陷，最终导致肾小球硬化，荒废肾小球被瘢痕组织代替或消失，小动脉仅遗留残端。②在髓旁肾单位，肾小球毛细血管硬化过程中可有毛细血管襻间自由吻合支出现，随着硬化进展，最终在入球小动脉及出球小动脉间遗留一个单支血管，又称为短路血管或无小球血管，从而造成血液从皮质向髓质分流。老年肾皮质血流量进一步减少而髓质血流相对维持正常，这一血流重新分布现象，是许多功能变化的结构基础。

（二）老年肾功能的变化

1. 肾血流量的变化

肾血流量与肾功能关系密切。国外学者应用对氨基马尿酸清除率的方法研究发现，在40岁时肾血流量平均每分钟649ml，而到90岁时降至每分钟289ml。无论任何性别，肾血流量从40岁以后进行性减少，每10年约下降10%，至90岁时仅为年轻人的50%。其特征是每单位肾组织的血流量进行性减少，以肾皮质外层减少最为明显，同时有部分血液分流至深部肾组织。肾血流量减少的主要原因是随年龄增长出现的肾动脉及肾小球动脉硬化以及微血管床减少所致，部分原因可能也与老年人心输出量减少有关。

在功能上髓旁肾单位较皮质肾单位具有更高的滤过分数，因此，这种肾血流量由肾皮质外层向内层及髓质分流的血流重新分布现象，使老年人可以相对保持水及电解质调节功能的稳定，尽管肾皮质的滤过分数有所降低，但髓旁肾单位的滤过分数相对较高。老年肾血流量的变化男性较女性更为明显，而患高血压的老年人则更为明显。

2. 肾小球滤过功能的变化

临床上常检测内生肌酐清除率（Ccr）来反映肾小球滤过率（GFR）。但Ccr的检测临床可操作性差，所以临床上通常以测定血清肌酐为基础，应用计算公式估算GFR。常用的公式有：Cockcrof–Gault公式、MDRD公式、中国人改良的MDRD公式。最常用的是Cockcrof–Gault公式：[Ccr（ml/min）=（140−年龄）×体重（kg）/72×Scr（mg/dl）女性 ×0.85]。

正常年轻人的Scr与其Ccr的变化呈负相关，Scr的变化可间接反映Ccr的变化。但由于老年人肌肉萎缩，内源性肌酐产生减少，尿肌酐排出量随年龄增加逐年下降，因此其Scr并无相应于Ccr的变化，即使当Ccr降低到正常值的35%时，老年人的Scr仍可维持在正常范围，故老年人的Scr并不能反映其GFR的变化。

近年来血清内源性半胱氨酸蛋白酶抑制物（胱抑素C）的测定开始用于临床评估老年人的GFR。胱抑素C是一种低分子量碱性非糖化蛋白，分子量为13KD，由120个氨基酸残基组成，是一种分泌性蛋白质。胱抑素C的基因在所有有核细胞中恒定持续的转录及表达，无组织学特异性，故机体胱抑素C产生率相对恒定，不受炎症或肿瘤的影响，也不受肌肉容积、性别的影响。肾脏是清除循环中胱抑素C的唯一脏器，所以其浓度主要由GFR决定。研究发现血清胱抑素C浓度的倒数与GFR的相关系数为0.75，而Scr浓度的倒数与GFR的相关系数为0.73，可见胱抑素C是低分子蛋白质中与 GFR 相关性最好的内源性标志物，甚至优于 Scr。

3.肾小管功能的变化

老年肾小管对机体各种代谢需求反应迟钝，其功能变化较肾小球功能的变化出现更早，变化也更明显。

（1）钠转运功能的变化　随年龄增加发生的肾单位数目减少、间质纤维化以及肾髓质血流量的相对增加均可使肾单位溶质负荷增高。研究证实，老年人的排钠分数比青年人明显增高且与 Ccr 的下降有关，提示老年功能肾单位的钠清除率增高。

在钠负荷增加伴容量过多的情况下，老年肾脏的排钠能力明显下降。老年肾脏排钠能力下降的发生机制主要与其对心房利钠肽（ANP）的反应性下降有关。在摄钠不足的情况下，老年肾脏的保钠功能明显下降，尿钠排出量及钠排泄分数均明显高于青年人。其发生机制可能包括以下两方面。①肾素-血管紧张素-醛固酮系统（RAAS）异常。RAAS 成员中的血管紧张素Ⅱ和醛固酮均是促进钠在远曲肾小管和集合管重吸收的主要调节激素。已知老年人血浆中肾素、血管紧张素Ⅱ和醛固酮水平及其活性均较年轻人降低，所以老年人对于限钠的反应性显著减低。②肾小管上皮细胞器功能的异常。老年肾小管上皮细胞中的线粒体功能减退、产能减少，Na^+-K^+-ATP 酶的活性下降，致使肾小管转运功能减退。所以在摄钠不足或失钠过多的情况下，老年人由于肾脏保钠能力下降而仍有较高的尿钠排出量，造成老年人易患低钠血症，表现食欲不振、恶心、呕吐、头痛、嗜睡、肌无力等。

（2）其他物质的转运功能变化　老年人处于相对低醛固酮水平的状态，故老年人易患高钾血症。在高钾负荷的情况下，老年肾对醛固酮的反应迟缓、排钾能力差。老年肾的钙滤过负荷、重吸收和排泄反应

均与年轻肾无明显差别。老年尿中的小分子蛋白排出增加。

（3）浓缩稀释功能的变化　有研究显示，50 岁以后尿液最大浓缩能力每 10 年约下降 5%，表现为尿比重逐渐降低、尿渗透压逐渐下降。目前认为其发生主要与老年肾脏对抗利尿激素精氨酸加压素的反应性减退有关。而与 GFR 减退无相关性。老年肾小管的稀释功能也明显减退。在水负荷时，老年肾的最大自由水清除率仅为青年肾的 36%，尿量及自由水清除率增高的峰值出现时间也明显延迟。老年肾稀释功能的减退主要与 GFR 的下降有关。

（4）老年人的尿酸化功能减退　正常人肾脏通过酸化尿的功能保持身体内酸碱平衡，但老年人的这一项肾小管功能明显低于青年人。正常情况下，老年人仍可维持机体的酸碱平衡。但有研究表明，在给予氯化铵酸负荷后，65 岁以上的老年人排酸能力较青年人降低约 40%，其血 pH 及碳酸氢盐的浓度均降低，这种异常情况可能与老年人肾小球滤过功能的减退有关。

（5）老年人肾小管最大葡萄糖重吸收率也随年龄增长而降低，肾小球像筛子一样的孔不能滤过蛋白质，但血中的水、晶状体、葡萄糖可以漏过而生成原尿，原尿在经过肾小管时对葡萄糖重吸收，所以正常人尿中没有糖，而老年人的这个能力减退。

（6）老年人体内水的贮备能力差，对水的保存能力减退，因此一旦发生呕吐、腹泻、高热则容易引起脱水。

综上所述，老年人肾脏的各种功能都随年龄增长发生不同程度的变化。由于老年人受到生理性老化和各种病理因素的影响，因此肾功能的减退机制可能是组织细胞老化本身即多种疾病所累积的最终结果。

（三）老年肾对体液与电解质平衡的影响

肾脏是维持机体水电解质平衡的关键脏器。随着年龄增长，肾脏的结构、功能以及神经体液调节机制均有所变化，使得老年人的水和电解质平衡处于正常而极不稳定的状态，一旦发生某些疾病、创伤，老年人极易发生水和电解质代谢紊乱。在40岁以后随着体液总量及细胞内液量逐渐减少，老年人体液的贮备量减少。加之老年人激素代谢紊乱和肾组织对激素的敏感性异常，易引起水与电解质紊乱，老年人肾浓缩功能减退，排泄一定量的溶质，必须同时排出一定量的水，故对水的保存能力减弱。在限制饮水或脱水时则易发生血容量不足及电解质紊乱，又由于老年人渴觉敏感性降低即使在脱水时也不会感觉口渴，容易产生严重脱水。青年人钠负荷可使肾血流量增加，老年人对此反应较弱，80岁以后几乎消失，因此老年人过钠负荷，肾无力及时排出过多的钠，易诱发心力衰竭与肺水肿。另一方面，老年肾的保钠功能降低，限制钠盐摄入或体内失钠，易导致细胞外液量不足和低钠血症。此外，老年人肾素－血管紧张素－醛固酮系统对钠的反应减弱，也是易引起失钠的原因。

总之，老年人内环境稳定性差，水和钠过多或过少都易导致内环境失衡，发生电解质与水代谢质紊乱。

（四）老年肾和药物排泄及饮食的关系

由于老年人肾血流量减少，肾功能减退，机体对药物的吸收、分布、排泄、代谢四个环节均产生不良影响，尤其是药物的排泄明显缓慢。又由于老年各脏器功能衰退，免疫功能降低，常同时患多种慢性疾病，易发生感染，用药概率及种类较青年人多。随着机体的衰老，老年人各器官系统的功能都会发生明显减退。胃肠功能差，服药后易引起胃肠方面反应，肝脏药物代谢分解酶活性降低，对药物的分解代谢能力下降。老年人肾功能本来就较年轻人要差，加之患有肾脏病，使肾脏排泄药物的能力显著降低，最终造成药物在体内蓄积。因此，老年肾脏病患者用药应注意调整剂量，宜从小剂量开始，根据疗效逐渐调整。调整药物剂量可以按下面两种方法进行。一减少每日或每次剂量，给药次数不变，肾功能轻度改变者可按正常剂量的 $1/2\sim2/3$ 给药，中度改变者按正常剂量的 $1/5\sim1/2$ 给药，重度改变者按正常剂量的 $1/10\sim1/5$ 给药；二延长给药时间，每次给药剂量不变。

对于那些作用强烈、反应大、安全范围小的药物，比如氨茶碱、强心苷类药物等，调整剂量应特别谨慎，条件允许时，最好进行血药浓度监测，据此进行药物剂量的调整。尤其是应用氨基苷类及半合成青霉素抗生素更应降低给药剂量。所有药物用药时间不宜过长，达到疗效时要注意及时停药。

老年人往往同时患有多种疾病，存在多种疾病症状，在用药时要注意病情的轻重缓急，不一定需要同时对每一种疾病、每一种症状都用药，可考虑在某一时期内用药处理某些较迫切需要处理的问题，待这些情况好转后，暂停这些药，治疗其他疾病。尽量减少用药的种类，一般应控制在四种以内，减少合用类型、作用、副作用相似的药物，尽可能使用长效制剂，以减少用药次数。由于大多数药物都是经肾脏排泄，对于老年肾脏病患者来说，使用药物种类和数量过多，不仅会加重肾脏损害，还可能会因药物蓄积出现更多的药物相互作用。

老年患者肝功能减退导致对药物的摄

取、代谢、解毒能力减弱，伴随衰老出现的肾功能减退及所患肾脏病导致药物经肾排泄速度减缓和排出量减少，最终可使各种药物在体内的半衰期延长，如自肾脏排泄的氨基糖苷类抗生素，可延长至正常的两倍以上。老年肾脏病患者血浆蛋白水平低，药物和血浆蛋白的结合率下降，导致药物在血中的游离浓度上升。以上因素共同导致了药效增强和维持时间延长，容易出现毒副作用。老年肾脏病患者尤其是伴有其他不同慢性基础疾病，如慢性肝炎、肝硬化、高血压、糖尿病、低蛋白血症等情况，药物不良反应及后果更为严重，用药过程中必须密切观察药物副作用，出现严重副作用时要及时停药。

在人和狗、大鼠实验中都证实单纯高蛋白饮食可迅速使肾血流量及肾小球滤过率增加，肾小球血流速度和其毛细血管壁的跨膜压增加，肾小球通透性降低，进入系膜的血浆蛋白增加。最后导致肾小球硬化，高蛋白饮食可使老年肾功能加速减退，而低蛋白饮食不仅可延缓肾功能减退，且能延长寿命。

二、老年肾脏易感疾病特点及影响因素

（一）衰老肾脏易感疾病特点

老年肾脏除了出现衰老相关的结构和功能变化外，还可能合并发生各种原发和继发性肾炎、肾小管间质疾病和血管疾病。

1. 肾小球疾病

目前认为，老年人常见肾小球疾病类型与普通人群相似，其病因、病理类型及临床特点与普通人群同样具有多样性，但也的确存在一些易感疾病类型。相反，也有某些肾小球疾病在老年人群中少见，如狼疮性肾炎、IgA肾脏病等。老年肾小球疾病临床表现和预后与青年患者相似。

国内外研究资料表明，继发性肾小球疾病在老年人群中发病率较高，以糖尿病肾脏病、高血压肾脏病等最为常见，此外，抗中性粒细胞胞质抗体（ANCA）相关性肾炎、肾淀粉样变性等疾病类型在老年患者中明显增多。糖尿病一般经过10~20年出现肾小球硬化症，所以糖尿病肾小球硬化症多见于老年人，占终末期肾脏病的30%~40%。老年人ANCA相关性血管炎常以肾脏损害为首发症状，病理上多为新月体肾小球肾炎。国外资料显示，新月体肾小球肾炎合并血管炎的患者占70岁以上老年肾活检患者的1/3左右。老年原发性肾小球疾病以膜性肾脏病最为常见，其次为肾小球系膜增生性病变、微小病变等。

膜性肾脏病的高发年龄为65~75岁，发病率与患者年龄呈正相关，病理改变与年龄无关。老年膜性肾脏病患者临床表现除大量蛋白尿、低蛋白血症外，还有血尿、高血压、肾衰竭、高脂血症，感染的发生率明显增加。恶性肿瘤可引起继发性膜性肾脏病，尤其在老年患者，其发生率占膜性肾脏病的5%~17%，故老年患者诊断为膜性肾脏病的同时应注意排除恶性肿瘤。

微小病变性肾脏病在老年肾小球疾病中的发病率较青年人群高。与成人及儿童微小病变性肾脏病相比，老年微小病变患者尤其是合并高血压时，肾脏病理改变加重，血尿的发生率明显增高，治疗时对激素的敏感性相对较差。

由于老年肾小球疾病主要为膜性肾脏病、糖尿病肾脏病、微小病变性肾脏病及肾淀粉样变性，因而半数以上患者临床上以肾脏病综合征为主要表现，与青年患者比较，老年肾脏病综合征表现为更严重的低蛋白血症，常合并血尿、高血压、肾功能不全及深静脉血栓，病程中易出现肾功能急剧减退。出现动脉粥样硬化或肾间质纤维化时预后较差。除肾脏病综合征外，

18%的老年肾小球肾炎患者起病时即会表现为原因不明的急性肾衰竭。

2. 急性肾损伤

随着年龄的增加，肾脏以及身体其他器官老化，如肾小球硬化、肾小管萎缩、间质纤维化和动脉粥样硬化，促进急性肾损伤的发生和发展。此外，老年人基础疾病较多，如糖尿病、高血压等均是急性肾损伤风险增加的危险因素。临床往往需要接受多种检查和药物治疗，亦可诱发急性肾损伤。总的来说，老年人易患AKI的危险因素包括三大类：①肾脏老化。②老年基础疾病多。③临床治疗相关。因此，老年是罹患ARF的高危人群，尤其是医院获得性ARF，占住院患者的2%~7%，占重症患者的25%。近些年来老年人急性肾衰竭越来越受到人们的关注。

ARF的病因分为肾前性、肾性和肾后性。老年急性肾损伤主要为肾前性和肾性。老年人随年龄增长肾功能已有一定程度的减退，对容量缺失的耐受性差，易发生肾前性ARF，故老年人出现容量不足时应及时纠正。感染是老年ARF的主要病因，也是老年ARF较主要的并发症和死亡原因。应重视老年人基础疾病的诊治，积极查找和去除ARF病因，维持尿量和血容量正常，维持机体电解质、酸碱平衡和对溶质内稳态的调节，避免发生高血压、心力衰竭、严重感染等并发症。

有报道表明，在大于75岁的老年人中急性肾损伤的发生率是非老年人的3.5倍，老年患者的急性肾衰竭死亡率约为50%。老年急性肾损伤患者常可出现严重急性肾小管坏死，引起老年患者急性肾小管坏死的主要诱因如下。有33%为低血容量休克，如脱水、出血等；20%为严重感染、败血症等引起有效血容量不足所致；9%为严重的心血管事件的并发症；9%为肾毒性药物所致。其中肾毒性药物常见的有抗生素（40%）、非甾体抗炎药（22%）、造影剂（18%）和抗肿瘤药物（9%）。

介导急性肾衰竭的药物为抗生素、非类固醇类消炎药、中药等。肾脏是药物排泄的重要器官，老年人肾实质萎缩，肾脏重量、肾血流量减少，肾小球滤过率和肾小管重吸收功能也随之降低，调节酸碱平衡和电解质的能力都减弱，因而老年人药物代谢能力减弱，药物排泄降低，消除半衰期时间延长，血药浓度增高，所以老年人更易发生药物不良反应。故老年人用药，需根据Ccr情况调整用药剂量及给药时间。特别是以原形排泄治疗指数窄的药物，如地高辛、氨基糖苷类抗生素等尤需引起注意。降压药物（如ACEI）亦可损害肾血管调节机制，导致急性肾衰竭。

老年AKI死亡率较高，且无特异性治疗，因此，积极预防十分重要。主要干预措施包括：密切监测、维持水电解质平衡、纠正血容量不足和低血压等。进行侵入性操作时，维持平均动脉血压＞80mmHg，血细胞比容＞30%，保证氧合指数和血容量充足有利于预防急性肾损伤。

药物肾毒性引起的急性肾损伤需慎用利尿剂、抗炎药、ACEI和其他血管扩张剂等药物。根据患者肾小球滤过率个体化调整药物剂量。

进行CT、MRI检查时，建议避免使用造影剂，如果必须使用，可小剂量使用等渗性或非离子型造影剂。若无禁忌证，检查前、后可补充生理盐水或碳酸氢钠扩容以预防造影剂相关性急性肾损伤。

3. 慢性肾衰竭

随着老年人口的迅速增长，老年人慢性肾衰竭及终末期肾脏病的诊治问题日益突出。我国北京石景山地区对CKD的流行病学调查资料显示，40岁以上普通人群中的CKD患病率为11.3%，其中肾功能下降者的患病率为5.2%，年龄增长被证实是导致肾功能下降的危险因素之一。随着我国人口老龄化进程的加快，60岁以上的老年人口逐年增加，患肾脏病的人数也在逐年增多，据文献资料报道，我国60岁以上的老年人每10万人中有15.43人患慢性肾衰竭。

老年慢性肾衰竭以糖尿病肾脏病、高血压肾损害、动脉粥样硬化性肾血管闭塞、梗阻性肾脏病为主，而肾小球肾炎及多囊肾等其他原因比较少见，少数也可源于急性肾衰竭治疗不彻底。老年人慢性肾衰竭临床起病隐匿，症状不典型，发展缓慢但变化迅速，除贫血、代谢性酸中毒、高血压及一般尿毒症症状外，神经精神症状较突出，水电解质紊乱和心血管系统损害往往较重。初期患者没有任何症状，仅实验室检查发现肾功能异常。轻到中度肾衰竭患者，尽管血中BUN增加，仍可能仅有轻微的症状。衰老肾脏出现GFR下降，但Scr水平可保持正常，一旦Scr快速升高，则应警惕肾功能的急剧恶化，患者易并发多器官功能衰竭，危及生命。

4. 间质性肾炎

老年人群因急性间质性肾炎引发急性肾衰竭的发生率为10%~15%，发生急性间质性肾炎的最常见原因为感染和药物。感染主要为革兰阴性菌，源于老年人免疫功能低下或应用免疫抑制剂，而且因老年肾脏退行性改变，易对药物产生变态反应。常引起急性间质性肾炎的药物为抗生素（如青霉素和头孢菌素类）和非类固醇类消炎药。慢性间质性肾炎常见原因包括：自身免疫性疾病、感染、药物、毒物、梗阻性肾脏病等。在老年患者中，因肾小管功能障碍引起的高血钙、低血钾、高尿酸血症等代谢因素以及梗阻性疾病诱发慢性间质性肾炎者多见。此外，老年患者应警惕肿瘤细胞浸润引起的间质性肾损害。

老年慢性间质性肾炎主要表现为轻度蛋白尿、镜下血尿（多为异形红细胞血尿）、肾小管功能损害（肾性糖尿、尿渗量低、夜尿多等）及肾小球功能减退（BUN及SCr升高），常伴有高血压、贫血及血尿酸增高，B超检查常显示双肾体积缩小，肉眼血尿及水肿少见。患者贫血较重，且发生早，与肾功能损害不平行。老年慢性间质性肾炎患者尿蛋白通常较少。有研究观察在78例老年慢性间质性肾炎患者中，有74例尿蛋白定量≤1g/d，占94.87%。许多患者以贫血就诊，查尿常规正常，未及时检验肾功能，贻误治疗，故老年间质性肾炎确诊时多已处于慢性肾衰竭4期或5期。

5. 尿路感染

尿路感染是常见的感染性疾病，占社区感染第2位，亦为医院感染之一，老年泌尿系统感染占老年医院感染的第4位。老年患者尿路感染发生率高，研究显示尿路感染占所有老年感染患者的25%，且症状不典型，临床诊断和治疗具有一定难度，急性尿路感染若不及时治疗，易延误病情，转变为慢性尿路感染，甚至引起肾实质性损伤、肾衰竭等。

诱发尿路感染的因素包括：老年人常见神经源性膀胱或无力性膀胱，老年男性常见前列腺增生，老年女性易患膀胱颈梗阻、尿路结石、肿瘤等引起尿潴留；衰老肾脏和泌尿道退行改变，膀胱黏膜处于相对缺血状态，局部黏膜抵抗力低下；老年人机体免疫力低下等。值得注意的是，半数老年人尿路感染症状不典型，可无尿频、尿急、尿痛等症状，故易误诊，且可反复发作，难以治愈，严重者甚至可引发脓血症。

老年人尿路感染的主要致病菌为变形杆菌和大肠埃希菌，其次为克雷伯菌、铜绿假单胞菌等其他革兰阴性杆菌。真菌或L型细菌感染在泌尿系结构或功能异常的老年人中明显增加。长期卧床或体质虚弱的老年患者可因各种非尿路致病菌或条件致病菌导致严重的尿路感染，老年女性急性尿道综合征可由衣原体引起。研究证实，长期在照护机构住院的老年女性患无症状性细菌尿概率高达25%~50%，老年男性患无症状性细菌尿概率高达15%~40%。

（二）促使老年肾功能恶化的因素

老年人肾功能随年龄增长而减退，调节内环境稳定性差，故其肾功能处于临界状态，某些疾病可使肾功能恶化，一旦有应激情况，如大手术、出血、休克、感染等，易出现肾衰竭。临床常见因素如下。

1. 高血压

我国高血压患病率已从5.11%上升到11.88%，大于60岁的老年人高血压患病率为15%~50%。原发性高血压可导致肾脏小动脉，尤其入球动脉和小球毛细血管损害、硬化。许多试验研究证实高血压是加速肾小球硬化的重要因素，控制高血压可延缓肾脏病的进展。

2. 糖尿病

糖尿病是老年人常见病之一，病程10~20年的糖尿病患者约有50%发生临床糖尿病肾脏病，5%~10%死于尿毒症。已证实肾小球滤过率在糖尿病患者中较非糖尿病患者下降更为迅速，若同时伴有高血压则下降速度更快。

3. 动脉粥样硬化症

肾动脉粥样硬化症是全身动脉粥样硬化症的一部分。动脉常累及腹主动脉和肾动脉开口处及其主干，管腔阻塞不足50%，RBF或GFR可无变化，随着阻塞进展，肾血流减少，同侧肾脏释放肾素增加致血压增高。并且高胆固醇饮食可加速肾小球硬化，在高浓度的脂蛋白中，系膜细胞能捕获脂质，导致系膜细胞增生，产生局灶性肾小球硬化。

4. 下尿道解剖异常

与年龄有关的解剖学异常可累及下尿道，男性易发生前列腺肥大，严重者能引起梗阻性肾脏病，使肾功能丧失。女性易出现骨盆松弛、尿失禁、尿路感染、肿瘤，阻塞一侧或双侧输尿管或肾脏，影响肾功能。

5. 长年高蛋白饮食

食物蛋白超过每日推荐的补给量（RDA）0.8g/kg，可导致肾小球高滤过和肾血浆流量增加，进入系膜的血浆蛋白升高，系膜沉积，最终出现肾小球硬化。限制蛋白饮食可减缓肾小球硬化的进程。

6. 药物性肾损害

药物及药物之间的相互作用引起肾脏损害在老年患者中十分突出。随着年龄增长，药物的吸收、分布、代谢及排泄等均发生很大变化，药物作用功效增强，作用时间延长，甚至在血浓度较低的情况下也可出现毒副作用。非类固醇消炎药、氨基糖苷类抗生素、常用镇痛药以及抗抑郁药等均可造成肾损害。

7. 其他

细菌或病毒引起的免疫性损伤、尿路感染以及各种类型肾脏病均可加重老年肾的损害。心力衰竭、心肌梗死、心包填塞、大出血、摄入不足、呕吐、腹泻等所致低血压，滥用利尿剂导致肾灌注不足、肾缺血损伤也会加剧老年肾功能的恶化。

在发达国家，老年肾衰竭患者的临床处理方法是从保守治疗转变为透析治疗。一般情况下，老年患者开始透析后的预期寿命相对较短。美国80~84岁患者开始透析后的中位生存时间为16个月，85~89岁患者仅12个月。

三、透析和肾移植与老年肾衰竭

慢性肾脏病（CKD）是一项重要的公共卫生问题，其不仅严重影响人类健康，而且医疗费用昂贵。近几十年来，因肾衰竭依赖透析的老年患者逐渐增多。

（一）透析和肾移植和老年肾衰竭

1.透析和老年肾衰竭

随着人口老龄化，越来越多的老年患者进入 ESRD，需要进行肾脏替代治疗，血液透析是主要的肾脏替代治疗方式。老年人已经成为新入透析患者的主要人群。随着现代科学技术的飞速发展，血液透析技术也在不断地提高，老年血液透析患者的生存期逐渐延长。美国肾脏病系统数据显示，新入的透析患者中，65 岁及以上人群占 50%。

老年患者是否能够从透析治疗中获益，目前这一问题存在很大争论。老年患者透析后的病死率很高，有研究显示中老年组患者 40% 在 1 年内死亡，其中一半以上患者死亡发生在前 3 个月，死亡的主要原因为感染和心脑血管疾病，老年组患者病死率高的原因可能主要与年龄有关。同时，老年透析患者中位生存时间呈现双峰分布，虽然大部分患者在开始透析 6 个月内死亡，但还有少数患者可以存活数年。死亡率的差异可能与基础疾病有关。例如，英国的一项小型队列研究显示，年龄大于 75 岁的终末期肾衰竭患者，并伴有两个或以上并发症，透析治疗并不能改善其存活。美国的一项研究也得出了类似的结论，即 65 岁以上伴有 2~3 种并发症的透析患者，其死亡率远远高于健康状态较好的患者。

如果基线的肾功能较差，透析通常使肾功能进一步恶化。一项针对 3702 例养老院透析患者的研究发现，患者 1 年后死亡和肾功能恶化的发生率分别为 58% 和 87%。虽然现有数据具有局限性，但仍显示透析能改善老年肾衰竭患者的生活质量，稳定伴有中度或重度并发症患者的病情。这些数据表明，对于充分知情的老年肾衰竭患者，尤其是基础生活质量良好的患者，透析是一种合适的治疗方式。

另一方面，并发症较多和基线肾功能较差的透析患者预后很差，即透析并不能改善所有老年肾衰竭患者的临床结局。一些对照研究显示，老年肾衰竭患者选择透析与选择不透析保守治疗的患者比较，透析组患者生命比非透析组延长，但是住院率和住院时间明显多于保守治疗组。有学者认为，透析虽然使老年肾衰竭患者延长了生命但却是以较差的生活质量为代价的。因此，随着老年人口的增加，更加需要准确的临床评估和充分的医患沟通。

目前尚无关于老年肾衰竭患者透析与保守治疗比较的随机对照研究。该部分证据主要来自观察性研究，结果表明虽然透析可能使总体老年肾衰竭患者寿命延长一段时间，但对于高龄、衰弱、有多种并发症、预期寿命有限的患者，透析对生存率的改善并不明显。相反，可能会引起患者生活质量的下降及额外负担，包括住院、经济支出和护理需求的增加等。因此指南推荐治疗老年肾衰竭患者时，保守治疗应在讨论之列。需要重视老年肾衰竭患者的多学科综合评估，包括认知功能、衰弱、并发症、营养、功能状况和心理社会因素等。指南强调对于即将选择透析治疗的老年患者，推荐在透析前采用 REIN 评分进行死亡风险分层，通过更直接明了的方法告知患者及其家属短期死亡风险，更有助于医患双方共同决策治疗。

2.肾移植和老年肾衰竭

随着肾移植技术的日益完善，老年尿毒症患者进行肾移植的比例逐年上升，且长期存活率与青年组无明显差异。目前人们普遍认为不能排除高龄患者进入肾脏移植等待者之列。然而，老年肾衰竭患者更可能因为存在移植的绝对和相对禁忌证而不能纳入肾移植候选名单。

美国 65 岁以上肾移植患者的 5 年生存率和移植肾存活率都低于 35~49 岁的患者（生存率 67.2% 比 89.6%；移植肾存活率 60.9% 比 75.4%）。此外，与年轻人相比，老年人存在诸多潜在的不利因素。①肾源短缺。②缺乏活体供肾。③器官分配政策需合理权衡患者实际年龄与其肾移植的受益。④确保符合条件的老年患者转诊至肾脏专科进行移植评估。⑤提供供肾给老年或年轻患者时涉及的伦理问题。⑥最佳的免疫抑制治疗方案。尽管如此，肾移植能够降低所有年龄段患者的死亡率。例如，74 岁接受尸肾移植患者比同龄透析患者死亡率降低了 33%。与排队等待接受肾脏移植的患者相比，放宽尸肾捐献标准以及接受更多老年活体肾脏捐赠似乎能减少老年肾衰竭患者的死亡率。

为满足老年肾衰竭患者肾移植日益增长的需求，可以采取以下措施。①肾移植老年供者和老年受者之间的优先选择原则。②通过放宽肾移植供体准入标准扩大供者来源。

两种策略对于人口老龄化增长最为明显的发展中国家尤为适用。然而，由于移植手术本身可能会增加死亡风险，只有基线寿命尚可且没有重大围手术期风险的患者才可期望通过肾移植（无论活体还是遗体器官捐赠）延续生命。

由于器官移植的迅速发展，组织配型技术的改进，外科手术技巧的提高，新型免疫抑制剂的合理应用和术后并发症防治经验的积累，不少高龄尿毒症患者已经能接受肾移植术，并取得了较满意的效果。

（二）研究前景

虽然我们对老年慢性肾脏病已经有了一定的认识，但仍有大量问题值得探究。许多 CKD 治疗相关临床试验排除了老年患者，且大多数未涉及 CKD 并发症的处理方法，但这些并发症却可能导致治疗方案选择困难。

需要进一步准确发现老年肾衰竭的高危患者，进而使患者通过透析延长生命、提高生活质量。将来的研究应进一步寻找告知患者透析利弊（与保守治疗相比）的新方法使知情患者更容易做出选择。最重要的是，我们需要通过保守治疗和其他有效方法的研究，改善老年 CKD 患者的症状，提高生活质量。

老年肾移植越来越受到医患双方的关注，该领域仍然存在许多亟待解决的问题。如何通过全面、细致、准确的术前评估来提高老年肾移植预后？接受老年 DCD 供肾肾移植的疗效究竟如何？如何结合老年患者免疫系统和药代动力学的改变及肾源的多样化来制定最佳的免疫抑制方案？如何有效防治老年肾移植术后恶性肿瘤？我国人口基数大，老龄化进程快，老年肾移植研究任重而道远，今后应开展更多的高质量研究为改善我国老年 ESDR 患者的生存质量提供证据支持。

（三）展望

随着人口老龄化的加深，老年人在肾脏病和肾衰竭高危人群中所占比例将会更高。老年人群显著的临床异质性需要采取更加具有针对性的治疗。需要综合考虑老年患者的并发症、肾脏功能状态、生活质量和意愿来制定临床治疗策略，而年龄并不是决定治疗决策的根本因素。

透析和肾移植能够延长老年肾衰竭患者的寿命，提高、保障部分患者的生活质量。值得临床医生、患者重视的是，无论患者选择保守治疗还是透析治疗，及时的临床专科评估有助于减轻老年晚期肾脏病患者的症状并改善临床预后。

参考文献

[1] Tonelli M, Riella MC. World Kidney Day 2014: CKD and the aging population [J]. Am J Kidney Dis, 2014, 63(3): 349-353.

[2] 廖喜艳, 窦艳娜, 卢珊, 等. 80岁及以上老年人肾活检的病理诊断特点及并发症分析 [J]. 中华老年医学杂志, 2018, 1(2): 183-187.

[3] 黎磊石, 刘志红. 中国肾脏病学 [M]. 北京: 人民军医出版社, 2008.

[4] 高玉红, 毛晓琴, 牛华. 泌尿系感染患者病原菌分布及药敏特征分析 [J]. 中华医院感染学杂志, 2015, 25(2): 321-323.

[5] 杨慧宁, 冀超, 张娜, 等. 老年患者医院感染现状分析 [J]. 中华医院感染学杂志, 2016, 26(22): 5110-5112.

[6] 王汕珊, 高宝山, 聂海英, 等. 老年肾移植的临床进展 [J]. 中国老年学杂志, 2019, 39(2): 479-484.

[7] 程庆砾, 杨继红, 赵卫红, 等. 老年慢性肾脏病诊治的中国专家共识(2018)[J]. 中华老年病研究电子杂志, 2018, 5(3): 1-8.

[8] 王海燕, 赵明辉. 肾脏病学 [M]. 第4版. 北京: 人民卫生出版社, 2021.

第十二章　先天性及遗传性肾脏病

第一节　遗传性慢性肾炎

遗传性慢性肾炎是一种单基因遗传性肾小球疾病，又称 Alport 综合征、家族性肾炎、遗传性进行性肾炎。为 *COL4A3* 和 *COL4A4* 基因突变所致的临床综合征，儿童期多表现为血尿伴或不伴蛋白尿，并呈进行性加重及肾功能减退，是儿童及青少年终末期肾脏病主要原因之一。除此之外，部分患者可伴有晶状体病变和高频听力异常等肾脏以外临床症状。该病主要表现为肾功能进行性减退、血尿、感音神经性耳聋和眼部异常。属中医的"尿血""尿浊""耳聋""视瞻昏渺""腰痛"等范畴。

一、病因病机

（一）西医学认识

1.病因和发病机制

中医学认为本病是一种遗传性疾病，遗传方式多种多样，包括常染色体显性遗传、常染色体隐性遗传和 X 连锁显性遗传。其中 X 连锁显性遗传者占大多数。Mazzucco 等学者对 97 个家庭 108 例 Alport 综合征患者进行了基因学及超微结构的研究，其中 64 个家庭（75 例）是 X 连锁显性遗传，7 个为常染色体隐性遗传，2 个常染色体显性遗传，5 个无法解释，19 个是散发的。X 连锁显性遗传患者约占 Alport 综合征人数的 85%。其中常染色体显性遗传的外显率和表现率也不一样。近期的研究发现常染色体遗传是由于第 2 对染色体上的 *COL4A3* 和 *COL4A4* 的缺陷所致，而 X 连锁显性遗传主要是由于位于Ⅳ型胶原蛋白

α5 肽链基因（*COL4A5*）的结构异常。

由于此病在女性细胞中只有个 X 染色体有活性，而另一种则没有，故突变基因在女性中部分表达。因此此病在男性患者身上表现较为严重，女性患者较轻。

对于遗传性慢性肾炎肾脏损害的发生机制目前尚不清楚，由于大多数该病患者血清中缺少 P 淀粉样物质，患者的 GBM 中存在着Ⅳ型胶原球型部分异常，在绝大多数病例中存在Ⅳ型胶原 α5 肽链缺失。此外亦存在其他Ⅳ型胶原肽链分布异常的情况，如本来正常分布于系膜和内皮下区域的 α1 和 α2 肽链，在本病中却弥漫存在于肾小球基底膜上，且随着病情的进展，这些肽链逐渐消失，取而代之的是逐渐增多的Ⅴ型和Ⅵ型胶原蛋白。上述研究结果提示在 GBM 生物合成方面存在着生化缺陷。

2.病理学表现

光镜下该病的病理表现是多样的，但是没有特异性。组织学诊断需依赖电镜和间接免疫荧光检查。组织解剖学研究发现此病晚期有不同表现，如肾小球肾炎、间质性肾炎或肾盂肾炎。随着肾活检病例的增加，早期改变也已明确。光镜下的早期改变可以是正常的，也可以有轻度局灶或节段性的系膜细胞及基质增加。随着病情的进展，该病可表现为急性肾衰竭，这时可见到新月体肾小球肾炎。小管和间质的改变与小球改变平行，可出现炎性浸润。约 40% 患者间质中可见到大量泡沫细胞。这些细胞可能来源于巨细胞，它们的胞质呈苍白色泡沫样，其中含有中性脂肪、糖胺聚多糖、胆固醇和磷脂。但因这些细胞也可在很多肾小球疾病中发现，故其存在并不特异。

少数患者电镜检查正常，但随着年龄增长疾病进展后，肾小球基底膜将逐渐出现异常。其主要病变有三种：GBM增厚并劈裂，GBM变薄及二者相间。GBM变薄多见于儿童及女性，GBM增厚及劈裂多见于成人及男性。有人认为随着年龄增长变薄的GBM可向厚而劈裂的GBM转换，男性GBM的厚度常在50~150nm，其厚度约为正常GBM的25%。增厚的GBM可达正常厚度的2~5倍，此GBM的上皮侧边缘常呈不规则的波浪形。若该病变广泛而明显地存在，尤其与GBM变薄并存时，对遗传性慢性肾炎仍有重要提示意义。

本病免疫荧光检查结果通常为阴性，说明并无体液免疫参与致病。试验发现Goodpasture综合征患者的抗GBM血清不能结合到遗传性慢性肾炎的GBM上，而且用后者肾小球基底膜也吸附不掉前者血清中的抗GBM抗体，提示遗传性慢性肾炎患者的GBM内缺乏Goodpasture抗原。之后用Goodpasture综合征患者的血清重复上述试验也获同样结果。因此，可以用上述抗肾小球基底膜抗体做肾切片免疫荧光检查，以帮助遗传性慢性肾炎诊断。不过应注意在做上述检查时，虽然男性遗传性慢性肾炎患者肾小球基底膜常完全不着色，但女性患者却不如此，她们常仅表现为GBM节段性着色及着色减弱，另外，还有个别遗传性慢性肾炎患者GBM着色正常，在判断结果时应注意。

（二）中医学认识

本病的发生主要是由于"先天不足、邪热及肾"所致。肾主先天，先天不足则肾精亏虚，阴精不足则虚热内生，热灼络脉而见溺血。因病于先天，多呈长期及反复发作，日久失血于溲，肝血亏虚，无以化生肾精，则肾精匮乏，腰为肾之府，故见腰疼经久不愈。肾开窍于耳，肾脏病日久故见耳鸣、耳聋。肝肾之精血不能上承充养于目则病"视瞻昏渺"。若兼外邪侵袭，则易从热化，邪热下迫膀胱可见尿频、尿急，尿道涩疼而见血尿，则病为"血淋"。本病多由先天肾精不足、肾精亏虚所致，阴虚生热，故其病机多虚多热。

二、临床诊断

（一）辨病诊断

1.临床表现

目前诊断主要依据临床表现、家族史、免疫荧光学检查、肾活检组织电镜检查及基因分析。

（1）临床表现　血尿及进行性肾功能不全，同时伴有耳病变（高频神经性耳聋）和眼病变（圆锥形角膜、前球形晶状体、黄斑中心凹微粒等）等肾外表现。

（2）家族史　具有阳性家族史。应尽可能绘制详细、客观的家族系谱图，尤其注意调查家族成员的尿常规结果、肾功能情况、是否伴有耳聋及眼部异常等。

（3）免疫荧光检查　应用抗Ⅳ型胶原蛋白不同α肽链单克隆抗体，在肾活检及皮肤活检组织进行免疫荧光检查，可用于诊断X连锁显性遗传型Alport综合征、筛查基因携带者以及判断遗传型。

（4）肾活检组织电镜检查　根据电镜下肾小球基膜典型病变可以确诊。然而年幼的男性患者、任何年龄的女性及个别成年男性患者的肾组织病变仅仅为肾小球基膜弥漫性变薄。

（5）基因分析　对于确定遗传型、基因携带者和进行产前诊断十分重要，也有助于诊断临床和病理检查结果均不确定的患者。

（二）辨证诊断

望诊：面色萎黄或见神疲乏力，舌红

或淡红，苔少。

闻诊：言语气味无明显异常。

问诊：尿血，耳鸣，耳聋，视物昏蒙，腰膝酸软或疼痛。

切诊：腰部有压痛，脉细弱或细数。

1. 肾阴不足，脉络损伤型

（1）临床证候　反复尿血，色鲜红，腰膝酸软，四肢无力，手足心热，失眠，舌质红，苔薄白，脉细数。

（2）辨证要点　尿血反复发作，四肢无力，手足心热，舌红，脉细数。

2. 肾精亏虚，虚热上扰型

（1）临床证候　尿血无痛，头晕头痛，耳鸣如蝉，听力渐差，腰膝疼痛，心烦失眠，便秘，舌红少苔，脉细数。

（2）辨证要点　溺血无痛，心烦失眠，便秘。

3. 肝肾阴虚型

（1）临床证候　头晕目眩，视物昏蒙，精神疲惫，面色萎黄，小便时而见血，耳鸣重听，舌淡红，脉细弱。

（2）辨证要点　头晕目眩，视物昏蒙，舌淡红，脉细弱。

三、鉴别诊断

（一）西医学鉴别诊断

其他一些遗传性疾病也可伴有血尿、蛋白尿、肾功能下降，如 Fabry 病、指甲髌骨综合征、镰状细胞病等。但这些疾病没有听力障碍及视觉异常，且基因的改变与本病不同。薄基膜病很少或没有肾功能损害倾向，光镜下肾组织几乎正常，电镜下 GBM 变薄，但没有裂开分层，很多患者没有家族史，预后较好。但有报告 IgA 肾脏病者偶可见叠层样基膜，但典型的免疫荧光表现及临床表现可以鉴别。

（二）中医学鉴别诊断

遗传性慢性肾炎以尿血为主症时，临床应与血淋鉴别。

尿血是指小便中混有血液或伴血块夹杂而下为特征的一种疾病，随出血量的多少小便可呈淡红色、鲜红色或洗肉水样色、酱油色等，排尿不痛或痛不明显；血淋是指尿色红赤、小便频急、淋漓不尽、尿道涩痛、小腹拘急为特征。两者鉴别要点为尿时痛与不痛，临床上不难鉴别。

四、临床治疗

（一）提高临床疗效的要素

1. 肾虚为本，补肾为要

遗传性慢性肾炎是一种遗传性疾病，"先天不足，邪热及肾"为其主要病因，治疗上应抓住病因，以补肾虚为主，可遵李中梓"无阳则阴无以生"的道理，于阳中求阴，补肾气以蒸化肾阴，助其化生。故临床应用中可添加滋阴补肾药，增加疗效。

2. 尿血为标，急则治血

遗传性慢性肾炎的主要临床症状为血尿，故治血为治疗本病的重要措施，出血过多，使病体更虚，邪气乘虚而入，使症状加重，故治疗时应辨证论治，勿忘止血。

3. 防邪外侵，勿忘扶正

遗传性慢性肾炎虽为先天遗传所得，但其临床症状常在感染、劳累、药物、妊娠后加重，故治疗上应注重预防。

（二）辨病治疗

此病临床上多予以对症治疗。

（1）血尿　对于肉眼血尿明显，出血严重的患者可予以白眉蛇毒血凝酶静脉推注，每日一次，效果不理想时可增加用量，防止失血过多，能起到止血作用。

（2）视力障碍　若前球严重妨碍视力，

可做晶状体摘除术，植入人造晶状体。

（3）耳聋、中耳炎　耳聋者可戴助听器以改善听力，中耳炎患者可用过氧化氢及氯霉素眼药水滴入耳，以消炎止痛，必要时去耳鼻喉科就诊。

（4）贫血　及时应用重组人促红素及铁剂等纠正贫血。

（5）降血压　首选ACEI/ARB类药物控制血压，血压控制不佳时可加用钙离子拮抗剂、利尿剂、β受体拮抗剂等降压药物。

（6）恶心、呕吐　可予以甲氧氯普胺肌内注射及适当应用胃动力药物。

（7）肾衰竭　若出现肾衰竭，可参考有关章节治疗。

（三）辨证治疗

（1）肾阴亏虚，脉络损伤型

治法：滋补肾阴，凉血止血。

方药：知柏地黄丸加减。知母、黄柏、熟地黄、山茱萸、山药、泽泻、茯苓、牡丹皮、茜草炭、血余炭、三七。

加减：若气虚尿血反复发作者，加黄芪、黄精；若兼外感邪热而见小便热刺痛者，可加通草、滑石、墨旱莲。

（2）肾精亏虚，虚热上扰型

治法：滋阴降火，凉血止血。

方药：大补阴丸加减。黄柏、知母、熟地黄、龟甲、白茅根、牡丹皮、磁石、川牛膝、生龙骨、生牡蛎。

加减：耳中蝉鸣甚者，加重熟地黄、黄柏用量；潮热盗汗者，加地骨皮、生龙骨；心烦不眠者，加酸枣仁；大便干者，加玄参、制何首乌等。

（3）肝肾阴虚型

治法：滋补肝肾，凉血止血。

方药：杞菊地黄丸加减。枸杞子、菊花、熟地黄、山茱萸、当归、女贞子、墨旱莲、炒杜仲、菟丝子、茯苓。

加减：血虚甚者，加阿胶、桑椹，大便干者，加决明子、生何首乌；耳鸣重听者，加龙胆草、怀牛膝。

五、预后转归

在病程早期性别因素对判断预后有重要参考价值。女性患者多属轻症，可终生无任何临床症状，一般均能维持正常寿命，临终也非因本病而死。但男性患者大多表现为慢性肾小球肾炎或慢性肾盂肾炎，往往于20~30岁之间出现进行性肾衰竭，多在40岁以前死于尿毒症。

六、预防调护

（一）预防

由于本病是遗传性疾病，故患者要避免生育，以杜绝本病的发生。还应避免近亲结婚，因近亲结婚所生子女患此病的概率较高。患者应避免感染，勿用伤肾药物，勿劳累，以免加重病情。肾功能不全者应限制蛋白及磷的摄入量，并控制高血压以防后天因素加速病情发展。

（二）调护

（1）居住环境宜清静，以缓解其烦躁不安的情绪。对危重的肾功能不全患者，帮助其消除恐惧心理，使病情趋向稳定。要保持空气新鲜，定时通风换气，室内温度通常保持在18~20℃，湿度以55%~60%为宜。光线宜充足，明亮，定时空气消毒，有利于病者情绪稳定，身心舒畅，睡眠充足。

（2）除卧床休息外，都应早睡早起，适当户外散步，练习气功，节制情欲，以保养肾之精气。勤洗手，定期沐浴，注意皮肤清洁。

（3）遗传性慢性肾炎患者宜食用优质蛋白。临床可选瘦肉、黄鱼、鲤鱼、鲫鱼、海参、鸡蛋等，不可选食动物内脏等，少吃黄豆、大麦、玉米等。若出现肾功能不全或尿毒症，宜优质低蛋白饮食。临床可选食含高维生素的食品。无糖尿病者可选用高热量饮食，增加进食的次数。肾功能不全或血脂升高的患者，临床可选食黑木耳、山楂、洋葱、芹菜、海蜇、粳米、面食等。伴有水肿、高血压的患者宜低盐饮食。

参考文献

[1]蔡栋伟.无症状性肾性血尿的中医辨治体会[J].浙江中医杂志，2014，5（49）：383.
[2]王莹.中药半枝莲的研究探讨[J].临床合理用药，2013，10（6）：58-59.

第二节 良性家族性血尿

良性家族性血尿是指患者临床表现除单纯血尿外没有蛋白尿和其他临床症状，对肾功能无影响，预后良好，因该病具有一定的家族聚集性，故称为良性家族性血尿。近年来有一些学者主张用超微结构病理特征来代替"良性家族性血尿"的命名，称之为薄基底肾小球病、薄基底膜病、薄基底膜综合征等。依据临床表现，本病属于中医"尿血"范畴。

一、病因病机

（一）西医学认识

1.遗传学研究

近年来有报道证实有阳性家族史的良性家族性血尿患者为40%。以往的研究认为该病的遗传方式为常染色体显性遗传，少数表现为常染色体隐性遗传。

该病与Alport综合征的基因突变部位相似，但蛋白表型差异较大，预后完全不同，因而引起学者们的广泛兴趣，目前该病并未被人类了解。对于良性家族性血尿的遗传学研究刚刚开始，与Alport综合征的关系仍需更多的临床试验证实。基因突变对蛋白质的结构和功能的影响程度、不同基因突变对蛋白质的影响是否不同，这都是需要了解的问题。

2.发病机制

该病的发病机制尚未明确，有人认为肾小球基底膜的发育不成熟是该病的直接原因。研究证实肾小球基底膜变薄主要是上皮侧肾小球基底膜的缺乏或减少所致。用免疫荧光方法证实抗肾小球基底膜抗体可与良性家族性血尿病的肾小球基底膜相结合，但不与遗传性慢性肾炎的肾小球基底膜结合，说明此二者间有某些本质的区别。

3.病理改变

（1）光镜检查 没有明确的具有诊断意义的病理指标。一些研究指出，薄基底肾小球病常有某些非特异性病理变化。肾小球系膜细胞和基质正常，或呈轻度增生，少数甚至可有中度系膜增生。相对而言，系膜基质增生多于系膜细胞增生，部分患者肾小球动脉可有透明样变或内膜有斑片样增厚，极个别患者有单个新月体形成。一般无局灶性节段性肾小球硬化，少数病例可见少量的全球性肾小球硬化。同样，肾小管间质可完全正常，也可呈小灶状肾小管萎缩和间质纤维化，但程度一般较轻。间质中通常无明显炎症细胞浸润，也无泡沫细胞存在。

（2）免疫荧光 通常为阴性，偶尔可见IgM和（或）C3在系膜区或肾小球毛细血管壁上呈节段性分布，但强度很弱。用Ⅳ型胶原蛋白α肽链的特异性单克隆抗体对薄基底膜肾脏病患者的肾小球基膜进行免疫组化染色，显示薄基底膜肾脏病患者Ⅳ型胶原蛋白α3、α4、α5肽链分布正常，与正常人群无差异。

（3）电镜检查 对于该病的诊断起关

键作用。弥漫性肾小球基膜变薄是该病最重要的病理特征。正常人肾小球基膜厚度通常在 320±40nm 之间，而薄基底肾小球病患者肾小球基膜厚度为 240±40nm，最薄之处仅为 110nm，为正常人的 1/3~2/3。肾小球基膜呈弥漫性严重变薄者，毛细血管襻常出现不规则的扩张或塌陷。绝大部分研究显示薄基底肾小球病肾小球内无电子致密物沉积。

（二）中医学认识

中医对良性家族性血尿的认识是以家族史和临床表现为依据的，一般多将其病因和病机分为脾肾两虚、阴虚火旺、热蓄膀胱。如《素问·气厥论》中说："胞移热于膀胱，则癃溺血。"《金匮要略·五脏风寒积聚病》中提出"热在下焦者，则尿血"。本病的病理特点总属先天禀赋不足，正气虚弱，湿热、虚或瘀血等留于体内，以致虚实交错，发生一系列病理变化，使湿热内蕴，影响肾与膀胱气化，使清浊不分，混杂而下。湿热、虚火灼伤血络，致血溢脉外，随尿而出则见尿血。本病病位主要在肾、膀胱，正虚为本病的主要病机。

二、临床诊断

（一）辨病诊断

1. 临床表现

（1）临床、家族史、实验室检查（包括可疑患者的电测听和眼科检查）和病理学检查，排除继发性肾小球病、泌尿外科疾病和 Alport 综合征。

（2）肾小球基膜弥漫性变薄，少数或个别肾小球基膜变薄范围 ≥ 50%，肾小球基膜仅可在局部和孤立的区域存在分层或增厚，并无发展趋势。

（3）肾小球基膜的平均厚度 ≤ 280nm。由于测定方法的差异及病例选择等原因，一些学者提出将肾小球基膜平均厚度 ≤ 250nm 作为肾小球基膜变薄的诊断标准。

（二）辨证诊断

本病在中医中无相对应的中医病名，中医一般根据其临床表现及症状，将其归结为"血尿"等范畴。本病的病理特点总属先天禀赋不足，正气虚弱，湿热、虚火、瘀血等留于体内，以致虚实交错，发生一系列病理变化，使湿热内蕴，影响肾与膀胱气化，清浊不分，混杂而下。湿热、虚火灼伤血络，致血溢脉外，随尿而出则见尿血。本病病位主要在肾、膀胱，正虚为本病的主要病机。依据辨证论治主要分型如下。

望诊：身倦乏力，或颧红，或面色萎黄，舌质红或淡，苔腻。

闻诊：语言及气味无明显异常。

问诊：或小便短赤带血，头晕目眩，盗汗，腰膝酸软，大便干结，小便发红，心烦口干、口舌糜烂、疼痛，或小便频数带血，纳呆，心悸气短，便溏。

切诊：脉细数，或虚弱。

1. 肾阴不足，虚火下迫型

（1）临床证候　小便短赤带血，头晕目眩，颧红盗汗，腰膝酸软便秘，舌红，少苔，脉细数。

（2）辨证要点　颧红盗汗，腰膝酸软，便秘舌红，少苔。

2. 心火亢盛，热移膀胱型

（1）临床证候　尿色鲜红，兼心烦口渴，夜寐不安，口舌糜烂疼痛，舌尖红，脉细数。

（2）辨证要点　心烦口渴，夜寐不安，口舌糜烂疼痛，舌尖红。

3. 脾肾气虚型

（1）临床证候　小便频数带血，其色淡红，面色萎黄，身倦乏力，纳差，或见头晕，心悸气短，大便溏薄，舌质淡，苔白，脉虚弱。

（2）辨证要点　面色萎黄，神倦乏力，纳差，便溏，舌质淡，脉虚弱。

三、鉴别诊断

（一）西医学鉴别诊断

1. 肾静脉受压综合征、高钙尿症、外科性血尿

良性家族性血尿首先要与左肾静脉受压综合征、高钙尿症以及外科性血尿（如结石、肿瘤、结核、泌尿系感染）等鉴别，需要详细询问病史，根据需要选择尿红细胞形态学、尿钙定量、中段尿细菌培养、腹部平片、肾静脉超声检查、静脉肾盂造影等检查，不难鉴别。

2. 其他原发或继发的肾小球疾病

一些其他的原发或继发肾小球疾病也可有局部的肾小球基膜变薄，如微小病变型肾脏病、局灶硬化性肾小球肾脏病以及某些类型的系统性红斑狼疮性肾炎。薄基底肾小球病与这些肾小球病从光镜、免疫荧光及临床特征上均较容易鉴别。不少 IgA 肾脏病的患者，临床也以单纯血尿为主要的临床表现，与薄基底肾小球病相似，但肾穿刺免疫病理显示 IgA 或以 IgA 为主的免疫球蛋白在肾小球系膜区沉积，故与薄基底肾小球病较易鉴别。但确有 IgA 肾脏病和薄基底肾小球病合并发生的病例。

3. Alport 综合征

Alport 综合征是另一种早期以血尿为主要临床表现的遗传性肾脏病，可合并蛋白尿、进展性肾衰竭，可伴有眼部病变（如圆锥形晶状体、视网膜病变等）或感音神经性耳聋，临床表现较薄基底肾小球病重，预后差。与薄基底肾小球病肾小球基膜弥漫变薄不同，电镜下 Alport 综合征患者肾小球基膜不规则增厚与变薄交替存在，致密层呈撕裂、分层状改变，伴高电子密度

颗粒。近来研究显示，薄基底肾小球病患者皮肤活检表皮基膜Ⅳ胶原蛋白 α 肽链免疫荧光结果与肾小球基膜相似，这有助于与 Alport 综合征的鉴别诊断。

（二）中医学鉴别诊断

良性家族性血尿属中医"尿血"范畴，临床应与血淋鉴别。

尿血是指小便中混有血液或伴血块夹杂而下为特征的一种疾病，随出血量的多少小便可呈淡红色、鲜红色、洗肉水样色、酱油色等，排尿不痛或痛不明显；血淋是指尿色红赤、小便频急、淋漓不尽、尿道涩痛、小腹拘急为特征。两者鉴别要点为尿时痛与不痛，临床上不难鉴别。

四、临床治疗

（一）提高临床疗效的要素

1. 预防调摄是养护之关键

在生活上注意，禁食辛辣刺激之品，以免助热伤阴，还应劳逸结合，节房事，畅情志，提高机体抵抗力，积极预防上呼吸道感染和尿路感染，加强对高血压患者的血压控制，避免不必要的治疗和肾毒性药物的运用，减轻病情。

2. 培补脾肾是治疗之根本

由于本病是一种遗传性疾病，先天不足是本病发生的根本原因，所以调补脾肾、养阴清热为本病之主要治法，在治疗过程中要始终贯彻以肾为本，辨别虚实、阴阳等，在辨证论治的基础上选择合适的方剂。

（二）辨病治疗

临床上一般不给予特殊治疗，仅在血尿症状严重时对症处理。血尿严重时可给予白眉蛇毒血凝酶静脉推注，每日一次。若出现肾衰竭参照肾衰竭治疗处理。

（三）辨证治疗

1. 辨证论治

（1）肾阴不足，虚火下迫型

治法：滋阴降火，凉血止血。

方药：知柏地黄丸加减。生地黄、山茱萸、山药、泽泻、茜草、墨旱莲、炒蒲黄、牡丹皮。

加减：肝阳上亢致头痛头晕者，加磁石、川牛膝、菊花；溲血不消者，加三七、白茅根、泽兰；颧红盗汗甚者，加地骨皮、生龙骨；腰膝酸软甚者，加狗脊、川续断、女贞子等。

（2）心火亢盛，热移膀胱型

治法：清心导赤，凉血止血。

方药：导赤散加减。生地黄、车前草、生甘草梢、竹叶、小蓟、萹蓄、黄连。

加减：血尿多者，加琥珀末；尿时微痛者，加瞿麦、石韦；心烦者，加莲子心；口渴者，加麦冬、玄参；舌疮重者，加青黛；若血尿日久致血虚者，加阿胶、白芍；病久气阴两虚者，加紫河车、太子参。

（3）脾肾气虚，阴络受损型

治法：补脾益肾，固涩止血。

方药：补中益气汤加减。黄芪、党参、山药、陈皮、升麻、菟丝子、仙茅、淫羊藿、白术、肉苁蓉。

加减：出血久者，应酌加阿胶等养阴血之品；纳呆者，加生稻芽、生谷芽、生麦芽等生发胃气之品；大便溏者，加干姜；正虚邪侵、外感风寒者，加桂枝、细辛、防风。

2. 外治疗法

（1）针刺治疗　取命门、肾俞、关元、足三里、梁丘、三阴交为主穴，每次选3~4穴，施平补平泻或补法。适用于血尿症状。留针20~30分钟。每日针刺1次，2周为1个疗程。

（2）灸法　取艾叶直接灸肾俞5~9壮，灸脾俞3~7壮，灸三焦俞5~7壮，灸三阴交5~7壮，适用于有血尿症状。

（3）水针　黄芪注射液穴位注射足三里、肾俞、脾俞穴，尿中红细胞增加者加用当归注射液注射血海穴。血海穴具有调血清血的作用，当归能活血祛瘀，止血止痛。治疗时患者取卧位，于穴位处进行常规皮肤消毒后，用装有5号短针头的5ml注射器抽取药液，快速垂直刺入穴位得气后回抽无血，再将药液徐徐注入穴中，每穴1ml，隔天治疗1次，1次为1个疗程。间歇5天后再进行下1个疗程。

（4）贴敷法　将墨旱莲捣烂如泥，掺入少量面粉共调匀，以生小蓟汁适量共调成厚膏状备用。取药膏适量涂于纱布或白布上，贴于患者脐孔上，以外胶布固定，每天换药1~2次，至尿血消失停药。

五、预后转归

极少数薄基底膜肾小球病患者有大量蛋白尿或肾脏病综合征时，可用激素治疗，合并高血压者要控制血压在正常范围。如已有慢性肾功能不全应按慢性肾功能不全原则处理。仅表现为血尿，血压正常，肾功能正常的患者，无须特殊药物治疗，应避免剧烈运动，定期检测血压和肾功能，避免不必要的治疗和肾毒性药物。

六、预防调护

（一）预防

鉴于本病是遗传性疾病，故患者要避免生育、避免近亲结婚，以杜绝本病的发生。应注意休息，避免感染，避免使用肾毒性药物，合并并发症时要积极治疗，以防后天因素加速病情发展。

（二）调护

（1）生活起居　病室安静、整洁、温、

湿度适宜，空气新鲜。起居有常、防寒保暖、劳逸结合，尿血急性期应卧床休息，保持会阴部清洁，多饮水，多排尿，不可憋尿。

（2）饮食　宜清淡富有营养，少食辛辣肥甘之品，多食新鲜蔬菜、水果、粗粮，有蛋白尿的患者应减少大豆类食物的摄入，多食蜂蜜、木耳等食品，保持大便通畅。

参考文献

［1］杨菲菲，张佩青. 加味清心莲子饮治疗气阴两虚型血尿的经验［J］. 世界最新医学信息文摘，2014，14（6）：141–142.

［2］王左希，张轶欧. 孙郁芝治疗尿血经验举隅［J］. 山西中医，2014，6（30）：6–7.

第十三章 药物性肾损害

肾脏是人体的重要器官，它的基本功能是生成和排泄尿液，借以清除体内代谢产物及某些废物、毒物，同时经重吸收功能保留水分及其他有用物质，如葡萄糖、蛋白质、氨基酸、钠离子、钾离子、碳酸氢钠等，以及调节水电解质平衡及维持酸碱平衡。肾脏还有内分泌功能，能合成肾素、血管紧张素、前列腺素、激肽释放酶 - 激肽系统、促红细胞生成素、活性维生素 D_3 等，同时又是机体内分泌激素的降解场所和肾外激素的靶器官。肾脏的这些功能，保证了机体内环境的稳定，使新陈代谢得以正常进行。肾脏是机体生命代谢、体内药物及化学物质代谢和排泄的重要器官，因此也是代谢废物、毒物引起损伤的主要靶器官。随着医疗新技术、新方法、新药物的不断研究和应用，加之各种抗生素广泛应用和药物滥用，药物引起的肾损害日趋增多。临床用药种类繁多，各种药物引起的肾损害发病机制不同、毒性不同、作用也不尽相同，因此临床表现不同、预后也不同，临床医生应提高药物导致肾毒性的认识，以降低药物引起的肾损害。

药物引起的脏器损害通常包括两种情况：药物不良反应（ADR）是指在正常用法用量下出现的与治疗目的无关的或意外的有害反应；药物不良事件（ADE）是指在治疗过程中可能发生的任何意外的有害反应，其发生与用药并无必然的因果关系，既可以是因药物过量或不合理应用出现的毒性反应，也可能是因假药、劣药或药物中的其他添加剂所致的有害反应。以上两种原因引起的肾脏损伤均可称为药物性肾损害。

一、病因病机

（一）西医学认识

1. 肾脏对药物及其毒性的易感性

（1）肾脏血管系统发达，血流丰富，虽然仅占体重的 0.4%~0.5%，但其血流占心搏出量的 20%~25%，因此大量药物可随血液循环到达肾脏，出现肾脏药物聚集。

（2）肾脏组织呈高代谢状态，肾内多种酶作用活跃，耗氧量大，故在缺血缺氧情况下，会增加肾脏对药物毒性的敏感性。

（3）肾小球毛细血管襻和肾小管周围毛细血管网丰富，小球内皮细胞和小管上皮细胞表面积较大，和药物接触的表面积大，进而增加了药物在体内形成免疫复合物的概率，容易造成免疫损伤。

（4）肾脏近曲小管具有复杂精细的转运通道，能够将血液或原尿中的药物分子吸收，进入上皮细胞产生一系列生化反应。远曲小管和集合管具有浓缩功能，使得那些不被近曲小管吸收的或由分泌进入小管内的药物分子浓缩，药物在肾脏内蓄积，使肾小管细胞变性坏死的发生率增高。

（5）肾脏具有酸化尿液的功能，其 pH 值的改变会影响药物的溶解度，易使药物或其代谢产物在肾小管内沉积、堵塞管腔、损伤肾脏。

2. 发病机制

（1）直接毒性作用 当药物在肾小管内浓度增加至中毒浓度时，可直接损伤肾小管上皮细胞。通过损伤细胞膜，改变膜的通透性和离子转输功能；或破坏胞质线粒体，抑制酶的活性及蛋白质的合成，使细胞内钙超载，进而使钙离子介导的蛋白酶、核酸酶等活化，导致细胞骨架结构破坏，引起肾小管上皮细胞坏死。此外，氧自由基的产生更加重了肾损害，最终导致急性肾衰竭。此种肾损害的程度与用药剂量及疗程成正相关，主要导致急性肾小管坏死或急慢性肾小管间质疾病。

（2）氧化应激作用　人体内存在一套氧化和抗氧化的机制，并处于稳态，当氧化应激作用过大时，将会损伤机体细胞和组织，如损伤细胞组织功能，影响肾血流动力学、肾小球滤过、肾小管重吸收和分泌等。

（3）梗阻性病变　某些药物或其代谢产物可在尿液中形成结晶，引起肾小管阻塞损伤肾脏。如磺胺、甲氨蝶呤等大剂量应用或水化不充分时可形成结晶；维生素C过量可能在体内代谢后形成草酸结晶；某些化学药物可导致高尿酸血症。

（4）缺血性损伤　某些药物如利尿剂、脱水剂应用不当可能会引起循环血量减少，从而引起肾脏血流量供应减少。某些药物如非甾体抗炎药、环孢素等可能引起肾小球入球小动脉收缩或肾脏小血管收缩引起血流动力学障碍导致肾小球低灌注，从而引发肾脏缺血性损伤。

（5）免疫炎症反应　此类肾损害多与用药剂量无关，可表现为肾小管间质肾脏病、肾小球和肾小管病等。某些药物本身或其代谢产物、某些有效成分、赋形剂等既可以作为抗原或半抗原诱发免疫反应，也可能作为半抗原进入机体后与某些载体蛋白结合成为全抗原，产生抗原 – 抗体复合物再与肾组织蛋白作用后诱发免疫反应。或者在药物及其产生的细胞因子作用下，肾小管上皮细胞转化为肌成纤维细胞，引起细胞表型"转分化"，导致一系列免疫炎症反应，发生肾损伤。

（6）诱发加重因素　肾脏存在基础性疾病，如肾衰竭患者，药物不能经肾脏正常代谢和排泄，致使药物的半衰期延长，药物在体内蓄积引起肾损伤。肾脏病综合征患者低蛋白血症，使循环中游离型药物浓度增加，药物更容易达到中毒剂量。老年人肾储备能力减退，加之老年患者机体免疫力低下，极易发生感染，发生感染后如未能根据肾功能和病情合理用药，极易发生药物性肾损害。

3. 人群易感性

老年人、婴幼儿以及有基础性疾病的人群，由于机体自身免疫力低下等因素，易发生药物性肾损害。

上述肾脏损害机制，可单独发生，也可合并发生，或者由同一种药物同时激发而并存，也可能由不同的药物通过相同或不同的机制而并存。

（二）中医学认识

中医学中并无药物性肾损害这一名称，但根据其病因病机、证候特点等可归属于"虚劳""水肿""癃闭""尿血""腰痛"等范畴。中医认为此病是由于服用某些有肾毒性的药物所致，病机关键在于药毒伤肾，耗伤气血，酿生火热毒邪，灼伤肾络，闭阻水道所致，或药毒蓄积，或失治、误治，久病气血阴阳亏虚，暗耗肾气，渐至肾元衰败，精亏血少，肾阴亏虚而发病。

二、临床诊断

（一）辨病诊断

药物性肾损害的临床表现与实验室检查通常无特异性，临床早期常无明显症状，容易延误诊断，但有一些共同特点。此类肾损害多发生在一次或连续多次用药后，大部分患者停药后肾脏损伤可完全或部分恢复。因此，临床上遇到原因不明的肾损害，应询问是否曾服用过抗生素、镇痛剂、非甾体抗炎药等。

药物性肾损害临床主要表现为急性间质性肾炎、急性肾小管坏死，少数患者可表现为功能性或梗阻性急性肾衰竭，或急进性肾炎综合征、肾脏病综合征等。各自的表现分述如下。

1. 常见肾损害

（1）急性间质性肾炎　①迅速发生的少尿型或非少尿型急性肾衰竭，腰痛，无菌性白细胞尿，血尿，蛋白尿，尿沉渣有时可见嗜酸性粒细胞。②全身过敏反应，包括药物热、药疹、全身淋巴结肿大及关节酸痛，外周血嗜酸性粒细胞计数升高。

（2）急性肾小管坏死　①起始期无明显的临床症状或仅表现为轻微的有效循环血量不足。②持续期少尿或无尿，氮质血症，水电解质和酸碱平衡紊乱，出现感染等多种并发症，可伴有不同程度的尿毒症表现。③恢复期尿量进行性增加，部分患者出现多尿，氮质血症，尿毒症症状逐渐改善。

（3）梗阻性急性肾衰竭　突然发生无尿及迅速发生氮质血症，尿毒症症状，一旦梗阻解除，尿量增多，血尿素氮、血肌酐可降至正常。

（4）急进性肾炎综合征　起病急，病情重，进展迅速，一般有明显的水肿、血尿、蛋白尿、管型尿等，常伴有高血压及贫血，可有肾脏病综合征表现，肾功能呈进行性加重，可出现少尿或无尿。

2. 药物肾损害

不同的药物会引起不同程度和不同表现的肾损害，下面分述常用药物对肾脏的损害。

（1）青霉素类　之前的观点认为青霉素类对肾脏毒性小，但随着研究发现，虽然青霉素本身对肾脏无直接毒性，但可以通过免疫反应导致肾损伤。在青霉素类抗生素中，以半合成青霉素类抗生素肾毒性最明显，主要有青霉素G、甲氧西林、羧苄西林、氨苄西林、阿莫西林等，其中以氨苄西林和阿莫西林为常见。①青霉素类抗生素的病理机制是通过免疫反应引起肾损伤。其作用机制可能为药物作为抗原或半抗原在循环中或原位形成免疫复合物，进一步激活补体及其他免疫分子从而引起肾小管间质性肾炎；或者由于青霉素导致过敏性休克从而引起肾脏血流量下降，导致肾损伤。②临床主要表现为急性间质性肾炎，通常与药物剂量不相关。甲氧西林可导致典型的急性过敏性间质性肾炎，多于用药1~2周后突然起病，可见少尿或非少尿型急性肾衰竭，血尿，白细胞尿，蛋白尿，伴有全身性过敏症状如发热、皮疹、外周血嗜酸性粒细胞增多。

（2）头孢菌素类　此类抗生素在临床治疗中应用极为广泛，故其导致的急性肾损伤也常见报道，但相对于其他抗生素而言，急性肾损害发病率较低，尤其是第2代和第3代抗生素。头孢类抗生素同氨基糖苷类抗生素相似，以肾脏代谢为主，尿中浓度高，主要引起肾小管坏死。与氨基糖苷类抗生素并用可明显增强其肾毒性。①病理机制可能是大量的头孢类抗生素在肾小管蓄积，导致急性近端肾小管坏死，引起急性肾损伤，其机制主要有活性氧代谢产物形成、膜脂质过氧化、线粒体氧化磷酸化等。研究发现，头孢霉素进入肾小管细胞后，通过影响阴离子转运蛋白或选择性地与线粒体结合，造成正常细胞代谢途径阻断，导致细胞死亡。②临床主要表现为血尿、蛋白尿、管型尿和肾功能减退，可伴有发热、皮疹等全身过敏反应。

（3）氨基糖苷类　氨基糖苷类抗生素包括两大类。一类为天然来源，主要包括链霉素、卡那霉素、庆大霉素、妥布霉素、新霉素、西索米星等，另一类为半合成品，如阿米卡星、卡那霉素B等。目前较常用半合成氨基糖苷类，此类抗生素以肾脏代谢为主,尿中浓度高,大量长期应用容易导致肾脏损伤。研究发现,氨基糖苷类的肾毒性与其分子所带阳离子的氨基数有关,数目越多肾毒性越大。新霉素由于含氨基组多,肾毒性最强,之后依次是庆大霉素、妥布霉素、卡那霉素、链霉素。如果合并使用利尿药、头孢菌素类抗生素,可明显增加其肾毒性。①病理机制主要因其直接肾毒性作用导致近端肾小管坏死,其具体损伤机制有多个学说,如溶酶体损伤学说、线粒体损伤学说、自由基损伤学说等。由于多种原因导致药物在近端肾小管上皮细胞内大量积聚,诱发肾小管上皮细胞脱落、宫腔阻塞以及与此相伴的血管活性物质平衡紊乱,损伤肾小管。②临床主要表现为急性肾小管坏死,通常发生在用药一周后,大剂量和长期反复使用是重要原因。以非少尿型急性肾损伤多见,血肌酐和尿素氮迅速上升,肌酐清除率、尿比重下降,可伴有代谢性酸中毒和电解质紊乱,尿常规检查可见蛋白尿、白细胞尿及透明管型等。少数患者可表现为急性间质性肾炎,在急性肾衰竭的同时伴有尿糖阳性、氨基酸尿、脲酶增高、蛋白尿、电解质紊乱等。偶见患者表现为尿崩症。

(4)喹诺酮类 喹诺酮类抗生素是一类广谱抗生素,常用于的药物有诺氟沙星、氧氟沙星、环丙沙星、洛美沙星、依诺沙星、左氧氟沙星、加替沙星等。既往研究认为此类抗生素肾毒性很低,仅有个例报道肾损害严重。新近有研究发现,喹诺酮类抗生素可能会引起青少年严重过敏反应。①病理机制可能为喹诺酮类抗生素的代谢产物在肾小管沉积,引起急性肾小管梗阻,也可能为其引起肾间质免疫炎症反应所致。②临床主要表现为急性肾损伤,多在用药数小时至数周内发生,以非少尿型为主,可表现为典型的药物过敏性间质性肾炎,伴有镜下血尿和结晶尿,停药后肾功能可

恢复正常。

(5)磺胺类 磺胺类抗生素在肾脏排泄时,易在肾小管、输尿管、膀胱内析出结晶引起尿路梗阻,同时机械性刺激尿路产生肾损伤。①病理机制可能是磺胺类抗生素的水溶性较低,在肾小管内代谢时,自身或乙酰化代谢产物在偏酸性尿中,容易产生结晶引起肾小管梗阻,重者尿闭,导致急性肾损伤。另外,磺胺类抗生素还可以通过与血浆蛋白结合形成抗原,引起过敏性间质性肾炎,诱发急性肾损伤。②磺胺类抗生素引起的肾损害主要表现为血管炎和急性间质性肾炎,作用于近端肾小管可引起范科尼综合征,见明显的腰痛、尿痛、肉眼血尿等,尿中可有明显的结晶,尿 pH 值多小于 5.5。与噻嗪类利尿剂合用,可明显增加间质性肾炎的风险。此外,磺胺药物可引起溶血性贫血,产生血红蛋白尿从而导致急性肾损伤。肾活检可见间质出现非干酪样肉芽肿。

(6)抗结核类 常见抗结核药中对肾脏有损伤的药物有利福平、乙胺丁醇和对氨基水杨酸。①利福平为抗结核治疗的一线药物,主要经胆汁及肝肠循环代谢,60%以上自粪便排泄,18%~30% 从尿中排泄,发病机制多为抗原抗体结合导致免疫损伤。利福平的肾毒性一般表现为急性肾小管坏死伴间质性损伤,发病时常伴有发热、寒战、头昏、畏冷、恶心、乏力、肌痛等流感样症状,部分患者可有明显的腰痛和过敏反应。肾活检可见近曲小管上皮细胞坏死或退行性改变,部分患者血中还可见利福平抗体。研究发现,利福平引起的药物性肾损害主要发生在既往有用药史且重复用药者,其两次用药间隔时间可长可短。多数患者停用利福平后,肾功能可逐渐恢复正常,时间长达数周或数月,少部分患者可以出现不可逆性损伤。②乙胺丁醇亦可以诱发急性肾损伤,临床少见,停药后

可自行恢复，还可能引起高尿酸症肾脏病。③对氨基水杨酸偶见急性间质性肾炎，在大剂量应用时，可引起急性肾衰竭，症见血尿、血肌酐升高、蛋白尿，常伴有过敏性皮炎。

（7）四环素类 四环素类主要是通过增加蛋白质的分解，引起暂时性的氮质血症，尤其是在已经有肾功能损害的患者中更为明显。变质或过期的四环素可引起肾小管损害，以范科尼综合征表现为主，病理上显示近端肾小管上皮变性，细胞脱落，胞质出现颗粒，含铁血黄素沉着。

（8）两性霉素B：作为抗真菌感染的一线用药，具有很强的肾毒性。用药初期即可出现肾损害，尿中可见管型、红细胞、白细胞及轻度蛋白尿。其肾毒性的大小与剂量成正比，总剂量使用超过5g的患者，可持续存在肾功能损害。其发病机制可能为药物直接收缩肾血管导致肾脏缺血、肾小管坏死、肾小球炎等。在使用两性霉素B治疗时，应检测尿液及肾功能变化，一旦发生血肌酐或尿素氮升高，应立即停药，同时补充钠盐，将毒性减至最小。

（9）多黏菌素类 多黏菌素类抗生素主要用于治疗铜绿假单胞菌和变形杆菌感染。其中，多黏菌素B肾毒性较明显，肾毒性的大小和剂量成正比，每天2.5mg/kg即可导致肾损伤，每天＞3mg/kg就可以导致肾小球滤过率下降、肾小管变性、浓缩功能降低，发展成为急性肾小管坏死和急性肾损伤。如患者肾功能已受损，使用该类抗生素时应慎重，在肾功能下降时半衰期较长容易产生蓄积从而加重肾毒性。

（10）非甾体抗炎药（NSAIDs） 本药广泛应用于临床，治疗各种风湿性疾病及与疼痛相关的疾病。但几乎所有的NSAIDs均可引起肾损害，包括选择性环氧化酶-2抑制剂如塞来昔布、罗非昔布、尼美舒利等。NSAIDs共同的肾毒性机制是干扰二十碳四烯酸代谢、抑制环氧化酶活性、减少前列腺素合成，使肾血管收缩、肾灌注不足。NSAIDs引起急性肾衰竭往往与某些危险因素有关，如有效血容量减少（肝硬化、心力衰竭、肾脏病综合征、出血、使用利尿剂等情况下）、老年、CRF、同时使用环孢素A等。

NSAIDs还可引起肾脏病综合征、间质性肾炎，长期使用可引起肾乳头坏死，常见于用药长达5~10年的患者，以非那西汀和对乙酰氨基酚最多见。国内含对乙酰氨基酚的复方制剂多达30余种，其中不少为非处方药、使用广泛，故应予以重视。

（11）抗肿瘤药 应用抗肿瘤药物导致的肾损害可由多种原因引起，其中最主要的是药物的肾毒性。目前临床上使用的抗肿瘤药物大多具有较大的毒副作用，常见易引起肾损害的抗肿瘤药物有顺铂、异环磷酰胺、甲氨蝶呤、阿霉素等。他们可引起肾小球、肾小管的改变，导致肾损伤，临床常表现为急性肾衰竭、肾小管间质损伤等病变。

（12）免疫抑制剂 免疫抑制剂在临床上多用于器官移植后或自身免疫系统疾病的治疗。环孢素A与他克莫司最为常用，二者均有肾毒性。

（13）造影剂 常用的造影剂包括钠盐和葡胺盐等。此类药物可引起肾缺血，对肾小管有直接毒性作用，导致肾损伤。通常在注射造影剂后24~48小时发生肾功能损害，少尿或无尿持续2~5天，3~10天肾功能继续变化，14~21天逐渐恢复。可伴有蛋白尿、血尿、脓尿和上皮细胞管型，早期有尿酸盐、草酸盐结晶，脲酶增高，尿比重降低，尿渗透压降低。

（14）抗癫痫剂 苯妥英钠引起的肾损害，患者表现为蛋白尿、血尿、卟啉尿、Batter综合征，常发生于服药一个月后。可伴见某些过敏反应，如发热、淋巴结肿大、剥脱性皮炎、嗜酸性粒细胞增多等。肾组织检查呈间质性肾炎表现，在间质中有淋巴细胞、浆细胞和嗜酸性粒细胞浸润，肾小球囊内有蛋白类物质。三甲双酮引起的肾损害轻者表现为血尿、管型尿和暂时性蛋白尿，重者可发生肾脏病综合征，甚至尿毒症，常发生于服药后2周，但有些患者于服药5年后才出现症状。

（15）中药对肾脏的损害 ①中药本身具有肾毒性。随着中药药理学和毒理学研究的发展，对中药的肾毒性有了进一步认识。有研究表明，中药肾毒性与其所含有毒的有机酸、生物碱、苷类、动植物蛋白以及某些毒素有关。常见的肾毒性植物类药物如雷公藤、广防己、关木通、草乌、贯众等；动物类药物如蛇毒、斑蝥、鱼胆等；矿物类药物如砒霜、朱砂、雄黄等。②品种混杂。中药来源广泛，品种繁多，成分复杂，而不同科属的同名中药在毒性上也有差异。由于历史原因，一些中药品种的使用较为混乱，由此引发了很多药物误用事件。比如临床上较常报道的木通引起的肾损害病例，目前使用较多的木通主要有来源于马兜铃科的关木通、来源于毛茛科的川木通和来源于木通科的木通。通过研究发现，关木通（主要成分为马兜铃酸）毒性最大，川木通（主要成分为绣球皂苷和糖苷）和木通（主要成分为木通皂苷）无肾毒性，临床应严格区别。其中，关木通的主要成分马兜铃酸可通过引起肾小管上皮细胞转化等多种机制引起肾小管间质疾病，也称为马兜铃酸肾脏病。③中药剂量过大。中医使用中药讲究中病即止的原则。一些有毒成分排泄较慢的中药如果长期服用易发生药物蓄积，尤其是慢性肾功能不全者对药物排泄迟缓，易出现蓄积中毒。一些本来无毒的药物，如果超剂量长期使用也会造成严重的肾损害，如益母草（利小便、退水肿）正常用量10~30g，

有报道称用至100g会导致尿毒症。④炮制或煎煮不当。部分有毒中药需要经过特殊炮制以达到增效减毒的作用，保证患者的用药安全。如附子含有的乌头碱毒性剧烈，经过炮制可降低乌头类总生物碱含量，促使剧毒的双酯型生物碱转化成毒性较低但药理作用较强的单酯型生物碱，附子入汤剂应先煎以减少毒性成分。若炮制或煎煮方法不当，药物毒副作用较大，易引起肾脏损伤。⑤药源污染。如蜂蜜的蜜源来自雷公藤、钩吻等有毒植物之花，可致中毒。或中药种植过程中使用农药过多。或种植的土壤、大气、水质等受周围有毒环境污染，使中药药源造成污染，从而引起服用中毒。

中药引起肾脏损害时表现各异，通常有全身症状和泌尿系统表现。全身症状可见乏力、食欲不振、恶心呕吐、皮肤瘙痒、贫血、心慌、气短等，泌尿系统表现以肾衰竭、肾小管间质性损伤、肾小球肾炎等为主。急性肾衰竭多在服用中药后较短时间内（一般为1~2天至数周）发生，常有明显的胃肠道症状，很快出现氮质血症、少尿、无尿。病理表现为急性肾小管坏死，也可为急性间质性肾炎，预后一般较好，及时停药并给予支持治疗常可恢复，但也有少数重症者死亡。慢性肾衰竭起病隐匿，呈进行性发展，多表现为肾小管间质纤维化，病变较难逆转。

（二）辨证诊断

药物性肾损害主要引起急性肾脏病综合征、急性间质性肾炎、急性梗阻性肾脏病等，属中医"尿血""淋证""腰痛""水肿""癃闭""虚劳"等范畴。辨证分型以病机为依据，故辨证诊断合而论之。

望诊：或面色无华，神疲乏力，或全身水肿，或皮肤斑疹隐隐，舌质淡或红绛，苔薄白或黄燥、黄腻。

闻诊：或语声低微，气味无明显异常。

问诊：或腰痛，寒战高热，小便短赤，热涩不利，头痛神昏，口干喜饮，或尿频，尿急，渴不思饮，或手足心热，或伴腹胀痛，恶心呕吐，大便秘结，或伴关节疼痛，或腰膝酸软。

切诊：或肌肤发热，或水肿按之不起，脉弦滑数或细弱。

1. 热毒炽盛型

（1）临床证候　寒战高热、腰痛、小便短赤，热涩不利，头痛神昏，口干喜饮，脉弦滑数，舌质红绛，苔黄燥，或伴皮肤斑疹隐隐，或伴腹胀腹痛，恶心呕吐，大便秘结，或伴关节疼痛等。

（2）辨证要点　寒战高热，头痛神昏，口干喜饮，脉弦滑数，舌质红绛，苔黄燥。

2. 湿热蕴结型

（1）临床证候　腰痛，小便短赤带血，尿频，尿急，尿痛，尿少，渴不思饮，或伴双下肢微肿，或伴便溏不爽，舌质微红，苔黄腻，脉滑数。

（2）辨证要点　腰痛，小便短赤，尿频，尿急，尿痛，尿少，渴不思饮，或伴双下肢微肿，舌苔黄腻，脉滑数。

3. 气阴两虚型

（1）临床证候　多尿，夜尿，全身浮肿，按之不起，口干多饮，面色无华，腰酸乏力，手足心热，舌质红，苔薄白，脉细弱。

（2）辨证要点　多尿，夜尿，全身浮肿，按之不起，面色无华，舌质红，苔薄白，脉细弱。

三、鉴别诊断

（一）西医学鉴别诊断

药物性肾损害的诊断、病因很明确，即服用有肾毒性的药物后引起，停药后给予对症治疗，病情可较快得到控制，其他

肾脏病的病因与药物无直接关系，故主要从病因上与其他肾脏病相鉴别。

（二）中医学鉴别诊断

药物性肾损害根据临床症状，可归属于中医"尿血""淋证""腰痛""水肿""癃闭"等范畴，其症状体征特异性不强，中医学鉴别诊断主要是病证鉴别。本章列举药物性肾损害以癃闭为主要表现者，当与"淋证""水肿""关格"相鉴别。

1. 癃闭与淋证

二者均属膀胱气化不利，皆有排尿困难，点滴不畅的症状。癃闭排尿困难，点滴而出，无尿道刺痛，每日尿量少于正常，甚至无尿排出；而淋证则小便频数短涩，滴沥刺痛，欲出未尽，可见小腹拘急，痛引腰腹，每日尿量正常。

2. 癃闭与水肿

二者都表现为小便不利，小便量少。癃闭以小便点滴而出、尿量明显减少为主要特征，多不伴有浮肿，部分患者可见小腹胀满膨隆；水肿是体内水液潴留，泛溢于肌肤，引起头面、眼睑、四肢浮肿，甚者伴有胸水、腹水，尿量无明显减少。

3. 癃闭与关格

二者都有小便量少或闭塞不通。癃闭主要以排尿困难，全日总尿量明显减少，甚至小便闭塞不通为主症，以小便量极少或全无为特征；关格则以小便不通和呕吐并见为主症，可伴皮肤瘙痒、口中尿味、四肢抽搐、甚至昏迷等症状。癃闭进一步恶化，可发展为关格，而关格还可由水肿、淋证等经久不愈发展而成。

四、临床治疗

（一）提高临床疗效的要素

1. 停用肾毒性药物

肾毒性药物为药物性肾损害的根本

原因，如果继续用药，会进一步加重肾脏受损的程度，严重者可导致肾衰竭，甚至死亡。去除病因，可有效避免肾脏进一步损伤。

2. 及时准确对症治疗，积极预防并发症

及时准确对症治疗，依据肾损害出现的症状，找出其损害的部位和病机转化，针对病机进行分型，辨证论治，使肾功能尽快恢复正常。在对症处理的同时，注意预防并发症，既病防变，以免病情恶化。

3. 中西医结合，祛邪扶正

药物性肾损害的发生往往导致病证本虚标实，故治疗当标本兼顾，以祛邪为主，兼以扶正。采用清热解毒、清热利湿等方法祛邪除因，采用补气养阴、温阳补肾等法固护正气。辨病与辨证相结合，才能使受损的肾脏功能尽快恢复正常。

（二）辨病治疗

药物性肾损害有比较明确的可能引起肾损害的药物应用史，如曾用过抗生素、镇痛剂、非甾体抗炎药、造影剂等，在治疗上应在第一时间停用相关药物，并根据药物类型及临床症状给予对症支持、透析等相应的处理。

（三）辨证治疗

1. 辨证论治

（1）热毒炽盛型

治法：清热解毒，凉血化斑。

方药：清瘟败毒饮加减。生石膏、生地黄、黄连、知母、栀子、黄芩、赤芍、玄参、牡丹皮、连翘、竹叶、猪苓、甘草等。

加减：若皮肤出现斑疹者，加大蓟、小蓟、紫草；恶心呕吐、腹部胀满者，加半夏、陈皮、川厚朴；便秘者，加大黄；关节疼痛者，加木瓜、薏苡仁。

（2）湿热蕴结型

治法：清热利湿，泻火通淋。

方药：八正散加减。瞿麦、萹蓄、通草、滑石粉、车前子、生地黄、黄柏、石韦、栀子、大黄、白茅根、墨旱莲等。

加减：若恶心欲呕者，加竹茹、半夏；腹胀纳差者，加白豆蔻、砂仁；口干者，加麦冬、玄参；腰痛甚者，加杜仲、怀牛膝。

（3）气阴两虚型

治法：益气养阴，调补肾气。

方药：参麦地黄丸加减。沙参、麦冬、生地黄、山药、山茱萸、泽泻、茯苓等。

加减：若气血两虚者，加黄芪、当归；脾胃虚弱者，加太子参、炒白术；口干多饮者，加炒乌梅、五味子；夜尿频多者，加益智仁、乌药。

2. 成药应用

（1）分清五淋丸　具有清热泻火、利尿通淋之功效。适用于湿热蕴结者。每次9g，每日1~2次，口服。

（2）无比山药丸　具有健脾补肾之功效。适用于气阴两虚者。每次1丸，每日2次，口服。

（3）黄葵胶囊　具有清利湿热、解毒消肿之功效。适用于湿热蕴结者，每次5粒，每日3次，口服。

五、预后转归

多数药物性肾损害导致的急性间质性肾炎及肾病综合征病预后良好，病变是可逆的。有相当一部分药物性肾损害患者（确诊或漏诊的）停用致病药物后临床症状可自行缓解，肾功能逐渐恢复。仅小部分有诱发加重因素的，未能确定致病药物及时停药的或病情较重未采用有效治疗措施的患者，肾功能常难以恢复正常，遗留肾功能不全，导致不可逆肾损害，最终进展为终末期肾衰竭。

六、预防调护

（一）预防

在药物性肾损害中，首先最重要的是及时停药。预防药物性肾损害的最有效方法是禁用、慎用致病药物。严格掌握各种药物适应证，避免滥用，在用药过程中注意剂量、疗程，用药期间严密监测尿酶、尿蛋白、肾功能等。对于肾损害高危患者，如婴幼儿，体质差、肾功能不全者，药物应慎用或减量，必须使用此类药物时，当采用适当的方法进行预防。对于因肾血流丰富导致的肾毒性加强的药物，应尽量避免全身给药，同时限制药物总量，如腹部肿瘤时可通过腹膜给予化学疗法药。对于由肾脏代谢成为有毒物质导致肾损伤的药物，应尽量使用肾脏代谢物无毒性的药物替代治疗。

对于中草药导致肾损伤的预防，应当纠正"中药绝对安全，没有毒性和不良反应"的陈旧观点，恰当配伍，严格炮制，规范用药。同时进一步加强对我国药品市场的质量监控和对医务人员用药方法的规范化管理。

（二）调护

（1）饮食　根据肾功能损伤的程度不断调整饮食结构和习惯，酌情选择低钠、低钾、低氯、高碳水化合物、低脂饮食、优质低蛋白等。如肾衰竭出现少尿症状时，应严格控制水出入量，量出为入、宁少勿多；血尿素氮过高时，给予优质低蛋白饮食，限制钾、钠、镁、磷的摄入，少吃香蕉、桃子、菠菜、油菜、蘑菇、木耳、花生等。多尿期，可适当地摄取钠盐，另外根据丢失量适当补充营养和维生素。

（2）休息　调整心态，保持心境轻松，积极配合治疗。急性期应卧床休息，保持安静，以降低新陈代谢率，使废物产生减少，减轻肾脏负担。当尿量增加，病情好转时，可逐渐增加活动量。

（3）环境　注意通风，空气消毒，预防感冒，劳逸结合。

七、专方选要

黄芪当归合剂：黄芪、当归，以水浸泡半小时后，共煎2遍取药汁约600ml，混合后早、晚分服。目前所有探索的中药当中，黄芪当归合剂是治疗马兜铃酸肾脏病、延缓肾脏纤维化最有效的药物之一。杨莉教授团队通过对黄芪当归合剂治疗慢性肾衰竭患者3年的临床观察发现，其疗效确切，随之将其推广到急性肾损伤后期纤维化的治疗，发现黄芪当归合剂可显著改善肾功能。适用于各种急、慢性肾脏病临床治疗。[《中国医药科学》2018，8（24）：3.]

参考文献

[1] 邱彩霞，杨翠平，靳洪涛. 药源性肾损伤发生机制研究进展 [J]. 中国药物警戒，2019，16（11）：688-702.

[2] 崔蓉，魏薇，卜一珊. 药物性肾损害诊断中肾损害标志物的研究进展 [J]. 天津药学，2017，29（4）：62-65.

[3] 费菲. 马兜铃酸肾损害：从科学问题到临床意义的多轮审视 [J]. 中国医药科学，2018，8（24）：3.

[4] 伍小华. 宋立群教授治疗药物性肾损伤的经验 [J]. 广西中医药，2015，38（5）：46-47.

[5] 蓝芳，谢丽萍，谢永祥，等. 加味附子理中汤对药物性急性肾损伤患者T淋巴细胞亚群及血管性假血友病因子的影响 [J]. 临床肾脏病杂志，2017，17（6）：336-339.

第十四章　急性肾损伤

急性肾损伤（AKI），既往也称为急性肾衰竭（ARF），是临床常见的危重病之一，发病率逐年增高。ARF的传统定义是指肾小球滤过功能在数小时至数周内迅速降低，从而引起水电解质和酸碱平衡失调以及氮质代谢产物蓄积为主要特征的一组临床综合征。随着实验研究及临床研究的开展，人们逐渐认识到ARF这一术语的不足，2005年9月，来自世界各地的肾脏病学家和急危重症医学家会聚阿姆斯特丹共同组成了AKI的专家组，将ARF更改为AKI，就其定义达成共识，并提出了新的分级标准。AKI的临床表现为：①48h内血肌酐（Scr）增高 ≥ 26.5μmol/L。②或Scr增高至或大于基础值的1.5倍，且明确或经推断其发生在前7天之内。③或持续6小时尿量 < 0.5ml/(kg·h)。

中医古籍中并没有AKI或ARF这一诊断名词，且并没有特定的病名可与之对应。根据其少尿或无尿、恶心呕吐、水肿等急骤突出的症状，可归属于"癃闭""关格""水肿""溺毒""肾风"等范畴。

一、病因病机

（一）西医学认识

1. 流行病学研究

AKI是临床常见的综合征，其临床症状较重，死亡风险极高，如不能及时纠正，可能出现肾功能永久丧失。据报道，AKI是发达国家和发展中国家约20%住院患者的常见并发症。

在普通住院患者中发病率高达3%~5%，在重症监护病房的患者中发病率高达30%~50%，危重患者死亡率超过50%。近年来，AKI发病率呈逐年上升趋势，每年全球约1300万人发生AKI，绝大多数患者生活在发展中国家。慢性肾脏病（CKD）发病率不断增加，已成为全球性重大公共卫生问题。据2017年世界肾脏大会发布的首个最新全球肾脏病健康报告显示，全球每10人当中就有1人患有肾脏病。

国内目前尚无完整的AKI发病率统计。尚缺乏AKD流行病学的相关研究。2013年一项全国范围22个ICU的多中心前瞻性AKI流行病学研究中共纳入1255例患者。AKI诊断及分期采用RIFLE标准，采用肌酐或尿量指标。发现31.6%的患者发生AKI，与国外的流行病学研究数据接近，其中11.6%的患者需要肾脏替代治疗。ICU患者中病死率35.9%，90天病死率41.9%，随着AKI的严重程度增加，病死率呈线性升高。

2. 病因及发病机制

根据AKI的病理生理改变，目前将AKI的病因及发病机制分为肾前性、肾性和肾后性三类。

（1）肾前性AKI　是由于各种原因导致肾脏低灌注引起的肾脏功能性的反应，而非器质性的肾损害，其机制是肾脏血流量急剧减少造成肾小球滤过率急剧下降从而导致AKI。常见病因如下。①循环血量减少。如大出血、皮肤大量失液、消化道缺液（呕吐、腹泻等）、肾脏缺液（过度利尿）等。②有效循环血量减少。如心力衰竭、肝硬化、肾脏病综合征等。③周围血管扩张。如感染性休克、过敏性休克等。④肾血管阻力增加。如肾动脉狭窄、栓塞，应用血管收缩药物，大手术后及麻醉，肝肾综合征，使用前列腺素抑制剂等。目前认为肾前性 AKI 是增加肾性 AKI 发生的危险因素，甚至是肾性 AKI 的前期，持续的肾脏低灌流可引起肾脏不可逆的损伤。

（2）肾性 AKI 由各种肾脏实质性病变或肾前性肾衰竭发展导致的 AKI。其病因可分为肾小球、肾间质性、肾小管性、肾血管病变、肾小管内梗阻及慢性肾小球病变恶化。①急性肾小管坏死（ATN）是肾性 AKI 最常见的原因，是多因素共同作用的结果，其病因可分为缺血性及肾毒性。慢性肾脏病、动脉粥样硬化、高血压、肾血管疾病、糖尿病、营养不良等疾病为缺血性 ATN 的主要危险因素。某些外科手术常是缺血性 ATN 进展的危险因素如腹主动脉瘤的修复术、心脏手术、肾血管再造术及梗阻性黄疸等。另外脓毒症相关性 ATN 常归属为缺血性 ATN，研究显示内毒素、炎性介质的激活及微血管内皮损伤在其发病机制中起着重要的作用。导致肾毒性 ATN 常见的肾毒性药物有氨基糖苷类抗生素、造影剂、两性霉素 B 等。造影剂肾脏病在药物所致 AKI 中排名第二位，原有肾损伤、糖尿病合并肾功能不全、心功能不全（Ⅲ～Ⅳ级）、高胆固醇血症、造影剂剂量、高龄等均为造影剂 AKI 的主要危险因素，当患者同时存在 3 个或 3 个以上危险因素时，造影剂 AKI 的发病率几乎 100%。另外，脱水、低血容量、低蛋白血症、高血压、低血压、非甾体抗炎药或其他潜在肾毒性药物的使用均为造影剂 AKI 的可能危险因素。②急性肾间质性病变包括药物所致的急性间质性肾炎、系统性红斑狼疮、移植肾排斥反应、淋巴瘤白血病、急性高尿酸血症等。③任何原因所致的急性肾小球肾炎。如各型急进性肾小球肾炎、急性链球菌感染后肾小球肾炎、狼疮性肾炎等疾病。④肾血管性 AKI。如肾动脉栓塞、肾静脉血栓形成、肾静脉腔外压迫、肾动脉夹层、动脉粥样硬化栓塞性疾病及血管炎累及大血管等。⑤肾小管内梗阻。常见的病因有异常蛋白，如多发性骨髓瘤、结晶体等。⑥在某些危险因素的作用下，如原发病的活动、恶性高血压、急性左心衰竭、严重感染、肾毒性药物、尿路梗阻、水电解质紊乱及手术刺激等因素促使原有肾功能急剧减退，导致急性肾衰竭。

（3）肾后性 AKI 主要是各种原因所致的肾后性完全梗阻。其主要病因有以下两个方面。①泌尿系统内源性因素。如腔内阻塞，包括泌尿系结石、肾乳头坏死、血凝块、结晶体、真菌球等；腔壁或腔外阻塞，包括神经源性膀胱、前列腺增生、先天性输尿管较窄、尿道狭窄、包茎或尿道口瓣膜畸形；泌尿系肿瘤，如移行细胞癌、膀胱癌、前列腺癌等。②泌尿系统外源性因素。如腹膜后或盆腔恶性肿瘤、子宫内膜异位症、腹膜后纤维化、腹膜后淋巴结肿大及腹膜后血肿，手术损伤，如盆腔手术误扎输尿管，腹主动脉瘤等。小儿最常见的病因为先天性尿道狭窄和尿道口瓣膜畸形。成人女性常见的病因为腹膜后或盆腔肿块。男性常见病因为前列腺癌或前列腺增生，其中膀胱颈是最常见的梗阻部位。

（二）中医学认识

AKI 属于中医学"癃闭""关格"范畴，其病位在肾，与三焦、肺、肝、脾、膀胱均有密切关系。发病主要与外邪侵袭、饮食不当、情志内伤、瘀浊内停、体虚久病、中毒虫咬、药毒伤肾等有关。过食醇酒、辛辣、肥腻之品，酿生湿热，阻滞中焦，下注膀胱，或素为湿热之体，肾热下移膀胱，或下阴不洁，湿热秽浊之邪上犯膀胱，气化不利，发为癃闭。肺为水之上源，热邪袭肺，肺气壅盛，肺失肃降，津液输布失调，水道通调不利，不能下输膀胱，或肺之邪热下移膀胱，上下两焦气机阻滞，气化不利，发为癃闭。饮食不节，饥饱失调，劳倦伤脾，或久病体弱，致脾胃运化失常，清气上升，浊气不降，小便不通，发为癃闭。年老体弱或久病体虚，肾阳不足，命门火衰，气不化水，是以"无阳则阴无以化"，而致尿不得出，或因久病、热病，耗损津液，以致肾阴亏虚，水府枯竭，而成癃闭。七情所伤，肝气郁结，疏泄不及，从而影响三焦水液的运行和气化功能，致使水道通调受阻，形成癃闭。且肝经经脉绕阴器，抵少腹，这也是肝经有病，导致癃闭的原因。瘀血败精或痰瘀积块，内生结石，阻塞尿道，小便难以排出，形成癃闭。即《景岳全书癃闭》中所说："或以败精，或以槁血，阻塞水道而不通也。"

《素问·灵兰秘典论》曰："膀胱者，州都之官，津液藏焉，气化则能出矣。"《素问·经脉别论》又曰："饮入于胃，游溢精气，上输于脾，脾气散精，上归于肺，通调水道，下输膀胱，水精四布，五经并行。"水液的吸收、运行、排泄，有赖于三焦的气化和肺脾肾的通调、转输、蒸化，故癃闭的病位与三焦、肺、脾、肾密切相关。上焦之气不化，当责之于肺，肺失其职，则不能通调水道，下输膀胱；中焦之气不化，当责之于脾，脾气虚弱，则不能升清降浊；下焦之气不化，当责之于肾，肾阳亏虚，气不化水，肾阴不足，水府枯竭，均可导致癃闭。肝郁气滞，使三焦气化不利也会发生癃闭。此外，各种原因引起的尿路阻塞，均可引起癃闭。基本病机可归纳为三焦气化不利或尿路阻塞，导致肾和膀胱气化失司。病理因素一般认为初期多为火热、湿毒之邪壅塞三焦，影响其通调水道的功能，以实热为主，病性属实。病至后期，以脏腑虚损并夹杂热、湿，病性多为本虚标实。

二、临床诊断

（一）辨病诊断

1. 临床表现

（1）全身症状　①消化系统。表现为食欲减退、恶心、呕吐、腹胀、腹泻等，严重者可发生消化道出血。②呼吸系统。除感染外，主要是因容量负荷过多导致急性肺水肿，表现为呼吸困难、咳嗽、憋气等症状。③循环系统。多因少尿和未控制饮水，导致体液过多，出现高血压及心力衰竭表现。或因毒素蓄积、电解质紊乱、贫血及酸中毒引起各种心律失常、心包炎及心肌病变。④神经系统。出现意识障碍、躁动、谵妄、抽搐、昏迷等尿毒症脑病症状。⑤血液系统。可有出血倾向及轻度贫血表现。

（2）水、电解质和酸碱平衡紊乱　可有如下表现。①尿量减少，体液平衡紊乱，水肿明显。②代谢性酸中毒。主要因为肾排酸能力降低，同时高分解代谢状态，使酸性产物明显增多。③高钾血症。除肾排泄钾减少外，酸中毒、组织分解过快也是原因之一。④低钠血症。主要由水潴留引起的稀释性低钠。此外，还可有低钙、高磷血症，但远不如慢性肾衰竭时明显。

（3）感染　50%~90% 急性肾小管坏死患者可并发感染，是少尿期常见而严重的并发症，最常见部位依次为肺部、泌尿道、伤口和全身。

2. 相关检查

（1）血液检查　可有轻度贫血、血肌酐和尿素氮进行性升高，血清钾浓度升高，血 pH 值和碳酸氢根离子浓度降低，血清钠浓度正常或偏低，血钙降低，血磷升高。

（2）尿液检查　尿常规检查尿蛋白多为阳性，可见肾小管上皮细胞、上皮细胞管型、颗粒管型、红细胞、白细胞等；尿比重降低且较固定，多在 1.015 以下，尿钠含量增高，多在 20~60mmol/L，肾衰竭指数和钠排泄分数常大于 1。

（3）影像学检查　尿路超声显像对排除尿路梗阻很有帮助。必要时做 CT、MRI 或放射性核素检查。

（4）肾活检　肾活检是重要的诊断手段，在排除肾前性及肾后性原因后，没有明确致病原因（肾缺血或肾毒素）的肾性 AKI 具有肾活检指征。原有肾脏病出现 AKI 以及肾功能持续不能恢复等情况，也需行肾活检明确诊断。

（5）新型生物学标志物　随着人们对 AKI 病理机制的进一步深入研究，越来越多灵敏度更高、特异性更强的生物学标志物被发现，在 AKI 的早期诊断和早期干预治疗上发挥了重要作用。①半胱氨酸蛋白酶抑制剂 C（CysC）又称胱抑素 C，分子量为 13000，可经肾小球自由滤过，几乎完全被近端肾小管重吸收并降解，肾小管不分泌，生成率恒定并释放到血浆，因此血清 CysC 更容易反映肾小球通透性的早期变化。②视黄醇结合蛋白质（RBP）。是肝脏合成的一种维生素 A 转运蛋白，由肾小球滤过，再由近端小管上皮细胞重吸收、降解。在多种病因所致 AKI 患者中发现尿 RBP 对肾小管功能损害高度敏感，并先于尿 N- 乙酰 -β- 葡萄糖苷酶（NAG）增高，且在酸性尿中较 β2 微球蛋白稳定。③肾小管标记酶。近年来许多研究表明，从损伤的近端或者远端肾小管细胞释放出的蛋白质，尤其是酶类可以预示早期肾小管的损伤，且尿酶活性增加程度与损伤程度成正比。目前用于诊断肾小管标记酶主要来自肾小管上皮细胞的两个部位，即细胞表面刷状缘和细胞内溶酶体，因此，这些尿酶在预测严重程度的同时，还可以提示损伤的部位。目前研究较多的有谷胱甘肽硫转移酶、γ- 谷氨酰基转移酶、碱性磷酸酶、

尿 N- 乙酰 -β- 葡萄糖苷酶、β 半乳糖苷酶等。④中性粒细胞明胶酶相关脂质运载蛋白（NGAL）。产生于肾近端小管具有活性的中性粒细胞，通常在人体组织（包括肾脏、肺、胃和大肠）中低表达。但当肾缺血或肾毒性损害时，NGAL 显著上调，高表达于受损的肾小管，同时诱导肾小管间质中浸润的中性粒细胞发生凋亡，减轻炎细胞的侵害，诱导肾间质细胞向肾小管上皮细胞转化，促进肾小管上皮细胞的修复与再生。这种小分子多肽能够抵抗蛋白水解酶作用，故容易在尿液中检测到，因此被认为是缺血或肾毒性 AKI 的早期敏感并特异的生物学标志物。⑤肾损伤分子 -1（KIM-1）。是 I 型跨膜糖蛋白，具有免疫球蛋白和黏蛋白结构域，在正常肾组织中表达较少，发生肾损伤后，在去分化和增殖中的肾小管上皮细胞高表达，但在完全萎缩的肾小管上皮细胞中检测不到，因此提示 KIM-1 与早期肾小管上皮细胞损伤及修复相关，为良好的急性肾损伤标志物。⑥白细胞介素 18（IL-18）、白细胞介素 6（IL-6）、白细胞介素 8（IL-8）。在危重症患者合并 AKI 者的尿液中可检测到许多细胞因子，包括 IL-1、IL-6、IL-8、IL-18 以及肿瘤坏死因子 α（TNF-α）、血小板活化因子（PAF）等，其中以 IL-18 最具特征性。

（二）辨证诊断

急性肾损伤属于中医学"癃闭""关格""水肿"范畴。本病总属虚实错杂，标实本虚。故其辨证，首当辨病邪的性质，所侵犯的途径和部位，病机的变化，邪正双方力量的对比及损害的程度。本病初期以湿热实邪壅结于三焦，伤及肾脏为主，多属热属实；后期多虚实夹杂，脏腑虚损，气血亏虚，正气不足为主，需辨脏腑、气虚、血虚之各异。

望诊：面色㿠白，全身浮肿，吐血或便血，苔黄腻或紫暗，脉濡数或沉涩。

闻诊：神昏谵妄，或语言及气味无明显异常。

问诊：高热大汗或全身乏力，畏寒肢冷，四肢倦怠，纳谷不香，小便清长。

切诊：脉濡数或沉涩。

1. 热毒炽盛型

（1）临床证候　壮热不已，烦躁不安，心悸气喘，口干欲饮，头痛，身痛，尿少黄赤，甚或无尿，或皮肤斑疹鲜红，伴有呕血便血，或大便秘结，恶心呕吐，舌质红绛，苔薄黄燥，脉数。

（2）辨证要点　壮热不已，口干欲饮，尿少黄赤，甚或无尿，舌质红绛，苔黄燥，脉数。

2. 邪毒内侵型

（1）临床证候　突然腰痛，尿少尿闭，纳呆食少，恶心呕吐，胸闷腹胀，口中臭秽，甚至腹痛便秘，头痛头昏，烦躁不安，甚或发热咽干，神昏谵语，或伴目黄尿黄，舌质红，苔黄腻，脉滑数。

（2）辨证要点　少尿无尿，腰痛不已，腹胀便秘，烦躁不安，舌质红，苔黄腻，脉滑数。

3. 瘀血内阻型

（1）临床证候　严重创伤、挤压伤后，腰部刺痛，突然尿血，少尿无尿，大便不畅，心中憋闷，胸腹胀痛，恶心呕吐，甚或身热夜甚，舌质瘀紫，苔薄白，脉沉弦紧或沉涩。

（2）辨证要点　有外伤病史，腰部刺痛，突然尿血，少尿无尿，舌质瘀紫，苔薄白，脉沉弦紧或沉涩。

4. 阴竭阳脱型

（1）临床证候　少尿无尿，口干舌燥，面色苍白，精神疲惫，肢冷畏寒，汗出黏冷，心悸头晕，舌红少津，脉微欲绝。

（2）辨证要点　少尿无尿，口干舌燥，气短息微，肢冷畏寒，汗出黏冷，舌淡少津，脉微欲绝。

5. 湿热瘀结型

（1）临床证候　小便不通，淋漓涩痛，少腹胀满，腰部胀痛，甚至恶心呕吐，大便秘结，神情急躁，脉滑数，舌质暗红，苔腻黄。

（2）辨证要点　小便不通，淋漓涩痛，腰部胀痛，或少腹胀满，脉滑数，舌暗红，苔腻。

6. 气阴两虚型

（1）临床证候　小便清长，尿频量多，夜尿尤甚，面色无华，腰膝酸软，口渴多饮，心烦少寐，舌红少苔，脉沉细无力。

（2）辨证要点　口渴多饮，小便清长，尿频量多，腰膝酸软，舌红少苔，脉沉细无力。

三、鉴别诊断

（一）西医学鉴别诊断

一般认为急性肾损伤的诊断并不困难，患者有急性肾损伤的临床表现与体征，再加上功能检查异常即可确诊。但事实上并不如此。在 AKI 的早期，往往没有其本身的特征性表现，故诊断的确立常需排除其他各种疾病所致的急性肾损伤。如何鉴定急性肾损伤，应从以下几方面考虑。

1. 与肾前性氮质血症

肾前性氮质血症发病多有大失血、失液、休克、心力衰竭等引起急性血容量不足的病史。尿液高涨（比重常 > 1.020），尿渗透压 > 800mmol/L；尿肌酐 / 血肌酐 > 15；尿钠 < 20mmol/L，肾衰指数 < 1；滤过钠排泄分数 < 1；尿常规无异常或有轻微蛋白尿，无颗粒管型、上皮细胞、红细胞、白细胞，补充血容量及应用利尿剂后可有明显的利尿效应，有助于鉴别。

2. 急性肾小球肾炎

急性肾小球肾炎多有急性链球菌感染病史，常在感染后1~3周发病，起病急、病情轻重不一，尿常规可见蛋白尿、血尿（镜下或肉眼血尿）、管型尿，临床常有水肿、高血压或短暂的氮质血症，B超下肾脏无缩小，本病大多数预后良好，一般在数月至一年内自愈，与AKI不同，可资鉴别。

3. 急性间质性肾炎

本病多有金黄色葡萄球菌或链球菌感染病史，或使用磺胺类、半合成青霉素类、苯妥英钠、保泰松、利福平、呋塞米及噻嗪类利尿剂史，经免疫反应所致肾间质病变，临床多有寒战、高热、疲乏无力，尿中出现少量或中量蛋白、红细胞、白细胞及管型，有不同程度的肾功能损害，药物过敏所致者还可出现皮疹、关节肿痛、淋巴结肿大等。肾活检可在肾小管基膜上找到抗肾小管基底膜抗体（IgG），具有线条状沉积。部分患者血清中IgE明显增多。有助于鉴别诊断。

4. 肾静脉血栓形成疾病

肾静脉血栓可发生于严重脱水的婴幼儿，亦可见于成人肾脏病综合征，由血液凝固造成肾静脉栓塞。临床表现不一，急性症状多剧烈、急骤，突发腰痛、发热，血中白细胞升高，常见少尿、血尿、蛋白尿，部分患者血压可升高、肾功能多改变，腹部平片见肾影增大，肾血管造影或放射性核素扫描，有助于本病的诊断。

（二）中医学鉴别诊断

AKI属于中医"癃闭"的范围，癃闭与淋证都有小便短少的特点，但两者在病因和症状上仍有许多不同之处，应注意鉴别。

癃闭与淋证

癃闭的病位是在膀胱，与三焦、肺、脾、肾、肝均有密切的关系。引起癃闭的病因病机有湿热蕴结、肺热气壅、肝郁气滞、尿路阻塞、脾气不升、肾元亏虚。本病以小便量少、点滴而出，甚则小便闭塞不通为主症。淋证的病因以膀胱湿热为主，病位在肾与膀胱，初起多邪实之证，久病则由实转虚，亦可呈现虚实夹杂的证候，其临床症状为小便频数短涩、滴沥刺痛、欲出未尽、小腹拘急或痛引腰腹。

四、临床治疗

（一）提高临床疗效的要素

1. 详析病机，辨病求源

AKI是由多种诱因引起肾功能急骤减退，水和电解质及酸碱平衡紊乱，氮质代谢产物在人体内蓄积为病理的综合征，属内科急症之一。AKI的形成多由外感六淫邪毒、内伤饮食七情以及中毒虫咬等，引起肺、脾、肾功能失常，湿浊瘀血阻滞经络，最终形成阴阳离决。临证治疗时需详细分析引起AKI的病机，从源头上治疗本病。

2. 脏腑辨证，虚补实泻

AKI属内科急重症，来势凶猛，变化迅速，临床表现复杂，病理性质总属本虚标实。在病程发展的不同阶段，正虚与邪实有不同的侧重，本病涉及肺、脾、肾等脏腑，病因病机虽不一，但三焦气化受阻，湿浊瘀血阻滞经络是其发病的关键，因此，临床辨证时要抓其本质，针对病变脏腑及其病因病机，"虚则补之""实则泻之"，选用相应治法，调理脏腑阴阳、气血，疏通三焦气机。尤其应首辨病邪之性质，正邪之偏颇等，立即判断，迅速救治，乃临证之要务。

3. 分期辨治，祛邪扶正

根据中医病因病机及疾病的发展，AKI在初期往往以邪实为主，正虚为次，治疗上以祛邪为主，佐以扶正，以清热解毒、通腑化浊、活血化瘀为基本法则；在中后期，往往脏腑虚损，气血亏虚，正虚为主而邪实为次，治疗上以扶正为主，祛邪为辅，以补益脾肾、益气养阴、回阳救逆等为原则。

4. 把握全局，顾护脾肾

在治疗 AKI 时，不论使用何法，在辨治中需处处注意兼顾脾胃之正气，同时需将固摄肾气、解毒化浊、活血化瘀方法临证结合，方能使病情向好的方面转化，促使患者早日康复。

（二）辨病治疗

1. 积极寻找并消除诱因

对于确诊 AKI 的患者，应注意是否存在以下诱因并积极消除各种诱因。

（1）肾脏有效灌注不足，长时间服用利尿药，血压的快速大幅度降低，存在肾动脉狭窄并服用 ACEI 药物。

（2）存在尿路梗阻因素，除常见的前列腺肥大、泌尿系统结石和肿瘤外，还应注意腹膜后纤维化等少见原因，合并糖尿病的患者应注意有无神经性病变导致膀胱潴留，糖尿病合并尿路感染的患者要注意是否存在肾乳头坏死。

（3）防治感染。感染是 AKI 最主要的诱因，应积极寻找感染部位，并使用有效无肾毒性的抗生素予以控制。

（4）药物性肾损害。造影剂、抗生素、非甾体抗炎药、顺铂、丝裂霉素 C、博来霉素等抗肿瘤药物都可能引起 AKI，静脉滴注甘露醇、右旋糖酐、羟乙基淀粉以及丙种球蛋白等高渗液体也可能引起 AKI。

2. 保持有效肾脏灌注

对于低血压的患者应尽可能快速纠正，在补充血容量的基础上推荐给予去甲肾上腺素静脉滴注。

3. 维持水电解质、酸碱平衡及内环境的稳定

AKI 患者在尿量明显减少时需控制入水量，防止体液过多导致急性肺水肿；而后期尿量明显增多时需积极补充体液，预防再次出现肾功能损伤。AKI 早期即可出现高钾、高磷、低钠、低钙等电解质紊乱，其中高血钾可引起心搏骤停，是 AKI 致死的危险因素之一，纠正电解质紊乱至关重要。AKI 患者因酸性代谢物在体内蓄积多会发生代谢性酸中毒，轻度代谢性酸中毒不需纠正，如发生严重代谢性酸中毒时，需静脉滴注碳酸氢钠液纠正。

4. 营养治疗

营养不良是 AKI 患者病死率的独立危险因素，AKI 患者营养治疗非常重要。推荐选择肠道营养，给予充足的热量。不需要血液净化治疗、非高分解的患者蛋白质摄入量为 0.8~1.0g/（kg·d），进行血液净化治疗的患者蛋白质摄入量为 1.0~1.5g/（kg·d），需要进行持续性肾脏替代治疗（CRRT）或高分解的患者蛋白质摄入量 < 1.7g/（kg·d）。脂肪摄入量为 0.8~1.0g/（kg·d）。葡萄糖摄入量为 3~5g/（kg·d），对高血糖的患者建议应用胰岛素控制血糖在 6.1~8.3mmol/L。CRRT 治疗每日将丢失氨基酸 10~15g，应注意补充。长期禁食或使用广谱抗生素的患者应注意补充维生素 K，预防凝血功能障碍。此外，血液净化治疗将导致氨基酸、支链脂肪酸及水溶性维生素的丢失，应适当补充。

5. 积极治疗原发疾病，防治并发症

明确 AKI 的原发疾病，并给予积极治疗，是促进肾功能恢复和防治 AKI 转变为慢性肾衰竭的关键。在治疗 AKI 过程中，应积极防治严重水、电解质和酸碱平衡失调，有效控制感染，防治急性呼吸衰竭和急性心功能衰竭，这是有效降低 AKI 患者病死率的关键。

6. 肾脏替代治疗

肾脏替代治疗（RRT），是一种清除体内潴留的水分和溶质，对脏器起支持作用的血液净化技术，已被认为是 AKI 治疗中唯一有效的治疗措施，成为重症 AKI 患者救治的重要手段。AKI 时常用的血液净化模式包括血液透析和腹膜透析。其中血液透析根据透析的持续时间又可以分为：间歇性血液透析（IHD）、连续性肾脏替代治疗（CRRT）和缓慢低效的血液透析（SLED）。根据透析方式，CRRT 又可以分为血液透析、血液滤过、血液透析滤过、缓慢连续超滤和连续性血浆滤过吸附等模式。

（三）辨证治疗

1. 辨证施治

（1）热毒炽盛型

治法：清热解毒，凉血化瘀。

方药：清瘟败毒饮加减。生石膏、生地黄、水牛角、黄连、桔梗、栀子、黄芩、知母、赤芍、玄参、牡丹皮、淡竹叶、连翘、甘草。

加减：若大便秘结者，加大黄；恶心呕吐者，加竹茹、半夏；尿赤尿少者，加小蓟、白茅根；衄血发斑者，加紫草。

（2）邪毒内侵型

治法：泻火解毒，通腑降浊。

方药：黄连解毒汤加减。黄连、黄芩、黄柏、栀子。

加减：若口渴多饮者，加天花粉、石斛、玄参、生地黄；二便不通者，加大黄、炒槐花、白茅根；恶心呕吐者，加竹茹、半夏、陈皮；瘀热发黄者，加茵陈、大黄、郁金；舌苔厚腻者，加茵陈、石菖蒲、滑石。

（3）瘀血内阻型

治法：活血化瘀，通络利水。

方药：血府逐瘀汤加减。当归、生地黄、桃仁、红花、川芎、赤芍、柴胡、桔梗、川牛膝、甘草。

加减：若小便不通、蓄血发狂者，加大黄、水蛭、虻虫，去柴胡、桂枝；大便秘结不通者，加大黄、芒硝；尿少尿闭者，加益母草、茯苓、猪苓、大黄；腰痛不已者，加川续断、杜仲、大黄。

（4）阴竭阳脱型

治法：益气固脱，养血滋阴。

方药：生脉散合增液汤加味。人参、麦冬、五味子、玄参、生地黄、黄芪、当归。

加减：若大汗不止者，加山茱萸、附子片、龙骨、牡蛎；脉微欲绝、心中动悸者，重用人参，加炒酸枣仁、太子参；失血者，重用人参，加山茱萸、墨旱莲、大蓟、小蓟，生地黄改为生地黄炭；腹泻所致者，加炒乌梅、炒白术、炒山药、茯苓；呕吐不止者，加生姜、半夏、竹茹。

（5）湿热瘀结型

治法：清热利湿，活血化瘀。

方药：八正散加减。瞿麦、萹蓄、车前草、滑石粉、甘草、栀子、大黄、木通、丹参、赤芍。

加减：石淋所致者，加金钱草、石韦、海金沙、冬葵子、枳壳；膏淋所致者，加萆薢、石菖蒲、射干；血淋所致者，加白茅根、大蓟、小蓟；前列腺肥大所致者，加浙贝母、昆布、海藻、牡丹皮，去甘草；产后气虚所致者，加黄芪、升麻、柴胡、枳壳，去大黄。

（6）气阴两虚型

治法：益气养阴，扶正固本。

方药：十全大补汤加减。党参、黄芪、当归、白芍、白术、茯苓、熟地黄、川芎、炙甘草、大枣、生姜、肉桂。

加减：若舌质红、口干、阴虚甚者，去肉桂、党参，加太子参、麦冬、五味子、石斛；腰酸乏力者，加炒杜仲、枸杞子、桑寄生；若湿热留恋不解者，去党参、黄芪、肉桂，加陈皮、半夏、炒槐花、大黄炭、猪苓。

2.外治疗法

（1）灌肠疗法　①肾衰灌肠液。大黄 30g，牡蛎 30g，蒲公英 30g，黄芪 30g，丹参 30g。具有解毒祛瘀，益气利尿的作用，适用于本病毒瘀互结证。以上中药冷水浸泡 20 分钟，加水 1000ml 煎熬 40 分钟，药液浓缩至 200ml 备用。年老体衰者用药 80ml，体质较好者用药 100ml，保留灌肠。每日 1 次。②清肾汤灌肠。制大黄、积雪草、煅牡蛎、丹参各 30g，天冬、麦冬各 15g。具有活血化瘀、通腑滋肾的作用，适用于本病瘀血内阻证。上述药物加水 500ml，煎取药汁 300ml，分成 2 份，待药液温度降至 37℃时灌肠，保留半小时，每天 2 次，10 天为 1 个疗程。③生大黄 15~30g，蒲公英 30g，益母草 30g，牡蛎 30g。适用于钙磷代谢紊乱。煎水 150~200ml，结肠灌注，每日 1~2 次。④尿毒清颗粒灌肠。具有通腑降浊、健脾利湿、活血化瘀的作用，适用于本病多尿型或少尿型的多尿期患者。尿毒清颗粒 10g+0.9% 氯化钠注射液 100ml 保留灌肠，每天 2 次、每次保留 2 小时左右，3~7 天为 1 个疗程。

（2）贴敷疗法　肾区热敷法。用丹参 30g，桃仁 15g，佩兰 15g，赤芍 15g，木香 12g，细辛 5g，忍冬藤 15g，车前子 15g，桂枝 15g。加水煎煮 30 分钟，装入布袋中放双肾区热敷，每日两次。

（3）针灸疗法　AKI 休克时可取水沟、涌泉、足三里穴针刺。少尿时可选中极、水沟、膀胱俞、阴陵泉穴针刺。多尿时可选大椎、气海、肾俞、关元、三阴交、足三里、三焦俞穴针刺。

3.成药应用

（1）肾康注射液　具有降逆泄浊、益气活血、通腑利湿的作用。适用于 AKI 属湿浊血瘀证。每次 3~5 支，每日一次，静脉滴注。

（2）参芎葡萄糖注射液　具有抗血小板聚集，扩张冠状动脉，降低血液黏度，加速红细胞的流速，改善微循环的作用。200ml，每日一次，静脉滴注。

（3）黄芪注射液　具有益气养元、扶正祛邪、养心通脉、健脾利湿的作用。适用于 AKI 血脉瘀阻证。20ml，每日一次，静脉滴注。

（4）百令胶囊　具有补肺益肾、益精填髓的作用。适用于 AKI 肺肾两虚证。口服，每次 2~5 粒，每日 2~3 次。

（5）金水宝胶囊　具有补益肺肾、填精益气的作用。适用于 AKI 肺肾两虚证。口服，每次 5 粒，每日 2~3 次。

（6）尿毒清颗粒　具有通腑降浊、健脾利湿、活血化瘀的作用。适用于本病氮质血症期和尿毒症早期之脾虚湿浊、脾虚血瘀证。口服，每次 10g，每日 3~4 次。

（7）芪参活血颗粒　具有益气活血的作用。适用于 AKI 之血脉瘀阻证。口服，10g，每天 3 次。

4.单方验方

（1）生黄芪 15g，红参 10g，丹参 20g，淫羊藿 10g，木香 15g，薏苡仁 10g，三七 10g。本方能益气化湿，调补肾中阴阳，用于 AKI 多尿期。

（2）鲜生地黄 60g，鲜茅根 250g，栀子 9g，通草 9g，枳实 9g，牡丹皮 12g，玄明粉 12g，大黄 15g，丹参 30g，麦冬 30g，玄参 30g。本方能清热解毒，凉血化瘀，通腑泄浊。用于治疗流行性出血热所致的 AKI。[《实用中医内科杂志》1997，11（2）：29.]

（3）积雪草 150g，酊加大黄 12g，黄芩 9g，黄连 9g，牵牛子 9g，薄荷 4.5g，滑石粉 60g，白茅根 30g，墨旱莲 24g，竹茹 15g，生地黄 12g，玄参 15g，麦冬 12g，羚羊角 6g 等。本方清热解毒，活血化瘀，用于治疗 AKI。

（4）大承气汤和真武汤加味　芒硝 10g，

附子 10g，枳实 10g，大黄 30g，茯苓 30g，白芍 20g，厚朴 20g，白术 20g，生姜 15g，半夏 15g。本方补虚泻实，用于治疗 AKI。

（5）生大黄 30g，生水蛭 5g，冬虫夏草 6g。本方益肾填精，通腑泄浊，活血利水，用于治疗 AKI。研末温开水冲服，每日两次。[《中西医结合实用临床急救》1998，5（04）：155-157.]

（四）医家诊疗经验

1.张琪

张琪教授认为 AKI 多与外感六淫疫毒、饮食不当、意外伤害、失血失液、中毒虫咬等因素有关。病位在肾，涉及肺、脾（胃）、三焦、膀胱。初期主要为火热、湿毒、瘀浊之邪壅滞三焦，水道不利，以实热居多；后期以脏腑虚损为主。患者大多以尿少、尿闭、恶心呕吐、胃脘痞满、大便不通、嘈杂喜冷、口中秽臭、发热口干、虚烦不眠、惊悸不安、舌质红、苔黄腻、脉滑数为主症。辨证为胃气不和，痰热内扰，浊毒内蕴。治当清热和胃、降逆化痰、降浊。方用半夏泻心汤合温胆汤化裁，若伴有外感发热者，可用小柴胡汤加石膏加减治疗。

2.饶向荣

饶向荣教授认为 CKD 并发 AKI 是在 CKD 正气不足、脏腑功能失调基础上，感受湿、热、毒之邪侵袭，或失血、津伤、液脱，或因外伤、药毒等，致使湿、热、瘀、浊等病理产物在体内蓄积，这些病理产物可互为因果，损伤脏腑，阻于三焦，导致脏腑功能失调。治疗上重视心肾同治，在和解少阳、气血水同治的基础上，辨证予以益气养阴强心、行气活血、化瘀利水之品。

3.杨素珍

杨素珍教授根据《素问·汤液醪醴论》对水肿病的治疗大法："平治于权衡，去宛陈莝，微动四极，温衣，缪刺其处，以复其形，开鬼门，洁净府……"认为对挤压伤所致的 AKI 水肿，"去宛陈莝"法最为理想。在此理论指导下多选复元活血汤加味治疗，疗效显著。

4.潘龙

潘龙教授认为 AKI 的基本病机为本虚标实，正虚包括气、血、阴、阳的虚损，实邪有湿浊、瘀血和痰，可伴有水停为患，有时兼夹外邪。其演变过程，往往因实致虚，继而在虚的基础上又产生实邪。在临床上有两种情形。①原有肾脏病，肾气耗损，在寒湿、疲劳、热毒等外因的诱发下，导致肾气衰败，三焦不利，尿毒、湿邪弥漫三焦。②身体正气未虚，突遇热毒、情绪、劳累、瘀血等阻遏肾脏经络，导致肾脏气机失司，阴阳失调，水司为患，弥漫三焦而致。根据病邪性质，病机变化，病情的标本缓急，在肾衰竭的治疗上分急性期、缓解期、稳定期三期辨治。

5.朱虹

朱虹教授指出 AKI 少尿期常出现危急重症甚至死亡，常用通腑泻实、宣畅三焦、活血化瘀以及泻热导浊之法，还强调应破瘀与散结并举、解毒与化湿同用，方用桃仁承气汤。

五、预后转归

AKI 发病急，病情危重，后期部分患者肾功能可以完全恢复，但仍有部分患者无法恢复而发展成为 CKD，甚至是终末期肾脏病，需要维持透析。AKI 远期预后上的危险因素还包括病因和病理。肾性因素所致的 AKI 死亡率 30%~80%。典型的急性感染后肾炎所致的 AKI 不会发展至慢性肾脏病，而其他类型的肾脏病，如 ANCA 相关性小血管炎肾损害、肺出血-肾炎综合征以及特发性 RPGN 等所致的 AKI 则可能很快发展至 CKD。病理类型与脱离透析及肾功能的完全恢复密切相关，抗 GBM 病、血管炎、新月体肾小球肾炎、血栓性血小板减少性紫癜以及溶血性尿毒综合征的肾功能几乎均不能恢复至原来水平。

AKI 也是住院患者死亡的独立危险因素，其致死率可达 5%~80%，无论对成人还是儿童，血肌酐的轻微升高都是死亡的危险因素，与患者死亡相关的因素还包括少尿与否、是否合并多脏器衰竭、是否为医院获得性等。

六、预防调护

（一）预防

2006 年以来，世界肾脏日（WKD）的核心信条就是"肾脏病是常见、有害和可治的"。与 CKD 一样，AKI 也是常见、有害和可治的，并且很大程度上是可预防的。

预防 AKI 始于对 AKI 风险的迅速评估，例如准确评估急性腹泻患者液体丢失的严重程度并迅速采取措施。某些常规药物治疗可能增加 AKI 风险，应该教育正在服用非甾体抗炎药或肾素 - 血管紧张素系统阻断剂的年长患者，当出现急性并发症时应暂时停止服用此类药物，即所谓的"药物假期"。

发达国家越来越多地应用电子病历（EMR），有利于方便管理门诊及住院患者。积极监测肌酐水平的变化，并通过自动化预警调整药物使用的剂量，从而减少药物所致的肾脏损伤。嵌入到 EMR 用来警醒临床医生关注肾功能变化的"AKI 嗅探器系统"。肾脏损伤特异性生物标志物研究的发展将为改善医疗水平提供额外帮助。现有的一些研究显示，多种生物指标单独或联合应用可在 AKI 早期诊断和鉴别诊断方面起积极作用。然而，生物标志物在指导治疗方面的优势尚未显现，目前血清肌酐及尿量仍然是诊断 AKI 的临床指标。鉴于医疗信息学的进步，

生物标志物的发展和阐释，以及干预治疗手段的规范，我们必须利用现有条件教育临床医生和医疗服务人员掌握 AKI 的相关知识，及时、有效地管理患者。

显然，预防 AKI 是避免其发病和死亡的关键。而实现这一目标，只能通过增加政府、公众、全科医生、家庭医生以及其他健康保健人员对 AKI 真实发病率和临床意义的认识。AKI 的多数致病因素可通过个人、社区、地区和医院内多层次的干预来预防。有效地预防 AKI 需要全社会的共同努力，增强对 AKI 严重性的认识，并提供 AKI 预防策略、早期认知和管理方面的指导。预防的重点在于尽量减少 AKI 的发生，加强对高危患者血肌酐水平连续测量，密切观察患者的尿量，进而实现早期诊断 AKI。相关医疗方案需进一步系统性完善肾前状态以及特定感染性疾病的管理。

（二）调护

（1）积极防治感染　指导患者避免到人群聚集的地方、避免劳累、避免与传染病患者接触，特别是呼吸道感染者。老年患者应坚持适当的户外活动或参加体育运动，以增强体质，提高机体抵御疾病的能力。教育患者在感染早期就应该积极治疗，切勿一拖再拖，或自行使用药物。一旦感染，遵医嘱合理使用肾毒性小的抗感染药物。

（2）积极控制血压　让患者了解原发性高血压的诱因、原因、症状及危害，以及控制原发性高血压的重要性。纠正患者的不良生活习惯，限制饮酒、戒烟等，指导合理选择膳食，提倡多吃粗粮、杂粮、新鲜蔬菜、水果、豆制品、瘦肉、鱼等，避免刺激性食物，限制腌制品及酱油，严格控制水钠摄入。指导患者定期监测血压变化，切忌自行增减药量。

（3）避免使用肾损害药物　告知患者哪些药物属于肾毒性药物，严格掌握适应

证，尽量避免使用。抗感染药物使用时强调个体化，根据肾小球滤过率减量或延长给药间隔，必须使用造影剂时应注意充分水化，在使用过程中严密监测肾功能变化。

（4）积极控制血糖 向患者说明血糖控制与慢性肾脏病的关系，定期监测空腹与餐后血糖，制定营养计划表，蛋白质每日摄入量为 1.0g/(kg·d)，以动物蛋白为主，既保证足够的营养摄取，又可避免因蛋白质摄入过多而增加肾脏负担。

七、专方选要

（1）清热利水方 生石膏 30g，知母 15g，黄芩 15g，栀子 15g，桃仁 10g，大黄 10g，厚朴 10g，生地黄 15g，牡丹皮 15g，赤芍 15g，玄参 15g，桂枝 10g，猪苓 15g，茯苓 15g，白茅根 15g，炙甘草 10g。水煎每日 1 剂，分 2 次口服，14 天为 1 个疗程，联合还原型谷胱甘肽静脉滴注，能明显恢复肾功能、增加尿量。[《中国医药指南》2014（24）：28-29.]

（2）健脾益肾理气方 黄芪 30g，枳实 15g，枸杞子 15g，当归 20g，丹参 20g，生大黄（后下）12g，槟榔 15g，白术 15g，川芎 15g，茯苓 15g，白花蛇舌草 15g。水煎每日一剂，分 2~3 次服用，30 天为一个疗程。适用于辨证为脾肾气虚兼瘀血湿浊内阻证。[《中华中医药学刊》2012，30（09）：2140-2142.]

（3）救肾汤 生大黄 10~15g，枳实 10g，厚朴 10g，羌活 10g，黄芪 30g，当归 10g，制附子 10g，丹参 20g，川芎 10g。水煎每日一剂，分两次口服，20 天为一个疗程。适用于脾肾气（阳）虚，气化不利，水湿浊毒瘀血内阻证。

参考文献

[1] Mehta RL, Burdmann EA, Cerdá J, et al. Recognition and management of acute kidney injury in the International Society of Nephrology: a multinational cross-sectional study [J]. Lancet, 2016, 387（10032）: 2017-2025.

[2] Lewington AJ, Cerdá J, Mehta RL. Raising awareness of acute kidney injury: a global perspective of a silent killer [J]. Kidney Int, 2013, 84（3）: 457-467.

[3] Webster AC, Nagler EV, Morton RL. Chronic kidney disease [J]. Lancet, 2012, 379（9811）: 165-180.

[4] Levey AS, Becker C, Inker LA. Glomerular filtration rate and albuminuria for detection and staging of acute and chronic kidney disease in adults: a systematic review [J]. JAMA, 2015, 313（8）: 837-846.

[5] Wen Y, Jiang L, Xu Y, et al. Prevalence, risk factors, clinical course, and outcome of acute kidney injury in Chinese intensive care units: a prospective cohort study [J]. Chin Med J (Engl), 2013, 126（23）: 4409-4416.

[6] 于梅，秦曼，王立范，等. 张琪治疗急性肾衰竭经验 [J]. 中医杂志，2004，7（10），741-742.

[7] 游梦祺，张改华. 饶向荣辨治慢性肾脏病并发急性肾损伤经验总结 [J]. 中国中医药信息杂志，2014，21（9）：106-108

[8] 潘泰峰，陈欣. 金水宝胶囊预防高血压脑出血患者急性肾损伤作用的疗效观察 [J]. 环球中医杂志，2012，5（8）：612-613

[9] 范丽. 还原性谷胱甘肽治疗急性肾损伤的临床观察 [J]. 中外医疗，2013，32（36）：92-93.

[10] 周玲霞，张炳玉，章琳，等. 健脾益肾理气方内服加蒙托石散保留灌肠延缓脓毒症致急性肾损伤患者慢性肾衰竭的疗效观察 [J]. 中华中医药学刊，2012，30（9）：2140-2142.

第十五章　慢性肾衰竭

慢性肾衰竭（CRF）又称为慢性肾功能不全，是指各种原因造成的慢性进行性肾实质损害，致使肾脏不能维持其基本功能，诸如排泄代谢废物，调节水电解质、酸碱平衡等，从而表现氮质血症、代谢紊乱和各系统受累等临床综合征。

中医认为 CRF 临床以少尿或无尿、食欲不振、恶心呕吐、乏力、头昏或头痛、面色少华为主要症状，多数患者可有水肿，甚则全身浮肿。中医学无 CRF 的病名，可归入"水肿""癃闭""关格""肾劳""溺毒"等范畴。

一、病因病机

（一）西医学认识

1. 流行病学

美国第三次国家健康和营养调查发现，20 岁及以上的美国成年人以白蛋白尿或 GFR 下降作为诊断 CKD 标准的患病率高达 11%；澳大利亚 AusDiab 研究则发现，在 10949 例大于 25 岁居民中 16.2% 人群患CKD。2006 年对我国北京石景山地区 2353名 40 岁以上居民调查显示，白蛋白尿的患病率 6.2%，肾功能下降的患病率 3.0%，血尿或非感染性白细胞尿为 0.87%，该人群中CKD 的患病率 9.4%。2012 年数据显示，我国 CKD 患病率为 10.8%。

2. 发病机制

CRF 是由于各种原因引起的肾单位严重毁损，以致体内代谢产物潴留，水电解质及酸碱平衡失调、内分泌功能紊乱的一种临床综合征。肾小球硬化、系膜基质增多和肾小管间质纤维化是 CRF 阶段共同的病理特征。有关 CRF 进行性恶化的机制，

历年来先后提出过"尿毒症毒素学说""健存肾单位学说""矫枉失衡学说""肾小球高滤过学说""脂质代谢紊乱学说""肾小管高代谢学说"等等，但没有一种学说能完整解释其发病全部过程。真正的发病机制仍不清楚。

（1）健存肾单位和矫枉失衡学说20 世纪 70 年代初 Brieker 根据对 CRF 的一系列临床和实验研究结果，提出"健存肾单位学说"。这个学说认为肾实质疾病导致相当数量的肾单位破坏，剩下的"健存"肾单位为了代偿，必须超负荷工作，以维持人体内环境稳定和正常机体的需要。因此，每一个"健存"肾单位发生代偿性肥大，以便增强肾小球滤过功能和肾小管重吸收及分泌能力，适应机体的需要。此时，患者的血生化尚可维持正常，临床上亦无症状。但如果肾实质疾病的破坏继续进行，"健存"肾单位越来越少，终于到了即使"健存"肾单位倾尽全力，也不能达到人体代谢的最低要求时，就会发生肾衰竭，这就是健存肾单位学说。当患者出现肾衰竭时，就出现了一系列的病态现象，为了矫正它，机体要做出相应调整（即矫枉），但在此调整的过程中，却不可避免地要付出一定的代价，因而发生了新的失衡，使人体蒙受新的损害。如此周而复始，造成进行性损害，成为 CRF 患者病情进展的重要原因之一。这就是 Brieker 补充"健存"肾单位学说而提出的"矫枉失衡"学说。举例说明如下。当"健存"肾单位有所减少，余下的每个健存的肾单位排出磷的量代偿性增加，从整个肾来说，其排出磷的总量仍可基本正常，故血磷正常。随着病情发展，"健存"肾单位减少，不能再将多余的

磷排泄而潴留于血中，于是发生高磷血症。机体为了矫正高磷状态，甲状旁腺功能继发性亢进，以促进肾小管排磷，高磷血症虽有所改善，但甲状旁腺功能亢进却并发其他相关疾病，例如纤维性骨炎和转移性钙化，以及神经系统毒性作用等，给人体造成新的损害。

（2）肾小球高压力和代偿性肥大学说　在20世纪80年代Breuner等学者对大鼠做5/6肾切除，应用微穿刺研究证实残余肾脏存在单个肾单位肾小球滤过率增高（高滤过）、血浆流量增高（高灌注）及毛细血管跨膜压增高（高压力），提出了著名的"肾小球高滤过学说"。本学说认为，随着肾单位破坏增加，残余肾单位排泄代谢废物的负荷增加，因而代偿性地发生肾小球高灌注、高压力和高滤过，上述肾小球内"三高"会引起如下反应。①肾小球上皮细胞足突融合，系膜细胞和基质显著增生，肾小球肥大，继而发生硬化。②肾小球内皮细胞损伤。诱发血小板聚集，导致微血栓形成，损害肾小球促进硬化。③肾小球通透性增加，使尿蛋白增加损伤肾间质。上述过程不断进行，形成恶性循环，使肾功能不断恶化。目前认为肾小球高压力是促使肾功能恶化的重要原因，而增生肥大是肾小球硬化的前奏。本学说是健存肾单位矫枉失衡学说的补充和发展。

（3）肾小管高代谢学说　研究认为在CRF进展过程中，肾小管并不是处于被动的代偿适应或单纯受损状态，而是直接参与肾功能持续减退的发展过程。CRF时，健存肾单位的肾小管成代偿性高代谢状态，耗氧量增加，氧自由基产生增多，以及肾小管细胞产生氨显著增加，可引起肾小管损害、间质炎症及纤维化，以致肾单位功能丧失。近年已明确，CRF的进展和肾小管间质损害的严重程度密切相关。

（二）中医学认识

1.病位

本病的病位主要在肾，因其临床表现主要关系到水液代谢、升清降浊、藏精生血、主骨生髓等方面的功能失常。又因五脏六腑在生理上的密切相关性，这就造成本病在病变过程中常涉及脾、胃、心、肺、肝、三焦等脏腑。本病初期多病在肾、脾两脏，渐及心、肺、肝、胃、三焦等脏腑，出现多脏器功能障碍的变化。

2.病因

CRF的病因不外乎内因、外因及内外因的共同致病作用。《灵枢·终始》中有"久病者，邪气入深"的记载，至清代叶天士明确提出"久病入经，久瘀入络""初为气结在经，久则血伤入络"的学术观点。

3.病机

既往各医家认识到CRF的发生是由于肾脏病迁延日久，脏腑功能日渐虚损，尤以脾肾虚损为主，属于正虚邪实证。CRF为"本虚标实，虚实夹杂"之证，正虚包括脾肾气血阴阳俱虚，邪实则包括水气、湿浊和瘀血诸邪，或夹杂外感之邪。

二、临床诊断

（一）辨病诊断

1.临床表现

CRF具有典型病史，有明显症状和体征，有肾功能异常者，诊断并不困难。少数患者无肾脏病史则易误诊，明显症状者应警惕本病。症状：有慢性肾脏病史，出现食欲不振、恶心、呕吐、头痛、倦怠、乏力、嗜睡等。体征：当患者某一系统损害时，就可有该系统的体征，如浮肿、贫血貌、心动过速、心包摩擦音等。不明原因的高血压、贫血等，应考虑可能为本病。经过肾活检或检测损伤标志物证实的肾脏损伤或肾小球滤过率每分钟持续 < 60ml。肾脏损伤的标志物包括蛋白尿、尿试纸条和尿沉渣异常、肾脏影像学检查异常。

2. 诊断要点

（1）有明确的临床症状及体征。

（2）GFR 持续 < 60ml/（min·1.73m^2）≥ 3 个月。

（3）有慢性肾脏病或累及肾脏的系统性疾病病史。

3. 相关检查

（1）尿常规　随原发病不同而有较大差异。可有轻度至中度蛋白尿和少量红细胞、白细胞和管型，尤其是蜡样管型。尿比重降低，严重时可固定在 1.010~1.012。

（2）血常规　血红蛋白常 < 80g/L，红细胞比容常 < 30%，血小板偏低或正常。

（3）血清生化检查　血清尿素氮、肌酐早期可不高，晚期明显升高。内生肌酐清除率 < 80ml/分钟，血肌酐 > 133μmol/L，血浆蛋白正常或降低。电解质测定可出现异常，可有血钙偏低而血磷升高，血钾和血钠可高、可低或正常。血 pH 或二氧化碳结合力降低，轻者在 22.0~16.0mmol/L，重者可降至 4.5mmol/L 以下。

（4）肾功能测定　肾小球滤过率、内生肌酐清除率降低，尿浓缩稀释试验均减退。核素肾图、肾扫描等有助于了解肾功能。

（5）其他检查　泌尿系 X 线平片或造影、B 超检查，有助于病因诊断。

（二）辨证诊断

本病可分为正虚证及邪实证，临床上多表现为虚实夹杂。

1. 脾肾气虚型

（1）临床证候　倦怠乏力，气短懒言，食少纳呆，腰酸膝软，脘腹胀满，大便溏，口淡不渴，舌淡有齿痕，脉沉细。

（2）辨证要点　倦怠乏力，气短懒言，食少纳呆，腰酸膝软。

2. 脾肾阳虚型

（1）临床证候　畏寒肢冷，倦怠乏力，气短懒言，食少纳呆，腰酸膝软，腰部冷痛，脘腹胀满，夜尿清长，舌淡有齿痕，脉沉弱。

（2）辨证要点　畏寒肢冷，倦怠乏力，气短懒言，食少纳呆，腰酸膝软。

3. 气阴两虚型

（1）临床证候　倦怠乏力，腰酸膝软，口干咽燥，五心烦热，夜尿清长，舌淡有齿痕，脉沉。

（2）辨证要点　倦怠乏力，腰酸膝软，口干咽燥，五心烦热。

4. 肝肾阴虚型

（1）临床证候　头晕，头痛，腰酸膝软，口干咽燥，五心烦热，大便干结，尿少色黄，舌淡红少苔，脉弦细或细数。

（2）辨证要点　头晕，头痛，腰酸膝软，口干咽燥，五心烦热。

5. 阴阳两虚型

（1）临床证候　畏寒肢冷，五心烦热，口干咽燥，腰酸膝软，夜尿清长，大便干结，舌淡有齿痕，脉沉细。

（2）辨证要点　畏寒肢冷，五心烦热，口干咽燥，腰酸膝软。

6. 湿浊型

（1）临床证候　恶心呕吐，肢体困重，食少纳呆，脘腹胀满，口中黏腻，舌苔厚腻。

（2）辨证要点　恶心呕吐，肢体困重，食少纳呆。

7. 湿热型

（1）临床证候　恶心呕吐，身重困倦，食少纳呆，口干，口苦，脘腹胀满，口中黏腻，舌苔黄腻。

（2）辨证要点　恶心呕吐，身重困倦，食少纳呆，口干，口苦。

8. 水气型

（1）临床证候　全身浮肿，尿量少，心悸，气促，甚则不能平卧。

（2）辨证要点　全身浮肿，尿量少。

9. 血瘀型

（1）临床证候　面色晦暗，腰痛，肌肤甲错，肢体麻木，舌质紫暗或有瘀点瘀斑，脉涩或细涩。

（2）辨证要点　面色晦暗，腰痛。

10. 浊毒型

（1）临床证候　恶心呕吐，口中有氨味，纳呆，皮肤瘙痒，尿量少，身重困倦，嗜睡，气促不能平卧。

（2）辨证要点　恶心呕吐，口中有氨味，纳呆，皮肤瘙痒，尿量少。

三、鉴别诊断

中医学鉴别诊断

CRF 可见于中医多种病证，而这些病证又主要是依靠临床表现判定的，所以诊断并不困难。但是，其中有些病证与其他病证临床表现相近，治疗法则差别较大者应注意鉴别。

1. 水肿与鼓胀

鼓胀是因腹部膨胀如鼓而命名。以腹胀大，皮色苍黄，脉络暴露为特征，其肢体无恙，胀唯在腹。水肿则不同，其肿主要表现为面、足，甚则肿及全身。

2. 癃闭与淋证

淋证以小便频数短涩、滴沥刺痛、欲出未尽为特征，其小便量少，排尿困难与癃闭相似，但尿频而疼痛，且每天排出小便的总量多为正常。癃闭则无刺痛，每天排出的小便总量低于正常，甚则无尿排出。

3. 关格与转胞

转胞是以小便不通或有呕吐为主证，与关格相似。但转胞是因尿潴留于膀胱引起小便不通，水气上逆引起呕吐，气迫于胞则小腹急痛。关格则是因各种痰病发展到脾肾虚衰、浊邪壅盛三焦气化功能不得升降所致。

四、临床治疗

（一）提高临床疗效的要素

1. 详辨病机，分清虚实

CRF 的基本病因病机为脾肾衰惫，气化不利，湿浊毒邪内蕴三焦。病理性质为本虚标实，脾肾虚衰为本，湿浊毒邪为标。临证时，应区分标本缓急，首先辨明脾阳、肾阳的虚损情况，再辨明邪在气分、血分，还是在上焦、中焦和下焦。脾阳虚为主而导致浊邪犯胃者，呕吐较为频繁，常伴有面色㿠白、神疲、乏力、纳呆等症；肾阳虚为主而导致浊毒壅塞水道者，以尿少、尿闭为主要症状，常伴有腰酸、肢冷、形寒、水肿等症。

2. 分期辨治，兼顾脾胃

CRF 临床辨证论治时，还需分清疾病进展时期，治疗过程中需兼顾脾胃功能。

肾衰竭早期，病在气分，随着疾病进展，由于脾肾阳虚，中焦运化失健，不能化生精微为血。由于呕吐、饮食减少，精微物质来源不足，导致气不摄血，使血无所主，外溢而可见牙宣、鼻衄、肌衄等症时，表示病已入血分。病在血分，可使气血更虚，脾肾耗竭，阴阳离决。肾衰竭后期，浊邪逐渐侵犯上、中、下三焦，其中以浊邪侵犯中焦最为常见。若浊邪困脾，阳不化浊，可见面色㿠白、乏力、身重、水肿、神疲而兼有恶心呕吐；若浊邪犯胃，湿困阳损，可见恶心频作，呕吐不止，舌苔厚腻而兼有面色㿠白、乏力、纳呆等症。这一阶段，若辨证确切，用药得当，可带病延年。

故而慢性肾衰竭致脏腑功能失调以后，调补脏腑功能，脾胃尤为关键。脾胃虚弱，功能失调，不仅气血生化无源，各脏器失于水谷精微供养，气机升降失司，还不能正常运化水液，湿浊之邪由之产生，所以要重视调理脾胃。

3. 补泻兼施，祛毒化浊

根据慢性肾衰竭的病程演变，在脾肾阳虚阶段应以补为先，兼用化浊利水。在浊邪壅盛三焦阶段，应补中有泻，补泻并用，泻后既补，或长期补泻同用。慢性肾衰竭的治疗原则是"治主当缓，治客当急"，也就是治疗脾肾阳虚不能应用大剂量的峻补药物，而应该长期调理，用药刚柔相兼，配用血肉有情之品，缓缓补之，使脾肾阳虚逐渐恢复；治疗浊邪，当需急用，但以不伤正气为原则。

慢性肾衰竭时，积聚在体内的尿素氮、肌酐等尿毒症毒素及酸性代谢产物均属"浊邪""浊毒"。浊邪不仅中阻脾胃，还可上凌心肺，下犯肝肾，出现各种严重证候。治疗应祛毒化浊，主要以"通"为用，给邪以出路。临床上多应用芳香之品醒脾化浊、淡渗利湿之品利尿祛浊、泻下之品通腑泄浊。

4. 融会贯通，中西合璧

慢性肾衰竭的治疗虽以中医为本，但始终应本着中西医结合的方法，互相取长补短，随时观察国内外的先进治疗动态，在治疗慢性肾衰竭的过程中，以中医辨证施治为根本，若浊邪已经同时侵犯上下两焦，临床表现为尿毒症脑病、尿毒症心肌病、尿毒症心包炎、心力衰竭、肺水肿、高血钾时应选择血液透析等血液净化的方法进行抢救。低盐、低磷、优质低蛋白饮食原则贯彻治疗始终，此为取西医之长补中医之短，对终末期慢性肾衰竭患者，根据肾小球滤过率下降的进程及动态监测血尿素氮、肌酐、二氧化碳结合力及电解质的变化，当肾衰竭已发展至透析标准时，应做血液透析或腹膜透析，甚至肾移植等治疗。

（二）辨病治疗

1. 病因治疗

控制原发病（如糖尿病、系统性红斑狼疮、活动性的肾炎、肾盂肾炎等），祛除可逆的加剧因素（对上述可能存在的加剧因素，逐一处理）。

2. 饮食疗法

（1）蛋白质及必需氨基酸的供给 饮食中蛋白质的量取决于肾功能损害程度与透析的治疗方法。若尚未透析的慢性肾衰竭患者，应该低蛋白饮食，一般为0.5~0.6g/kg，血透析患者每日蛋白量为1.0~1.2g/kg，腹膜透析患者每日蛋白量为1.2~1.5g/kg 或更低，以优质蛋白为好。在减少蛋白摄入的同时，可补充必需氨基酸，另可加服麦淀粉饮食。

（2）适量的糖类、脂肪，以保证足够的热量，一般成人每日125.52~146.44kJ/kg。

（3）低磷饮食（每日应限制在600~800mg 以下）。

（4）适当的维生素（如维生素B、维生素E、维生素D_3）与微量元素（如铁、锌等）。

（5）钠盐的摄入应根据病情与血钠而言。有高血压、肺水肿、心力衰竭、全身浮肿时，钠量应限制在每日3g 左右。水分应根据尿量与超滤量来定。

3. 对症治疗

（1）水肿 对有尿患者可用利尿剂，无尿患者用透析超滤。用呋塞米20~40mg，口服，每日2次，无效者可静脉滴注。肾小球滤过率大于30ml/分钟时，也可用螺内酯20~40mg，每日4次，但应注意避免高血钾。

（2）心力衰竭 ①首选治疗是透析，透析方法上可以选择血液透析或腹膜透析等。②治疗心力衰竭的诱因，如高血压、感染、心包炎、心律失常、酸中毒、电解质紊乱等。

（3）高血压在 CRF 早期（代偿期与氮质血症的早期）可用 ACEI，可延缓肾衰竭进展速度。尿毒症期尚未透析时，慎用 ACEI。尿毒症期已完全做透析时可以应用。其他应用 ACEI 类或 ARB 类药物后，血压控制不理想，可用钙通道阻滞剂（如硝苯地平、尼群地平、氨氯地平等）、β受体拮抗剂（如美托洛尔）、血管扩张剂（如米诺地尔、哌唑嗪等）。明显水肿时应用利尿剂，血肌酐 < 159μmol/L 时可应用噻嗪类利尿剂，血酐 > 159μmol/L 时可应用袢利尿剂。

（4）贫血时可用促红细胞生成素2000~3000U，皮下注射，每周 2~3 次。补充铁剂，如硫酸亚铁、富马酸亚铁等按缺铁程度补充。

（5）肾性骨病可用碳酸钙 1~2g，口服，每日 3 次。活性维生素 D_3 0.25μg，每日 1~2 次维持治疗。当出现甲状旁腺功能亢进时，可根据 PTH 指标值选择不同剂量骨化三醇冲击治疗，口服药物每周 2~3 次（但需严密观察血钙、磷、碱性磷酸酶、甲状旁腺激素），亦可选用静脉滴注药物。

（三）辨证治疗

1. 辨证论治

中医辨证治疗主要针对 CRF 代偿期、失代偿期、衰竭期患者，依据中医辨证原则，一般在本虚辨证基础上，结合标实证进行药物加减，药物加减不超过 3 味。医生需根据中成药的组成，注意药物之间的相互作用，避免重复用药，并结合患者的具体情况酌情使用。

（1）脾肾气虚型

治法：补脾益肾。

方药：香砂六君子汤加减。党参、白术、怀山药、茯苓、山茱萸、何首乌、蚕沙（后下）、陈皮等。

加减：若身疲肢倦者，加黄芪；若口中黏腻无味者，加苍术、白豆蔻、藿香；若口苦口干者，加黄芩、栀子；若大便干结者，加大黄。

（2）脾肾阳虚型

治法：温补脾肾。

方药：实脾饮合肾气丸加减。白术、茯苓、党参、草果、淫羊藿、山茱萸、熟地黄、菟丝子等。

加减：若呕吐清水者，加桂枝、茯苓；若口中尿臭者，加黄连、吴茱萸；若不思纳食者，加鸡内金、神曲；若大便溏者，加山药、薏苡仁。

（3）气阴两虚型

治法：益气养阴。

方药：参芪地黄汤加减。黄芪、山茱萸、太子参、熟地黄、怀山药、茯苓、牡丹皮、何首乌、菟丝子等。

加减：若手足心热、午后潮热、口干唇燥者，加玄参、麦冬、石斛、龟甲；若大便干燥者，加火麻仁；若尿少色黄者，加车前子、滑石。

（4）肝肾阴虚型

治法：滋补肝肾。

方药：六味地黄汤合二至丸加减。山茱萸、熟地黄、怀山药、茯苓、牡丹皮、女贞子、墨旱莲、白芍、泽泻、枸杞子等。

加减：若眼睛干涩明显者，加枸杞子、菊花；若头晕、耳鸣明显者，加怀牛膝、白芍、何首乌；若手足心热明显者，加地骨皮、龟甲。

（5）阴阳两虚型

治法：阴阳双补。

方药：金匮肾气丸合二至丸加减。肉桂（另焗）、淫羊藿、山茱萸、熟地黄、茯苓、泽泻、怀山药、女贞子、墨旱莲、熟附子（先煎）等。

加减：若畏寒怕冷者，加干姜；若夜间小便频繁者，加炒山药、芡实。

（6）湿浊型

治法：祛湿化浊。

方药：祛湿汤加减。法半夏、白术、陈皮、白豆蔻、砂仁（后下）等。

加减：若恶心呕吐者，加姜竹茹；不思饮食者，加鸡内金、神曲。

（7）湿热型

治法：清热利湿。

方药：三黄汤加减。黄连、黄芩、大黄、枳实、竹茹等。

（8）水气型

治法：行气利水。

方药：化水饮汤加减。猪苓、泽泻、茯苓皮、薏苡仁等。

加减：若浮肿尿少者，加泽泻。

（9）血瘀型

治法：活血化瘀。

方药：祛瘀汤加减。丹参、桃仁、当归、红花、赤芍、泽兰、田七（冲服）等。

（10）浊毒型

治法：泄浊蠲毒。

方药：化毒汤加减。大黄、积雪草等。

加减：若神昏者，可加服至宝丹。

2.外治疗法

（1）针刺　取中脘、气海、足三里、三阴交、肾俞、三焦俞、心俞穴以补益，取关元、中极、阴廉、肾俞、三焦俞穴以促进排尿，适用于 CRF 少尿期。隔药饼（附子、肉桂、黄芪、当归、补骨脂、仙茅、大黄、地龙等研粉制成）灸，取大椎、命门、肾俞、脾俞、中脘、中极、足三里、三阴交穴，以补益脾肾，适用于 CRF 脾肾两虚证。

（2）穴位贴敷　将药物（益母草、川芎、红花、透骨草、白芷、丹参等各 30g）用水浸湿，置于布袋中，用蒸锅蒸 20~30 分钟，然后将药袋取出直接热敷于双肾俞及关元穴，外加热水袋保温，每日 1~2 次，3 个月为 1 个疗程，可达到和营活血、温阳利水之功。

（3）药浴　中药洗浴是治疗 CRF 的辅助方法。其方为麻黄、桂枝、细辛、羌活、独活、苍术、白术、红花各 30g，布袋包好后置于汽疗仪内，每次蒸洗 30~45 分钟，达到出汗目的，以不疲劳为最佳时间，每

周 3 次，可进一步排泄毒素，纠正高血压及氮质血症。

（4）灌肠　可分为机器弥散灌肠和人工插管灌肠，治疗原则为活血清利、泄浊排毒。常用方为大黄 15~30g，蒲公英 30g，煅牡蛎 30g，六月雪 30g 等。人工灌肠药液尽量保留在体内 45 分钟左右，每日 1 次。机器灌肠原理与人工灌肠相同，但其通过机器将药液自肛门输入，荡涤肠道，药液与肠道接触面积较大，有利于从肠道排出更多的毒素，每周 3 次。

（5）益气利水方隔药灸疗法　用干姜 15g，茯苓 9g，白术 9g，黄芪 15g，泽泻 9g，适用于脾虚湿浊证。上药研碎掺入黄酒做成药饼，用针灸针在药饼中间刺数个小孔。嘱患者俯卧体位，充分暴露施灸部位，将药饼放置在患者双侧脾俞、三焦俞、肾俞穴上，上置艾炷行艾灸治疗 CRF，效果良好。

（6）中药敷脐　白术、丁香、生大黄、吴茱萸各 3g，半夏、黄连各 2g，对于 CRF 恶心呕吐患者效果良好。用生姜汁调成糊状敷于脐中，联合耳穴贴压（用王不留行籽贴压耳穴，取耳穴脾、胃、神门、贲门、小肠）。

（7）中药离子导入　取生大黄、黄芪、益母草、附子、川芎等水煎，药液使用离子导入治疗 CRF 患者，效果较佳。

3.成药应用

（1）海昆肾喜胶囊　具有化浊排毒的作用。适用于 CRF（代偿期、失代偿期和尿毒症早期）湿浊证。口服，每次 2 粒，每天 3 次。

（2）肾康宁颗粒　具有益气健脾，活血化瘀，通腑泄浊的作用。适用于 CRF 之脾虚湿浊证。口服，每次 5g，每天 3~4 次。

4.单方验方

（1）冬虫夏草对 CRF 有一定效果，用冬虫夏草 5~10g，每日炖服 1 次，坚持长期

服用，有一定疗效。

（2）附子大黄汤　制附子、生大黄、益母草各 15g，黄芪 30g，芒硝 10g。水煎服，用于治疗 CRF。

（四）医家诊疗经验

1. 吕仁和

吕仁和教授将 CRF 辨证为 3 种证型 10 种证候。以虚定型、以实定候。证型有气血阴虚、气血阳虚、气血阴阳两虚，证候有肝郁气滞、血脉瘀阻、湿热阻滞、痰湿不化、外感热毒、胃肠结滞、浊毒伤血、水凌心肺、肝风内动、毒入心包。

2. 邹云翔

邹云翔教授治疗 CRF 颇具特色：①用药途径多样，包括口服、静脉滴注、灌肠，甚至配合药浴等多途径的治疗方法，综合治疗，临床疗效明显提高。②注重诱发因素，善治其标。感受外邪、肺卫失和是致 CRF 病情进展的主要因素之一。重者先祛邪，后扶正。③长于轻药重投，以防伤正。④时时顾护脾胃，以养先天。

3. 吴康衡

吴康衡教授认为，CRF 的发病机制主要是肺、脾、肾三脏相干为病。上、中、下三焦壅塞，肺失宣化、脾失升降（失升清降浊），肾失开合（枢机不利），终及三脏衰败，三焦腑气不通，秽浊之气蒸腾，内干制化，外碍固守，上扰清空，下阻开合。具有四大病理特点，即虚、瘀、湿、逆。临床表现为正虚邪实、寒热错杂、多脏同病等复杂情况。在治疗方面，吴老认为，除了提高患者生命质量、延缓病情发展及延长致命性脏器衰竭外，现代中医的使命应致力于"在不可逆性中求得可逆"，力求逆转肾衰竭颓势。多数 CRF 患者肾功能理化指标改善不大，但可以长期维持良好的生活状态。在方法上，吴老总结出"三三治疗法"，即三导（导水、导滞、导毒）、三化（化浊、化瘀、化结）、三养（养气、养血、养脏）。采用中医药治疗的最佳时期应在 CRF 代偿前期及代偿期，此时，肺、脾、肾三脏尚能各司其职，抓住本病实质属脾肾阳虚，积极予以中药补益脾肾，调和阴阳，可以收到阻断或延缓疾病进程的功效，同时改善或消除临床症状。CRF 进入终末期，单纯中医辨证治疗已很难达到满意的临床效果，此时西医替代疗法成为必不可少的手段。此期可针对 CRF "虚、瘀、湿、逆"病理特点，予以中药辅助治疗，在一定程度上可起到延长替代治疗间隔期及改善临床症状的作用。

4. 赵进喜

赵进喜教授在治疗 CRF 方面，除了强调辨体质、抓病机外，还从整体观念出发，结合正邪、脏腑之间的相互关系，提出"三维护肾"的治疗思路。具体分为上下同治、内外同治、前后同治，实际上也是强调肺脾肾同治的思路。内外同治亦可理解为表里同治，正邪兼顾。培元健脾，不忘固表，活血利水、化痰解毒不忘疏表。上下同治亦可理解为肺肾同治。肺居上焦，主宣发、肃降，通调水道，为水之上源，为"肾水之母"。肾居下焦，为水脏，主津液，主气化，有赖于肺之宣降通调，脾之转输运化，才能发挥其开阖之功。《金匮要略》指出："哕而腹满，视其前后，知何部不利，利之则愈。"

五、预后转归

CRF 的病程和预后与两种因素有关。一是与基础病因密切相关，如在慢性肾小球肾炎发展成 CRF 为 10 个月，无梗阻性肾盂肾炎发展成 CRF 为 14 个月，糖尿病肾脏病最差，发展成 CRF 仅 6 个月，多囊肾发展成 CRF 为 18 个月。二是与各种并发症和加剧因素有关，在各种并发症中，以合并高血压者预后最差。各种加剧因素如年龄、饮食、感染、心力衰竭、脱水或治疗不当等均可导致肾功能恶化而影响预后。但如果迅速对以上不利因素、营养问题、代谢问题、贫血问题等进行合理的治疗和纠正，可扭转部分病情。

20世纪70年代后期，国外有人发现CRF患者的病情，按一定的趋势逐渐发展到终末期并发现以血肌酐水平的倒数为纵坐标，以病程月数为横坐标，在无外来因素的影响下，可见肾功能逐渐恶化程度与病程进展时间呈线性相关。这一看法，近年来在理论上和实践中被许多学者所证实，并推测残余肾单位有逐渐损害的稳定速度，而且不论其原因如何都有一个不断恶化的过程。进入透析治疗后，由于肾脏具有排泄和内分泌两种功能，透析治疗主要是代替了排泄功能，因此，对患者要全面地观察和治疗，尽量使患者经透析治疗后，生活质量有所提高。

六、预防调护

如何对CRF患者进行早期预防，并延缓CRF的病情进展，已成为各国十分关注的问题。目前提出了三级预防和随访措施。

（一）一级预防

一级预防是对已有的肾脏疾患或可能引发CRF的原发病因，如慢性肾炎、肾盂肾炎糖尿病、高血压等，进行早期普查和及时有效的治疗，以预防可能发生的慢性肾功能不全。

（二）二级预防

防止CRF持续进展和突然加重。对CRF的患者积极纠正脂质代谢紊乱、控制高血压、避免加剧因素、适寒温、避风寒、避免外感、预防感染，同时注意合理饮食和休息，以有效阻止病情进展，促进病情恢复。

（三）三级预防

三级预防是对进入终末期CRF的患者积极治疗，以防止发生危及生命的并发症，如高钾血症、心力衰竭、严重代谢性酸中毒等，延长患者生存期。对我国这样一个人口众多的发展中国家，应加强CRF的早期预防和延缓病程进展，重视非透析治疗的发展、改进和推广。透析与移植治疗应在挽救生命时采用。

（四）追踪随访

CRF患者必须定期随访。就诊的频率应依据病情决定，如是否有高血压、心力衰竭及残余肾功能恶化的速度加快等。所有患者至少需每3个月就诊一次，就诊时必须询问病史和体检，同时做必要的实验室检查，如血常规、尿常规、血尿素氮、肌酐浓度、电解质、血清蛋白、甲状旁腺激素、铁蛋白、C反应蛋白等，根据病情积极对症处理。

（五）护理措施

（1）CRF患者应卧床休息，可适当活动，避免过度劳累。病情较重的心功能衰竭及尿毒症脑病患者应绝对卧床休息。CRF患者因肾功能严重损害，导致体内非蛋白氮等代谢产物蓄积，使患者出现胃肠道症状，口中有氨味及皮肤有尿毒霜沉积等，因此应做好口腔及皮肤护理。对病情较平稳的患者，应嘱随时保持口腔清洁，以促进食欲。同时要注意心理护理，经常与患者谈心，增强其战胜疾病的信心。若患者皮肤瘙痒明显，可用温水或苏打水擦洗，避免擦伤皮肤。

（2）在护理CRF患者时，应严密观察病情变化监测患者的心律、血压、瞳孔、意识、尿量、出血倾向及有无继发感染等，尤其应注意观察有无神经、精神方面的异常。对重症及昏迷患者应加强护理，防止发生意外。

（3）应给予低蛋白饮食。适宜的饮食可减少蛋白质分解产物的产生，防止体内蛋白质的消耗。从治疗效果来看，应维持患者营养，增强机体抵抗力，减少感染，降低机体的分解代谢，从而减轻氮质血症、酸中毒及高钾血症。饮食应以高热量、高维生素、低蛋白饮食为宜，总热量必须满足机体需要，以免造成负氮平衡。CRF患者血中必需氨基酸减少，故在低蛋白饮食基础上应限制植物蛋白的摄入，补充优质蛋白质。多采用麦淀粉饮食，因其蛋白含量可最大程度限制植物蛋白。烹调时注意品种多样化，同时注意食品的色、香、味。为保证患者能够坚持食用麦淀粉，除高血钾患者外，一般可以任意选用水果、蔬菜以促进食欲。治疗期间，如患者有恶心，应分次少量进餐。

七、专方选要

（1）黄连温胆汤加减　在治疗CRF的过程中，证属湿浊中阻、郁而化热者。临床症见患者面色苍白，头晕目眩，精神萎靡不振，呕恶纳呆，口干口臭，大便不畅，质硬，舌淡红，苔黄腻，脉细滑。方用黄连温胆汤加减（生黄芪30g，党参15g，茯苓15g，竹茹15g，姜半夏10g，陈皮10g，枳实10g，干姜6g，生白术10g，黄连6g，川芎15g，制大黄（后下）10g，泽泻10g，砂仁（后下）6g。配合中药灌肠，方为生大黄30g，煅龙骨、煅牡蛎各30g，蒲公英20g，丹参20g，制附片10g。本方既能疏利气机、清热化浊，又能调理脏器功能。可以达到标本同治，改善肾功能，治疗CRF的目的。[《中国中医急症》2011，20（10）：1601-1602.]

（2）稳肾合剂　CRF患者，湿浊、湿热和瘀血羁留，形成因虚致实，虚实夹杂的复杂局面。临证时采用益肾健脾、和络泄浊法。运用稳肾合剂（生黄芪30g，党参15g，山茱萸10g，法半夏10g，紫苏10g，黄连3g，金樱子20g，芡实20g，桃仁10g，薏苡仁30g。）[《辽宁中医杂志》2010，37（12）：2380-238.]

（3）补益脾肾、化湿祛浊方药　CRF的临床表现错综复杂，根据本病本虚标实的特点，治疗上以补益脾肾，以固其本；化湿祛浊解毒，以治其标，方用黄芪30g，白术20g，太子参20g，山茱萸20g，菟丝子15g，牛膝15g，杜仲15g，芡实15g，五味子15g，益智仁10g，藿香10g，佩兰10g，砂仁15g，白茅根30g，丹参10g，大黄7g（后下）[《辽宁中医药大学学报》2007，9（3）：88-89.]

参考文献

［1］傅晓骏. 谈"瘀浊蕴毒"与慢性肾衰竭们［J］. 中国中西医结合肾脏病杂志，2002，3（5）：293.

［2］沈庆法. 慢性肾衰竭的中医认识和临床研究［J］. 上海中医药杂志，2000，34（3）：42-44.

［3］翟惟凯. 顾护胃气在慢性肾衰竭治疗中的作用［J］. 上海中医药杂志，2004，38（3）：16-17.

［4］栾雷. 慢性肾衰关乎少阳阳明［J］. 辽宁中医杂志，2005，32（2）：112-113.

［5］刘丙欣. 运用络病理论辨治慢性肾衰竭解析［J］. 中医药学刊，2005，23（3）：505-506.

［6］李瑞娟，蒋立峰. 中医药辨证治疗慢性肾衰竭100例［J］. 河南中医，2006，26（10）：30.

［7］段光堂，裴朝，华王巍，等. 中西医结合治疗慢性肾衰竭60例［J］. 中国中西医结合肾脏病杂志，2007，8（4）：20.

［8］余信国，李静，江德乐. 基本方加辨证分型治疗慢性肾衰竭疗效观察［J］. 四川中医，2004，22（8）：40-41.

第十六章　肾脏替代治疗

第一节　血液透析

一、血液透析适应证

（1）终末期肾脏病

患者 CFR $< 15ml/(min \cdot 1.73m^2)$，且出现下列临床表现之一者建议行透析治疗。①不能缓解的乏力、恶心、呕吐、瘙痒等尿毒症症状或营养不良。②难以纠正的高钾血症。③难以控制的进展性代谢性酸中毒。④难以控制的水钠潴留和高血压，合并充血性心力衰竭或急性肺水肿。⑤尿毒症性心包炎。⑥尿毒症性脑病和进展性神经病变。⑦其他需要血液透析的患者由医师决定。

（2）高风险终末期肾脏病患者（合并糖尿病），应适当提早开始透析治疗。

（3）急性肾损伤。

（4）药物或毒物中毒。

（5）严重水、电解质和酸碱平衡紊乱。

（6）其他，如难治性的充血性心力衰竭、急性肺水肿、严重高热、低体温。肾移植术前准备或术后治疗等，均可做血液透析治疗。

二、血液透析相对禁忌证

血液透析并无绝对禁忌证，但下列情况应慎用。

（1）颅内出血或颅内压增高。

（2）药物难以纠正的严重休克。

（3）活动性出血。

（4）严重心肌病变伴有难治性心力衰竭。

（5）精神障碍不能配合血液透析治疗。

三、血液透析的常见并发症

（一）透析失衡综合征

在透析过程中或透析结束后不久，因血液与脑脊液内的尿毒素物质下降不平衡引起的以精神、神经症状为主的综合征，称为透析失衡综合征。

1. 原因

急慢性肾衰竭时，血液和脑脊液内的尿毒素物质均增加，处于平衡状态。透析时血液中的尿毒素、肌酐等尿毒物质易于被迅速清除，使浓度明显降低，而脑内因血–脑屏障的作用，脑脊液中的尿毒素及其他代谢产物下降较慢，使水分渗透到脑组织造成水肿及脑脊液压力过高。另外，透析时患者的酸中毒已被纠正，但脑脊液的 pH 却下降，脑细胞内酸中毒使细胞内渗透压增高，导致脑水肿。

2. 临床表现

常见于急性肾衰竭以及初次血透、透析间期过长的慢性肾衰竭患者。

（1）轻度　头痛，疲倦，无力，恶心，呕吐，烦躁不安，肌肉痉挛，血压升高。

（2）中度　间歇性肌肉痉挛，扑翼样震颤，定向力障碍，昏睡等。

（3）重度　惊厥，精神异常，昏迷。

3. 预防

（1）使用低效率透析器。

（2）首次透析时可采用诱导透析，减少血液流量，降低透析负压，缩短透析时间，防止血浆中溶质浓度下降过快，增加透析频度。

（3）超滤脱水不要过多、过快，限盐、限水，控制透析期间体重，体重增加不超过 5%。

（4）适当提高透析液的渗透压，可用高钠透析或在透析液中加入葡萄糖。

4. 治疗

（1）症状出现后可在静脉除泡器内注射 50% 葡萄糖 60~100ml，也可用 20% 甘露醇 250ml 静脉滴注。

（2）肌肉痉挛或抽搐时，可静脉注射地西泮 5~10mg 或苯妥英钠 250mg。

（3）血压高时可用降压药物。

（4）严重失衡综合征时应停止透析，及时抢救，防止发生意外事故。

（5）中医治疗　①脾肾虚寒、痰湿阻滞。症见头痛眩晕，恶心呕吐，烦躁不宁，面色无华，舌苔白腻，脉滑。治宜温阳健脾，燥湿化痰。方选半夏白术天麻汤合五苓散加减。②肾精不足，肝风内动。症见眩晕耳鸣，腰膝酸软，精神疲乏，手足蠕动或惊厥，舌淡，脉弦细。治宜滋养肝肾，平肝息风。方选大定风珠加减。③脾肾阳虚，浊阴上逆。症见嗜睡，精神异常，甚则昏迷，伴四肢厥冷，面色苍白，汗出息微，舌淡，脉沉微。治宜温阳泄浊，醒神开窍。方选五苓散合苏合香丸。

（二）心包炎

心包炎和心包积液在血透前后均可出现。在透析前出现心包炎的患者，对透析的反应一般较好，若在维持性透析治疗过程中出现则透析效果差。

1. 原因

透析中发生的心包炎是在原尿毒症心包炎的基础上，使用全身肝素发生心包腔出血所致。另外与透析不充分、病毒感染、结核、血小板功能异常等有关。

2. 临床表现

透析中出现发热、胸闷、心前区疼痛、呼吸急促、心率快、血压突然下降或左心力衰竭的症状，检查是否有心包摩擦音或心音遥远，心界扩大。

3. 防治

（1）原有心包炎的患者，应积极治疗，加强透析，有出血倾向者，宜用小剂量肝素。

（2）发生出血性心包炎时，在慎用肝素的同时，应用泼尼松 10mg，吲哚美辛 25mg，每日 3 次，但副作用较多。

（3）对症治疗　对明显感染者行抗感染治疗，出现心力衰竭时给予强心治疗。

（4）对大量心包积液的患者行穿刺抽液，抽液后可注入不吸收的泼尼松，按每公斤体重 5~10mg。反复出现大量积液者可置管引流，必要时外科切开引流。

（5）中医治疗　辨证属阳虚湿停、水凌心肺者。症见胸闷气促，不能平卧，动辄咳嗽气喘，纳差，夜不能寐，甚则恶心呕吐不止，苔白滑，脉细数。治宜温阳化气化水。方选生脉散合苓桂术甘汤、葶苈子大枣泻肺汤。

（三）初用综合征

初用综合征又称首次使用综合征，即用新透析器在短时间内产生过敏反应。多在透析后 5~30 分钟内发生。

1. 原因

透析中补体被透析膜经旁路途径活化产生过敏反应。其他如白介素 –1、血管舒缓素、前列腺素、消毒剂氧化乙烯（与蛋白结合形成半抗原）和醋酸盐等可能会导致这种过敏反应。

2. 临床表现

轻者表现为胸痛和背痛，皮肤瘙痒，腹部痉挛。重者表现为呼吸困难，胸腹剧痛，全身烧灼感，血压下降。

3. 防治

轻者一般不需特殊处理，继续透析，可自行缓解。重者应暂停透析，体外血液不回输给患者，给予吸氧、抗组胺药或激素，血压下降时可给予肾上腺素。复用透析器胸背痛发生减少，可能是因为在透析膜内形成一层蛋白膜，生物相容性改善。重复使用透析器或新透析器使用前充分冲洗可减少初用综合征的发生。

（四）贫血

贫血是维持性血液透析的重要并发症之一，透析一年的失血量2.5~5L，患者均有中度以上的贫血。其发生机制较复杂，与下列因素有关。①慢性肾衰竭时促红细胞生成素分泌减少。②尿毒症环境使红细胞寿命缩短。③透析过程中的凝血、失血、周期性的抽血检验导致血液减少。④输血。长期、反复大量输血可抑制促红细胞生成素的分泌和骨髓的造血功能。⑤继发性甲状旁腺功能亢进并发纤维性骨炎及骨硬化导致骨髓造血功能低下。⑥铝中毒。

（五）皮肤瘙痒

终末期肾脏病患者的瘙痒可能与钙、磷、镁，在皮肤中微量沉积有关。血液透析时皮肤转移性钙化加剧导致瘙痒加重。也可能是透析过程中使用的材料使患者产生过敏反应而引起的。治疗药物有口服活性炭、考来烯胺、肝素、抗组胺药物、利多卡因等，但疗效大多不确切。中医辨证属血燥生风，治宜养血润燥，祛风止痒。方选四物汤加减。

（六）心脏病变

终末期肾脏病患者可存在高血压、严重贫血、低蛋白血症、水电解质和酸碱平衡紊乱，长期可导致尿毒性心肌病变，透析使患者生命延长，但并发冠心病、心肌转移性钙化及尿毒症心肌病的概率增多。另外，血液透析时建立的动静脉内瘘，增加了心血管的容量负荷。醋酸盐还能抑制心肌功能，促进冠状动脉硬化。

防治方法如下。①长期透析患者应选择碳酸氢盐透析，间歇采用高效透析器、血液滤过或序贯透析疗法，增加透析次数，缩短透析时间，可减少透析间期水钠潴留及透析前后血流动力学改变，以减少或延缓心脏病的发生。②中医辨证属气血虚衰、心气欲脱证，症见胸痛、胸闷气促、心悸、面色苍白、语声低微、焦虑不安、舌淡脉细微。治宜补益气血，强心固脱。方选生脉散加减。

（七）矿物质与骨代谢异常

矿物质与骨代谢异常又称透析骨营养不良，存在于尿毒症早期和透析治疗过程。由于发生病变后一般很难恢复，预防尤为重要。

1. 病因

透析骨病的发病机制较复杂，有的尚未阐明，普遍认为与低钙血症、甲状旁腺功能亢进、铝中毒引起的骨矿化障碍有关，此外与高镁血症、维生素D缺乏、磷代谢紊乱有关。

2. 临床表现

临床多表现为骨痛、骨折、肌无力，偶尔可见关节痛、关节炎，晚期尿毒症和继发甲状旁腺功能亢进的患者可出现转移性钙化，表现为手指（足趾）缺血性坏死、皮肤瘙痒或顽固性溃疡，还可发生内脏钙化，危及生命。维持性血液透析的儿童患者多表现为发育迟缓，骨骼畸形。

3. 防治方法

（1）血液透析用水必须符合透析用水标准。特别是铝、氟含量不能超过标准。透析液镁的浓度为0.5~0.7mmol/L，钙的浓度为1.5~1.7mmol/L。

（2）降低血磷　给予低磷饮食，每日磷的摄入量 < 1g，可口服磷结合剂，使血磷维持在1.44~1.92mmol/L之间，常用的药物有碳酸钙、醋酸钙、氢氧化铝凝胶、碳

酸镁、司维拉姆。

（3）补充钙剂　常用葡萄糖酸钙、乳酸钙和碳酸钙，前二者含钙量低，碳酸钙既补钙又能与磷结合，降低血磷，但可致高钙血症。

（4）使用维生素 D 使骨重新矿化，常用的药物有钙化醇、骨化三醇、维生素 D。

（5）伴有严重甲状旁腺增生的患者需行甲状旁腺全切并自体移植术。

（6）铝中毒可试用去铁胺。

（7）中医治疗　中医辨证属肾亏脾虚，骨失所养。治宜健脾补肾，填精壮骨，方选青娥丸合四君子汤加味。

四、血液透析患者容量状态的评估

血液透析治疗不仅清除溶质，还要清除多余的水分，治疗后使患者达到干体重。干体重是患者在体液正常状态下的体重，即在透析后既不存在水潴留，也没有脱水现象。但干体重无法准确测量，且随时间和营养状况变化。临床上常凭经验来判断干体重。若患者透析后无浮肿，心力衰竭，肺水肿，无胸腔、心包、腹腔积液，血压正常（除非伴有肾素依赖性高血压），说明已达干体重。近年来国外学者报道了几种测定干体重的新技术，介绍如下。

1. 下腔静脉超声检查

下腔静脉直径（VCD）超声检查，与平均右心房压（mRAP）和血容量指数相关性极好，它是一种反映血管内容量状态的良好参数。高容量状态时 VCD ≥ 11.5mm/mm^2，mRAP ＞ 0.9kPa；低容量状态时 VCD ＜ 8mm/mm^2，mRAP ＜ 0.4kPa。然而，伴有左心疾病或伴有严重的三尖瓣功能不全的患者，下腔静脉超声检查结果往往不可靠。此外，在胶体渗透压明显下降或毛细血管渗漏引起的毛细血管平衡处于不稳定状态时也不宜用 VCD 检查作为判断容量状态的指标。

2. 血浆心房钠尿肽（HANP）及其释放物（CGMP）测定

细胞外液容量增加可导致 HANP 上升，血液透析患者 HANP 也升高，在血液透析和超滤过程中，随着体液的清除，血清 HANP 明显下降，并与体重和血浆容量的下降明显相关。但当右心房、左心房压力增加，可反应性引起 HANP 和 CGMP 和释放，因此，右心房血流动力学异常的患者、二尖瓣功能障碍或伴有扩张性心肌病的血液透析患者不能使用这一指标作为判断容量状态的参数。

3. 传导率测定（生物阻抗法 EFV）

传导率测定是比较透析患者和正常对照组细胞内和细胞外容量状态的差异，观察透析过程中这一参数变化，其数值以正常值的百分率来表示。低容量状态时 EFV 低于正常人平均数 2 个标准差，高容量状态时，EFV 高于正常人平均数 2 个标准差。由于体液从组织间隙进入血管内需要一定时间，超滤过后体液的回流在透析结束后仍可再持续几小时，应在透析结束数小时后再行上述检查，可避免误差。

上述三种方法都具有可靠、实用、方便的特点，但每种方法都具有局限性，应结合临床，正确地选择使用。

五、其他血液净化技术

（一）短时高效透析

短时高效透析又称短时透析、高通量透析、高流量血液滤过、高流量血液透析滤过等。高效透析要达到下列指标：①透析治疗时间 ≤ 3h，每周 3 次。②血流速 ＞ 300ml/ 分钟。③尿素清除率 ＞ 210ml/ 分钟。④尿素清除率除以患者体重（k/w）＞ 3ml/ 分钟。为避免醋酸盐所致的恶心、呕吐、症状性低血压等，需用碳酸盐透析。

（二）血液滤过（HF）

血液滤过是目前血液净化的常用技术，它是在超滤技术的基础上发展起来的，1973年用于临床，后来逐渐普及。血液滤过模仿正常肾小球的滤过原理，以对流方式清除血液中的水分和有毒物质。与血液透析相比，具有控制顽固性高血压、纠正功能不全、清除过多的液体、治疗期间不良反应少、心血管状态稳定、中分子物质清除率高、改善尿毒症引起的神经病变等优点。

1. 适应证

治疗急慢性肾衰竭伴有下列情况者。

（1）高容量性心力衰竭。

（2）顽固性高血压。

（3）老年、心肺功能不稳定。

（4）尿毒症神经病变，心包积液，骨病。

（5）低血压和严重水纳潴留。

2. 并发症

（1）热原反应和败血症　由于置换液被细菌污染所致，在置换液输入前加一个小型滤器，可有效防止热原反应。

（2）铝中毒　由于血液滤过患者长期大量输入置换液，若置换液中铝含量过高可能会引起铝中毒，使用反渗水可预防铝中毒。

（3）骨病　慢性肾衰竭患者已存在低钙、高磷及继发甲状旁腺功能亢进骨病，若置换液中钙低于 2mmol/L，长期使用必然导致低钙血症，加重骨病，应提高置换液中的钙浓度为 2~2.15mmol/L，并控制磷的摄入量。

（4）丢失综合征　每次血液透析后可丢失氨基酸 6.5g、蛋白质 3~10g 及各种激素，最终可导致营养不良、低蛋白血症、甲状腺功能低下、生长激素缺乏等。

（三）连续动静脉血液滤过（CAVH）

连续动静脉血液滤过方法 1977 年应用于临床，是血液滤过的一种类型，更接近肾小球的滤过功能，利用人体动静脉之间的压力差，直接接通一个脱水性能好的小型滤器，在低血压、低血流量和低滤过压的情况下清除不和溶质。它不需要血滤机，仅需要一个通透性很高的小型血滤器，采用股动脉、股静脉穿刺法建立血管通路，用注射器间歇注入肝素或用肝素泵持续注入肝素。采用后稀释法补弃置换液。适用于急性肾衰竭合并心力衰竭、低血压、多器官衰竭、严重创伤、高分解代谢者，或者水潴留，利尿剂无效的心力衰竭、肺水肿患者，或全静脉营养需限制液体摄入者。

（四）血浆置换（PE）

血浆置换是将人体内含有毒素或致病物质的血浆分离出来，弃掉或将异常血浆分离后，经免疫吸附或冷却滤过去除其中的抗原、抗体、免疫复合物，再将余下的血液有形成分加入置换液中回输体内，以达到治疗目的。

血浆置换适应证广泛，主要适用于免疫性疾患。常用于肾脏病：免疫复合物性肾小球肾炎、抗肾小球基膜抗体肾小球肾炎、多发性骨髓瘤肾损害、肾移植后排斥反应。神经系统：重症肌无力、多发性神经根炎。血液病：自身免疫性溶血尿毒症综合征、高黏滞综合征、冷球蛋白血症。还有全身性血管炎、家族性高胆固醇血症、肝性昏迷、洋地黄中毒、甲状腺危象、重症银屑病等。

血浆置常见的并发症有低血压、过敏反应、发热反应、低钙、低钾血症、出血、心律失常、感染等。

应监测血浆胶体渗透压、血浆蛋白浓度，及时补充血容量。

（五）血液灌流（HP）

血液灌流是指在体外循环中直接吸附清除毒物的血液净化技术。血液灌流的原理是让溶解在血中的物质被吸附到具有丰富表面积的固形物质上，从而达到清除血中毒物的目的。目前临床上主要用于抢救药物和毒物中毒的患者。常用的吸附材料是活性炭和合成树脂。血液灌流最常见并发症是血小板减少，在血液灌流 2~3h 后血小板下降 10%~30%，主要是因为吸附和包膜材料对血小板有破坏作用。因血液灌流操作技术与血液滤过类同，血液滤过并发症如发热、出血、空气栓塞、血压波动等也会出现在血液灌流中。

第二节　腹膜透析

腹膜透析（PD）是利用患者自身腹膜的半透膜特性，将配制好的透析液经导管规律、定时地灌入患者的腹膜腔，使浸泡在透析液中的腹膜毛细血管内的血液与透析液借助溶质浓度梯度差，通过弥散、对流和超滤的原理，进行广泛的物质交换，清除体内潴留的代谢产物、过多水分，纠正电解质、酸碱失衡的治疗方法。由于 PD 是利用人体自身的结构达到血液净化的目的，具有操作简单、方便，所需费用少，适合于家庭透析等特点。

腹膜透析适应证及禁忌证如下。

一、适应证

腹膜透析适用于急慢性肾衰竭、高容量负荷、电解质和酸碱平衡紊乱、药物和食物中毒等疾病，以及肝衰竭的辅助治疗，并可经腹腔给药、补充营养等。

1.慢性肾衰竭

腹膜透析适用于治疗多种原因所致的慢性肾衰竭。下列情况可优先考虑腹膜透析。

（1）老年人、婴幼儿和儿童。腹膜透析不需要建立血管通路，可避免反复血管穿刺给儿童带来的疼痛、恐惧心理。并且对易合并心血管并发症的老年人心血管功能影响小，容易被老年人和儿童接受。

（2）有心、脑血管疾病史或心血管状态不稳定的患者，如心绞痛、心肌梗死、心肌病、严重心律失常、脑血管意外、反复低血压和顽固性高血压等。

（3）血管条件不佳或反复动静脉造瘘失败。

（4）凝血功能障碍伴明显出血者，如颅内出血、胃肠道出血、颅内血管瘤等。

（5）尚存有较好的残余肾功能。

（6）偏好居家治疗，或需要白天工作、上学者。

（7）交通不便的农村偏远地区患者。

2.急性肾损伤

（1）一旦诊断成立，若无禁忌证可早期腹膜透析，清除体内代谢废物，纠正水电解质紊乱和酸碱失衡，预防并发症发生，并为后续的药物及营养治疗创造条件。

（2）尤其适用于尚未普及血液透析和持续性肾脏替代治疗（CRRT）的基层医院。需要注意的是，急性肾损伤多伴有高分解代谢和多器官功能障碍，因此腹膜透析治疗的模式和剂量要进行恰当的选择和调整，保证小分子代谢产物及中分子物质的充分清除。

3.中毒性疾病

对于急性药物和食物中毒，尤其是有血液透析禁忌证或无条件进行血液透析患者，可考虑腹膜透析治疗。腹膜透析既能清除毒物，又能清除体内潴留的代谢产物及过多水分。

4.其他

（1）充血性心力衰竭。

（2）急性胰腺炎。

（3）肝性脑病、高胆红素血症等疾病

的辅助治疗。

（4）经腹腔给药和营养支持。

二、禁忌证

1. 绝对禁忌证

（1）慢性持续性或反复发作性腹腔感染，腹腔内肿瘤广泛腹膜转移导致患者腹膜广泛纤维化、粘连，透析面积减少，影响液体在腹腔内的流动，使腹膜的超滤功能减弱或丧失，溶质的转运效能降低。

（2）严重的皮肤病、腹壁广泛感染、腹部大面积烧伤患者无合适部位置入腹膜透析导管。

（3）难以纠正的机械性问题，如外科难以修补的疝、脐突出，腹裂，膀胱外翻等会影响腹膜透析有效性和增加感染的风险。

（4）严重腹膜缺损。

（5）精神障碍又无合适助手的患者。

2. 相对禁忌证

（1）腹腔内有新鲜异物　如腹腔内血管假体术，右心室-腹腔短路术后4个月内。

（2）腹部大手术　3天内因腹部留置引流管，若进行腹膜透析会增加感染的概率，在术后3天或以上才能行腹膜透析治疗。

（3）腹腔有局限性炎性病灶。

（4）炎症性或缺血性肠病以及反复发作的憩室炎　如行腹膜透析治疗，发生感染的危险性增大。

（5）肠梗阻　因腹胀致腹腔容积缩小，腹膜透析置管困难，易出现手术相关并发症和透析液引流不畅。

（6）严重的全身性血管病变　多发性血管炎、严重的动脉硬化、硬皮病等患者由于弥漫性的血管病变导致腹膜滤过功能下降。

（7）严重的椎间盘疾病腹内压增高可加重病情。

（8）晚期妊娠、腹内巨大肿瘤及巨大多囊肾者　患者腹腔容量明显缩小，透析效果欠佳；但如果腹腔有足够交换空间和有效腹膜面积时仍可选择腹膜透析。

（9）慢性阻塞性肺气肿　腹膜透析使膈肌抬高影响肺通气，加重患者呼吸困难，且易并发肺部感染。

（10）高分解代谢　小分子代谢产物的生成加速，使常规腹膜透析不能充分清除。如增加透析剂量和交换频率、改变透析模式也可有效治疗高分解代谢患者。

（11）硬化性腹膜炎。

（12）极度肥胖　尤其是肥胖伴身材矮小的患者常存在不好置管和透析不充分的问题。

（13）严重营养不良　常存在手术切口愈合和长期蛋白丢失的问题。

（14）其他　不能耐受腹膜透析、不合作或精神障碍的患者。

三、腹膜透析方法

目前常规使用的腹膜透析方法主要有：持续非卧床腹膜透析（CAPD）；间歇性腹膜透析（IPD）；夜间间歇性腹膜透析（NIPD）；持续循环腹膜透析（CCPD）和潮式腹膜透析（TPD）等。由自动循环式腹膜透析机操作时，又称为自动腹膜透析（APD）。

1. 间歇性腹膜透析（IPD）

（1）定义　标准的IPD方式是指每次腹腔内灌入1~2L透析液，腹腔内停留30~45分钟，每个透析日透析8~10小时，每周4~5个透析日。在透析间歇期，患者腹腔内一般不留置腹膜透析液。

（2）选择指征　目前此透析模式已基本不用于长期维持治疗，在特殊情况下，IPD可用于以下情况。①患者仍有残余肾功能，仅需偶尔行腹膜透析治疗。②新入腹膜透析患者，术后7~12天进行小剂量

IPD，有利于置管处切口的愈合。③腹膜高转运者，常规 CAPD 治疗不能达到超滤要求。④规律 CAPD 患者，出现明显腰背痛不能耐受、并发腹疝、透析导管周围漏液者，可暂时改做 IPD。⑤急性肾衰竭及某些药物急性中毒，宜采用 IPD。⑥严重水钠潴留、水中毒、充血性心力衰竭，可采用 IPD 治疗。

（3）注意事项及评价　①一般仰卧位进行透析，减少疝及透析液渗漏的发生。②由于透析时间较短，特别是在患者残余肾功能进行性丧失时，易出现透析不充分。③由于透析液在腹腔停留时间短，对钠的清除较差，易导致水钠潴留。④透析液频繁进出腹腔，患者一般须卧床休息，活动受限。

2. 持续性非卧床腹膜透析（CAPD）

（1）定义　一般常规 CAPD 每天交换透析液 3~5 次，每次使用透析液 1.5~2L，透析液白天在腹腔内留置 4~6h，晚上留置 10~12h。白天，患者只在更换透析液的短暂时间内不能自由活动，而其他时间患者可自由活动或从事日常工作，在一天 24h 内，患者腹腔内基本上都留有透析液，持续进行溶质交换。

（2）选择指征　终末期肾脏病（ESRD）。

（3）注意事项及评价　①可以调节透析液渗透剂浓度，满足超滤的需要。②透析剂量个体化。③尽可能少用高渗腹膜透析液，以保护腹膜功能。④CAPD 对各种分子量的物质清除率优于传统 IPD。

3. 持续循环式腹膜透析（CCPD）

CCPD 是自动化腹膜透析的主要形式。其方法是患者在夜间入睡前与腹膜透析机连接，先将腹腔内透析液引流干净，然后进行透析液交换，每次使用 2~3L 透析液，在腹腔内留置 2.5~3h，最末袋透析液灌入腹腔后关闭透析机，并与机器脱离。白天透析液一般在腹腔内留置 14~16 小时，并

可根据患者容量情况，调整透析液留置时间和交换次数。白天可自由活动，夜间再与腹膜透析机连接。先将腹腔内液体全部引流后，再开始新一天的治疗。适用于需他人帮助的腹膜透析患者（如儿童、盲人、老人）或需白天工作者，以及因操作不当导致反复发生腹膜炎的 CAPD 患者可行 CCPD 以减少腹膜炎的发生。另外，腹膜溶质转运功能轻度低下，进行 CAPD 不能达到充分透析的患者，可考虑改做 CCPD。

4. 夜间间歇腹膜透析（NIPD）

NIPD 是在夜间进行的一种腹膜透析模式，通常每次灌液量 1~2L，每次 1~2h，整个治疗过程持续 8~12h，每周透析 7 天，透析液量及透析周期均根据患者的腹膜转运特性制定。适于行 CAPD 伴有腹内压升高，出现腰背痛、疝气、腹膜透析管周渗漏以及腹膜高转运者。由于透析时间较短，故对大、中分子物质的清除较差。

5. 潮式腹膜透析（TPD）

潮式腹膜透析是指在透析开始时向患者腹腔内灌入一定容量的透析液后，每个透析周期只引流出腹腔内部分透析液，并用新鲜透析液替换，这样使得腹腔内腹膜组织始终与大部分透析液接触，直到透析治疗结束后再将腹腔内所有的液体尽可能引流出来。通常白天进行，先灌入 3L 左右腹膜透析液（或患者能耐受的最大灌入量），然后每 20 分钟放出与灌入 1.5L 液体，共 10h，然后保持干腹至次日再次行 TPD。TPD 亦可夜间进行，称为 NTPD。对于腹膜高转运患者，为使透析充分及达到合适的超滤量，可选择 TPD。

第三节　肾移植

肾移植作为终末期肾脏病（ESRD）最理想的肾脏替代疗法，在全球范围迅速推广，鉴于器官匮乏日趋严重，如何提高肾

移植患者的长期存活率已成为关注的焦点。我国肾移植已经进入成熟前的暂时困惑期，探索和解决移植器官来源问题是走出困惑，实现肾移植可持续性发展的关键。目前我国的器官捐献工作已从多个方面展开，从公民逝世后器官捐献（DCD）和亲属活体捐献两个途径解决来源，通过社会和医学界的广泛、有力的宣传使器官捐献行为得到普及，利用器官分配体系保证其公开、公平、合理地使用。目前我国肾移植处于关键的转型期，面临着诸多困难和挑战，要达到理想状况还有很长的路要走，但肾移植的基础和临床研究正在不断深入，只要坚持不懈地努力追求和探索，肾移植的未来依然充满希望。

一、适应证

1. 年龄

一般年龄要求在4~70岁，若身体状况好，可适当地放宽。虽然肾移植实际上已无年龄的限制，但受者的年龄影响肾移植的效果，目前从8个月的婴儿到80多岁的老人都能进行肾移植，但年龄大于55岁的受者手术并发症较多，危险性相对增加；年龄小于13岁，尤其是小于4岁的受者，肾移植的手术难度明显增加，这些均会影响手术的成功率和效果。

2. 病因

（1）肾小球肾炎　肾小球肾炎是最常见的适合做肾移植的原发病。但对于一些移植后有复发倾向的肾脏病，多数学者主张应延缓移植，在病情稳定的非活动期行肾移植术，这些原发病如下。①局灶节段性肾小球硬化病（FSGS）。②膜性肾脏病。③膜增生性肾小球肾炎（Ⅰ、Ⅱ型）。④IgA肾脏病。⑤抗肾小球基底膜性肾炎。⑥过敏性紫癜性肾小球肾炎。

（2）慢性肾盂肾炎，慢性间质性肾炎。

（3）遗传性疾病　①Alport综合征。

②多囊肾。③肾髓质囊性变。

（4）代谢性疾病　①糖尿病肾脏病。②原发性高草酸尿症。③胱氨酸肾脏病。④Fabry病。⑤肾淀粉样变。⑥痛风性肾脏病。

（5）尿路梗阻性疾病。

（6）血管性肾脏病变　①高血压肾脏病。②肾血管性高血压。③小动脉性肾硬化症等。

（7）中毒性肾损害　①止痛药性肾炎。②阿片滥用性肾脏病。③重金属中毒。

（8）系统性疾病　①系统性红斑狼疮性肾炎。②血管炎性肾炎。③进行性系统硬化病性肾炎。④溶血尿毒症综合征。

（9）肿瘤　①肾胚胎肿瘤。②肾细胞癌。③骨髓瘤。

（10）先天性畸形　①先天性肾发育不全。②马蹄肾。

（11）急性不可逆性肾衰竭　①双侧肾皮质坏死。②急性不可逆肾小管坏死。

（12）其他　如肾严重外伤、神经源性膀胱、Denys-Drash综合征。

二、禁忌证

（一）绝对禁忌证

1. 肝炎病毒复制期

所有等待肾移植的尿毒症患者均应定期检查病毒血清学状况和肝功能情况。对于乙肝表面抗原（HBsAg）或HCV抗体阳性的患者，在等待期间，应定期检查病毒复制和肝功能，最好能同时肝穿刺活检来评估肝硬化的程度和进展。如HBV-DNA阳性或乙肝e抗原（HBeAg）阳性，伴肝功能异常，提示病毒复制活跃，传染性强，近期应禁止移植，应进行抗病毒、护肝支持治疗，待病毒复制减低且肝功能稳定后再择期肾移植。如HCV-RNA阳性伴肝功能异常，以同样的措施处理。已确诊的肝硬化患者可考虑肝肾联合移植。

2. 近期心肌梗死

对于冠心病、心肌梗死的患者不宜马上做肾移植。有明显症状的冠心病患者应先行冠状动脉造影评估，必要时行经皮冠脉成形术或冠脉搭桥术后再接受肾移植。

3. 消化性溃疡病

患有消化性溃疡并有消化道出血时不适宜行肾移植，溃疡治愈后 3~6 个月方可考虑肾移植。

4. 体内有活动性慢性感染病灶

如艾滋病、活动期结核病、泌尿系感染及透析管路的感染等。

5. 未经治疗的恶性肿瘤

术前筛查体内有无存在的恶性肿瘤，恶性肿瘤已发生转移或发病 2 年以内的患者禁止行肾移植术。对于低度恶性肿瘤已治疗的尿毒症患者，经随访 2 年无复发者方可考虑移植。然而恶性程度较高的肿瘤，如乳腺癌、结肠癌、黑色素瘤等需要随访 5 年以上无复发者才可考虑肾移植。

6. 各种进展期代谢性疾病

如高草酸尿症等，由于肾移植后患者仍然存在草酸代谢障碍，复发率极高，不宜接受单纯的肾移植治疗。肝肾联合移植方可取得良好疗效。

7. 伴发其他重要脏器终末期疾病

如心肺肝衰竭等（器官联合移植除外）。

8. 尚未控制的精神病

9. 一般情况差，不能耐受肾移植手术者

（二）相对禁忌证

1. 过度肥胖或严重营养不良

除极端肥胖的受者外，肥胖几乎不影响受者移植肾的成活率。但应当告知患者，肥胖者术后发生伤口感染、切口裂开、疝形成等概率较高。

2. 依从性差

不能坚持按医嘱服用免疫抑制剂和随访者，是发生排斥反应和移植肾功能不全的常见原因。临床医生应当能够识别各种导致依从性差的因素并加以教育和指导。

3. 酗酒、药物成瘾

这类患者应参加物质依赖疗法项目进行治疗，并要求在移植前 6 个月内没有任何该类物质的摄入。

4. 严重周围血管病变

慢性肾脏病很容易发生周围神经疾病，尤其是伴有糖尿病的受者。为此对这类受者应仔细筛查是否存在髂动脉病变和腹主动脉瘤。

5. 癌前期病变

三、临床肾移植成功的标准

肾移植术后的尿量往往能反映移植肾的功能状态。如果供肾质量良好，当恢复移植肾血供后，一般 3~8 分钟内患者即可排尿。术后 24h 内，患者会出现多尿现象，200~600ml/h，每 24h 尿量可达 5000ml 以上，同时大量电解质随尿排出，若不及时补充电解质和液体，极易引起低血钾、低钠综合征及严重脱水等并发症，甚至死亡。多尿期持续 2~3 天，多于 48h 后尿量逐渐减少达正常范围（2000~3000ml/24h）。成功的肾移植标准是移植后患者能正常排尿，肾功能能逐渐恢复正常，且无严重并发症。如术后发生少尿（尿量 < 400ml/24h）或无尿（尿量 < 100ml/24h），可能是超急排斥反应、急性肾小管坏死、肾动脉血栓或尿路梗阻等所致。如诊断不明确时可做移植肾活检病理以助诊断。如为超急排斥反应所致，应立即摘除移植肾等待再次移植。如为急性肾小管坏死，多数为可逆，少尿、无尿期需做透析过渡治疗以清除毒素及体内过多水分。

四、移植后排斥反应

临床上，根据排斥反应的发生机制、病理改变、发病时间与临床特点将其分为四种类型，即超急性排斥反应（HAR）、急性加速性排斥反应（AAR）、急性排斥反应（AR）和慢性排斥反应（CR）。为更好地指导临床治疗，又将排斥反应分为T细胞介导的排斥反应（TCMR）和抗体介导的排斥反应（ABMR/AMR），两者在发病机制、病理改变和临床预后等方面存在明显不同，前者临床较多见，及时处理多可以逆转，而后者却常可导致移植肾失败。随着多种免疫抑制剂的应用，显著降低了急性T细胞介导移植肾损伤的发生率，然而，急性和慢性ABMR在移植肾丢失过程中发挥着越来越重要的作用，被认为是限制其长期结局的最重要障碍。移植肾排斥反应除了以上典型类型之外还可表现为亚临床排斥反应（SCR）、细胞和体液免疫反应同时存在的混合性排斥反应、慢性排斥反应合并急性排斥反应等。同时，几种不同的免疫介导机制和排斥反应类型可同时存在，特别是在进行性或晚期急性移植肾功能障碍时。

五、中医药在肾移植中抗排斥的研究

（一）中医辨证治疗

叶任高教授认为肾移植急性排斥反应，中医辨证多为气阴两虚型，治则为益气补肾，肾移植慢性排斥反应，中医辨证多为瘀血内阻型，治则为活血化瘀通络。

1. 肾移植排斥反应的病机

中医学认为肾移植排斥反应大致相当于"瘀证"。尿毒证患者本身是脏腑虚损、脾肾阳虚、气血不足而夹瘀浊内蕴，在肾移植术中，手术损伤脉络耗伤气血，在肾移植术后，为预防和治疗肾移植排斥反应

而使用免疫抑制剂，则进一步耗伤人体正气，容易遭受六淫之邪内侵，正不胜邪而使湿热阻滞于内，并发各种感染，致气血运行欠畅，瘀血内阻。因此，肾移植后其本为肾气亏损、气血虚弱，当发生移植排斥反应时则为湿毒内伏兼瘀血阻滞。

2. 辨证论治

（1）气阴两虚型

治法：益气补肾。

方药：叶氏家传保胎方。杜仲、桑寄生、丹参、当归、党参、续断、赤芍。

加减：若发热者，加金银花、连翘、白花蛇舌草以清热解毒；若移植肾肿痛甚者，加汉防己、泽泻。

（2）瘀血内阻型

治法：活血化瘀通络。

方药：补阳还五汤加减。党参、黄芪、延胡索、川楝子、当归、川芎、枳壳、桃仁、红花、地龙、郁金。

加减：若血尿甚者，加小蓟、白茅根、蒲黄。

（二）中药在肾移植抗排斥的研究

（1）雷公藤多苷（TW） TW作为免疫抑制剂在我国肾移植中已应用多年，具有显著而独特的抑制免疫反应的作用，很多实验证实它能降低肾移植术后急性排斥反应的发生率，提高近期移植肾的存活率。TW的主要作用机制有如下。①抑制IL-2的产生及其受体效应。②诱导淋巴细胞凋亡，着重记忆活化的淋巴细胞，对胸腺细胞相对无影响。③干扰淋巴细胞的生活周期，影响其增生。④抑制核因子-kB的活性，有一定的抗炎作用。TW+CsA+MMF+Pred方案既保留了传统方案的免疫抑制途径，又增加了新的TW免疫抑制途径，两者的协同作用使该方案的抗排斥反应能力更加有效。有研究认为，该方案免疫抑制作用明显优于

CsA+MMF+Pred 方案，并且毒副作用显著降低。同时，还能减少蛋白尿及慢性排斥反应的发生率。

（2）百令胶囊　百令胶囊作为一种人工培养的冬虫夏草，其主要成分还不清楚，它具有抗炎、双向免疫作用，能抑制人T细胞转化及移植肾抗宿主反应，临床上用于肾移植后抗排斥反应。市场上其他的人工培养及天然冬虫夏草不同于百令胶囊，对这些药物缺乏可比性研究结果和报告。

百令胶囊可使患者尿中红细胞和白细胞数量显著减少，血清总蛋白值显著增加，说明其具有保护肾脏，改善肾炎症状的作用，并有抑制蛋白尿和改善低蛋白血症的效果。应用冬虫夏草制剂对肾小球系膜细胞的增殖有抑制作用，可抑制肾小球的代偿性肥大，并可稳定肾小管细胞溶酶体膜，延缓或减少溶酶体破裂，从而保护肾小管，防止肾组织钙含量升高，减轻细胞脂质过氧化损伤，还可促进肾小管细胞增殖和修复。

冬虫夏草制剂含有虫草多糖、麦角甾醇、多种氨基酸、多种维生素及微量元素等，这些成分是核酸、蛋白质合成的前体成分，可明显提高骨髓造血干细胞的产生，可使骨髓造血干细胞增殖周期缩短，刺激其生长增殖，有利于骨髓造血功能的恢复，具有显著的促生血作用。

（3）人参　在20世纪70年代开展肾移植时提倡"安胎疗法"，认为用含有少量人参的中药复方有一定的抗排斥作用。经过多年研究发现服用人参可能与患者术后超排的发生有一定的关系。可能是人参提高了人体的免疫力，增加了抗外来异物的能力。服用野山参更为明显。但目前缺少科学的证据来证明服用人参可引起超排。

附

录

临床常用检查参考值

一、血液学检查

指标			标本类型	参考区间
红细胞（RBC）	男			$（4.0~5.5）\times10^{12}/L$
	女			$（3.5~5.0）\times10^{12}/L$
血红蛋白（Hb）	新生儿			170~200g/L
	成人	男		120~160g/L
		女		110~150g/L
平均红细胞血红蛋白（MCV）				80~100fl
平均红细胞血红蛋白（MCH）				27~34pg
平均红细胞血红蛋白浓度（MCHC）				320~360g/L
红细胞比容（Hct）（温氏法）	男			0.40~0.50L/L
	女			0.37~0.48L/L
红细胞沉降率（ESR）（Westergren法）	男		全血	0~15mm/h
	女			0~20mm/h
网织红细胞百分数（Ret%）	新生儿			3%~6%
	儿童及成人			0.5%~1.5%
白细胞（WBC）	新生儿			$（15.0~20.0）\times10^{9}/L$
	6个月至2岁时			$（11.0~12.0）\times10^{9}/L$
	成人			$（4.0~10.0）\times10^{9}/L$
白细胞分类计数百分率	嗜中性粒细胞			50%~70%
	嗜酸性粒细胞（EOS%）			0.5%~5%
	嗜碱性粒细胞（BASO%）			0~1%
	淋巴细胞（LYMPH%）			20%~40%
	单核细胞（MONO%）			3%~8%
血小板计数（PLT）				$（100~300）\times10^{9}/L$

二、电解质

指标		标本类型	参考区间
二氧化碳结合力（CO_2-CP）	成人	血清	22~31mmol/L
钾（K）			3.5~5.5mmol/L
钠（Na）			135~145mmol/L
氯（Cl）			95~105mmol/L
钙（Ca）			2.25~2.58mmol/L
无机磷（P）			0.97~1.61mmol/L

三、血脂血糖

指标		标本类型	参考区间
血清总胆固醇（TC）	成人	血清	2.9~6.0mmol/L
低密度脂蛋白胆固醇（LDL-C）（沉淀法）			2.07~3.12mmol/L
血清三酰甘油（TG）			0.56~1.70mmol/L
高密度脂蛋白胆固醇（HDL-C）（沉淀法）			0.94~2.0mmol/L
血清磷脂			1.4~2.7mmol/L
α- 脂蛋白			男性（517±106）mg/L
			女性（547±125）mg/L
血清总脂			4~7g/L
血糖（空腹）（葡萄糖氧化酶法）			3.9~6.1mmol/L
口服葡萄糖耐量试验服糖后 2 小时血糖			＜ 7.8mmol/L

四、肝功能检查

指标		标本类型	参考区间
总脂酸		血清	1.9~4.2g/L
胆碱酯酶测定（ChE）（比色法）	乙酰胆碱酯酶（AChE）		80000~120000U/L
	假性胆碱酯酶（PChE）		30000~80000U/L
铜蓝蛋白（成人）			0.2~0.6g/L
丙酮酸（成人）			0.06~0.1mmol/L
酸性磷酸酶（ACP）			0.9~1.90U/L
γ- 谷氨酰转移酶（γ-GGT）	男		11~50U/L
	女		7~32U/L

指标			标本类型	参考区间
蛋白质类	蛋白组分	清蛋白（A）	血清	40~55g/L
		球蛋白（G）		20~30g/L
		清蛋白/球蛋白比值		（1.5~2.5）：1
	总蛋白（TP）	新生儿		46.0~70.0g/L
		＞3岁		62.0~76.0g/L
		成人		60.0~80.0g/L
	蛋白电泳（醋酸纤维膜法）	α_1球蛋白		3%~4%
		α_2球蛋白		6%~10%
		β球蛋白		7%~11%
		γ球蛋白		9%~18%
乳酸脱氢酶同工酶（LDiso）（圆盘电泳法）		LD_1		（32.7±4.60）%
		LD_2		（45.1±3.53）%
		LD_3		（18.5±2.96）%
		LD_4		（2.90±0.89）%
		LD_5		（0.85±0.55）%
肌酸激酶（CK）（速率法）		男		50~310U/L
		女		40~200U/L
肌酸激酶同工酶		CK-BB		阴性或微量
		CK-MB		＜0.05（5%）
		CK-MM		0.94~0.96（94%~96%）
		CK-MT		阴性或微量

五、血清学检查

指标	标本类型	参考区间
甲胎蛋白（AFP，αFP）	血清	＜25ng/ml（25μg/L）
小儿（3周~6个月）		＜39ng/ml（39μg/L）
包囊虫病补体结合试验		阴性
嗜异性凝集反应		（0~1）：7
布鲁斯凝集试验		（0~1）：40
冷凝集素试验		（0~1）：10
梅毒补体结合反应		阴性

指标		标本类型	参考区间
补体	总补体活性（CH50）（试管法）	血浆	50~100kU/L
补体经典途径成分	C1q（ELISA 法）	血清	0.18~0.19g/L
	C3（成人）		0.8~1.5g/L
	C4（成人）		0.2~0.6g/L
免疫球蛋白	成人		700~3500mg/L
IgD（ELISA 法）	成人		0.6~1.2mg/L
IgE（ELISA 法）			0.1~0.9mg/L
IgG	成人		7~16.6g/L
IgG/ 白蛋白比值			0.3~0.7
IgG/ 合成率			-9.9~3.3mg/24h
IgM	成人		500~2600mg/L
E- 玫瑰花环形成率		淋巴细胞	0.40~0.70
EAC- 玫瑰花环形成率			0.15~0.30
红斑狼疮细胞（LEC）		全血	阴性
类风湿因子（RF）（乳胶凝集法或浊度分析法）		血清	< 20U/ml
外斐反应	OX19		低于 1∶160
Widal 反应（直接凝集法）	O		低于 1∶80
	H		低于 1∶160
	A		低于 1∶80
	B		低于 1∶80
	C		低于 1∶80
结核抗体（TB-G）			阴性
抗酸性核蛋白抗体和抗核糖核蛋白抗体			阴性
抗干燥综合征 A 抗体和抗干燥综合征 B 抗体			阴性
甲状腺胶体和微粒体胶原自身抗体			阴性
骨骼肌自身抗体（ASA）			阴性
乙型肝炎病毒表面抗原（HBsAg）			阴性
乙型肝炎病毒表面抗体（HBsAb）			阴性
乙型肝炎病毒核心抗原（HBcAg）			阴性

指标	标本类型	参考区间
乙型肝炎病毒 e 抗原（HBeAg）	血清	阴性
乙型肝炎病毒 e 抗体（HBeAb）		阴性
免疫扩散法		阴性
植物血凝素皮内试验（PHA）		阴性
平滑肌自身抗体（SMA）		阴性
结核菌素皮内试验（PPD）		阴性

六、骨髓细胞的正常值

指标		标本类型	参考区间
增生程度		骨髓	增生活跃（即成熟红细胞与有核细胞之比约为 20：1）
粒系细胞分类	原始粒细胞		0~1.8%
	早幼粒细胞		0.4%~3.9%
	中性中幼粒细胞		2.2%~12.2%
	中性晚幼粒细胞		3.5%~13.2%
	中性杆状核粒细胞		16.4%~32.1%
	中性分叶核粒细胞		4.2%~21.2%
	嗜酸性中幼粒细胞		0~1.4%
	嗜酸性晚幼粒细胞		0~1.8%
	嗜酸性杆状核粒细胞		0.2%~3.9%
	嗜酸性分叶核粒细胞		0~4.2%
	嗜碱性中幼粒细胞		0~0.2%
	嗜碱性晚幼粒细胞		0~0.3%
	嗜碱性杆状核粒细胞		0~0.4%
	嗜碱性分叶核粒细胞		0~0.2%
红细胞分类	原始红细胞		0~1.9%
	早幼红细胞		0.2%~2.6%
	中幼红细胞		2.6%~10.7%
	晚幼红细胞		5.2%~17.5%

指标		标本类型	参考区间
淋巴细胞分类	原始淋巴细胞	骨髓	0~0.4%
	幼稚淋巴细胞		0~2.1%
	淋巴细胞		10.7%~43.1%
单核细胞分类	原始单核细胞		0~0.3%
	幼稚单核细胞		0~0.6%
	单核细胞		0~6.2%
浆细胞分类	原始浆细胞		0~0.1%
	幼稚浆细胞		0~0.7%
	浆细胞		0~2.1%
其他细胞	巨核细胞		0~0.3%
	网状细胞		0~1.0%
	内皮细胞		0~0.4%
	吞噬细胞		0~0.4%
	组织嗜碱细胞		0~0.5%
	组织嗜酸细胞		0~0.2%
	脂肪细胞		0~0.1%
分类不明细胞			0~0.1%

七、血小板功能检查

指标		标本类型	参考区间
血小板聚集试验（PAgT）	连续稀释法	血浆	第五管及以上凝聚
	简易法		10~15s 内出现大聚集颗粒
血小板黏附试验（PAdT）	转动法	全血	58%~75%
	玻璃珠法		53.9%~71.1%
血小板第 3 因子		血浆	33~57s

八、凝血机制检查

指标		标本类型	参考区间
凝血活酶生成试验		全血	9~14s
简易凝血活酶生成试验（STGT）			10~14s
凝血酶时间延长的纠正试验		血浆	加甲苯胺蓝后，延长的凝血时间恢复正常或缩短 5s 以上
凝血酶原时间（PT）		全血	30~42s
凝血酶原消耗时间（PCT）	儿童		> 35s
	成人		> 20s
出血时间（BT）		刺皮血	（6.9±2.1）min，超过 9min 为异常
凝血时间（CT）	毛细管法（室温）	全血	3~7min
	玻璃试管法（室温）		4~12min
	塑料管法		10~19min
	硅试管法（37℃）		15~32min
纤维蛋白原（FIB）		血浆	2~4g/L
纤维蛋白原降解产物（PDP）（乳胶凝聚法）			0~5mg/L
活化部分凝血活酶时间（APTT）			30~42s

九、溶血性贫血的检查

指标		标本类型	参考区间
酸化溶血试验（Ham 试验）		全血	阴性
蔗糖水试验			阴性
抗人球蛋白试验（Coombs 试验）	直接法	血清	阴性
	间接法		阴性
游离血红蛋白			< 0.05g/L
红细胞脆性试验	开始溶血	全血	4.2~4.6g/L NaCl 溶液
	完全溶血		2.8~3.4g/L NaCl 溶液
热变性试验（HIT）		Hb 液	< 0.005
异丙醇沉淀试验		全血	30min 内不沉淀
自身溶血试验			阴性
高铁血红蛋白（MetHb）			0.3~1.3g/L
血红蛋白溶解度试验			0.88~1.02

十、其他检查

指标		标本类型	参考区间
溶菌酶（lysozyme）		血清	0~2mg/L
铁（Fe）	男（成人）	血清	10.6~36.7μmol/L
	女（成人）		7.8~32.2μmol/L
铁蛋白（FER）	男（成人）		15~200μg/L
	女（成人）		12~150μg/L
淀粉酶（AMY）（麦芽七糖法）			35~135U/L
		尿	80~300U/L
尿卟啉		24h 尿	0~36nmol/24h
维生素 B_{12}（$VitB_{12}$）		血清	180~914pmol/L
叶酸（FOL）			5.21~20ng/ml

十一、尿液检查

指标			标本类型	参考区间
比重（SG）			尿	1.015~1.025
蛋白定性		磺基水杨酸		阴性
		加热乙酸法		阴性
蛋白定量（PRO）		儿童	24h 尿	< 40mg/24h
		成人		0~80mg/24h
尿沉渣检查		白细胞（LEU）	尿	< 5 个 /HP
		红细胞（RBC）		0~3 个 /HP
		扁平或大圆上皮细胞（EC）		少量 /HP
		透明管型（CAST）		偶见 /HP
尿沉渣 3h 计数	白细胞（WBC）	男	3h 尿	< 7 万 /h
		女		< 14 万 /h
	红细胞（RBC）	男		< 3 万 /h
		女		< 4 万 /h
	管型			0/h

指标				标本类型	参考区间
尿沉渣 12h 计数	白细胞及上皮细胞			12h 尿	< 100 万
	红细胞（RBC）				< 50 万
	透明管型（CAST）				< 5 千
	酸度（pH）				4.5~8.0
中段尿细菌培养计数				尿	< 10^6 菌落 /L
尿胆红素定性					阴性
尿胆素定性					阴性
尿胆原定性（UBG）					阴性或弱阳性
尿胆原定量				24h 尿	0.84~4.2μmol/（L·24h）
肌酐（CREA）	成人	男			7~18mmol/24h
		女			5.3~16mmol/24h
肌酸（creatine）	成人	男			0~304μmol/24h
		女			0~456μmol/24h
尿素氮（BUN）					357~535mmol/24h
尿酸（UA）					2.4~5.9 mmol/24h
氯化物（Cl）	成人	以 Cl⁻ 计			170~255mmol/24h
		以 NaCl 计			170~255mmol/24h
钾（K）	成人				51~102mmol/24h
钠（Na）	成人				130~260mmol/24h
钙（Ca）	成人				2.5~7.5mmol/24h
磷（P）	成人				22~48mmol/24h
氨氮					20~70mmol/24h
淀粉酶（Somogyi 法）				尿	< 1000U/L

十二、肾功能检查

指标			标本类型	参考区间
尿素（UREA）			血清	1.7~8.3mmol/L
尿酸（UA）（成人酶法）	成人	男		150~416μmol/L
		女		89~357μmol/L

指标			标本类型	参考区间
肌酐（CREA）	成人	男	血清	53~106μmol/L
		女		44~97μmol/L
浓缩试验	成人		尿	禁止饮水 12h 内每次尿量 20~25ml，尿比重迅速增至 1.026~1.035
	儿童			至少有一次比重在 1.018 或以上
稀释试验				4h 排出所饮水量的 0.8~1.0，而尿的比重降至 1.003 或以下
尿比重 3 小时试验				最高尿比重应达 1.025 或以上，最低比重达 1.003，白天尿量占 24 小时总尿量的 2/3~3/4
昼夜尿比重试验			尿	最高比重＞ 1.018，最高与最低比重差≥ 0.009，夜尿量＜ 750ml，日尿量与夜尿量之比为（3~4）∶1
酚磺肽（酚红）试验（FH 试验）	静脉滴注法			15min 排出量＞ 0.25
				120min 排出量＞ 0.55
	肌内注射法			15min 排出量＞ 0.25
				120min 排出量＞ 0.05
内生肌酐清除率（Ccr）	成人		24h 尿	80~120ml/min
	新生儿			40~65ml/min

十三、妇产科妊娠检查

指标			标本类型	参考区间
绒毛膜促性腺激素（hCG）			尿或血清	阴性
绒毛膜促性腺激素（HCG STAT）（快速法）	男（成人）		血清，血浆	无发现
	女（成人）	妊娠 3 周		5.4~7.2IU/L
		妊娠 4 周		10.2~708IU/L
		妊娠 7 周		4059~153767IU/L
		妊娠 10 周		44186~170409IU/L
		妊娠 12 周		27107~201615IU/L
		妊娠 14 月		24302~93646IU/L
		妊娠 15 周		12540~69747IU/L
		妊娠 16 周		8904~55332IU/L
		妊娠 17 周		8240~51793IU/L
		妊娠 18 周		9649~55271IU/L

十四、粪便检查

指标	标本类型	参考区间
胆红素（IBL）	粪便	阴性
氮总量		< 1.7g/24h
蛋白质定量（PRO）		极少
粪胆素		阳性
粪胆原定量	粪便	68~473μmol/24h
粪重量		100~300g/24h
细胞		上皮细胞或白细胞偶见 /HP
潜血		阴性

十五、胃液分析

指标		标本类型	参考区间
胃液分泌总量（空腹）		胃液	1.5~2.5L/24h
胃液酸度（pH）			0.9~1.8
五肽胃泌素胃液分析	空腹胃液量		0.01~0.10L
	空腹排酸量		0~5mmol/h
	最大排酸量		3~23mmol/L
细胞			白细胞和上皮细胞少量
细菌			阴性
性状			清晰无色，有轻度酸味含少量黏液
潜血			阴性
乳酸（LACT）			阴性

十六、脑脊液检查

指标		标本类型	参考区间
压力（卧位）	成人	脑脊液	80~180mmH$_2$O
	儿童		40~100mmH$_2$O
性状			无色或淡黄色
细胞计数			（0~8）×10^6/L（成人）
葡萄糖（GLU）			2.5~4.4mmol/L
蛋白定性（PRO）			阴性

指标			标本类型	参考区间
蛋白定量（腰椎穿刺）			脑脊液	0.2~0.4g/L
氯化物（以氯化钠计）	成人			120~130mmol/L
	儿童			111~123mmol/L
细菌				阴性

十七、内分泌腺体功能检查

指标			标本类型	参考区间
血促甲状腺激素（TSH）（放免法）			血清	2~10mU/L
促甲状腺激素释放激素（TRH）				14~168pmol/L
促卵泡成熟激素（FSH）	男			3~25mU/L
	女	卵泡期	24h 尿	5~20IU/24h
		排卵期		15~16IU/24h
		黄体期		5~15IU/24h
		月经期		50~100IU/24h
促卵泡成熟激素（FSH）	男			1.27~19.26IU/L
	女	卵泡期	血清	3.85~8.78IU/L
		排卵期		4.54~22.51IU/L
		黄体期		1.79~5.12IU/L
		绝经期		16.74~113.59IU/L
促肾上腺皮质激素（ACTH）	上午 8:00		血浆	25~100ng/L
	下午 18:00			10~80ng/L
催乳激素（PRL）	男		血清	2.64~13.13μg/L
	女	绝经前（＜50 岁）		3.34~26.72μg/L
		黄体期（＞50 岁）		2.74~19.64μg/L
黄体生成素（LH）	男			1.24~8.62IU/L
	女	卵泡期		2.12~10.89IU/L
		排卵期		19.18~103.03IU/L
		黄体期		1.2~12.86IU/L
		绝经期		10.87~58.64IU/L

指标			标本类型	参考区间
抗利尿激素（ADH）（放免）			血浆	1.4~5.6pmol/L
生长激素（GH）（放免法）	成人	男	血清	< 2.0µg/L
		女		< 10.0µg/L
	儿童			< 20.0µg/L
反三碘甲腺原氨酸（rT$_3$）（放免法）				0.2~0.8nmol/L
基础代谢率（BMR）			—	-0.10~+0.10（-10%~+10%）
甲状旁腺激素（PTH）（免疫化学发光法）			血浆	12~88ng/L
甲状腺 ^{131}I 吸收率	3h ^{131}I 吸收率		—	5.7%~24.5%
	24h ^{131}I 吸收率		—	15.1%~47.1%
总三碘甲腺原氨酸（TT$_3$）			血清	1.6~3.0nmol/L
血游离三碘甲腺原氨酸（FT$_3$）				6.0~11.4pmol/L
总甲状腺素（TT$_4$）				65~155nmol/L
游离甲状腺素（FT$_4$）（放免法）				10.3~25.7pmol/L
儿茶酚胺总量			24h 尿	71.0~229.5nmol/24h
香草扁桃酸	成人			5~45µmol/24h
游离儿茶酚胺	多巴胺		血浆	血浆中很少被检测到
	去甲肾上腺素（NE）			0.177~2.36pmol/L
	肾上腺素（AD）			0.164~0.546pmol/L
血皮质醇总量	上午 8:00			140~630nmol/L
	下午 16:00			80~410nmol/L
5- 羟吲哚乙酸（5-HIAA）	定性		新鲜尿	阴性
	定量		24h 尿	10.5~42µmol/24h
尿醛固酮（ALD）				普通饮食：9.4~35.2nmol/24h
血醛固酮（ALD）	普通饮食（早 6 时）	卧位	血浆	（238.6 ± 104.0）pmol/L
		立位		（418.9 ± 245.0）pmol/L
	低钠饮食	卧位		（646.6 ± 333.4）pmol/L
		立位		（945.6 ± 491.0）pmol/L
肾小管磷重吸收率			血清 / 尿	0.84~0.96
肾素	普通饮食	立位	血浆	0.30~1.90ng/（ml · h）
		卧位		0.05~0.79ng/（ml · h）
	低钠饮食	卧位		1.14~6.13ng/（ml · h）

指标			标本类型	参考区间
17- 生酮类固醇	成人	男	24h 尿	34.7~69.4μmol/24h
		女		17.5~52.5μmol/24h
17- 酮类固醇总量（17-KS）	成人	男		34.7~69.4μmol/24h
		女		17.5~52.5μmol/24h
血管紧张素Ⅱ（AT-Ⅱ）		立位	血浆	10~99ng/L
		卧位		9~39ng/L
血清素（5- 羟色胺）（5-HT）			血清	0.22~2.06μmol/L
游离皮质醇			尿	36~137μg/24h
（肠）促胰液素			血清、血浆	（4.4 ± 0.38）mg/L
胰高血糖素	空腹		血浆	空腹：17.2~31.6pmol/L
葡萄糖耐量试验（OGTT）	口服法	空腹	血清	3.9~6.1mmol/L
		60min		7.8~9.0mmol/L
		120min		＜ 7.8mmol/L
		180min		3.9~6.1mmol/L
C 肽（C-P）	空腹			1.1~5.0ng/ml
胃泌素			血浆空腹	15~105ng/L

十八、肺功能

指标		参考区间
潮气量（TC）	成人	500ml
深吸气量（IC）	男性	2600ml
	女性	1900ml
补呼气容积（ERV）	男性	910ml
	女性	560ml
肺活量（VC）	男性	3470ml
	女性	2440ml
功能残气量（FRC）	男性	（2270 ± 809）ml
	女性	（1858 ± 552）ml
残气容积（RV）	男性	（1380 ± 631）ml
	女性	（1301 ± 486）ml

指标		参考区间
静息通气量（VE）	男性	（6663±200）ml/min
	女性	（4217±160）ml/min
最大通气量（MVV）	男性	（104±2.71）L/min
	女性	（82.5±2.17）L/min
肺泡通气量（VA）		4L/min
肺血流量		5L/min
通气/血流（V/Q）比值		0.8
无效腔气/潮气容积（VD/VT）		0.3~0.4
弥散功能（CO吸入法）		198.5~276.9ml/（kPa·min）
气道阻力		1~3cmH$_2$O/（L·s）

十九、前列腺液及前列腺素

指标			标本类型	参考区间
性状			前列腺液	淡乳白色，半透明，稀薄液状
细胞	白细胞（WBC）			＜10个/HP
	红细胞（RBC）			＜5个/HP
	上皮细胞			少量
淀粉样小体				老年人易见到，约为白细胞的10倍
卵磷脂小体				多量，或可布满视野
量				数滴至1ml
前列腺素（PG）（放射免疫法）	PGA	男	血清	13.3±2.8nmol/L
		女		11.5±2.1nmol/L
	PGE	男		4.0±0.77nmol/L
		女		3.3±0.38nmol/L
	PGF	男		0.8±0.16nmol/L
		女		1.6±0.36nmol/L

二十、精液

指标	标本类型	参考区间
白细胞	精液	＜ 5 个 /HP
活动精子百分率		射精后 30~60min 内精子活动率为 80%~90%，至少＞ 60%
精子数		$39 \times 10^6/$ 次
正常形态精子		＞ 4%
量		每次 1.5~6.0ml
黏稠度		呈胶冻状，30min 后完全液化呈半透明状
色		灰白色或乳白色，久未排精液者可为淡黄色
酸碱度（pH）		7.2~8.0

《当代中医专科专病诊疗大系》
参 编 单 位

总主编单位

开封市中医院　　　　　　　　　　广州中医药大学第一附属医院

海南省中医院　　　　　　　　　　广东省中医院

河南中医药大学　　　　　　　　　四川省第二中医医院

执行总主编单位

首都医科大学附属北京中医医院　　北京中医药大学深圳医院（龙岗）

中国中医科学院广安门医院　　　　北京中医药大学

安阳职业技术学院　　　　　　　　云南省中医医院

常务副总主编单位

中国中医科学院西苑医院　　　　　沈阳药科大学

吉林省辽源市中医院　　　　　　　中国中医科学院望京医院

江苏省中西医结合医院　　　　　　河南中医药大学第一附属医院

中国中医科学院眼科医院　　　　　山东中医药大学第二附属医院

北京中医药大学东方医院　　　　　四川省中医药科学院中医研究所

山西省中医院　　　　　　　　　　北京中医药大学厦门医院

副总主编单位

辽宁中医药大学附属第二医院　　　包头市蒙医中医医院

河南大学中医院　　　　　　　　　重庆中医药学院

浙江中医药大学附属第三医院　　　天水市中医医院

新疆哈密市中医院（维吾尔医医院）中国中医科学院西苑医院济宁医院

河南省中医糖尿病医院　　　　　　黄冈市中医医院

贵州中医药大学
广西中医药大学第一附属医院
辽宁中医药大学第一附属医院
南京中医药大学
三亚市中医院
辽宁中医药大学
辽宁省中医药科学院
青海大学
黑龙江省中医药科学院
湖北中医药大学附属医院
湖北省中医院
安徽中医药大学第一附属医院
汝州市中西医结合医院
湖南中医药大学附属醴陵医院
湖南医药学院
湖南中医药大学

咸宁市中医医院
中国中医科学院
南阳理工学院张仲景国医国药学院
长垣中西医结合医院
成都中医药大学附属医院
成都中医药大学第二附属医院
兰州市中医医院
扬州市中医院
高安市中医医院
馆陶县中医医院
江西中医药大学
辽宁中医药大学附属第三医院
盐城市中医院
河南省人民医院
云南中医药大学

常务编委单位
（按首字拼音排序）

安钢职工总医院
安徽中医药大学第二附属医院
安阳市中西医结合医院
安阳市中医院
安阳市肿瘤医院
百色市中医医院
北海市中医医院
北京市昌平区中西医结合医院
北京市平谷区中医医院
北京中医药大学第三附属医院
澄迈县中医院
赤水市中医医院
重庆市北碚区中医院

重庆市中医院
重庆医科大学中医药学院
重庆医药高等专科学校
重庆中医药学院第一临床学院
德江县民族中医医院
防城港市中医医院
福建中医药大学附属康复医院
广西中医药大学
广西中医药大学第一附属医院（仙葫
院区）
广元市中医医院
桂林市中医医院
海口市中医医院

河南省骨科医院

河南省洛阳正骨医院

河南省中西医结合儿童医院

河南省中医药研究院

河南省中医院

河南中医药大学第二附属医院

河南中医药大学第三附属医院

南昌市洪都中医院

南京市中医院

黑龙江省中医医院

湖北省妇幼保健院

湖北省中医院

湖南中医药大学第一附属医院

黄河科技学院附属医院

江苏省中西医结合医院

焦作市中医院

开封市第二中医院

开封市儿童医院

开封市光明医院

开封市中心医院

来宾市中医医院

兰州市西固区中医院

梨树县中医院

辽宁省肛肠医院

聊城市中医医院

洛阳市中医院

南京市溧水区中医院

南京中医药大学苏州附属医院

南阳市骨科医院

南阳张仲景健康养生研究院

南阳仲景书院

内蒙古医科大学

宁波市中医院

宁夏回族自治区中医医院暨中医研究院

宁夏医科大学附属银川市中医医院

平顶山市第二人民医院

平顶山市中医医院

钦州市中医医院

青海大学医学院

山西中医药大学

陕西省中医药研究院

陕西省中医医院

陕西中医药大学第二附属医院

上海市浦东新区光明中医医院

上海中医药大学附属岳阳中西医结合医院

上海中医药大学附属上海市中西医结合医院

上海中医药大学针灸推拿学院

深圳市中医院

沈阳市第二中医医院

苏州市中西医结合医院

天津市中医药研究院附属医院

天津武清泉达医院

天津医科大学总医院

田东县中医医院

温州市中西医结合医院

梧州市中医医院

武穴市中医医院

徐州市中医院

义乌市中医医院

银川市中医医院

英山县人民医院

张家港市中医医院

长春中医药大学附属医院　　　　　郑州大学第一附属医院
浙江省中医药研究院基础研究所　　郑州市中医院
镇江市中医院　　　　　　　　　　中国疾病预防控制中心传染病预防控
郑州大学第二附属医院　　　　　　制所
郑州大学第三附属医院　　　　　　中国中医科学院针灸研究所

编委单位
（按首字拼音排序）

安阳市人民医院　　　　　　　　　滑县第三人民医院
鞍山市中医院　　　　　　　　　　焦作市儿童医院
白城中医院　　　　　　　　　　　焦作市妇女儿童医院
北海市人民医院　　　　　　　　　焦作市妇幼保健院
北京市海淀区医疗资源统筹服务中心　开封市妇幼保健院
重庆两江新区中医院　　　　　　　开封市苹果园卫生服务中心
重庆市江津区中医院　　　　　　　开封市中医肛肠病医院
东港市中医院　　　　　　　　　　林州市中医院
福建省立医院　　　　　　　　　　灵山县中医医院
福建中医药大学附属第三人民医院　隆安县中医医院
福建中医药大学附属人民医院　　　那坡县中医医院
福建中医药大学国医堂　　　　　　南乐县中医院
福建中医药大学中医学院　　　　　南乐益民医院
广西中医药大学第一附属医院仁爱分院　南乐中医肛肠医院
广西中医药大学附属国际壮医医院　南宁市武鸣区中医医院
贵州省第二人民医院　　　　　　　南阳名仁中医院
合浦县中医医院　　　　　　　　　南阳市中医院
河南科技大学第一附属医院　　　　宁夏回族自治区中医医院
河南省立眼科医院　　　　　　　　平顶山市第一人民医院
河南省眼科研究所　　　　　　　　平南县中医院
河南省职业病医院　　　　　　　　濮阳市第五人民医院
河南医药健康技师学院　　　　　　濮阳市中医医院
鹤壁职业技术学院医学院　　　　　日照市中医医院
滑县中医院　　　　　　　　　　　融安县中医医院

三门峡市中医院　　　　　　　　　邢台市中医院
厦门市中医院　　　　　　　　　　兴安界首骨伤医院
陕西省中医药研究院　　　　　　　兴化市人民医院
商水县中医院　　　　　　　　　　沂源县中医医院
上海仁爱医院　　　　　　　　　　长治市上党区中医院
石家庄市中医院　　　　　　　　　昭通市中医医院
天门市中医医院　　　　　　　　　郑州大学第五附属医院
尉氏县中医院　　　　　　　　　　郑州市金水区总医院
温县中医院　　　　　　　　　　　郑州澍青医学高等专科学校
温州市中医院　　　　　　　　　　中国人民解放军陆军第83集团军医院
湘潭市中医医院　　　　　　　　　中国中医科学院中医临床基础医学研究所
新乡市中医院　　　　　　　　　　珠海市中西医结合医院
新乡医学院第三附属医院